STARTING STRENGTH

Starting Strength is the most important method availa... learn the mos... effective way ... with barbells ... most important way to improve your strength, your health, and your life.

肌力訓練聖經基礎教程

馬克・銳普托 著

怪獸肌力及
體能訓練中心總教練 何立安 審定

Illustrator
JASON KELLY

Author
MARK RIPPETOE

簡單的事情，最不簡單——

談馬克・銳普托的 Starting Strength，其人，其事，其書

談到本世紀重要的肌力訓練專家，您不能不知道馬克・銳普托。馬克・銳普托早年是一位健力選手，四處征戰了十年，成績中等，大學讀的是地質系，但是對於把地質當作職業也是興趣缺缺，於是他買下了德州一間健身中心，開始漫長的教練生涯，而這一教，就是將近四十年。隨著歲月的過去，日復一日的教學，日復一日的修正、驗證他的教學方法，數十年過去，教學方法已經去蕪存菁，銳普托與他的健身房儼然成為傳統、老派重量訓練的代表，靜靜佇立在世界的某個角落，把無數的人變強壯。

時間拉到近代，老銳普托先生從他規律的教學日常中抬頭看看世界，忽然大驚，健身產業什麼時候變得這麼光怪陸離？在這看似多彩多姿的現況裡，除了巨大的經濟利益之外，也充滿了庸俗的、膚淺的、無知的甚至是根本錯誤的訓練方法，年輕的勁裝男女站在稀奇古怪的器材上，做著根本不可能有效的運動，而滿嘴話術的行銷人員，口沫橫飛地哄騙著每一個趕搭健身時尚潮流的民眾，去購買不可思議的荒謬課程和產品，老銳普托這才發現，外表平實無華但威力無窮的傳統槓鈴訓練，竟然像是被整個社會拋棄似的，成為許多人口中的危險動作或錯誤訓練。

銳普托是一個條理清晰，思慮縝密的人，為了導正視聽，他開始以廣播節目、網路文章、網路影片和研習課程等方式與整個社會對話，更重要的是，他仔仔細細地寫下了兩本鉅著：Starting Strength（也就是本書）──探討槓鈴訓練的基本動作技術，以及 Practical Programming for Strength Training──探討肌力訓練的課表設計。雖然訓練科學的領域裡各種大小爭議永遠存在，但是這兩本書儼然成為所有專業人士以及想要開始從事重量訓練的人的必讀書籍。

銳普托的立論，把大家拉回最根本的議題，就是從最大肌力的重要性開始探討，肌力訓練的目的不在於練出什麼神妙的控制力，或是追求身上哪些今天流行明天就會被忘記的線條，而是藉由最簡單的蹲舉、臥舉、硬舉、肩上推，以及爆發上膊等基本動作，扛起槓鈴做漸進式超負荷的訓練，在這個訓練過程裡把身體越練越強壯，尤其是在初學時期，簡簡單單的訓練即可帶來巨大的效果。這樣的訓練方法不是什麼追求虛榮表現的過程，而是扣緊了人體生理學的最佳訓練模式，因為人體的肌肉、骨質和神經系統，會對體外的壓力起反應，反應的方式是產生向上的適應，因此，肌力訓練的過程，可以幫助人提高肌肉量、增進骨質，同時也提高力量輸出。

這樣的效果在許多人的眼中是多餘的、不必要的，甚至是自找麻煩的，畢竟許多從事健身的民眾主要的訴求是纖細的身材，但是如果我們仔細分析現代人類生活的型態，我們就會發現肌力訓練的重要性簡直不亞於醫療。人類步入現代化生活已經數十年，在醫療進步，科技發達的先進國家裡，

紛紛達到了史上罕見的長壽。但是，長壽未必代表健康，許多人仍然像以前的人類一樣，三十多歲就開始顯老，六十歲之後身體能力迅速衰退，但卻活到八九十歲。過去我們或許以為這就是正常老化的必然現象，其實不然，老化雖然會帶來退化，但其實是我們的生活型態讓退化變得不可收拾，在這種加速退化的過程裡，肌肉會不斷流失，骨質也越來越疏鬆，神經系統也漸漸失去功能，這讓許多人在中老年時期就已經逐漸失去各種身體能力，而失能之後還要再活數十年。

　　銳普托從數十年的教學經驗裡發現，肌力訓練可以引發人體除了青春期以外的另一次成長期，無論男女老幼都可以藉著從事規律而簡單的槓鈴訓練，來重新提升肌肉量，提高骨密度，並且在一次又一次奮力舉起重量的過程裡，逐漸提高神經徵召肌纖維的能力。這樣的訓練不但短期就有明顯的效果，更重要的是，這樣的訓練有長達數十年的進步空間，進步幅度之巨大，足以抵消許多老化過程發生的退化現象，而這是以瘦身為主要目的的健身模式無法提供的。

　　在高度商業化的健身產業裡，滿足客戶需求以獲得最佳的業績，讓每一季的財務報表變得漂漂亮亮，進而提高公司的市值或股價，是資本市場遊戲的基本規律，換言之，健身產業的教學品質以及客戶是否獲得有用的資訊，在這場金錢遊戲裡其實已經不重要，炒熱話題，衝高業績，才是這遊戲的主體。因此，在越來越多人開始尋找適合自己的健身行為的同時，大多數的人落入健身產業裡無效訓練的陷阱，白花了大把的時間和金錢，卻沒有獲得槓鈴訓練裡最粗淺的初學者效益。在這樣的時代背景之下，馬克‧銳普托的基礎槓鈴訓練系統，等於是警世的鐘聲，提醒著世人，肌力訓練的意義已經不只是時尚潮流，這是人類下一階段的生活型態，越來越長壽的人類，需要終身的肌力訓練才能長保健康與活動能力，而達到這個目的，我們需要的不是稀奇古怪的招式，而是最基本的槓鈴訓練。

　　平易中見偉大，馬克‧銳普托的訓練哲學，就是以最簡單的五大動作，進行最單純的線性漸進模式，讓所有人在肌力訓練初期都可以擁有一個好的開始，這種好的開始，可以讓人有可大可久的發展，讓人真正進入終身訓練模式，真正強壯一輩子。筆者身為體能教練和運動科學研究者，殷切期盼肌力訓練的典範轉移盡快發生，讓肌力訓練成為人類生活不可或缺的一部分，讓越來越高齡的人類可以享有一輩子強壯的身體，以追求更高的生活品質和人生意義。

怪獸肌力及體能訓練中心總教練　何立安

　　我的訓練之路大概是十年前正式開始的，當時在美國的我對於健身有一股狂熱，也在不斷的搜尋與嘗試之中，接觸到了 Starting Strength 這本書，從此改變了我對訓練的認知。回到台灣創立前勁體能訓練中心之後，我徹底投入了健身產業，更是深深感到這本書帶給國內國外教練的價值與深遠影響。快轉到今天，能有機會為這本經典寫推薦序，只能說與有榮焉。

　　我會推薦這本書的原因，並不止於它內容的豐富與實用性，更是在這些內容之中所傳達的理念。「能夠被理解（Understandable），合乎邏輯（Logical），以及最重要的觀念正確（and most importantly, Correct）」，是馬克・銳普托在撰寫這本《肌力訓練聖經：基礎槓鈴教程》的內容時所投入的精神。身為專業肌力與體能教練的我們，何嘗不是同樣在追求這三件事呢？

　　為了幫助客戶「理解」如何訓練，體會訓練的好處，我們必需找出與客戶可以理解的共通語言。有效的溝通不僅有助於教學，更是職涯發展的重要技能與課題。「邏輯思考」是允許我們永續學習和傳遞資訊的基石，不但要把持續蛻變的資訊吸收與內化，視野也不能被單一系統或理念所束縛，邏輯賦予我們質疑與檢視資訊的能力。而銳普托認為最重要的「觀念正確」，是這本經典可以多年屹立不搖的原因，也是我們在眾人爭先恐後追求曝光率的產業中，最需要的堅持。帶給自己與客戶經的起時間考驗的專業，是每個教練的義務，也是值得捍衛的理想。

　　能用淺顯易懂的文字，帶領讀者進入一個深奧的專業領域，是一件很不簡單的事情。銳普托把肌力訓練的基礎五大動作做了精闢的解說，循序漸進的分析每個環節，抽絲剝繭的指導動作細節。這本書不只教你動作，方法，或系統，更是教你方法背後的原理，系統背後一套完整的訓練哲學。我相信不只新手受用無窮，專業教練也可以從銳普托的文字當中，揣摩這位產業前輩的思維，學習他身為教練的專業精神。

Akrofitness 前勁體能訓練中心負責人 Kevin

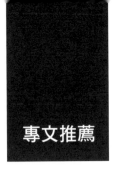

專文推薦

- 學習槓鈴動作必讀的經典著作，沒有之一。

　　　　　　　　　　　　　　　　　　　　　　——專業運動訓練平台 山姆伯伯工作坊

- 如果你有在重量訓練，我推薦你一定要看這本書，如果你是健身的初學者，那更推薦你一定要看這本書。這是我看過最詳細講解基礎槓鈴訓練動作的一本書！這本書將會教你如何藉由最簡單方式變得更強壯——那就是開始扛起槓鈴漸進式的超負荷訓練！

　　　　　—— JohnFit 創辦人、Coach Chiang Strength & Conditioning 部落客 江旻諺

- 法國生物學家 Lamarck 於 1809 年提出「用進廢退說」，旨在闡述生物適應環境過程，為肌力訓練的必要性做出最完美的告白。想要擁有傲人身形、充沛活力及延緩老化，跟著《肌力訓練聖經》做，就對了。

　　　　　　　　　　　　　　　　　　　　　　——清華大學體育學系教授 林貴福

- 如果有人問我最推薦哪本肌力與體能教科書，必定是《肌力訓練聖經》。這本書精選馬克‧銳普托多年體能教練的經驗法則，從五大動作到輔助訓練，甚至是訓練計畫都敘述得淺顯易懂。馬克‧銳普托認為「鍛鍊是能夠讓我們的身體回歸至初始設計狀態的刺激。沒有高強度的身體活動，我們就沒有正常的身體」。科技的發達，人類不再需要為了生存付出大量的活動，甚至只要打開手機晚餐就可以送到面前，但卻讓大部分人類的軀體進入提早退化狀態。從今天起，閱讀此書，拾起槓鈴，開始訓練，延緩老化，變得更強壯！

　　　　　　　　　　　　　　　　　　　　　　　　　　　　——艾希斯槓鈴妹仔

- 愛因斯坦說：「儘可能簡化事情，而非簡略（Make everything as simple as possible, but not simpler）。」《Starting Strength》便是這句話的最佳寫照。五個動作便呈現出肌力訓練的精華，背後支持的是非常複雜且龐大的知識體與訓練經驗，誠摯推薦給所有肌力訓練的愛好者！

　　　　　　　　　　——國立體育大學競技學院助理教授／肌力與體能教練 江杰穎

- 在我拿到這一本書的當下，隨手快速翻了幾頁之後，沒幾秒的時間，目光就被書中豐富的圖文解說給吸引了。其中不乏多項大眾所熟知的動作要領，本書都利用更深入淺出的方式敘述，除了基本的操作要領之外，更補充了生物力學上的分析。然而，本書對於身為一個專項運動教練的我而言，除了在讓我對學員講解的過程中更順暢，我也相信對於力量訓練的初學者，更能快速的掌握訓練要領；而對於進階的運動選手而言，更能有效率地排定訓練計畫。 在此，我非常熱切的企盼本書可以廣泛地讓國內有興趣進行力量訓練的朋友接觸，進而提升本國民眾的基礎健身知能與體能。

——*烈哥的舉重教室 邱一烈*

- 《肌力訓練聖經：基礎槓鈴教程》的作者馬克 ‧ 銳普托，清楚地表述了他對於肌力訓練的看法——「肌力訓練不只是時尚潮流，而是人類下一階段的生活型態。」本書不但從觀念層面啟發讀者對於肌力訓練的認識，更從實際運作面引導，以槓鈴動作幫助人體帶來綜合提升。

——*健人蓋伊*

- 重量其實沒有想像中那麼可怕，身體老化過程中有用的組織和功能慢慢流失，伴隨而來的生活不便才應該是最令人畏懼的；現代人試圖嘗試各種對抗老化的方法，也許漸進式超負荷的肌力訓練才是我們的最終選擇。

—— *Janet 練什麼 版主*

- 槓鈴訓練、肌力訓練在健身風氣越趨發展的臺灣越來越被大眾所接受，但對於擁有正確的肌力訓練或槓鈴訓練知識卻不見普及，而當我們想更深入學習一項事物或技術時，更細緻、架構完整的資訊，能讓我們更細微了解專家眼中的要素，而這些就是閱讀本書後，得以進步的關鍵。相信不論對於長年訓練的進階訓練者、或企圖嘗試的初學者 ，都能在反覆閱讀以及實作應用後 往強身健體之路邁進更大一步。

——*艾克緹體能中心　女子剩力組 Dodo 教練*

- 肌力訓練就是實實在在地拿起重量，安安穩穩地做每一下！想知道如何用槓鈴讓身體變得更強壯？絕對不可錯過這本！
  這本書對於實務應用上有非常大的幫助，不論是有訓練背景的你，從事教學的教練，健身愛好者或是初學者，大力、用力地推薦給你們！

  ——*哇哇教練*

- 為什麼重量訓練對每個人都那麼重要？因為不管目標是想要體態變好、運動表現變好，或是變得更健康，我們都能透過操作肌力訓練得到很大的進步。這本書將肌力訓練中基本卻重要的五大槓鈴動作分析講解得很透徹，提供很清楚實用的訓練方法，讓初學者打好基礎，也讓已經有基礎的人能夠更上一層樓！

  ——*健身女孩安安 林家安*

- 我在台灣健身產業約 12 年，這 12 年說長不長、說短不短，卻經歷了健身業變化最大的時光。這段時光出現各式各樣的健身訓練器材，但是始終有一項東西沒有淘汰，這就是槓鈴！這本書有系統地由淺至深，教導肌力訓練的原則，沒有花稍的訓練方式及包裝後的理論， 取而代之的是紮紮實實、拳拳到肉的肌力訓練理論！相信不管是新手或老手一定必讀的一本書。

  ——*槓鈴王子 劉睿起 Sun*

- 這是一本累積無數經驗所淬鍊出來的教戰手冊，圖文並茂，詳細講解了動作應該注意的眉眉角角，實際操作時會遇到的各種狀況、身體如何發力、理想的關節角度與裝備挑選等等。內容深入淺出，值得細細品味。

  ——*健力女子的日常*

- 本書作者用他幾十年的槓鈴教學經驗和槓鈴訓練經驗，從科學的角度，以極其細膩又生動活潑的描述方式，深入淺出的把傳統槓鈴訓練和其相關歷史呈現在讀者眼前，不論是新手或是老手，絕對都能從此書獲益良多！

  ——*自由肌力體能教練 何宜勳*

目錄 CONTENTS

Preface

前言

可惡！要是在《Starting Strength》第二版完成之後的這四年裡，事情都沒有發生變化的話就不會這麼麻煩了。實際上，Aasgaard Company 公司的人事部為此做出了重大改變，我接觸了許多人，他們教了我很多事情，這本我曾經以為會被產業界、學術界和運動大眾忽視的書，意外的取得許多成就。這證實我對健身產業的推測沒有錯誤，但是我誤會了正在閱讀此書的你。自 2007 年以來，第二版銷售超過了八萬本，這使它成為史上銷量最高的重量訓練書籍之一，我們也在週末研討會中指導了數千人進行書中介紹的五個訓練項目。感謝大家的支持。

我也從你們身上學到了不少，我指的是過去這四年來積極學習的你們。這使我迫不及待想更新第二版中過時、不完整或根本是錯誤的內容，它們再也不能像不做事的政客一樣賴在那坐領乾薪，把事情推其他人了。我耗時一年，將內容從頭到尾重新撰寫一遍，現在你手上的這本書，是這四年來以許多人共同實驗、測試、實證後的成果，你們協助改進原有的五個訓練項目教學方法，並且又再添加另一個新項目。

我嘗試以更淺顯易懂的方式來解釋所知，讓它們在以術語呈現的情況下能夠被理解、符合邏輯，而且最重要的是──正確無誤。對我來說，撰寫本書也像是一個四年的學程。本書內大部分的內容在其他書籍上都找不到，但這不代表它們是錯誤的。你如此聰明，可以自行判斷。

這本書的設計也煥然一新。我們希望你能夠欣賞 Jason Kelly 的插圖，他的風格與你在一般厚重的教科書上看到的完全不同。同樣的，也要感激 Stef's Herculean 的努力，讓這個版本比先前的版本更富有美感。

我們需要感謝許多人的貢獻，以下姓名不按任何規則排列（當然也沒有照字母排列）

Dustin Laurence, Dr. Dennis Carter, Dr. Philip Colee, Dr. Matt Lorig, Stephen Hill, Juli Peterson, Mary Conover, Catherine Oliver, Bill Starr, Tommy Suggs, Mark Tucker, Thomas Campitelli, Ryan Huseman, Maj. Ryan Long, Maj. Damon Wells, Andrea Wells, John Welbourn, Brian Davis, Justin Ball, Nathan Davey, Travis Shepard, Paul and Becca Steinman, Mike and Donna Manning, Gregg Arsenuk, Michael Street and Carrie Klumpar, Skip and Jodi Miller, Ahmik Jones, Heidi Ziegele, Lynne Pitts, Kelly Moore, Eva Twardokens, Tara Muccilli, Dan Duane, Shane Hamman, Jim Wendler, Dan John, Jim Steel, Matt Reynolds, Charles Staley, Maj. Ryan Whittemore, John Sheaffer, Will Morris, Andy Baker, T.J. Cooper, Doug Lane, Simma Park, Myles Kantor, Phil Hammarberg, Barry Vinson, Gant Grimes, Josh Wells, Shelley Hancock, Terry Young, Ronnie Hamilton, Anil Koganti, MD, Rufus-dog, Ursa-dog, and Mr. Biggles.

力量：為何與如何

STRENGTH
WHY AND HOW

　　力量是生命中最重要的東西，無論我們想不想，這都是不變的真理。然而，隨著人類在整個歷史中的發展及演化，力量在我們的日常生活中顯得越來越不重要，但它對生命的影響力卻從未減弱。比起我們擁有的其他東西，力量更能夠決定我們在這個世界中生存的品質和長度。以前，我們的身體力量決定了我們可以取得多少食物，以及居住環境的品質；現在，在透過文化累積所發展成的現代文明社會中，身體力量僅僅決定了我們的健康。但我們仍然是動物──追本溯源，我們身體的存在才是唯一重要的。身體虛弱的人不會像身體強壯的人一樣快樂──這個事實對於更加看重智慧與精神的人而言可能難以接受，那不妨實際試驗看看，當你的蹲舉力量提升後會發生什麼事吧，這是很有啟發性的！

　　隨著我們的文化本質改變，我們與身體活動的關係也隨之改變。人們以前生活在一個簡單的世界，只要身體強壯就能夠生存得很好。我們適應了這種生存法則且別無選擇──強壯的人得以生存，並且保持強壯繼續生活下去。這種生存法則塑造了我們以及所有脊椎動物的生理基礎，並伴隨我們至今。不久之前，近代的人類社會才出現了新型態的勞動分工，所以我們的基因幾乎沒有太多時間再次適應了。而且大多數人已經不需要獨自爭取個人生存的權利，身體的活動能力也顯得可有可無。從目前需要的觀點來看，確實是這樣，但是我們經歷了數百萬年演化而出，在險峻中生存，並不會因為辦公桌的發明而消失。

　　不管你喜不喜歡，都擁有可以變強壯的肌肉、骨骼、肌腱和神經，這些難得可貴的寶物需要我們去珍惜。這些是經歷了非常久的時間才得以形成，如果輕忽它們，我們將咎由自取。我們的肉體存在是由它們組成，而它們的品質取決於我們有意識的、有目標的，努力提供它們所需的刺激，使它們保持在正常良好的狀態，而我所謂的刺激，就是訓練。

　　運動是能夠使我們身體回歸至初始設計狀態的刺激。沒有高強度的身體活動，我們就沒有正常的身體。運動並不是我們為了解決某一個問題而做的某一件事情──而是我們無論如何都必需要做

的一件事情，一件如果不去做，就會出現問題的事情。我們必需透過運動來打造出過往適應環境的身體素質——直至今日，我們仍然在適應環境——我們的身體在這樣的狀態下才會正常。換句話說，運動是原始人日常活動的替代，也是我們必需要做，能使身心在 21 世紀維持正常的事。但對於有追求的人來說，只有身心正常是無法滿足他們的。

一位運動員決定開始肌力訓練計劃的動機，可能只是希望參加某一項需要這種力量的團隊運動，或者出於更私人的原因。但許多人只是感覺自己的力量不夠，或者覺得自己還能夠提升，而不是為了成為某個運動團隊的一員。如果你是上述的人，這本書就是為你而寫。

為何選擇槓鈴？

肌力訓練如同人類文明般歷史悠久。從希臘神話大力士米洛對於身體發展的興趣，一直到現今社會，我們了解到自古以來人類就熱衷於透過肌力訓練讓身體變強壯。據說米洛每天都會舉起一隻小牛，隨著小牛越長越大，米洛也越變越強壯。早在數千年前，人類就認識到力量的發展是循序漸進的，直至今日，人類才透過專業技術解決如何才能最有效益地進行漸進式阻力訓練的問題。

槓鈴是人類最早發明用來進行阻力訓練的工具之一，槓鈴就是一根長的金屬桿，兩邊末端掛上某種類型的重物。最初的槓鈴使用球體作為配重，透過它們可以讓槓鈴保持平衡，並且能夠在球體中加入沙子或彈丸來調整負重。David Willoughby 於 1970 年創作的暢銷書《The Super-Athletes》，書裡面詳細說明了舉重以及可能相對應的器材的歷史。

但是 David Willoughby 沒有預料到的是，重量訓練器材的發展在 70 年代中期發生劇烈變化。一位名叫 Arthur Jones 的先生發明了一種對阻力訓練產生革命性改變的健身器材。不幸的是，並不是所有的革命性改變都會帶來真正的貢獻。Nautilus 採用了「變化阻力法則」，這個法則聲稱利用了人的肢體在整個運動範圍的某個位置比其他位置更強的原理，設計出針對不同肢體或是身體部位來鍛鍊的機器，並將滑輪與連接重物的鏈條組合在一起，在運動過程中對關節提供不同的阻力。這些機器被設計成需要按照一定的順序來鍛鍊，一組接著一組，不需要組間休息，因為進行訓練的是不同身體部位。而這種設計的核心理念（從商業角度來看）是，如果有足夠的機器——每個機器都能分別鍛鍊我們某一個身體部位——然後將各個機器全部集合起來，那麼我們身體每個部位都能被鍛鍊到。這些機器製作精細，外型帥氣，很快就遍及各大健身房成為標準配備，而這些機器就是價格不菲的 Nautilus 健身器材。

健身器材並沒有多麼新奇。大多數高中都會有一個 Universal Gladiator 多功能訓練機，而伸腿機（leg extensions）和滑輪下拉（lat pulldowns）的機器對於有在做重量訓練的人而言並不陌生，差別在於新機器背後的行銷手法。Nautilus 大力吹捧了完整的循環訓練會產生的效果，這是以前沒有被強調過的。他們推出了一系列展現訓練者訓練 Before & Aafter 的廣告作為賣點，其中有一位 Casey Viator 是使用 Nautilus 健身器材後肌肉增長最明顯的。但在廣告中沒有提到的是，身為一名有經驗的健美運動員，Casey Viator 不過是透過使用 Nautilus 健身器材恢復到他之前使用傳統訓練方式就已達到的效果罷了。

Jones 甚至聲稱透過使用 Nautilus 健身器材所增長的力量，可以轉換到複雜的運動模式中，例如奧林匹克舉重，而不需要藉由大重量訓練，這種說法與傳統的訓練理論與訓練者的實際訓練經驗是

背道而馳的。但這樣的風氣還是被建立起來了，Nautilus 在業界獲得巨大的成功。他們的設備成為現代商業健身器材的標準並遍及全世界。

Nautilus 健身器材之所以如此成功，是因為它的出現讓健身俱樂部（當時以「健康養生館」著名）帶給一般大眾前所未有的體驗。在 Nautilus 健身器材問世之前，如果健身房的會員想要透過比通用設備還複雜的方式來得到更高強度的訓練，他必需學習如何使用槓鈴做訓練，必需有人教導他如何使用槓鈴。除此之外，還必需有人先行教導健身房的員工如何使用槓鈴。這種如此需要專業技術的教育養成，在過去與現在都是非常花時間的，並且不太普及。但是有了 Nautilus 健身器材，即使是薪水最低的員工也可以很快地被教導如何使用整個流程，表面上看起來提供了全身性的鍛鍊，但對於員工的教育訓練投入很少。此外，整個流程大約 30 分鐘就能完成，這樣一來就會大大減少會員待在健身俱樂部的時間，進而增加來客數，並且大大提高了銷售數字。或許是 Nautilus 健身器材的出現，才有健身俱樂部的存在。

但是問題就在於，以器械為基礎的訓練並不如廣告中所呈現的有效果。完成一個流程的訓練幾乎不可能增加肌肉量。嘗試這樣做的人會發現，努力地訓練幾個月之後，肌肉量根本沒有顯著增長。但是當他們轉換成槓鈴訓練時，會發生神奇的事情：他們在一週內增長的肌肉量，會比用那些 12 站循環式器械的訓練要增長得多。

器械式訓練沒有效果，是因為身體各部位的肌肉被孤立起來；而槓鈴訓練的成效比其他健身器材還要良好，原因在於槓鈴訓練可以使訓練者進行全身性肌肉的鍛鍊。人體被當作一個完整的運作系統──以這樣的方式運作，就會希望以相同的方式被訓練。人體不喜歡身體各部位被拆開來分別做訓練，因為藉由訓練獲得的力量並不是以這種方式被使用的。獲得力量的模式必需與使用力量的模式相同，神經系統控制著肌肉，他們之間的關係被稱作「神經肌肉（neuromuscular）」。當你獲得力量的同時卻沒有對應於使用力量的模式，那你就沒有考慮到神經肌肉的連接層面了。很不巧的是，神經肌肉的連接具有特殊性，訓練計劃必需遵守這個原則，如同遵守重力法則（Law of Gravity）。

正確操作的完整動作幅度的槓鈴訓練，基本上代表著人類在負重的情況下，骨骼、肌肉系統所對應的功能性表現。槓鈴訓練由每個人特定的動作模式所控制，並隨著訓練者的肢體長度、肌肉的連接位置、力量大小、柔軟度和神經肌肉的效率來進行微調。在一個槓鈴訓練動作中，所有參與的肌肉之間是自然達到平衡狀態的，因為所有參與的肌肉都貢獻了他們在人體結構上特定的部分工作量。肌肉移動骨骼之間的關節，骨骼將力量傳遞給槓鈴，這樣的運作方式是符合人體自然動作模式的，當人體系統使用先天的設計方式運作，就會達到最佳狀態，所以我們應該使用這種模式來進行訓練。槓鈴移動的方式剛好符合人體自然動作的模式，因為動作的每一個面向都依照身體來決定。

器械式器材限制了身體，強迫身體依據它的設計方式來移動重量，這大大限制了訓練者可以獲得的能力，也無法滿足較具特殊性的需求。舉例來說，人不可能在任何運動中單獨使用股四頭肌，而忽略腿後肌，這種運動模式只存在於為此目的而設計的器械式器材中，沒有任何自然的動作模式是這樣的。股四頭肌和腿後肌是共同運作，並同時平衡膝關節兩邊的力量。既然它們總是一起運作，為什麼要將它們拆開訓練呢？就只是因為有人發明這樣的器械式器材，我們就要這樣做嗎？

就算器械式器材允許多關節同時運動，也無法達到理想的運動狀態，因為人體在空間中的運動模式還是取決於機器，而不是基於人體結構的生物力學特性。而槓鈴訓練允許在運動過程中進行微

調，來適應每一位訓練者身體結構的不同。

除此之外，槓鈴訓練必需進行個人化的調整，以及在負重運動的過程中保持控制。這方面的重要性再如何強調都不為過——對槓鈴的控制，以及對訓練者的平衡與協調性的需求，都是槓鈴訓練獨有的，而這些在器械式訓練是看不到的。因為負重運動的各方面都要由訓練者自己控制，所以各方面都會得到鍛鍊。

槓鈴訓練還有其他好處。本書所描述的所有訓練都涉及不同程度的骨骼負重。畢竟，槓鈴的重量最終是由骨骼來支撐。骨骼是活的，是能夠對外界壓力的刺激做出反應，而產生向上適應的組織，就像肌肉、韌帶、肌腱、皮膚、神經和大腦一樣。它也會像其他組織一樣適應壓力，並且隨著負重的增加而提高密度和硬度。從這個角度來看，槓鈴訓練對老年人和女性來說非常重要，因為骨密度是影響他們健康的關鍵。

使用槓鈴是非常經濟實惠的。以實用價值方面來說，買一套任何廠牌的器械式器材的錢，都可以用來規劃五、六間非常實用的重量訓練室，還可以在裡面做幾百種不同的訓練。即使錢對你來說不是問題，你也應該考慮實用性。在一個機構中，在特定時間內每花的一分錢能讓多少人真正得到訓練，或許是你決定購買何種器材的重要考慮因素，正確的選擇會直接提高你訓練經歷的品質。

槓鈴訓練唯一的問題是，絕大多數的人不知道如何正確地使用，學習管道的缺失卻**合情合理**地阻礙了許多人使用槓鈴進行訓練。我將透過這本書嘗試解決這個問題。本書教導的槓鈴訓練方法已經在商業健身產業中發展了 30 多年，整個健身產業仍有一小部分仍掌握在這些追求成果，能夠坦然面對真正有用的訓練方法，並尊重經過長時間考驗的生物科學原理的人手中。我希望這對你有用，就像對當初的我一樣有用。

> 這套奧林匹克槓片組是在 Wichita Falls 市區的基督教青年會找到的。它有將近 50 年的歷史，被成千上萬的男男女女所使用過。其中有著名的肌力訓練教練：Bill Starr，也是奧林匹克舉重運動員，以及最初的健力比賽參賽者之一。Bill 是 Hoffman 的《Strength and Health》雜誌和 Joe Weider 的《Muscle》雜誌的編輯。他擔任過國家級、世界級的奧林匹克舉重隊教練，也是第一批在大學和職業隊任教的全職肌力及體能教練的一員。他出版過的槓鈴訓練類著作等身，在超過 50 年的時間中累積很多書籍和文章。至今仍然能夠從他訓練過的運動員以及訓練夥伴的成就中，感受到他的影響力。他最初的舉重訓練就是使用這套槓片組完成的。

——節自德克薩斯州威奇托福爾斯市運動俱樂部的 Bill Starr 紀念碑——

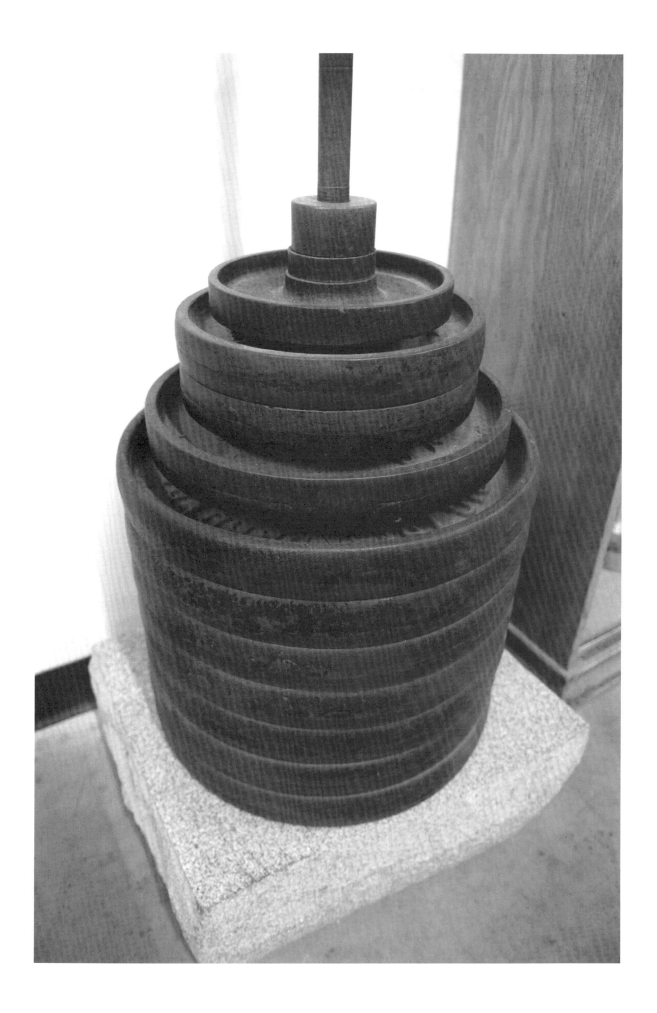

蹲舉

THE SQUAT

長時間以來，蹲舉是最重要，也最不被了解的訓練動作。蹲舉是有著完整動作幅度的運動訓練，在重量訓練室裡是最有效益的運動，也是最能幫助我們建立力量、爆發力與體型的訓練方法。

在所有的人體負重運動中，蹲舉確實是唯一能直接訓練**髖關節發力**（hip drive）的複合式運動──這動作以徵召後側鏈（posterior chain）作為主要發力。**後側鏈**指的是產生伸髖運動的肌肉──它們能夠在蹲舉至最低點時，將彎曲的髖關節伸直。這些肌群──也被稱為**髖關節伸肌群**（hip extensors）──包括腿後肌群、臀肌群及內收肌群（腹股溝肌肉）。因為這些重要的肌肉有助於跳躍、拉、推及其他所有需要下半身參與的動作，所以我們希望這些肌肉變強壯。使這些肌肉變強壯的最佳辦法就是蹲舉，如果你想做出正確的蹲舉動作，就必需運用髖關節發力，這被認為是將下背部的薦骨區域往上推的最佳辦法，這區域就在你臀部的正上方。每一次你使用這個動作：從蹲舉的最低點把自己身體推起時，就是在鍛鍊後側鏈肌肉。

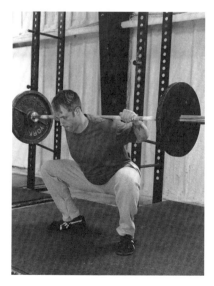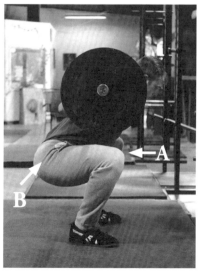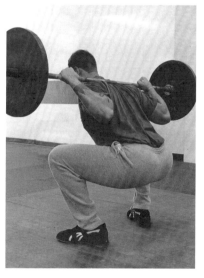

圖 2-1　蹲舉三個角度的視圖。中圖，全蹲的深度標記。A 點：髕骨（膝蓋骨）的頂點；B 點：髖關節的頂點，可以透過圖中訓練者褲子上的皺褶加以確認。B 點的高度必需低於 A 點的水平面以下。

所有形式的蹲舉都容易使大腿前側的股四頭肌感到痠痛，因此比起其他部位的肌肉，股四頭肌明顯得到更多的刺激。產生痠痛感是因為股四頭肌是唯一的膝關節伸肌群，而髖關節伸肌包含三個肌群（腿後肌群、臀肌群及內收肌群）。如果訓練正確的話，這些肌群會納入更多的肌肉量參與訓練。就人體的生理結構上來說，我們希望蹲舉時，這些潛在肌群能夠最大化地參與，並以此方式加強鍛鍊。所以我們需要藉由蹲舉這個動作，強化後側鏈肌群，幫助我們在力量及爆發力上發揮潛力。「低槓蹲舉」就是能夠達成如此效果的蹲舉方式。

　　如果做得正確，蹲舉是在重量訓練室裡用循序漸進的方式鍛鍊到整個後側鏈的最佳訓練動作。這也是為什麼蹲舉會是你能夠利用槓鈴練習的最佳訓練動作，同時也是最棒的肌力訓練項目。相較於其他可以利用到後側鏈肌群的動作，蹲舉之所以更為有效，是因為沒有其他運動能夠在使用這些肌肉的同時，使用足夠的運動幅度，也沒有其他運動會在進行**向心運動**（Concentric）（或稱收縮運動）之前，先進行**離心運動**（Eccentric）（或稱伸展運動）。完成一次伸展—收縮的循環（SSC），我們稱作：**牽張反射**（Stretch Reflex）。

　　蹲舉的伸展—收縮循環（SSC）之所以重要的原因有三：

1. 牽張反射在肌肉與筋膜組成的黏彈性成分中所儲存的能量，會在蹲舉最低點起身的那一刻被轉換利用。
2. 伸展的時候會給神經肌肉系統一個預備收縮訊號。這樣的信號會使更多可收縮單位被有效地激發，比起沒有牽張反射時能夠產生更多的力量。
3. 因為這個特定的負重伸展動作是在蹲舉的下降階段所產生（在整個運動行程內使用了所有的後側鏈肌肉），所以隨後的肌肉收縮比起其他不同的訓練動作，會徵召更多的運動單位。

　　舉例來說，常見的傳統硬舉使用了腿後肌及臀肌，用了較少的內收肌，並且是以一個髖關節高於蹲舉起始臀位的向心收縮開始動作。沒有反彈，動作行程較短，但做起來反而很難——事實上比蹲舉還要困難，因為從完全靜止狀態（dead-stop）開始動作時，效率是相對低的，而且對整體力量發展的效益卻不如蹲舉。增強式跳躍可以蹲得足夠深，並且可能利用到身體落下時所產生的牽張反射，但它不像槓鈴訓練一樣可以循序漸進地增加負荷，對新手來說，在雙腳及膝蓋產生的壓力很大，而且增強式跳躍並不像蹲舉是用全身骨骼來承擔肩膀上的槓鈴重量。相較之下，蹲舉利用所有的後側鏈肌群，還運用了髖關節和膝關節的全幅度運動範圍，使動作本身就是一個伸展—收縮的循環，只要你能在椅子上坐下就可以練習，也因為我們有很輕的槓鈴，所以能夠微幅地往上增加重量。

　　後側鏈這個專有名詞明顯地指出這部分肌肉在人體結構上的位置，這也指出了當大部分的人在利用槓鈴進行蹲舉試圖提高效率的時候，會遇到問題的本質。人類是有著適合抓握的雙手及相對拇指的雙足動物，這種結構上的配置深深地影響了我們的感知與姿勢。我們習慣讓雙手在雙眼能夠看到的範圍裡做事情，因此認為應該用雙手來解決各種事情。我們不習慣用身體其他部位來做事——我指的是與上廁所無關的事情。除非受傷，否則你很少會注意到自己的頭部、軀幹及雙腿的後側，這些地方就算用鏡子看也很難被觀察到。能夠從鏡子裡看到的部位有手臂、胸部和腹部，假使你穿短褲的話還可以看見大腿及小腿，這些是大多數人最喜歡訓練的部位。這些部位的訓練方式也比較容易學習，因為很方便透過雙手來進行或幫助訓練，而我們也真的是心靈手巧的生物。

　　最難正確鍛鍊到的部位就是我們看不見的部位，後側鏈是肌肉系統中最重要的部分，能夠直接

幫助身體進行整體運動，並成為我們全身爆發力的源頭。後側鏈也是最難掌握到如何正確使用的部分，如果沒有手的話，這個問題會簡單一些：如果沒有了抓住物體邊緣的能力，你會如何抬起桌子？你可以鑽到桌子底下然後用上背將桌子頂起來；或者蹲下用臀部頂住桌子並且推動；或者躺下，用腳將桌子撐起來，以上是你僅有的幾個選擇。但如果可以使用雙手，你將完全不會考慮這些選項。所以大部分的人並沒有深入地去探討後側鏈的問題，這使得「如何正確使用後側鏈」成為一個具有開創性的體驗。

你會發現在蹲舉和拉的過程中，後側鏈肌肉會出現很多持續性的問題，所以在訓練的時候需要專業教練以及訓練夥伴等外界最大程度的投入，如果沒有外界強化的話，後側鏈肌肉會是導致動作變形的首要因素。對教練來說，後側鏈是肌肉系統中最難理解、最難解釋和最難去影響的部分。但就運動表現方面而言，這是人體運動中最關鍵的部分，而對其中相關知識的掌握決定了好教練與被動觀察者之間的差距，也決定了成績優異的運動員與勉強能動的人之間的差距。

核心肌力是一個很熱門的話題，而一些人已經透過推銷訓練核心肌群的新方式賺到許多錢。一個正確的蹲舉能平衡所有圍繞著膝關節與髖關節的力量，這些肌肉在運動時完全遵循著為他們設計的骨骼生物力學，並且完成整個動作幅度。下背部肌肉、上背部肌肉、腹肌、側面軀幹肌肉、肋骨（胸廓）的肌肉等姿勢肌群，甚至連肩膀及手臂肌肉都在進行等長收縮。他們的靜態收縮支撐著軀幹，並且把主要發力的肌肉所產生的動力傳遞到槓鈴上。軀幹肌群的主要功能是傳送力量，而髖關節及腿部則是產生力量的引擎。

請注意身體的「核心」位於蹲舉的中心，距離「核心」越遠肌肉產生的作用就越小，而蹲舉正是以這樣的優先順序來鍛鍊各肌群的（圖2-2）。透過髖關節與腿部位置肌肉的交互作用來達到平衡，力量從地面的雙腳開始向上傳遞到槓鈴，透過大量的中樞神經系統的活動，運動員能夠有意識地控制平衡。此外，當使用大重量進行蹲舉時，這個動作的系統性能夠產生影響整個身體的激素反應。因此，練習蹲舉不僅能夠強化身體的「核心」，而且整個人心理及生理上的體驗都會加強。

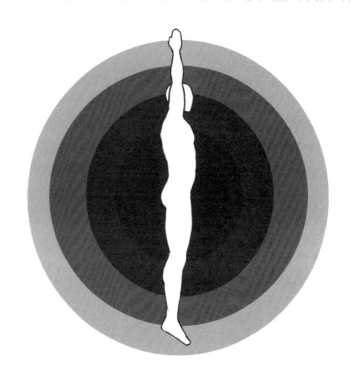

圖 2-2 全身力量來自於髖關節，而某部位產生力量的能力會隨著它與髖關節之間的距離增大而減弱。一個身體部位離身體中心的距離越遠，移動的角速度越大，就越能透過加速度產生爆發力。這個由 David Webster 提出的概念，曾經也被 Tommy Kono 與 Bill Starr 詮釋過。這個概念就現代的說法是「核心力量」、「核心穩定性」及「功能性訓練」，其背後的道理是相當顯而易見的，一個蹲舉 500 磅運動員，會比一個蹲舉 200 磅運動員擁有更加穩定的「核心」。

蹲舉這個動作很難被充分理解，因為它牽涉到太多肌肉了——比大多數人所知的還要多——而且絕大多數不懂蹲舉的人從來沒有正確的練過蹲舉。這意味著他們無法了解這個動作的本質以及所有肌肉協同運作之下進行的交互作用。想要真正理解一件事情，你必需親自體驗，學會正確蹲舉的人越多，真正理解蹲舉的人就會越多，然後知識和力量就像池塘裡的漣漪一樣，隨著波紋擴散開來。這個過程就從這裡開始，從你開始。

人體負重運動

要了解人體負重運動——亦即在身體與周圍環境交互作用時，骨骼系統是如何將肌肉收縮所產生的力量轉移到運動中——就必需要理解槓鈴訓練。從觀察蹲舉動作得到一些簡單的訓練經驗，也同樣適用於其他與槓鈴相關的訓練項目。最基本的一個要點是：當槓鈴加上重量之後，給予槓鈴重量的力是重力。重力——總是隨時隨地作用在垂直於地球表面的方向。重力是由質量所產生的，在探討這個議題時，如果我們暫時忽略高山、峽谷等地形特徵，所關心的就是這個趨近於球體的星球所產生的重力。因此我們可以把地球的表面假設為水平的，畢竟從山坡上落下的石頭的運動方向被我們定義成**向下**。儘管這一點可以爭論，這個原則已經成為物理定律：沒有一個處於無阻礙狀態的物體會按照「非垂直」的路徑落下。重力作用在槓鈴上的力總是在一條垂直向下的直線上，所以，對抗重力最有效的方式是給槓鈴施加一個同樣沿垂直方向向上的力。那麼不但兩點之間最短的距離是直線，槓鈴在重力場中移動的最有效路徑也是一條直的**垂直線**。

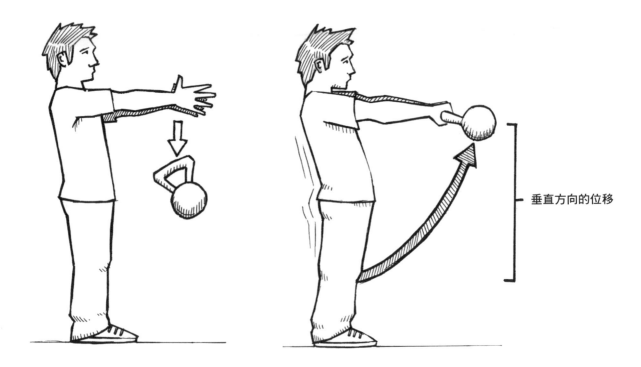

垂直方向的位移

圖 2-3　重力在垂直方向作用，並且也只作用於垂直方向。任何對抗重力的活動都位於重力的反方向上，也就是垂直向上，任何物體在水平方向的運動都不會對抗重力做功。

事實上，必需以這個框架為基礎來分析負重槓鈴的做功。**功**的定義是**力**（造成位置變化或者形狀改變）的大小乘以槓鈴移動的**距離**。槓鈴上的磅是力量的單位，做功可以用呎磅表示。但是重力只作用於一種方向，也就是垂直方向，所以抵抗重力所做的功，只與沿著槓鈴移動的垂直方向距離有關。儘管在任何方向運動時都會使用到力量，槓鈴的任何非垂直移動——例如水平方向的移動，無論是相對於舉重者前方或後方的移動——都不能被認為是抵抗重力作功，即使這仍需要力才能達成。當槓鈴在一個空間裡移動時，只有槓鈴的高度產生變化時，才是在抵抗重力作功，因為重力只會在一個方向上對槓鈴的質量產生作用——垂直向下。

其次，當人體背負槓鈴時，任何對兩者總重量的分析，都必需把訓練者和槓鈴看成是一個完整的系統。在人體處於「正常解剖學姿勢」時，**重心**在髖關節中間的某一點上，高度與薦骨的位置差不多，當你蹲到低於大腿水平位置時，會改變系統的幾何結構，此時人體的重心位於大腿和軀幹之間的某一點，而背上的槓鈴重心就在槓鈴的中點上，因此，**訓練者／槓鈴系統**（lifter／barbell system）的重心就位於這兩點之間。隨著槓鈴負重的增加，系統的重心會更靠近槓鈴，當槓鈴的負重非常大時，槓鈴本身的重心幾乎等於整個系統的重心了。為了實務上的應用，我們可以假設槓鈴負重非常重，因此，我們要經常考慮槓鈴本身在某個動作幅度中移動時所需要的平衡。

請注意在圖 2-5 中，背上的槓鈴與靠在地面上的腳掌心所連成的虛線，顯示出它們在垂直方向上的關係。透過虛線應該可以清楚地觀察到，當槓鈴位於腳掌心的正上方時，訓練者——槓鈴系統處於平衡狀態，腳掌心——正好位於足弓的正下方——是訓練者／槓鈴系統與地面交互作用的關鍵，無論向前或向後，腳掌心距離腳掌邊緣接觸地面的點都是最遠的。簡單來說，腳掌心正好在鞋底的正中間。因此他是人體最穩定的一點，是需要最多移動才能被干擾的一點，無論人體是否負重，身體都會自然地把重心放在這裡。隨著槓鈴負重的增加，槓鈴的位置就會越準確地調整到腳掌心的正上方。換句話說，當槓鈴負重較輕時，訓練者的自身體重會取得主導地位，槓鈴會相對於腳掌心水平前移，以保持身體的穩定。隨著槓鈴重量的增加，槓越接近腳掌心正上方的位置時，身體也會越平衡。

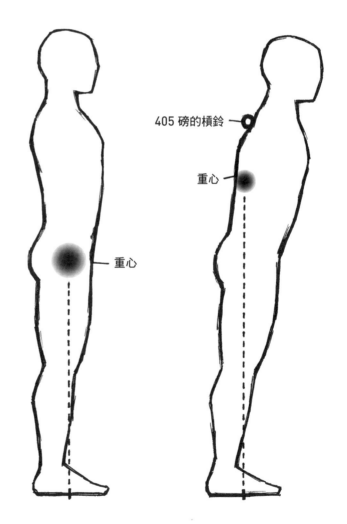

405 磅的槓鈴

重心

重心

圖 2-4　訓練者／槓鈴系統的重心朝著槓鈴向上移動。隨著槓鈴負重的增加，系統的重心會更靠近槓鈴本身的中心。

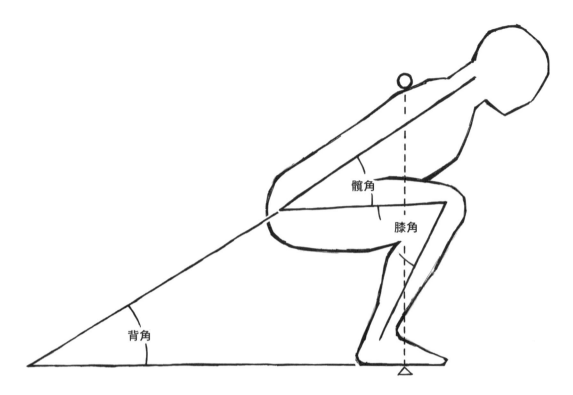

圖 2-5　蹲舉的診斷角度。髖關節角度（髖角）是由軀幹平面與股骨形成的。膝關節角度（膝角）是由股骨與脛骨形成的。背部角度（背角）是由軀幹平面與地面形成的。請注意槓鈴位於腳掌心的正上方，所以身體處於平衡狀態。

　　比起漂亮的姿勢，人體更喜歡穩定性高的姿勢。踝關節──腳實際上轉動的位置──是位於腳掌心後方的，腳踝與連接在腳跟上的小腿肌肉之間的距離，大概等於腳踝與前方腳掌心之間的距離。小腿肌肉對腳跟施加張力，對抗腳踝與腳掌心之間的槓桿效應（圖 2-6）。身體選擇腳掌心作為平衡點，並傾斜脛骨使用小腿發力的方式，使平衡點更加穩定。此外，腓腸肌、腿後肌和股四頭肌全部交匯於膝關節處，使膝關節相對於腳踝的位置來的穩定，而髖則處在肌肉、肌腱和韌帶形成的網狀結構中，維持我們直立的上半身能夠在負重狀態中往下蹲，並且保持重心位於腳掌的心正上方以維持平衡。

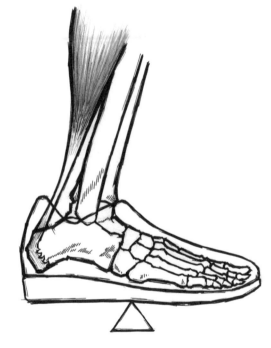

圖 2-6　腳掌心的平衡點是我們身體偏好的平衡位置。腿部底端的旋轉點──腳踝──不會作為動力鏈的最後一部分來運作，因為要獲得穩定性，需要由腿下部、小腿肌肉和雙腳所組成的整個系統支撐；這個系統維持了脛骨的角度並且能夠將力量轉移至腳底。以這種方式考慮整個系統，能讓我們以腳掌心為起點來計算平衡性。

考慮一下沒有負重的情況：如果你直挺挺地站著，並把手靠在髖關節上，然後將身體向前傾斜，只要傾斜一點點，你就會感覺到重量轉移至前腳掌，你也會感覺到為了對身體施加張力以避免往前倒而變緊繃的小腿。反之，當你身體向後靠時，你會感覺到重量轉移至腳跟——如果更加往後倒，你將不得不向前伸出雙手來平衡身體的重心，以避免往後摔倒。（我們身體是向前進化發展的，所以較容易處理前側所造成的不平衡，這是與生俱來的本能。）所謂的平衡狀態，是需要一個最大的力量來破壞，或需要一個最小的力量來維持的狀態。當你呈現站立姿勢時，你的重心會位於腳掌心的正上方；當你蹲下再站起來的時候，如果身體的重心是沿著腳掌心正上方的垂直線移動，你的身體就能保持平衡。因為大多數槓鈴練習（除了臥推）是在雙腳站立的狀態下完成的，腳掌心的平衡點成為分析動作技術好不好的關鍵。

我們來假設圖 2-5 中的槓鈴重達 315 磅，假定起始時槓鈴位於平衡點前方，槓鈴依然是 315 磅重，但是要在這個動作範圍裡移動它，會需要更大的力氣。因為槓鈴偏離平衡位置而產生的不良力矩，導致完成離心及向心運動的難度增加。為了穩定這個位在不良力矩上的負荷所需要的等長壓力也大幅增加了動作的難度。在整個蹲下—站起的運動範圍（ROM）中，從頭到尾保持 315 磅重的槓鈴重心位於腳掌心的正上方是最有效、最**應該**使用的方式。當槓鈴偏離平衡位置時，偏離平衡點產生的力矩使你必需耗費額外能量，這使得 315 磅變得更難被舉起。

槓鈴的失衡程度不用到很大，所產生的不良力矩就足以導致動作失敗。想像一下當你蹲舉的時候，試著把背上的槓鈴往前移至腳掌心前 12 英寸的位置，即使你只用 1RM（單次最大負重）的 30% 做蹲舉，這個姿勢就已經夠困難了，扛起的重量越重，能夠應付的不平衡程度就越小。你可以很容易地看出，當你在做 1RM 的蹲舉時，能夠容忍的不良力矩為零，這個原則適用於要求平衡負重的每一個槓鈴運動。所以，槓鈴訓練中的「優良技術」可以透過容易理解的方式定義為：訓練者所具備讓槓鈴一直保持在腳掌心正上方的能力，是諸多除了槓鈴以外其他運動都練不到的能力之一。由於平衡是大多數人體活動的一個重要因素，因此這又是一個你應該使用槓鈴訓練的重要理由。

圖 2-5 顯示了幾個我們用來分析蹲舉背槓過程中的重要身體角度。**髖關節角度**是由股骨與軀幹所構成的夾角。儘管用正確的姿勢背負槓鈴時脊柱是有曲度的，但是在蹲舉過程中脊柱仍然保持剛性，所以我們利用「軀幹平面」的概念來描述槓鈴下方這部分身體的力學作用。**膝關節角度**是由股骨與脛骨所構成的夾角，它清楚地描述了大腿與小腿之間的位置關係。**背部角度**是由軀幹平面與地面之間構成的夾角，我們假定地面是水平的（意思是平的地面，與重力的方向垂直）。

這些角度描述了背負槓鈴時人體各部位的結構關係，我們通常用比較**垂直**或者比較**水平**的說法來描述背部角度，用比較**開放**或是比較**封閉**的說法來描述膝蓋角度和**髖關節角度**，控制這些角度的定位，取決於能夠牽動構成這些角度的骨骼肌上的肌肉。我們知道，當槓鈴位於腳掌心的正上方時，訓練者／槓鈴系統會處於平衡狀態，當槓鈴越重，重心就必需更精確地保持在平衡位置上。即使重量非常輕，輕到能夠在不平衡的狀態維持姿勢，也會比在平衡狀態下耗費更多能量。

如果像前蹲那樣，將槓鈴放置於肩膀前方，並且將槓鈴保持在腳掌心正上方的話，槓鈴的位置會使訓練者呈現近乎垂直的背角，如圖 2-8 所示。呈現這個姿勢時需要注意的是：膝角必需「關」得很小，而與背部較平行於地面的蹲法相比，髖角的角度則「開」得更大了。在這個姿勢的最低點，腿後肌被縮短，這是因為腿後肌在骨盆處的近端連接點與其在膝關節的遠端連接點之間的距離被盡可能地拉近了。在此，腿後肌以等長收縮的方式，保持軀幹在一個前蹲所需背角近乎垂直的姿勢。

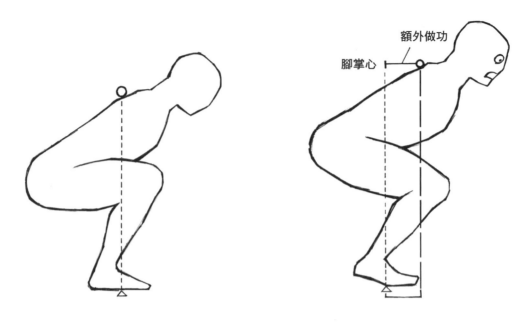

圖 2-7 在一個不平衡的槓鈴位置，訓練者必需額外做功。

與保持更加水平的背角相比，這個姿勢相對容易，因為作用於髖關節的力矩變小了（下文會深入討論這個問題）。但是當腿後肌縮短時，它可收縮的能力就不夠幫忙伸展髖關節了。從本質上來說，腿後肌在前蹲底部時就已經被縮短了，所以無法再收縮更多。這時候就只能透過臀肌及內收肌的力量來伸髖，這也是為什麼當你蹲很重的前蹲時，臀部會感到非常痠痛：與腿後肌幫助伸髖的正常狀況相比，臀肌在前蹲時必需承擔所有工作。

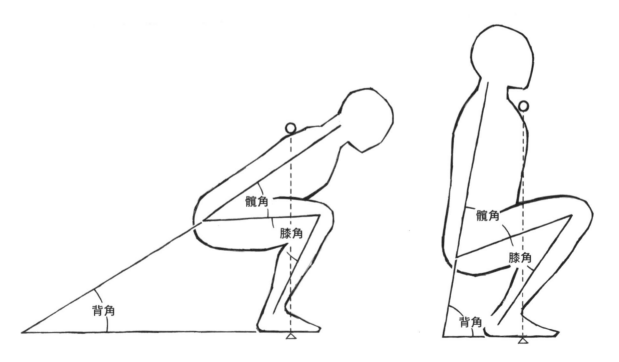

圖 2-8 健身房中常見的蹲舉姿勢變化。**左圖**，低槓蹲舉，這是我們偏愛的訓練動作，本書中提到的「蹲舉」指的就是這個動作。**右圖**，前蹲舉，被用於上膊動作中的抓取與復位，也是奧林匹克舉重運動員訓練時使用的一種輔助訓練。

這種狀況的結論是，前蹲時腿後肌產生的作用不大，不過我們希望在蹲舉的時候可以鍛鍊到腿後肌使它變強壯，因此以鍛鍊後側鏈來說，前蹲是一個欠佳的訓練選項。最能夠徵召到腿後肌，並且盡可能地幫助伸髖，我們需要一種能夠使髖角更加封閉，膝角更加開放的蹲舉動作。在這種蹲舉的最低點時，腿後肌能發生等長收縮——也就是說，即使腿後肌的遠端因為膝關節的彎曲而縮短了，但是在與骨盆連接的近端它仍然能夠被伸展開來。當膝關節與髖關節在上升的過程中伸展時，腿後肌必需努力工作來維持骨盆端的張力，除此之外，還要控制更接近水平的背角產生更大力矩所造成的影響。很大程度上來說，背角決定了髖角，因此越接近水平的背角，越能使腿後肌在蹲舉的時候使用更多力量。

當我們在訓練中若要使用更加水平的背角，又要讓槓鈴放在背上的位置對準腳掌心的正上方，則槓鈴需放在背後較下方的位置，才能呈現更加水平的背角。因此，槓鈴應該被放在能夠穩穩放置的最低點位置，而這個位置正好在肩胛棘的正下方——當你用手觸碰肩膀的後方的時，可以感覺到肩胛骨突出的地方部分。如果在蹲舉時，把槓鈴放在比這個部分還低的位置上，每蹲一下槓鈴就會往下滑一點。

如果內收肌——腹股溝肌肉——也承擔部分負荷並且參與動作的話，那麼這個訓練就會刺激到更多肌肉。當我們使用雙腳與肩同寬，腳尖外轉約 30 度的適中站姿，並且將膝蓋往外推，使大腿平行於腳尖方向，那麼腹股溝肌肉就會在髖關節下沉時被伸展開來。如果肌肉被伸展開來，它們就會處於適合收縮的狀態，可以有力的維持伸髖。將膝蓋保持外推的肌肉——產生髖關節外旋的肌群也會參與這個過程，如此一來，就會有更多肌肉參與蹲舉動作。

低槓蹲舉，或者本書所指的蹲舉，不同於那些穿著蹲舉裝，使用護膝繃帶或護腕等裝備的健力運動員所採用的蹲舉動作，因為他們會極盡所能地利用自己穿著的蹲舉裝，那是種昂貴又非常緊繃的蹲舉裝，被設計用來抵抗髖關節屈曲，並且儲存離心階段所產生的彈性位能來幫助伸髖。為此，部分健力運動員會採取非常寬的站姿和垂直的脛骨的姿勢。還有一些健力運動員會採用手肘下沉的高槓蹲舉姿勢，及更接近垂直的背角，並且雙眼向上看（完全不同於本書使用的蹲舉動作型態）。寬站姿及垂直的脛骨，打開了膝關節的角度並且讓髖角保持接近垂直，是一個與本書所倡議的蹲舉很不同的方式。使用護膝繃帶的目的在於抵抗膝關節彎曲，與蹲舉裝一樣，都是利用離心階段儲存彈性位能。而我們不會採用這麼寬的站姿，我們允許膝蓋有較多向前移動的空間，還有使用更多的股四頭。事實上，在書中提到的蹲舉動作所選用的技術，都是為了最有效地增加參與動作的肌肉量及運動範圍，讓我們盡可能地在運動過程中舉起更大的重量，使我們更加強壯。

如果槓鈴放在背後較高的位置——位於斜方肌上，也就是大多數人在訓練初期因為覺得簡單而採用的方法——人會為了使槓鈴位於腳掌心的正上方，而必需使用更加垂直的背角，才能適應較高的槓鈴位置。如果背角更加垂直，相對的膝角必需更加封閉，因為髖關節打開的時候膝蓋會向前移（圖 2-8）。換句話說，槓鈴的位置越高，背蹲舉的動作模式就會越像前蹲舉，但我們並不希望使用前蹲來發展我們的整體力量，因為這樣無法有效地訓練全身力量的源頭：後側鏈。

數十年來，高槓蹲舉（或者稱作「奧林匹克式蹲舉」），一直是奧林匹克舉重運動員的首選蹲舉動作。不過在很大程度上來說，這是傳統思維和習慣的問題，因為我們也有令人信服的理由來讓奧林匹克舉重運動員利用低槓姿勢練習蹲舉。由於蹲舉並不是奧林匹克舉重的比賽項目，而且奧林匹克舉重運動員可以透過前蹲訓練來直接加強全蹲式上膊，所以想讓他們使用低槓蹲舉進行訓練必

需考量其他因素。蹲舉能夠讓你變強，而舉重屬於力量型運動，儘管很大程度上是取決於技術，但最終依然是舉起最大重量的人勝出。或許高槓蹲舉的姿勢看起來比較像前蹲，但是低槓蹲舉卻能使用到更多肌肉，來讓運動員舉起更大的重量。

如果基於專項訓練來探討這個問題，那麼低槓蹲舉會比高槓蹲舉更加適合奧林匹克舉重的力學機制。在低槓姿勢中，負重的位置正好在肩胛棘下方，這個姿勢與槓鈴被拉離地面時的力學機制更相似。這種拉力機制正如我們在「硬舉」和「爆發上膊」章節中所討論到的，在一次大重量的拉舉中，準備把槓鈴拉離地面的時候，肩膀會在槓鈴的前方，而且在槓鈴被拉到膝上之前，肩膀都會一直在槓鈴的前方。對於上膊和抓舉來說都是如此，而且與上膊相比，抓舉的起始姿勢更不像奧林匹克式蹲舉。與高槓蹲舉相比，低槓蹲舉與抓舉一樣有著相對水平的背角，能夠更直接地訓練動作模式，而高槓蹲舉中，因為槓鈴放在斜方肌上更高的位置，使得背角更大。與抓舉或挺舉的起始位置相比，低槓蹲舉中的髖關節會在更低的位置，可以使用更多的動作幅度來鍛鍊更多肌肉。

低槓蹲舉和從地面拉起槓鈴時的背角是相當類似的角度，可視它們為兩個相當類似的動作──比高槓蹲舉和任何形式的拉起方式更為相似。如果你想使用一種符合運動項目要求的發力方式進行蹲舉，低槓蹲舉動作將是你所需要的。儘管你不需要與特定運動項目相似的蹲舉動作，使用低槓蹲舉依然是個明智的選擇，因為你能夠用低槓蹲舉推起更大的重量。

蹲舉深度──安全性和重要性

就安全及力量而言，全蹲是下肢訓練動作的首選，**正確**的蹲舉，相較於其他腿部訓練，對膝蓋而言是最安全，並且使膝關節更加穩定的練習動作。正確的蹲舉是代表著要蹲得夠深，髖關節要低於髕骨的頂部（髖低於膝）（見圖 2-1），所以正確的蹲舉動作是使用完整動作幅度的。

任何沒有蹲到這個深度的蹲舉都屬於局部行程蹲舉，局部行程蹲舉在對膝關節和股四頭肌施加壓力時，並沒有同時施加壓力於臀肌、內收肌或是腿後肌。在全蹲姿勢中，訓練者的膝蓋往外推，髖往後坐，讓腿後、腹股溝和臀部的肌群承載負荷，在蹲下的時候會形成一個正確的背角，使身體能夠藉由髖發力的方式啟動向上，在蹲舉的最低點，髖關節處於屈曲狀態，骨盆會跟軀幹一起前傾。在這個全蹲姿勢中（圖 2-9），以下幾個肌群會完全伸展：內收肌（連接內側骨盆與內側股骨的幾個點）、臀肌和外旋肌群（連接著骨盆和股骨外側）。在這裡，腿後肌（連接著脛骨與骨盆的坐骨結節）的主要功能是等長收縮，因為他們的長度不必然在蹲下的時候被改變（這也是為什麼蹲舉不會讓腿後肌痠痛，即使腿後肌跟其他參與的肌肉一樣用力）。在蹲舉的底部位置，繃緊的腿後肌、處於離心伸展狀態內收肌、臀肌和外旋肌提供了輕微的回彈，就像「反彈」一樣，這就是我們先前所提及的牽張反射。伸展的張力會將脛骨向後拉，來平衡股四頭肌前部附著在脛骨結節上產生的拉力，腿後肌藉由股四頭肌、內收肌和臀肌的助力伸展了髖關節，完成了他們的工作。

大多數人在蹲舉的時候都會嘗試使用挺直的軀幹，使背角更為垂直的局部蹲舉姿勢（圖 2-9），因為我們都被告知，蹲舉時背角必需是垂直的，以減少身體所受的剪力──沿著傳遞轉動力量的部位所產生的相反方向力量。我們誤認為椎骨節與節之間的剪力，會以某種方式使我們的脊椎脫節，但這不但是不可能發生的事情，實際上也從未發生過。但是人們因為錯誤的資訊而想要保護背部，導致施加更多不必要的壓力在膝關節上。就像我們討論過的那樣，接近垂直的背角無法充分地讓腿

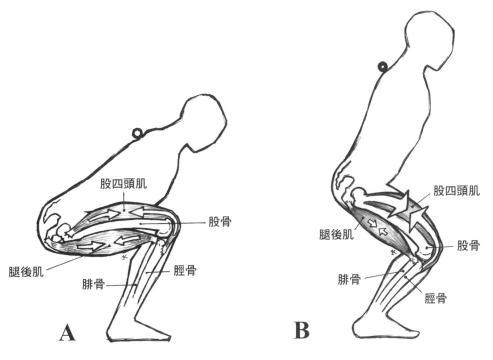

圖 2-9 在膝蓋上的肌肉動作。在蹲舉位置（Ａ），由股四頭肌提供的前部力量透過腿後肌提供的後向力來平衡。深度是關鍵：局部（高）蹲舉（Ｂ）主要用於股四頭肌，因此缺乏平衡。

後肌負擔力量。因為這樣的動作不能透過腿後肌產生身體所需要的向後的力，來對抗以及平衡股四頭肌與其在膝關節下方的脛骨前側連接處產生向前的力。（換句話說，這個動作根本沒有產生將脛骨向後拉的力量，去平衡將脛骨向前拉的力量。）結果就是做這個動作時膝關節前側產生剪切力。而且就像前蹲一樣，局部蹲舉會迫使膝蓋向前移至腳掌心前方的位置，而低槓蹲舉能夠保持膝蓋向後，並將髖關節作為移動重量的主要發力來源。缺乏後側拉力使得前側拉力在膝關節上成為主導力量：髖越往後靠，就會使用越多的髖肌群，而膝蓋越往前，就會使用越多的股四頭肌。很多髕骨肌腱發炎的案例都是因為這種不正確的蹲舉動作所引起。即使採用正確的背角練習局部蹲舉，也會受限於動作幅度不足，而無法充分發揮蹲舉的潛力。

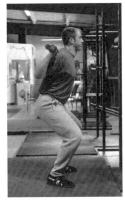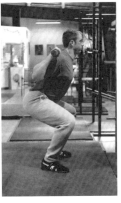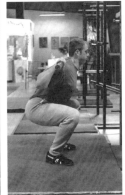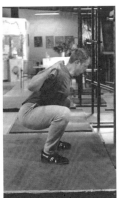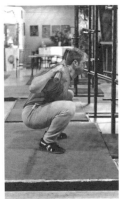

圖 2-10 健身房中常見的蹲舉深度的變化。從左到右：四分之一蹲舉；半蹲；經常與平行蹲舉相混淆的位置，大腿的下部與地面平行的蹲舉；以圖 2-1 為標準的平行蹲舉；以及「臀部到草地（Ass-to-grass）」的蹲舉。

根據蹲舉動作本身的運動機制，腿後肌因為參與了蹲舉的過程而變強壯。當醫學界在考慮前十字韌帶（ACL）撕裂及其與訓練項目之間的關係時，他們往往會忽略這個事實。前十字韌帶能夠使膝關節更加穩定：它能夠防止脛骨過度向股骨前方移動，而正如我們已經看到的，腿後肌也有相同功能。因此，缺乏鍛鍊的、較不發達的腿後肌是導致前十字韌帶受傷的因素之一，而全蹲能夠加強腿後肌。如同全蹲中腿後肌能夠保護膝關節一樣，因為練習全蹲而變得更加強壯的腿後肌，也能在使用蹲姿的體能活動裡保護我們的前十字韌帶。有了強壯的腿後肌以及低槓蹲舉提供膝蓋靠後的姿勢，髖關節會在運動過程中承受大部分的壓力。所以，缺少一條前十字韌帶的運動員，仍然可以安全地做大重量蹲舉，因為在正確操作的全蹲中，前十字韌帶（ACL）是不受力的（圖 2-11）。

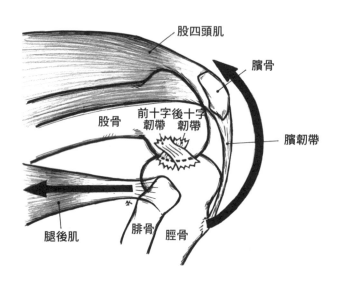

圖 2-11　蹲舉時作用於膝關節上的力。腿後肌和內收肌施加向後的張力於脛骨上，而前側股四頭肌肌腱產生的淨效果是一個作用在脛骨平台的前向力量。當具有足夠的深度和正確的膝蓋位置時，膝蓋上的前後力量是平衡的。前十字韌帶（ACL）和後十字韌帶（PCL）可穩定股骨遠端在脛骨近端的前後運動，在正確的蹲舉動作中，這些韌帶基本上是沒有承擔負載的。

局部蹲舉的另一個問題是，訓練者能夠舉起非常重的重量的原因，是因為較短的運動行程，以及 ¼ 深的蹲舉有著較高的機械效率。經驗不夠的訓練者容易因為做 ¼ 深的蹲舉導致背部受傷，因為 ¼ 深的蹲舉可以背的重量，可能是在他可以正確安全操作的全蹲的 3 倍以上，因而導致極端的脊柱負重。很多美式足球教練喜歡局部蹲舉，因為他們可以對外聲稱隊上的17歲前鋒隊員們都能夠「蹲舉」600磅了。但事實上，我們真正要的是讓自己變強壯（至少應該如此），而不是玩那種毫無意義的數字遊戲。**如果訓練的重量讓你在蹲舉的時候無法蹲到髖略低於膝的位置，代表這個重量對你來說太重了。**

沒有任何一種訓練動作，更別說是器械，像正確的全蹲一樣，可以產生高水準的中樞神經系統活動，改善身體的平衡感及協調性，提高骨骼的負重能力使得骨密度增加，提供肌肉刺激及生長，提供結締組織壓力並使之變強壯，產生心理承受力及心智堅韌度，並提供系統性的體能訓練。如果沒有足以影響我們練習蹲舉的損傷，每一個人都應該學習如何正確的蹲舉。

學習蹲舉

我們將分成兩個階段來開始處理蹲舉：首先不要負重，解決與底部位置相關的問題，然後再把重量加上去，以學習如何將底部位置應用在扛起更大重量的髖發力技巧。 由於蹲舉的大部分問題都發生在底部，所以這種方法可以相當有效地加速該過程。

髖關節發力

我們會使用一種適中的站姿——腳跟之間的距離大約與肩同寬，腳尖外轉約 30 度。過寬的站姿會導致內收肌太早就被伸展到極限，而過窄的站姿又會導致腹部被大腿卡住，這兩種狀況都會阻礙你蹲到適當的深度。對大多數人來說，肩寬與骨盆寬度成正比，而且從過往經驗得知，大部分人都適合這般適中的站姿。**很多人在站立時腳尖會明顯的過度向前，所以你也許需要一個比自己感覺還來得更外轉的角度，**低頭觀察你的雙腳，然後將畫面記在腦海裡。

現在來到學習動作最關鍵的部分了，你要在沒有槓鈴負重的情況下設想自己已經處在正確蹲舉動作的底部。這個方法很有效，因為在槓鈴變成這個動作的另一個變數之前，你能夠很容易地修正任何錯誤姿勢。如果你在徒手的情況下就已經能夠做出正確的底部姿勢，那麼將扛槓鈴負重導入到正確姿勢中就容易多了。採取正確的站姿，然後蹲下，一直蹲到底。不要考慮停在比較高的位置，要一直蹲到底。有時你的柔軟度不好或者腳尖外轉角度不夠，這些都會影響你在蹲下的過程中改變站姿，所以請確認自己的雙腳站姿是正確的。

接下來，把你的手肘靠在膝蓋內側，雙手相貼，用手肘抵著膝蓋內側，將膝蓋往外推（圖 2-13）。這通常是一個不錯的底部姿勢。如果你的柔軟度不好的話，維持這個姿勢幾秒，就能夠伸展到相應部位的肌肉。務必記得，在練習蹲舉的過程中，**適當的深度是最重要的**，這個底部低姿勢會為你打好以後蹲到足夠深度的基本功。

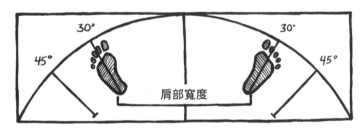

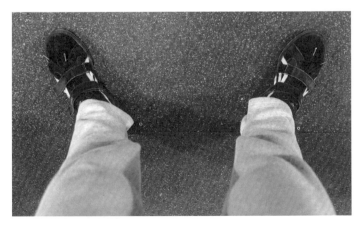

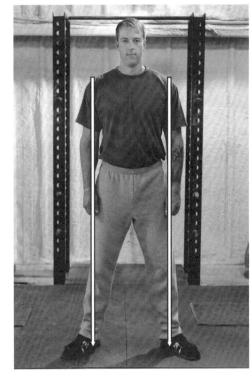

圖 2-12　左圖，腳部放置的測繪圖，由上方往下看的角度。右圖，腳跟間距與肩同寬。

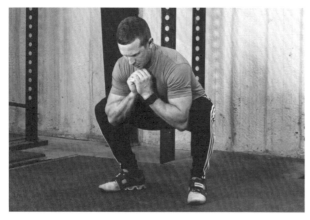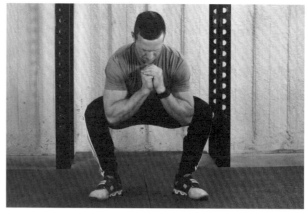

圖 2-13 利用手肘伸展到底部的正確位置。 股骨平行於腳掌，腳掌以正確的角度平放在地面上，臀部向後，膝蓋只有往腳趾前方移動一小部分，而背會形成一個角度（約45度），如此一來，槓鈴將會放置於腳掌心的上方。

　　停留在底部姿勢持續伸展幾秒鐘，如果維持這個姿勢讓你感到很累，代表你目前的柔軟度還不夠理想。站起來休息一會兒，然後回到剛剛的姿勢持續做伸展，以加深你對底部姿勢的感覺，這對於學習正確蹲舉是非常重要的一部分，因為深度是否足夠，是區別全蹲和局部蹲舉的分水嶺。

　　現在我們來注意幾個底部姿勢的重要細節。雙腳全腳掌貼地，**將膝蓋往外推並且平行於同樣外展開的雙腳**，不要展開到向外超過腳尖的程度，膝蓋的位置往前可稍微超過腳尖。你應該盡自己所能使背部保持平整，但如果做得不夠完美，可以稍後加以修正。同樣需要注意的是，你的背部要向前傾斜約45度，而不是完全垂直於地面。或許你認為背部應該是垂直的，但實際上不會，而且也不應該是這樣。事實上，在開始做這個動作的時候你就應該將你的胸部朝向地面，並且將眼睛看向雙腳前方地面上幾英吋的位置。

　　當你完成了正確的底部姿勢以後，就可以通過驅動臀部直線上升的方式離開底部姿勢。向上，而不是向前。移動過程中，要確保整個行程都是整個腳掌在支撐身體的重量，而不是把重心轉移到腳尖。你可以想像一條鐵鍊的末端有一個掛勾，而這個掛勾著你的髖關節，然後這條鐵鍊會把你從底部姿勢中往上拉起來（圖2-14）。不要想著伸直膝關節，不要想著雙腳發力踩地，不要想到你的雙腿，只要想著驅動髖將臀部往上推離底部姿勢，自然而然地就會完成剩下的動作。

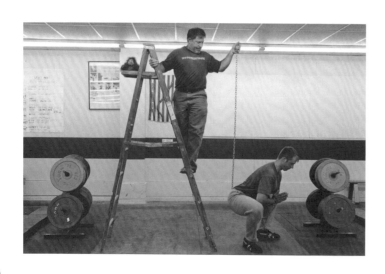

圖 2-14 一種對於蹲舉時髖關節發力的趣味視覺化示意圖，特別注意當背角更趨向垂直方向時會無法有效做出這個動作。

　　我們不能漏失這個關鍵點，先前所討論的髖發力和如何使用腿後肌的內容都應該應用在這裡。蹲舉並不是做大腿推蹬機，雙腳同時對地面用力推的動作不能給腿後肌、內收肌和臀部發出足夠強的信號，也就不能使這些肌肉群產生足夠的力量從底部將你的身體拉起。伸髖是向上驅動身體離開底部的第一步，而且更加水平的背部將有利於這個動作。當你想著把臀部從底部升起來的時候，你的神經系統會以一種簡單而有效的方式，激發正確的運動單位來啟動這個過程。

　　訓練時，雙眼注視的方向在驅動髖關節的過程中占非常重要的一部分，在實際拿槓鈴練蹲舉之前，就要知道這一點。蹲舉時抬頭看向看天花板這個做法，會產生很多不利因素，進而影響正確的技術，不過很多人仍然會建議舉重者這樣做，真是太令人吃驚了。這種做法牴觸了正確的底部姿勢，牴觸了從底部升起時的髖關節發力，也牴觸了正確的背部角度。它把一個距較近離、較容易控制的焦點，轉換成了一個距離很遠的點。這種抬頭眼睛看向看天花板所形成的頸部姿勢，本來就是不安全的：這會使頸椎過度伸展，在這種狀況下把重量直接放到頸椎下方的斜方肌上，是相當不謹慎的。當重量變大的時候，採用頸椎的正常解剖學位置是我們的首選。

　　在蹲舉的時候，如果你都是使用向上看的模式，而且實行一陣子變成了習慣，那麼這個不好的習慣將很難修正回來。有很多高中美式足球的教練會讓隊員在蹲舉的時候向上看，即使我們向他們證明了向下看的效果比較好，依然很難改變這些隊員的注視方向。與一個新的動作模式相比，舊的習慣的動作模式往往相對容易。當注意力集中在新動作的其他面向時，過去習慣的頸部動作又會自動出現。

　　我們可以用一兩個實驗來展示雙眼注視方向對動作的影響。採用一種膝蓋外展、腳尖外展、腳跟貼緊地面的蹲舉底部姿勢，下巴略收向下，然後眼睛看向前方地板約 1.2-1.5 米的位置。接著從底部姿勢驅動髖關節抬起，並記下做動作的感覺。現在，注視天花板做同樣的事情。如果你有一個訓練夥伴或者教練的話，請他在當你蹲到底部姿勢的時候，用一隻手緊緊地抵住你的下背部並且往下壓，這樣讓你有一個可以向上推起的目標，但不會把你往前推。首先向下注視地面並且聚焦某個點，同時對抗相應的阻力並向上發力，並且注意髖關節發力的有效性和髖關節產生的力量。然後改成抬頭看向天花板，再次嘗試這個動作。你將察覺到一個令人驚喜的發現，這種下巴向下（向下看時也要保持下巴略收向下）、目光向下的姿勢幾乎可以讓你的髖關節自動運轉並發揮作用。相比之下，雙眼注視上方會導致胸椎過度伸展、膝蓋往前推、髖關節也向前移動，就算只有一點點，就足以對訓練者產生很大的影響了。這

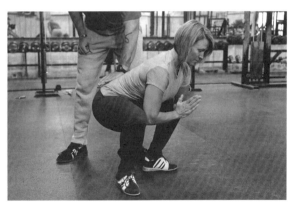
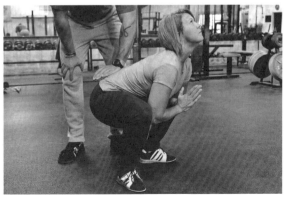

圖 2-15　擋住臀部來學習不同的眼睛注視方向所造成的不一樣效果。雙眼向上注視，會降低從底部向上驅動時使用後側鏈的能力。

樣的影響會導致放鬆了腿後肌和所有後側肌群，本來我們需要他們保持繃緊出力並且利用他們來驅動髖關節向上的。只要你做過一次這個實驗，你就會更加相信向下看的姿勢其實是更有效的。

看向地面可以為眼睛提供一個固定參考點，利用這個參考點，可以顯而易見地觀察到所有偏離這個正確動作模式的錯誤，並在發生的時候進行調整。天花板也可以當作我們的參考點，但對於我們的頸部姿勢是不安全的，當你在蹲舉底部的時候，你往上看的任何一個點，都不會比你往地面上看要來的近。很難去想像天花板與眼睛之間的距離，會比地板與眼睛之間的距離還短，因此，離我們較近的地面會是更好的參考點——參考點越近，細微的動作就越能被察覺到。

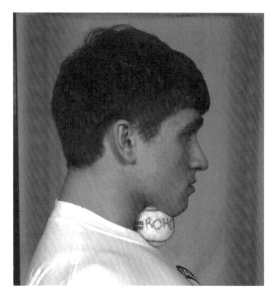

相較於蹲舉方法中的其他層面，大多數的人會在改變注視方向這部分遇到更多障礙。為了改正向上看的問題，你需要將自己的目光聚焦於身體前方地板 1.2-1.5 米的某個點。如果你訓練時所站的地方太過靠近牆壁，那就在牆面上找一個位置較低的點做為聚焦點，維持正確的頸部姿勢。注視這個點，並且養成習慣，直到這件事情變成一種下意識的習慣動作。對大部分的人而言，如果眼睛向下看的話，他們就不會把頭抬起到足以影響正確的頸部姿勢的位置。有創意的教練會利用網球來教導訓練者如何保持下巴內收、胸部上挺的姿勢（圖 2-16）。

圖 2-16 網球可以指導正確的下巴／頸部間的關係。

加入槓鈴

現在你已經準備好進行蹲舉了。你已經體驗過蹲舉至底部究竟是什麼樣的感覺，你現在只是需要用一樣姿勢再加上槓鈴。首先，抹點止滑粉在手上，使用止滑粉是不錯的建議，因為它能夠讓皮膚變乾燥。與濕滑的皮膚相比，乾燥的皮膚比較不容易產生皺摺或造成磨損，因此也不太容易發生長繭的問題。如果你的健身房沒有提供止滑粉，那你可以自己準備。如果健身房對於你訓練時使用止滑粉有所怨言，那就換一家健身房。

你可以從框式蹲舉架或立式蹲舉架開始訓練，首先必須先調整好架子的高度，槓鈴置於架上的高度要與胸骨的中點處在相同的水平高度上。很多人會覺得這樣的高度太低了，但與其不得不踮腳把背負的大重量放回架上，不如在一開始時從更低的位置扛起。空架子上的這個位置經常看起來會偏低，因為放在架子上的槓鈴直徑會使我們的雙眼對架子的真實高度產生錯覺。當槓鈴放置在架上的時候，眼睛對這樣的設置感覺會更舒服。請記住，我們要把槓鈴放置在一個比斜方肌頂部稍低的位置，所以你需要的蹲舉架也會比你認為的高度低一些。與其把架子調高一些，我們寧可把架子調得低一點，而且大多數人其實並沒有自己想像的那麼高。**很多人在蹲舉架上放置槓鈴的位置都過高了。**剛開始的時候，如果因為肩膀的柔軟度不足而不能把槓鈴放在上背部較低的位置，幾週後會自動伸展開來。

在你剛開始進行槓鈴蹲舉時，你可以「總是」使用空槓。接下來，很快的就會有足夠的時間去增加配重。雙手左右對稱抓握槓鈴，並可以根據槓鈴上的標記估測握距。在一根標準的槓鈴上，外側滾花兩端之間的距離為 16-17 英寸，手指位置標記之間的距離是 32 英寸，滾花中的兩條寬的缺口標記了符合臥推比賽規則的握距。每個人蹲舉的握距不盡相同，握距會隨著訓練者的肩寬及柔軟度的不同而有所改變，一般而言，雙手都會位在槓鈴的手指標記之間。柔軟度很好的訓練者通常使用較窄的握距，在手肘往後抬起時，能夠使用更多肩膀後側的肌肉而更有力地支撐槓鈴；而柔軟度較差的訓練者通常使用較寬的握距，能夠更舒服地背起槓鈴。無論是哪種狀況，較窄的握距更可以幫助收緊你的肩部肌肉，進而使槓鈴被肌肉支撐著而不是直接壓進你背上的肌肉裡。

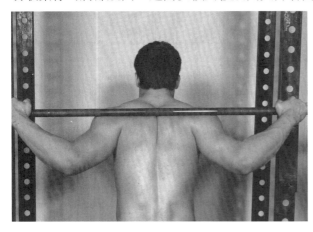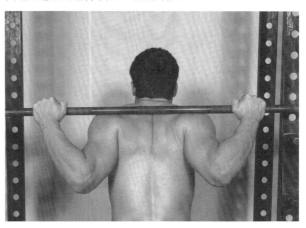

圖 2-17 寬握／窄握的比較。請注意上背部肌肉鬆緊度的差異，這導致支撐槓鈴的潛力不同。

大拇指應該靠在槓鈴上方，以確保在握槓時手腕和前臂呈現一條直線。手肘應該向上微抬，從而把槓鈴卡在雙手和背部之間的肌肉上，但也不要高到會讓上背部圓起來。如果你目前胸部及肩部的柔軟度無法允許你做出這個姿勢，那就先採用高槓的姿勢，做些適當的伸展來改善身體的柔軟度，使你能夠透過降低槓鈴位置呈現更好的姿勢。如果你現在的柔軟度已經足夠，那就採用一個夠寬並且允許你在槓鈴下伸直手腕的握距，然後做完訓練的下一組就將握距收窄一些，直到感覺繃緊且穩固；將這個位置標記下來，做為你日後使用的握距。

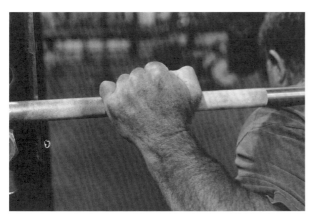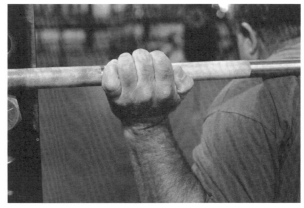

圖 2-18 在槓鈴上對齊手腕並調整姿勢。正確的握法是保持雙手處在槓鈴上方，並保持槓鈴的所有重量都壓在背部。不正確的握法會使手腕和手肘承受一部分重量。請注意，大拇指要放在槓鈴的上方，雙手在外側環和滾花的內邊緣之間。

當你調整好握距之後，把你的雙手和大拇指放置於槓鈴的上方，把頭往下沉到槓鈴下方，再向上移至背槓姿勢。把槓鈴放置於正確的位置，位於肩胛骨頂端的一塊骨頭——此為肩胛棘的下方，透過同時上抬手肘和胸部的方式把槓鈴固定好（圖2-20）。你的感覺應該像是，槓鈴被放在由斜方肌下部、後三角肌頂部形成的「架子」上。這樣的動作不但收緊你的背部肌肉，還會使你的胸部挺起，進而使胸椎處於既伸又挺的姿勢，如此一來，修正了很多因圓背導致的問題，這種方式可以讓人在日後安全地舉起大重量。需要注意的是，**大多數採用這種方法開始訓練蹲舉的人，往往會把槓鈴背得太高**，可能是把它放在肩胛骨上面一點點而不是下面一點點；有些人會把槓鈴放置太低，而導致手肘位置過高。訓練時請確保槓鈴處在正確的位置。

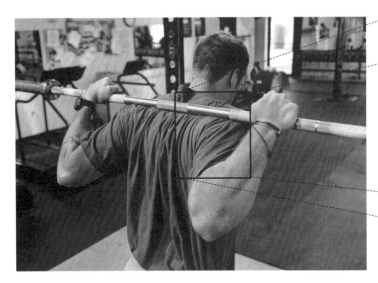

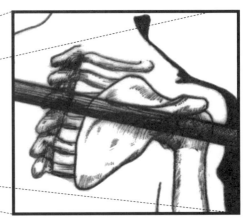

圖2-19　槓鈴相對於肩胛骨解剖的位置。槓鈴就在肩胛棘下面一點點的位置。

首先最重要的：**在起槓時「總是」面對蹲舉架，「絕對不要」以背對蹲舉架的方式倒退收槓**，因為這樣做是不安全的。你絕對不應該在結束一組蹲舉的時候，以向後走的方式來收槓，因為你看不見掛勾，就算有其他人幫助你，仍難免發生事故。

以蹲舉起始姿勢扛起槓鈴，繃緊軀幹和肩膀，抬起胸部和手肘，低頭至適當位置，雙腳位於槓鈴的正下方，所有的動作都應該與全蹲的要點保持一致，然後就像蹲舉到頂部的姿勢那樣，透過伸髖和膝關節把槓鈴從掛鉤上取下。若用這種方式，任何重量都可以安全地起槓，不當的起槓動作會導致很多問題。有種常見的現象是讓背部和胸部在起槓時很鬆垮，在蹲舉之前才試圖把所有部位繃緊。顯然，先繃緊肌肉，**然後**把槓鈴置於緊繃的肌肉上是一種更有效的做法，而不是起槓後先放任重量壓在沒有繃緊的背上，直到槓鈴壓到某些關鍵的骨骼部位後被迫卡住，然後再試圖繃緊壓在槓鈴下的所有部位。

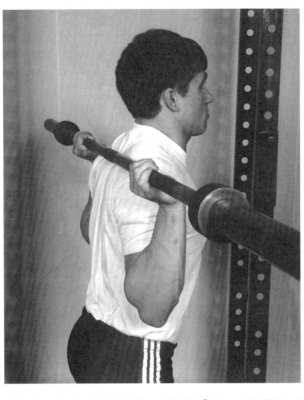
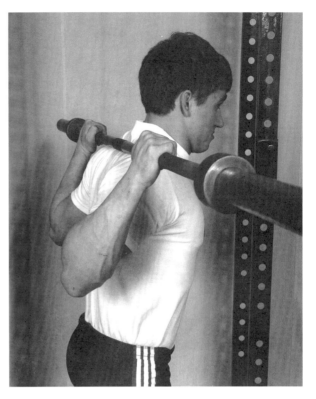

圖 2-20　同時抬起手肘和胸部，讓槓鈴被「困在」手和背部之間，從而形成一個穩定的背部和胸部位置，並將槓鈴緊靠在後三角肌上方。注意一下前臂的角度應該與背部相同。

　　同樣的，用一條腿在槓鈴下方，另一條腿在後方，像跨步蹲的方式起槓，也是一個不好的習慣。當重量較輕的時候，用這樣的姿勢起槓或許可以僥倖成功，但當重量變大的時候，這樣做會使髖關節受力不平衡，造成背部出現問題。就算槓鈴重量很輕，也必需做一個完整的蹲舉般的起槓，養成這樣的習慣，即便之後重量增加了，也不會出現問題。

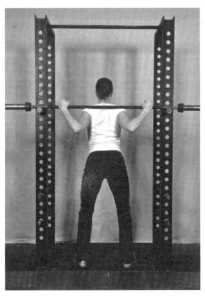
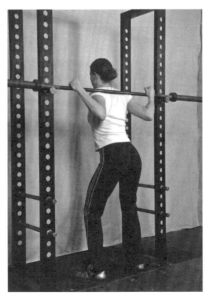
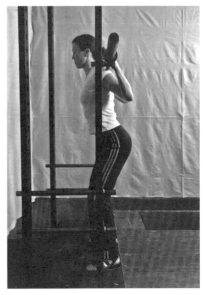

圖 2-21　從蹲舉架起槓的適當位置。

一旦起槓之後，千萬不要背著槓鈴走很多步，在準備蹲舉之前只要後退兩三步即可。背著槓鈴走很多步是完全不必要的，如果槓鈴比較重，或是保護者不夠有經驗，又或者收槓的距離太遠，扛著槓鈴行走就會出現問題。起槓之後用正確的方式後退一步的距離，就能夠與蹲舉架保持足夠的距離，也能讓保護者順利完成保護的工作，同時也會使收槓的難度降至最低。

站姿應該和前面那個伸展動作是相同的。再次強調，應該雙腳與肩同寬，腳尖外展約 30 度。**這時候大多數的人會改變他們的站姿，把腳尖收回來。**請確保你的背槓蹲舉與之前徒手時站姿相同。

此時此刻，你準備好使用「空槓」進行蹲舉了。在這之前已經建立好所有基礎，腦中已經可以清楚地描繪出底部姿勢位置，而且你正處於正確的起始姿勢。任何你要做的每一件事都與之前伸展時做的一樣。但需注意有兩件事情是不同的：第一點，你不會使用手肘來幫助自己把膝蓋向外推，你需要用自己的意識來完成這件事；第二點，不要在蹲到底部時停頓，蹲到低點後就馬上起身，從底部位置驅動你的臀部直直地往上，而不是向前。現在，深吸一口氣，然後閉氣屏住呼吸，雙眼看向你前方地面，距離你 4-5 呎的定點。

在蹲至底部時，你的身體應該保持平衡，之前伸展的時候你已經做過了。重量應該處於腳掌心的正上方，雙眼注視地面上的某個參考點會幫助你在整個蹲下以及起身的過程中保持正確的姿勢。平衡若出現問題，往往顯示出背角過於趨向垂直，所以要確保你的髖關節往後坐且軀幹有足夠的前傾角度。**大多數人在蹲舉時都會在腦海中呈現一種軀幹挺直的畫面。**請記得，背角看起來完全不像垂直的；蹲舉的時候，你需要臀部往後坐，胸口朝向地面，並且把膝蓋往外推至與腳尖方向一致。

請人來幫你確認蹲舉的幅度是否達到標準，並且從現在開始永遠**不要**接受任何非完整幅度的蹲舉。如果有人客觀地告訴你，你的蹲舉幅度不夠，你必需檢查自己的站姿並保證站姿足夠寬，但需注意不可過寬，同時檢查腳尖外轉的角度是否足夠，膝蓋是否往外推並平行於雙腳的方向。當有人

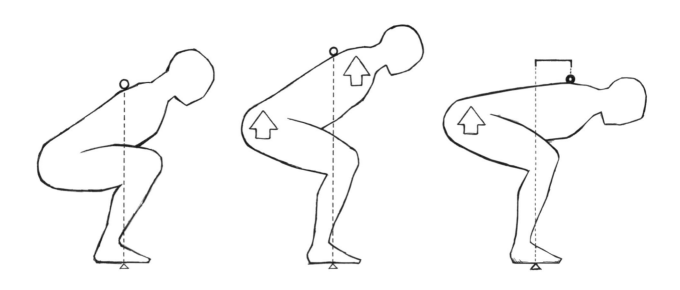

圖 2-22　從底部向上驅動時的背部角度對於正確使用臀部相當重要。當槓鈴位於肩胛棘的下方，並位在腳掌心的正上方時，背部緊繃，腰椎和胸椎呈現伸展姿勢，膝蓋平行於正確放置的腳，並且蹲至正確的深度。姿勢過度前傾會把槓鈴推到腳掌心前。

幫忙看你的動作時，你要讓他檢查你雙眼注視的方向，並且每次蹲舉時都要請他提醒你向下看。如果你確定你自己的動作非常正確，那就做一組五下的蹲舉然後收槓。如果除了幅度之外，動作的其他方面都不錯，那麼蹲舉本身就是一種伸展，前提是**你的膝蓋要往外推**。大多數情況下，蹲舉幅度不夠的原因是膝蓋沒有往外推。**大多數蹲舉問題，會在新手或者剛練了一段時間的訓練者身上發生，這往往是因為訓練者的膝蓋外推不夠造成的。**如果你的蹲舉看起來非常糟糕，那就收起槓鈴並重複預備蹲舉前的步驟，專注於膝蓋外推這部分的訓練。

　　為了安全又簡單的收槓，你需要向前走，直到槓鈴碰到蹲舉架的垂直部分。注意，是去碰觸蹲舉架的垂直柱，而非瞄準掛鉤。你不可能不碰到蹲舉架的垂直柱，而碰到蹲舉架的垂直柱，代表槓鈴已經在掛鉤的上方了。如果你試著直接把槓鈴放到掛勾處，很有可能會漏掉一側的掛鉤，進而發生非常危險的事情。

　　一般的做法是用空槓做兩組五下反覆蹲舉的正確動作，然後增加重量，再做另一組五下反覆次數的蹲舉，每次增加相同重量的配重，直到再增加一次配重會影響你的動作品質為止。五下反覆次數的訓練是一種學習蹲舉的好方法——不會因為疲勞而影響到最後幾下的動作品質，也足以建立並且練習相關的動作技術，還會因為負擔足夠的重量而使人變強壯。各組間增加的重量會隨著訓練者強弱而不同。如體重較輕，未經訓練的孩子每次增加 10-15 磅或是 5-7.5 公斤起跳，年長一些或更強壯的訓練者可以每次增加 20-30 磅或是 10-15 公斤。決定哪一種重量是適合你的，保守估計即可，畢竟這是你第一次訓練。**大多數人在這種掌握動作方法的階段，使用的增重幅度往往過大。**增加重量，練習正確動作並保持足夠的深度，直到下一次加重會使你的動作變形，然後使用現有的重量再做兩組，用最重的重量做三組，這就是我們的第一次訓練。

經常做錯的幾個要點

　　蹲舉的深度：你有可能蹲到一個大腿高於水平面的位置（髖高於膝）。這種情況的發生是因為你沒有向下看、沒有將你的膝蓋外推、站姿太窄或太寬，或者你沒有致力於蹲得夠深。

　　膝關節姿勢：當你蹲下之前沒有先將你的膝蓋外推。這將會很難蹲到正確的深度，並且嚴重影響你的髖關節發力。

　　站姿：你的站姿不是太窄就太寬，腳尖通常太過指向前方。這樣會導致蹲舉無法蹲到低於大腿水平的位置。

　　雙眼注視方向：你沒有向下看，這會嚴重阻礙髖關節發力。

　　背角：你的背角總是近乎垂直，可能因為你腦中對於蹲舉時髖關節如何發力的印象是錯誤的，或是因為背上的槓鈴放置於不對的位置上。如果你的背部過於垂直，將不能完整地使用伸髖肌群。

　　髖關節發力：你會直接抬起胸口往上，而不是先驅動髖關節，這會讓你的背角過於接近垂直，進而嚴重影響你在蹲舉到底部之後，向上啟動時的發力。

　　槓鈴的位置：你通常會把槓鈴放在背上過高的位置。這會影響你的背角和阻礙髖關節發力。你也可能把槓鈴放在背部過低的位置，這會對你的手肘位置產生不利的影響。

　　架子高度：假如你調整蹲舉架上的槓鈴在過高的位置上，可能會使你很難將槓鈴放置在最理想的背部位置上。

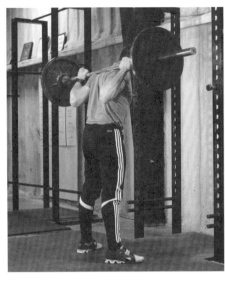 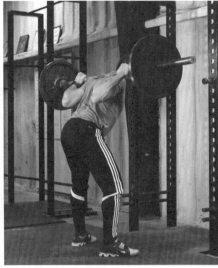 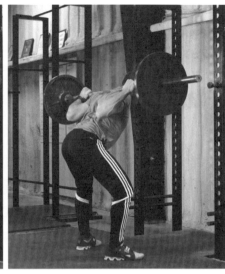

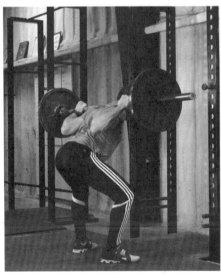 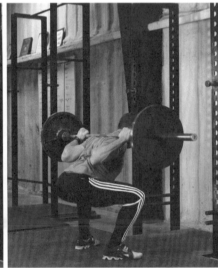 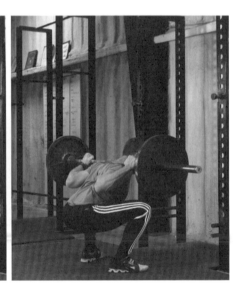

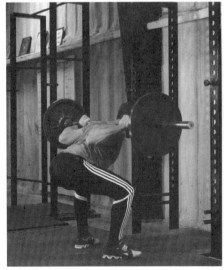 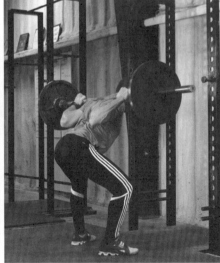 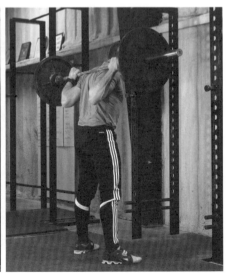

圖 2-23　蹲舉。

　　請注意，這幾個要點之間，有著非常高的相互關聯性。蹲舉是一種多關節複合式的訓練項目，各個部位的整體協調動作決定了動作的正確性。任何局部的錯誤都會擾亂並阻礙整個系統的運作。如果你想要了解人體的各個部位如何作用於整體系統，以及整體系統是如何運作的，那麼掌握整個系統的運作機制的能力是相當重要的。

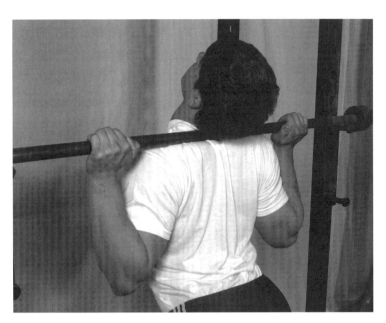

圖 2-24　不要這樣做，笨蛋！

槓鈴訓練的基礎──槓桿作用和力矩

　　如果你即將學習的槓鈴訓練系統不僅僅是這個主題的相關意見匯集，那它就必需超越這項活動的歷史、作者個人的偏好，以及從那些高水平運動員身上觀察到的習慣，歷史中充斥著有效果但效率很低的例子。人們在不清楚因果脈絡的情況下一樣能做好一些事情，但如果了解原理的話也許能做得更好。如果槓鈴訓練像是工程學而非占星術，像物理課而不像生日派對，槓鈴的訓練和教學也許能更有效率地進行，而不是變得像是民間偏方。

　　必需了解力量及其他因素對於訓練者和槓鈴的影響，才能精確地分析槓鈴系統中的各項訓練動作。蹲舉、臥推、硬舉、推舉和爆發上膊等多關節複合訓練項目構成槓鈴訓練的基本動作，因為這些動作都是人體在負重狀態下運動時身體會自然做出的行為，骨骼系統如何在身體和環境相互作用時，將肌肉收縮力轉換到運動模式中，其實不太複雜，但如果想把這些人體自然動作當作有效的訓練動作，必需固定其運動軌跡，以確保能夠在最大動作幅度中使用最多的肌肉，這樣我們才能舉起最大的重量，從而最高效地發展力量。

　　如果我們可以精確地描述每個人在負重槓鈴的條件下應該如何完成動作，如何透過骨骼將肌肉收縮力轉換給槓鈴，進而有效地完成動作，且在每種動作模式下，隨著能負荷的重量越來越大，身

體還會產生怎樣的適應和改變等過程，我們就能建立**練習模式**。

這種模式奠基在對身體系統支配動作原則的理解之上。掌握每種模式使得每個動作的表現和教學更加直接、有邏輯、易於理解。**古典力學**探究了力對物體運動的影響，這項科學的深入研究顯然超出我們的討論範圍，但在槓鈴訓練方法中，對概念的基本理解是為每項練習建立正確模式的關鍵。理解這些概念是很重要的，因為你用來舉起槓鈴的槓桿系統——你的肌肉使你的骨骼移動，而骨骼是在一個重力框架中承重——必需遵守力學原理，你必需先了解它們，才能夠分析負重過程來優化動作方式。

因此，讓我們從最基本的概念開始討論並且建立觀念，如同前面所提到的，是作用在槓鈴上的重力使槓鈴產生重量，**重力**就是我們生活於地球上的地心引力，為了方便討論，我們將地球看成是一顆圓球，任何沒有受到阻礙的物體都會以垂直於球體表面的方向落下，「水平面」這個詞彙被用來表示一個平行於地球表面的平面，所以一個物體落下時會垂直於「水平面」，我們把這個物體落下的路徑形容成**垂直**。因此，作用在一個槓鈴上的重力也總是垂直向下的，而最能夠有效地抵抗自由落下的槓鈴重力的方式就是提供一個垂直向上的力，水平方向的力也許會在槓鈴運動的過程中作用在它上面，但沒有任何一種水平作用力會影響槓鈴在垂直方向上的運動。所以對蹲舉、硬舉或者推舉一根加重的槓鈴動作來說，是垂直方向的分力在發揮作用（抵抗重力作功）。這代表著在重力框架中，最有效的槓鈴運動路徑是一條垂直線，這不單單是因為兩點之間的直線距離是最短的，更在於任何作用於其他方向的力都不能抵抗重力作功（見圖 2-3）。

重力以三種主要力量影響著訓練者／槓鈴系統：張力、壓力和力矩。

張力：沿著一個物體傳遞並且使之拉長的力，如果這個物體可變形的話（在正常訓練下，不是每一樣物體都是可變形的）。舉例來說，當訓練者將他的身體懸掛在單槓上的時候，他的身體就會產生張力。

壓力：與張力相反，指的是在一個物體上傳遞能將其壓縮的力——如果這個物體可以變形的話。舉例來說，當訓練者背負槓鈴站立時，他身上就會產生壓力。

張力和壓力都被看作是**軸向**力，因為它們都以平行於力量軸線的方式被表現出來。

力矩：是指在其作用下使物體圍繞某個軸旋轉的力量，就是用扳手旋轉螺栓時沿扳手手柄傳遞力量。力矩也能被看作是「槓桿作用」或者旋轉力（turning force）。

當槓鈴被訓練者扛在背部，或者在推舉中處於過頭頂手臂打直的位置時，重力的作用形式就是壓力。當槓鈴在硬舉或者上膊中被懸掛在手臂上時，作用在手臂上的力就是張力。骨骼傳遞壓力，而結締組織與肌肉傳遞張力，並共同作用傳遞力矩（槓桿作用）。如果槓鈴被舉過頭頂並鎖好撐住，然後沿著一條弧線再下降到硬舉的懸掛位置（圖 2-26），所有三種力量：頂部的壓力、手臂沿弧線轉動相對身體產生的力矩，和槓鈴靜止在腿部前的張力——會依序讓人體驗到。

力臂是旋轉點與力的作用點之間的距離，我們從力的作用點出發，做一條與力的方向垂直的線段至旋轉點，然後計算這距離。比如，當你使用扳手的時候，力臂就是從旋轉點（螺栓）到引起旋轉的力（手）之間的直線**距離**，且是沿著力的垂直方向測量。力矩是一種沿剛性槓桿傳遞的力量，作用在樞軸或者支點上的力。力臂（與槓桿臂為同義詞）是計算槓桿所產生的力矩的必要條件，**力矩等於作用在槓桿上的力與力臂長度的乘積**。在整個運動系統的一邊，力作用在槓桿上。而在系統的另一邊，被旋轉的物體對抗著旋轉力，所以沿著剛性的槓桿，力作用在兩個方向上。（因為這個

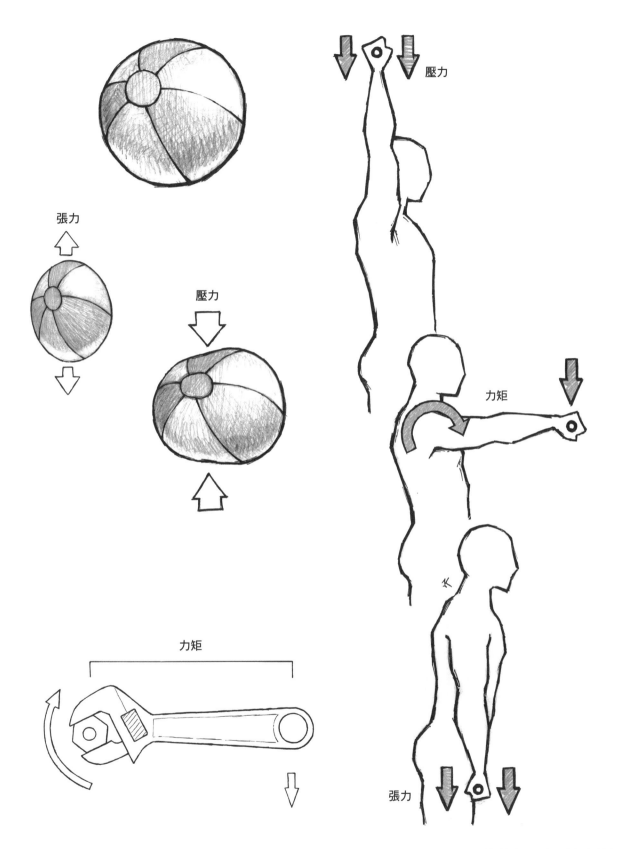

圖 2-25 張力、壓力和力矩是重力作用於訓練者／槓鈴系統的表現方式。

圖 2-26 圖 2-26 當訓練者手持槓鈴時，壓力、力矩和張力作用於手臂的示意圖。

原因，力矩是一種剪力，與張力和壓力的軸向力相反）。力臂是旋轉力作用的有效距離，力臂越長，實際作用在槓桿上的力所產生的旋轉力就越大。

最能輕易拉動板手的角度是垂直於板手柄，這是每位使用過扳手的人都有過的經驗。你可以輕鬆地在六角螺栓上調整板手鉗口的位置，六角螺栓的設計就是用來方便我們轉動，無論板手用哪種角度卡住螺栓，你都能以一個垂直於手柄的角度來拉動板手。**如果你用 90 度以外的任何角度來拉動板手的話，部分的力一就會沿著扳手方向轉變成壓力或者張力**—— 90 度是唯一能把所有的力都作用於轉動螺栓的角度，因為 90 度是最有效轉動螺栓的角度，而對其他角度來說，只有垂直於做作用力方向的力臂長度才是有效的。因此，以 90 度角來計算力臂的長度成了慣例（見圖 2-27）。

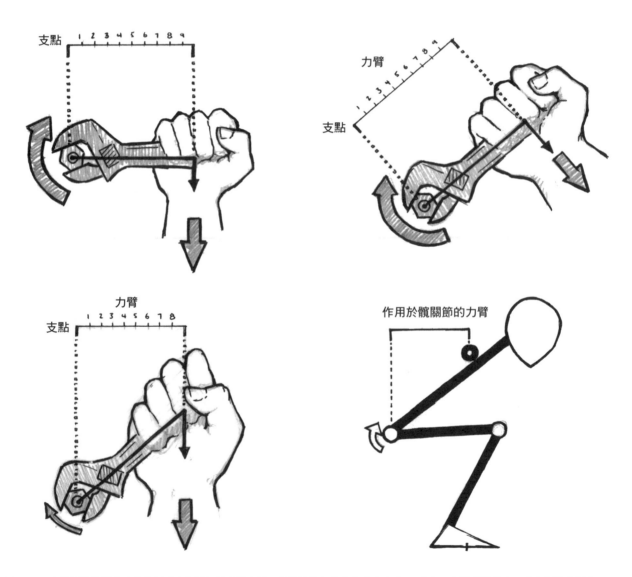

圖 2-27 力臂是旋轉點與力的作用點之間最短的直線距離，這條線段與力的作用方向成 90 度角。在槓鈴訓練中，重力提供作用力，而重力總是作用於垂直方向並且向下。

　　作用於螺栓上的旋轉力的大小會隨著力臂長度（扳手的旋轉點與到你握住板手的位置的距離，與作用力方向垂直）和作用在扳手上的力的大小（你拉動扳手的力量）的變化而改變。你可以透過增加旋轉力，更用力拉或者增加扳手的長度，使用一個更長的板手或者借助「延長套管」來增加板手的長度。

　　在槓鈴訓練中，旋轉力是作用於槓鈴的重力所產生的，而力臂則是槓鈴與身體關節之間的水平方向距離。蹲舉時，當膝關節和髖關節開始屈曲，背部、大腿和小腿之間開始形成角度的時候，槓鈴相對於身體的位置，以及這些身體部位的端點，還有腳掌心平衡點之間就會形成力臂。重力總是直接向下的，轉動這根特殊扳手的那雙手其實就是重力，它總是把槓鈴直接向下拉。所以，我們需要在一條垂直於槓鈴轉動路徑的線段上計算力臂。

　　這意味著蹲舉中沿著背部的力臂長度始終等於槓鈴和髖關節之間的水平距離。

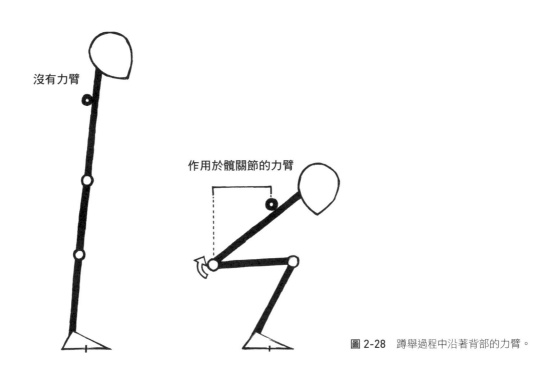

圖 2-28 蹲舉過程中沿著背部的力臂。

　　就我們的大腿這段來說，力臂會是槓鈴與髖關節之間，以及槓鈴與膝關節之間的水平距離。因為股骨被重力向量分成了兩部分，所以我們可以從髖關節和膝關節來探討力臂。髖關節伸肌群「看見」髖關節與槓鈴之間的股骨力矩；膝關節伸展能「看見」膝關節與槓鈴之間的股骨力矩。（實際上，髖關節與槓鈴之間的水平距離對背部和大腿來說都是一樣的，因此作用在這兩部分的力矩是一樣的。）同樣的，沿著膝蓋與腳踝之間的小腿這段的力臂，可以分別看作是槓鈴與踝關節之間，以及槓鈴與膝關節之間的水平距離。

　　槓鈴和髖關節之間的力臂會隨著槓鈴在背部的位置以及背部傾斜角度的不同而變化。如果槓鈴處於我們建議的較低位置，相較於槓鈴處於較高位置，髖關節和槓鈴之間的距離會更短。但由於槓鈴必需保持腳掌心平衡點的正上方，所以槓鈴在背上的位置越低，就需要越接近水平的的背角。同樣的，如果槓鈴在背上的位置越高，槓鈴和髖關節之間的距離就越長，這時候就要使用更接近垂直的背角來補償。

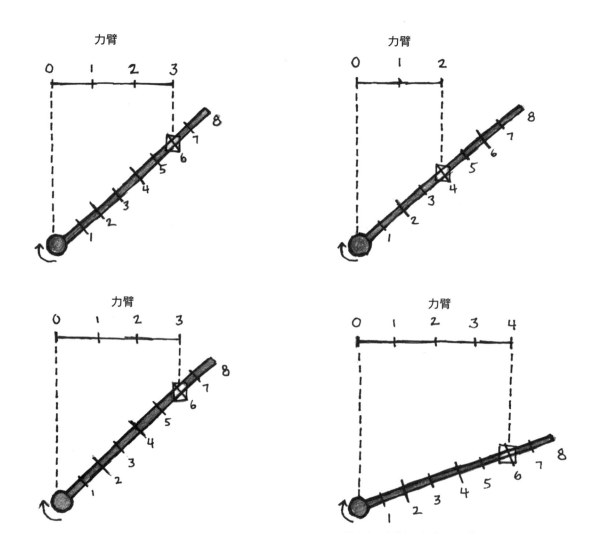

圖 2-29 力臂的長度會隨著角度和線段長度的不同而變化。如果線段長度產生改變而角度保持不變（頂部），或者角度改變但是線段長度保持不變（底部）的話，力臂都會隨之改變。

　　如果膝關節保持在同一位置的話，髖關節與槓鈴之間的水平距離——力臂，在這兩個姿勢中其實是相同的。我們並不是因為低槓姿勢能夠減少背部的力矩而採用低槓姿勢；**我們利用低槓姿勢是因為有更接近水平的背角，更封閉的髖角和開放的膝角，能使髖關節向後遠離了腳掌心平衡，進而創造出一個更長的力臂來動員更多的肌肉組織參與其中，然後舉起更大的重量。**運用這種身體結構，增加了參與移動負重的肌肉量，也就使訓練者能夠進行更大重量的訓練。

　　我們可以透過另一種方式來考慮作用在訓練者／槓鈴系統上的力矩。在每種情況下，力臂都牽涉到作用在一端的力、另一端的旋轉點和在兩者之間傳遞的距離。我們要考慮一下肩部的槓鈴對腳掌心平衡點可能造成的影響。如果槓鈴的位置向前或者向後，偏離了位於腳掌心平衡點正上方的理想位置（例如對槓鈴施加任意方向的水平力），我們可以把腳掌心的平衡點看作是旋轉點，然後在槓鈴和腳掌心點之間就會產生一個作用於整個系統的旋轉力。這個水平力在腳掌心和槓鈴之間形成了一個力臂，它沿著身體的**垂直線**表現出來（見圖 2-31）。

現在我們要知道一件事實，腳底板是一個平面（你的鞋底），它與另一個平面（地板）互相接觸，實際上最靠近地面的旋轉點其實是我們的踝關節。但考慮到小腿肌肉穩定了踝關節的情況下，當槓鈴或是你的身體向前或者向後移動時，負重就會相對於腳掌心點移動。而整個系統就會出現以腳掌心平衡點為旋轉點的一個力臂，重量越大，距離越長，力臂的影響就越明顯。當槓鈴向前或向後移動時，這個系統有潛力讓訓練者付出更多力量來抵抗槓鈴的重量。

因為人體的結構特性，腳踝是位於腳掌心之後，膝關節是向前的，眼睛也是向前看的，所以當我們的身體失衡時，往往會向前傾倒。大多數人在訓練數週之後，就不會在肩膀上扛著槓鈴的時候，使自己處於一個向後移動的危險姿勢中了。另一方面，當身體在蹲舉或者硬舉底部時，是處於一個不對稱的姿勢，身體部位處於槓鈴的後方較多，前方較少。所以如果我們以為身體向前或向後移動對這個系統的影響是對稱且程度相同的（例如對抗槓前傾時與槓後傾時力量相同），那我們就過度簡化問題了。

在這樣的情況下，「失衡」一詞代表著力矩（旋轉力）存在於槓鈴和腳掌心之間的垂直線上，而這個力矩必需有相對應的力量來控制而抵消其影響（圖 2-30）。如果槓鈴處於「平衡」狀態，這種對抗失衡力矩的力量就能更有效地被用於舉起更大的重量。所以，控制槓鈴和腳掌心之間力矩，和保持槓鈴位於腳掌心正上方的能力，就是你在舉重過程中應該訓練的技術（圖 2-31）。想著這一點，並再讀一次第 12-13 頁的內容。

蹲舉時，我們必需考慮兩種槓桿系統的影響。沿身體部位水平作用的力矩，是由作用在槓鈴上的重力所產生的。當你背上扛著沉重的槓鈴時，這種力矩本身就存在於蹲下及站起的整個行程當中，構成了我們鍛鍊強壯所需要對抗的阻力。不過，作用於槓鈴和腳掌心平衡點之間垂直方向上的力矩必需保持為零，以避免耗費不必要的力量，而能夠將所有力量集中在舉起更大的重量。這兩種力矩必需在你分析生物力學時被考慮進去（圖 2-32）。

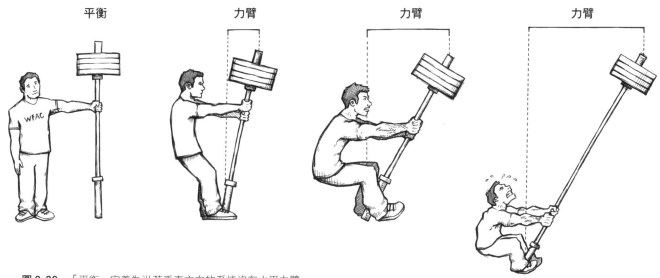

圖 2-30　「平衡」定義為沿著垂直方向的系統沒有水平力臂。

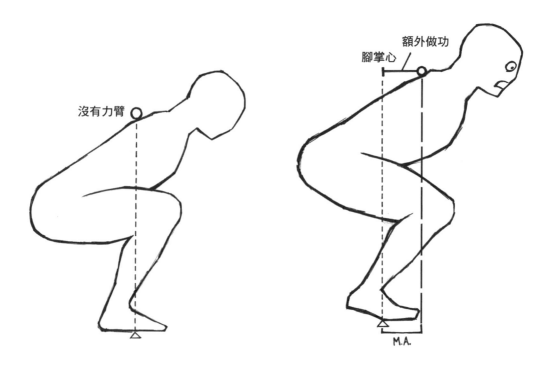

圖 2-31　良好的蹲舉技術在於能夠保持槓鈴與腳掌心平衡點之間的力矩為零。這說明了圖 2-7 所表示的概念——額外的做功是因為槓鈴與腳掌心之間存在多餘的力臂。

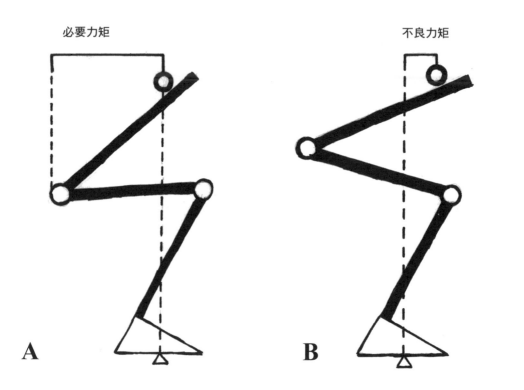

圖 2-32　蹲舉時，作用於人體的力矩概念。（A）沿身體部位的力矩 A 是蹲舉動作中固有的，也是我們訓練時對抗阻力的來源。（B）為了達到最高的效率，訓練者必需保持槓鈴與腳掌心平衡點之間的力矩 B 為零。力矩 B 對於訓練者發力對抗力矩 A 有不良影響。

每個人都應該知道如何解決的問題

　　正確的蹲舉會具有一些由骨骼結構和肌肉功能所控制，且特定可辨別的特徵。任何一種蹲舉，無論是背蹲舉還是前蹲都應該滿足以上條件，這樣可以使訓練者比較容易確定自己的姿勢和動作是否正確。在蹲舉動作的頂部，所有支撐槓鈴的骨骼部分──膝關節、髖關節和脊柱──都在伸展狀態下被完全打直，所以肌肉只需要使出部分的力量就足以維持這個姿勢了，因為此時主要是壓力作用於骨骼上。在這種狀態下，肌肉的任務就是保持骨骼正確地排列在一條直線上，以便使它們能夠支撐相應的重量。此時，槓鈴位於腳掌心的正上方。負重越重，維持這姿勢的能力就越是關鍵。

　　當蹲舉進入離心階段時，所有用來伸展關節的肌群──或是像豎脊肌群以等長收縮的方式在負重下維持伸展姿勢──在下降過程都會為了阻抗身體肢段造成的力矩而用力，在這下降的過程中，槓鈴必需保持在腳掌心正上方。最低點的正確動作可以用以下的解剖學姿勢來標記：

- **脊柱要在腰椎和胸椎伸展時依然保持剛性。**
- **槓鈴位於腳掌心的正上方。**
- **雙腳腳掌平貼地面，保持正確的腳尖外轉角度和寬度。**
- **大腿與雙腳同方向。**
- **髖關節會在低於髕骨頂部的位置（髖低於膝）。**

　　深蹲的過程中，需符合上述五個底部的正確姿勢，若你在蹲舉啟動的過程中偏離了這些正確姿勢都是不好的。實際上，在你蹲下及起身的整個過程中，都要保持槓鈴位於腳掌心的正上方垂直線上，好比想像著保持槓鈴在垂直於腳掌心上的狹窄軌道中做動作，你必需把動作做正確，你的骨骼結構會發揮肌肉最大效能來完成此蹲舉的動作。它會在符合槓鈴／人體結構／重力系統的動作限制下完成蹲舉動作。

　　槓鈴在我們上半身所處的位置會影響我們做動作的角度，且槓鈴在背部所處的角度和位置亦控制著蹲舉過程中膝關節前傾或向後的姿勢。當槓鈴處在前蹲位置時，上半身所處的角度會比較接近垂直，這是因為前蹲角度需保持槓鈴位於腳掌心的正上方，同時避免在做前蹲的過程中槓鈴從肩膀前滑落；而前蹲舉時，髖關節也幾乎處於槓鈴的正下方，這樣的姿勢會在下蹲過程中，帶動膝關節大幅前推並超過腳尖，而此時腳踝必需透過前傾脛骨的方式來因應這種情況（圖2-33）。這意味著對於前蹲這動作來說，背部與髖關節幾乎是處於垂直狀態，髖關節角度打開，膝關節閉起。對於背蹲舉來說，當槓鈴處於我們建議的位置──位於肩胛棘下方一點──背部會處於一個更加水平的角度，膝蓋會剛好越過腳尖（超過的程度取決於你的身體結構特性），對於背蹲舉，髖關節反而會閉起，而膝關節會打開。高槓蹲舉中背部和膝關節的位置，則會介於這兩種蹲舉姿勢之間。

　　在任何需要雙腳站立、身體支撐槓鈴的訓練項目中，無論是處於運動中還是處於完全打直狀態，只有當槓鈴位於腳掌心正上方時，訓練者／槓鈴系統才能處於最佳的平衡狀態。但是像槓鈴彎舉或者早安運動這樣的輔助練習，則需要訓練者故意把槓鈴移動到平衡點之外，來作為練習抵抗阻力的方式。

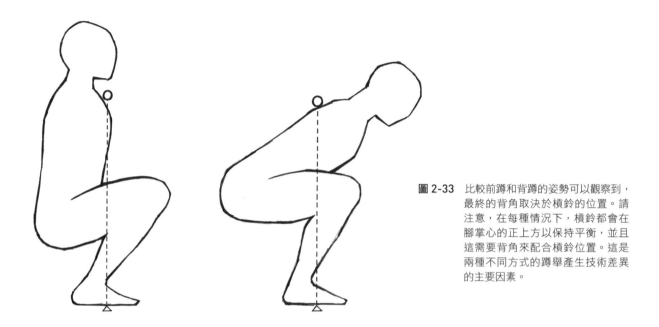

圖 2-33　比較前蹲和背蹲的姿勢可以觀察到，
最終的背角取決於槓鈴的位置。請
注意，在每種情況下，槓鈴都會在
腳掌心的正上方以保持平衡，並且
這需要背角來配合槓鈴位置。這是
兩種不同方式的蹲舉產生技術差異
的主要因素。

握法和手臂姿勢

　　即使是經驗豐富的訓練者，也會出現握法錯誤。握槓的方式是你與槓鈴接觸的**第一步**。如果起槓時的握法是錯誤的，那麼該組練習的動作品質將不會是最佳狀態。因為你握在槓鈴上的雙手位置，決定了你的身體與槓鈴之間的相對位置。例如，你的身體沒有位於槓鈴正中間，會導致槓鈴以下的身體承受了不對稱的負重狀態——也就是說，其中一側的腿，髖關節和膝蓋會比另一側承受更多的重量——以及脊椎剪力。如果沒有謹慎地處理握槓的位置，會在大重量訓練的時候面臨問題。如同先前所提到，大多數人的雙手應抓握在在槓鈴上的刻痕與滾花末端之間，雙手相互對稱，使身體位於槓鈴正中間。

　　然而也有例外：對兩側肩膀的柔軟度存在明顯差異的訓練者來說（可能是某次受傷所導致），即使用對稱的握槓方式，還是會導致槓鈴放在背上時處於不對稱的位置。例如，受傷的左肩會比未受傷的右肩緊繃，導致左右兩邊上臂的角度不同。緊繃的左肩會將槓鈴往左側帶，使槓鈴偏向左側，這會無法讓槓鈴在背上保持水平。如果你屬於這種情況（可能需要旁人或是一面鏡子來確認一下，因為這個問題訓練者不容易自己察覺）——你需要嘗試各種的握法，一直到找出適合自己的握槓方式。在這種情況下，背部承受的重量是否置中才是你要首先考慮的問題點。

　　正如我們前面討論過的，大拇指應該放在槓鈴的上方，使手腕和前臂呈現一直線。然而，絕大多數人更喜歡用大拇指環繞的方式握住槓鈴。當負重較輕時，這種握法影響不大，因為槓鈴可以比較容易地保持在正確位置上。但隨著負重變大，大拇指環繞的握法就會產生一些問題。大多數人憑藉著腦中對雙手握槓的印象，會下意識地做出大拇指環繞的握法。大拇指環繞槓鈴時，我們的手腕會不自覺地向後翻，手肘落在重量的正下方，這樣一來，手肘直接地承接了槓鈴地重量，就沒有身體其他部位能夠防止槓鈴沿著背部向下滑落了。這樣做會讓肘關節內側會產生可怕的疼痛感，讓人以為疼痛感是自己在做彎舉的時候所造成。如果手肘位於負重的正下方，而且重力也是直線向下的

（重力有時還真讓人頭疼），那麼手腕和手肘會無法避免地承擔部分重量（圖 2-34）。當槓鈴的重量很重時，手腕和手肘的負荷會很大，與背部相比，手腕和手肘幾乎無法支撐 500 磅的重量。

如果大拇指放在槓鈴上方，當手肘抬起的時候，雙手就可以與前臂呈一條直線。如果你習慣讓你的手腕放鬆向後翻，使手肘下沉到槓鈴的下方，可能由於你的肩膀柔軟度不足，使得這種握法對你來說太窄了，而稍微寬一點的握距更容易使你的手腕與前臂保持一直線。如果你習慣被動地讓手腕被伸展向後翻，你可能還需要主動地使手腕挺直。在正確的姿勢中，手腕是挺直的，既不會向前凹彎也不會向後翻；不會有重量會壓在手臂、手腕或者手掌上，所有的重量都壓在背上（圖 2-34）。訓練者應學習如何安全地將槓鈴的重量放置在背上，並且循序漸進地適應越來越重的負荷，維持正確的姿勢，否則會造成手腕及手肘方面的問題。

偶爾人們會被誤導，去使用雙手握很寬的握法，甚至讓手指或手掌碰觸到兩端的槓片。這聽起來很奇怪，但你一定會在健身房看到這般情景。隨著握距增加，會降低上背部肌肉的繃緊程度，而肌肉對於槓鈴的支撐力也會跟著遞減，就像我們前面討論過的那樣。如果後三角肌、肩旋轉肌群、斜方肌及菱形肌因為握距變寬而放鬆的話，骨骼會默默地被迫成了身體的支撐結構，這不是我們要的結果。把雙手放在槓片上──位於槓鈴末端的兩側能旋轉的物體（槓片）上──這種帶來更多問題的做法是很愚蠢的。你必需控制好槓鈴，這代表槓鈴因為你的正確握法，被穩穩地靠緊在背上。

運動中經常會出現這樣的情況，一個問題與另一個問題之間環環相扣，一個問題解決了，另一個問題也會迎刃而解。肩部肌肉的繃緊程度不夠與無法保持胸部上挺，兩者問題之間有著密切關聯，訓練者必需同步修正。如果你的手肘下沉，肩膀就會放鬆，而如果你抬起手肘，上背部就會繃緊，如果抬太高反而會駝背。同樣地，上挺胸部需要收縮上背部的肌肉，尤其是上背部的最長肌。上挺胸部是一種需要胸椎伸展的背部動作，可以透過收緊肩膀和抬起手肘幫助背部的接觸點支撐槓鈴，來幫助伸展胸椎的肌群用力。同時做這兩件事情的話，所有處於槓鈴下方的肌肉就會全盤繃緊了。如果你在把槓鈴放到背上之前就這樣做，槓鈴是不會沉到鬆弛的肌肉中，也就不會讓槓鈴直接地壓在肩部的骨骼上而沒有靠繃緊的肌肉去支撐。為了同時上抬手肘及上挺胸部來繃緊支撐著槓鈴的肌肉，你需要負重之前就先繃緊背部肌肉。

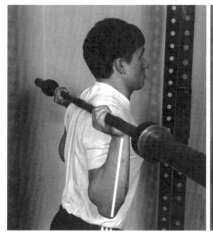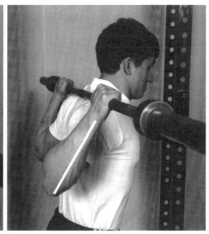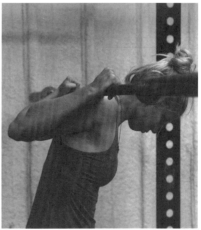

圖 2-34　不正確的（左圖）和正確的（中圖）握法中雙手和手臂的位置。手肘應該抬高至槓鈴的後方，並且讓雙手放置於槓鈴的上方。不應該讓手肘處於槓鈴的正下方，這種握法會使手肘承擔槓鈴的部分重量，而且手肘也不要翻太高，導致上背彎曲。

許多人似乎會透過胸口對地的方式使背部製造出一個平坦的區塊以放置槓鈴。或許他們認為只有身體彎腰向前趴、脊柱彎曲使背部稍為拱起的時候，槓鈴才不容易從背部往下滑落，這其實和手肘抬太高一樣。只要你正確地握住槓鈴，同時把雙手放在正確的位置上，並將手肘抬到適當的高度，槓鈴是不會從背上往下滑的。當手肘上抬以及胸部上挺時，雙手向前推，實際上槓鈴會被順勢推入背部，並被固定在雙手和背部組成的支撐框架中。這種卡住槓鈴的型式會形成一種安全且緊密牢固的結構位置，並能夠承受各種角度、加速度及減速度的變化。

背部

蹲舉有著毫無根據、莫須有的傷害膝關節的罪名，但事實上它對於人體最大的威脅發生在脊柱。經常是由不良動作所引起的下背痛，比起膝關節受傷更常見，我們必需加以防範。下背部很容易受傷，下背痛是最常見的職業傷害，人們每年與背部有關的醫療費用和生產力損失是很可觀的。訓練者也面臨相同的問題，儘管下背痛的問題主要與健身房外的活動有關。我們之所以知道，是因為每天都有為數眾多的年輕訓練者在毫無經驗的豬頭教練指導下，採用不良的姿勢舉起大重量，即便如此，重訓室裡的受傷率仍然是很低的。對脊柱來說，最危險的動作是在負重時產生彎曲與旋轉，就像我們把除草機放上卡車時那樣，但我們在槓鈴訓練中不會這麼做。槓鈴訓練即使做錯了，仍然是相對安全的，只不過錯誤的動作比正確的動作發生危險的機率高出許多，而且在錯誤的動作中不僅容易受傷，也會**降低效率**，而正確的動作則會使我們能夠舉起更重的重量，並且使我們的身體越來越強壯，安全性則是一種受歡迎的「附加價值」。

要了解下背部在舉重力學中的作用，首先需了解髖關節、腿部肌肉組織及脊柱的解剖結構。請記得我們先前討論過的，脊柱像一根剛硬的桿子，傳遞著藉由伸髖和伸膝產生的力矩。軀幹的肌肉組織圍繞著脊柱保持其剛性，脊柱被下背部的肌肉牢牢固定在骨盆裡，透過能伸展骨盆的肌肉移動。

腿後肌群是由股二頭肌、半膜肌和半腱肌組成，這三種肌肉都連接著骨盆的坐骨結節。而他們也都連接在膝關節後側的小腿脛骨上。這樣的結構配置表示腿後肌群橫跨了兩個關節：髖關節與膝關節（圖 2-35）。因此技術上來說，腿後肌有兩個功能：近端功能（髖關節伸展）和遠端功能（膝關節屈曲）。腿後肌也能透過等長收縮來抵抗這兩個連接點，進而控制背部角度。

當你蹲舉的時候，你需要讓腿後肌與臀肌、內收肌一起產生伸髖的力量去伸展髖關節，發揮髖關節伸肌的近端功能。（實際上，在離心、向心和等長收縮的時候，腿後肌都能控制伸髖、屈膝和形成背角，這些功能的定義其實很模糊，只有當我們使用器械式器材做分離式的單關節運動時，這些功能才會個別被單獨定義。人體自然動作很複雜，不會讓這些肌群單獨運作）。

蹲舉的力量是由髖關節和腿部產生的，並透過具有剛性的軀幹，將力量由下往上傳遞至肩膀上的負重。脊柱剛性的維持是靠背部肌肉、軀幹兩側肌肉、肋間肌以及腹肌來支撐，使其處於正常的解剖學位置，為的是使力量能被安全地沿著軀幹傳遞到重量上。在你舉起任何重量之前，你需要繃緊腹肌（實際上，你會繃緊腹部周圍所有的肌肉），這樣的收縮會使你的軀幹轉變成環繞並支撐著脊柱的剛性圓柱體。效果相當於一個處於收緊的腹腔壁和脊柱之間的液壓柱——是一個不能被壓縮的液體柱，這樣才能有效地傳遞力量。透過液體介質傳遞的力量，能夠支撐脊柱並使其維持背部的姿勢，直到負重大到你不能保持這種姿勢為止。肌肉做的是等長收縮——亦即它們保持收縮但不產生任何動作——過程中不允許發生任何移動。

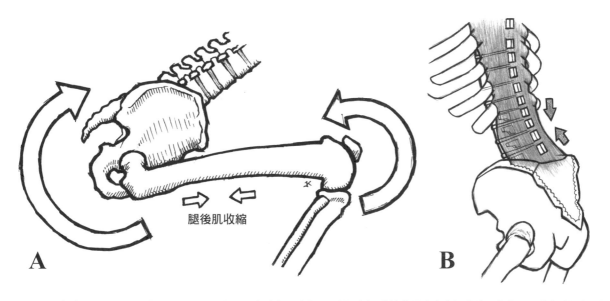

腿後肌收縮

A　　　　　　　　　　　　　　**B**

圖 2-35　（A）此圖顯示了腰椎、骨盆、股骨和脛骨上端之間的位置關係，以及使這些骨骼產生運動的肌肉作用。蹲舉被認為是鍛鍊股四頭肌的運動，但是在全蹲中，腿後肌肌群也得到了強大的鍛鍊。（B）豎脊肌群附著在骨盆、肋骨和脊椎上，並在收縮時使脊柱伸展。「挺腰」的動作是由下面的多裂肌、旋轉肌、棘間肌和橫突間肌共同完成的。當這些肌肉收縮時，它們會將脊柱移動至箭頭所示的方位。

　　骨盆與脊柱的關節連接處位於下背部與尾骨上方之間的 L5-S1 區域。下背部肌肉（豎脊肌群）與骨盆中的脊柱上有許多連接點（圖 2-35）。當這些肌肉收縮時，相較於腰椎，骨盆被保持在穩定的位置上。豎脊肌群和相關的下背部韌帶，將骨盆與脊柱緊密固定，而製造出剛性結構，在負重運動狀態下保護脊柱，並在你舉起重量時，維持所有關節處於正常解剖位置，以避免椎間盤受到損傷（圖 2-36）。當你舉起重量時，這些區域需要挺直以保護脊椎的安全。這也是為什麼當你的身體前傾時，骨盆必需保持與下背部相同角度向前傾斜的原因。

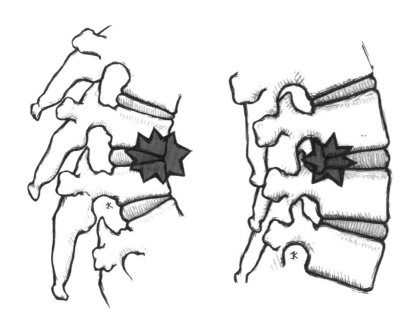

圖 2-36　負重時，正確的脊椎排列可以確保通過椎間盤的壓力能夠正確分布。在負重狀態下，不正確的脊椎排列可能會導致椎間盤向前或向後擠壓，從而導致損傷。

但是，當接近蹲舉的底部位置時，軀幹必要的前傾會讓下背部彎曲呈現圓背的姿勢，這種傾向是直接由腿後肌的結構和大腿的位置所導致。當蹲舉越蹲越低、軀幹呈現更加前傾的姿勢時，骨盆的底部（腿後肌的起始點）會受到來自近端脛骨（膝蓋以下腿後肌的連接點）的拉力。當腿後肌因背角而產生更大的負荷時，它們會繃得更緊，並對膝蓋以及肌肉在骨盆上的連接點施加更多的拉力。如果你的雙膝間的距離不夠開，當你接近動作底部的時候，大腿也會和軀幹擠在一起。

有兩個問題。第一：你的背部肌肉附著在骨盆的頂端，腿後肌則連接著骨盆的底端，而且骨盆能以髖關節為中心旋轉。因此，下背部肌肉和腿後肌都可以使骨盆圍繞著髖關節運動。背部肌肉和腿後肌會互相競爭對骨盆的控制權，如果你要有效地維持脊柱的剛性及安全，背部肌肉必需取得主導權。第二：如果在蹲舉接近底部位置時，股骨之間靠得太近，將會造成底部空間不夠大，而無法使軀幹下降到全蹲該有的深度。動作的關鍵在於股骨、骨盆和下背部的定位，如此一來才能讓豎脊肌群和腿後肌之間產生功能上的互補。

當你在蹲舉開始的時候，將你的膝蓋往外推，並且同時完全打直脊柱並使其進入伸展狀態，就可以排除下背部屈曲的傾向。在動作最高點開始下蹲時，將膝蓋往外推可以使股骨產生外旋，而產生外旋動作的肌肉會在蹲下站起的過程中，維持股骨的位置。在外旋時被伸展的肌肉會在隨後的蹲舉中變得更用力。當膝蓋外推讓開了軀幹的運動路徑時，腿後肌的伸展能力並不會影響深蹲到底的能力。因為腿後肌並不會伸展得很長，甚至是長度根本沒有改變，因為膝和髖是同時屈曲和伸展，大多數人的柔軟度都能夠正確地蹲至低於大腿水平位置的深度。

一般來說，背部姿勢的最大問題在於，訓練者對於下背部位置的認知與實際上有所出入。缺乏**本體感覺**（kinesthetic sense）。所謂本體感覺就是辨別身體或身體某個部位，相對於地面或身體其

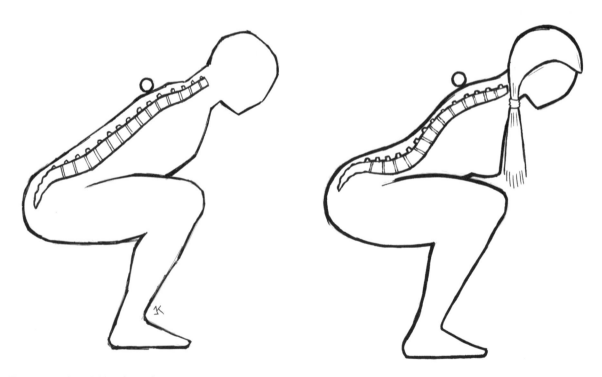

圖 2-37 腰椎過度伸展（右圖）不是蹲舉要採用的正確背部姿勢。這顯示訓練者沒有運用足夠的腹部收縮力從前側支撐脊柱。

他部位的位置的能力。有些人根本不知道他們的下背在蹲舉底部是否圓背，在蹲舉頂部時是否處於正確的挺直下背部姿勢，或者根本不知道他們的背部處於何種狀態。他們不能判斷上背拱起和下背挺直有什麼分別，而對上背和下背間的界線也很模糊。如果你要求有這方面問題的人做出挺直下背的動作，那他可能會挺起胸部或是彎腰給你看，又或者做出其他和挺腰無關的動作。大部分會出現這種情況的人，腿後肌的柔軟度都不太好，但實際上腿後肌的柔軟度不會影響正確的蹲舉，反而許多柔軟度極好的人，無法在蹲舉過程中維持腰部伸展姿勢。大部分女性，會讓腰椎處於一種**過度伸展**的狀態，這也是非常糟糕的，或許還比負重時彎腰更危險（見圖 2-36）。當你不能使用腹肌提供必要的前側支撐去對抗豎脊肌群在後側產生的伸展時，過度伸展就會發生。但與訓練者在蹲舉和硬舉中不能保持脊椎的伸展以對抗大重量相比，過度伸展並不常見。如果你的腰部豎脊肌群不能自發性地向心收縮——這動作通常被理解為挺直下背部的動作——你就不能在艱難的狀態下主動保持下背部伸展的姿勢。再次提醒：**你不應該使用腰椎過度伸展的姿勢來進行蹲舉，如果你不能自發性地挺直下背部，就無法有效地控制豎脊肌群去防止脊柱在蹲舉的底部或者硬舉和上膊的起始階段變成彎曲狀態。**

　　掌握正確下背部姿勢的學習要點，關鍵在於先設定好正確的動作姿勢，並記住做這個動作時的感覺，然後可以每次重複同樣正確的姿勢。最好的方法是，臉朝下趴在地面上，腹部貼地，雙手搭在後腦，手肘朝左右方向抬起，將胸口離開地面，這能體會到胸部或上背部伸展的感覺。而我們想要訓練下背部，所以請趴回地面上伸直膝關節，然後把膝蓋抬離地面。試著把股四頭肌也抬離地面以加強這種感覺（圖 2-39）（不要用你的腳指用力地抵著地面來讓膝蓋離地）。當你正確操作這個動作的時候，你會用到臀肌和腿後肌，還有最重要的下背部肌肉。這就是當你的下背部收縮用力時的正確感覺，好好感受一下這種下背挺直的感覺，然後放鬆，接著再做一次。一次只做好一件事情，讓你背部處於一個必需重複收縮豎脊肌群的姿勢中，你可以快速且容易地利用這種新的動作模式留在腦海中，並且不需要在一個不熟悉的動作中區分各個要點。做一組 10-15 下反覆次數的練習，重複動作使這些肌肉產生灼熱感，當你站起來的時候，你會感覺到這些肌肉狀態良好，這個動作模式在腦海中留下清晰印象，然後你就能複製出能產生這種灼熱感的動作。

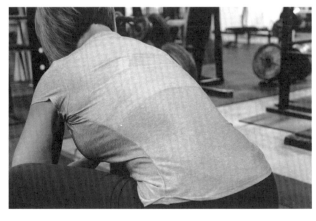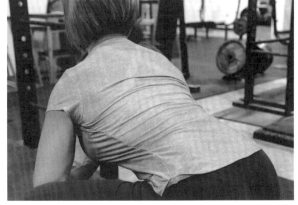

圖 2-38　能夠讓教練簡單地辨別脊柱伸展的方法——拱起背部——在上背部與下背部交接處，尋找衣服上出現的皺褶，因為背部的頂部和底部靠得更近。

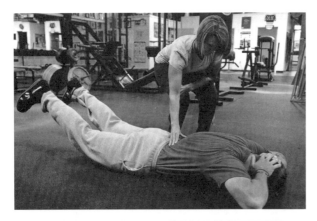

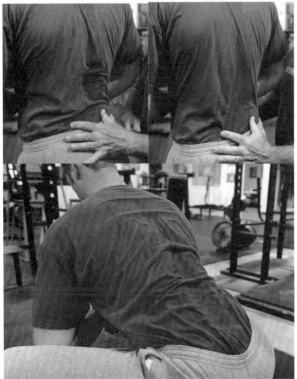

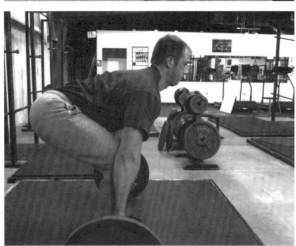

圖 2-39　從上到下，識別下背部挺直姿勢的完整過程：趴在地面上──站立──位於蹲舉底部姿勢──硬舉的起始階段，都要採用同樣的挺直姿勢。

站起來之後，馬上重啟這個挺直下背部的姿勢，重複幾次。為了確認姿勢是否正確，可屈膝進入一個半蹲舉的姿勢，然後看看你是否仍然能夠做出這個腰椎伸展的動作。由於你現在能夠識別出正確的背部姿勢，所以**如果保持膝關節外展**而不阻礙軀幹運動路徑的話，你應該能在整個蹲舉過程中保持背部挺直。

髖關節

蹲舉之所以是個重要的訓練動作，是因為該動作的動力鏈中，骨骼和肌肉之間有著精細複雜的相互作用。雙腳緊貼著地面、小腿、大腿、髖和脊椎一起支撐住槓鈴，同時由身體前後側的肌肉和結締組織持續控制，並藉由不斷的微調，維持著腳掌心正上方的平衡姿勢。這些網絡中的一些肌肉──腓腸肌、腿後肌和股直肌──跨越了雙關節。在需要平衡的前提之下，這些肌肉的作用格外錯綜複雜，因為它們同時對著近端和遠端的連接點運作，提供了發力所的精細微調。

「髖發力」是用來描述此一複雜交互作用的術語，因其和骨盆相關。在臀肌、內收肌和腿後肌把髖角打開時，髖關節提供了離開動作底部的力量。當上升到超過水平線，背角由腿後肌固定住的同時，股四頭肌在往上驅動的過程開始扮演更重要的角色。接著臀肌、內收肌、腿後肌和股四頭肌在動作頂端同時完成了伸髖和伸膝的動作。

在概念上來說，膝和髖是繫在一起的，且同樣也由股骨繫在一起。若你把膝往前推太多，你的髖一定也會是如此。且若你把髖往前推太多，你的膝也會是往前推太多，不論是人往前失去平衡或背角太垂直、膝角太小，你就是無法從底部起來。髖發力是蹲舉力量的基礎，即使其在解剖學上是複雜的，髖發力仍然可以簡單又迅速地被學會。

仔細的觀察圖 2-40。當你呈現出在底部的姿勢時，想像有一隻手掌正好放在你脊椎

底部的薦椎上，然後想像用你的屁股把這隻手掌直直地往上頂。這是能用來描繪髖發力這個過程的最清楚的圖了。若你有個訓練夥伴，請再次參閱本章第一部分的髖發力教學：讓他把他的手放在如圖中所示的地方，並讓他出力提供些許阻力來讓你感覺到髖發力的學習效果。（這也是一個讓你重新想起頭與視線位置教學的好時機。在把手掌往上推的同時，往下看並也往上看天花板，看你比較喜歡看哪個方向。我跟你賭 20 塊美金是往下看。）良好又強而有力的髖發力，與缺少這點的髖發力，在外觀上只有些微的差異，但只要你作對一次，就會能夠感受到這個技術的力量。

　　常見的錯誤是有些訓練者會把髖往前而不是往上推（圖 2-41）。假如你的髖往前跑，你的膝也會，這會使得重量往前轉移到腳趾。這種轉移對於力量來說是不好的，因為只要膝角變小，腿後肌就會從遠端縮短，而收縮力量的來源不會來自於鬆弛的肌肉，若從底部反彈上來是取決於腿後肌和內收肌的繃緊程度，那麼這些肌肉張力的任何一點鬆弛，都代表著已儲存彈性能量的喪失，更不用說失去收縮和產生力量的能力。

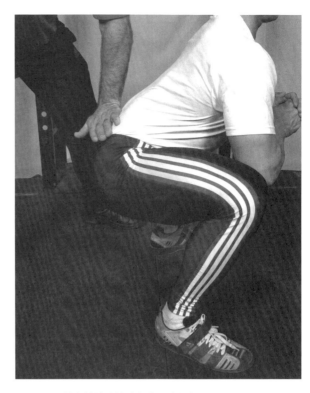

圖 2-40　藉由教練的幫助來學習髖發力。

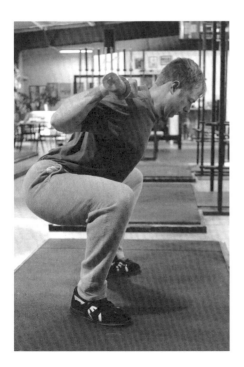
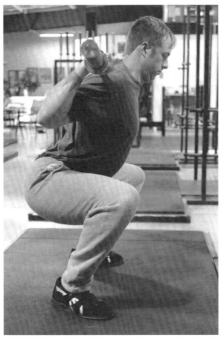

圖 2-41
相較於驅動髖關節向上，驅動胸口向上會破壞蹲舉中腿後肌的張力。右圖中封閉的膝角及開放的髖角縮短了腿後肌起點與終點之間的距離，大幅降低腿後肌對髖關節發力的作用。

同樣的，在離開底部時把髖往後推而不是往上推的情形也很常見。一旦這件事發生，背角將會變得更加水平、髖角會更小且膝角會更大，使槓鈴上升的所有一切都將不存在。這代表腿後肌沒有在近端的骨盆連接點發揮它固定好背角的工作，膝角變大是因為腓腸肌未能將其固定，而股四頭肌無法對已經過大的膝角產生收縮（圖 2-24）。

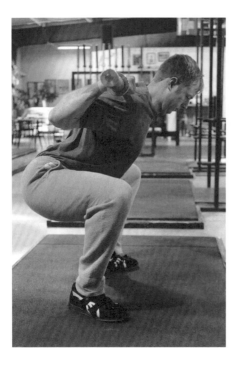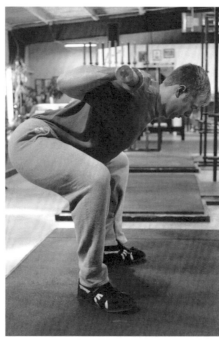

圖 2-42
從底部上來的途中若容許背角變水平，會產生不好的力學，及以低效率使用髖關節和腿部的肌肉結構。

　　正如我們常看到的，在許多訓練動作中的姿勢錯誤，都代表著因失去發力所需姿勢而喪失產生力量的能力。你的最大力量會在髖從動作底部直線往上時達到，隨著脛骨由腓腸肌固定住並成為腿後肌的支柱；臀肌和髖外旋肌群把股骨拉住；腿後肌、臀肌和內收肌對骨盆用力，在背角固定的前提下髖關節；股四頭肌伸膝；接著膝和髖會在動作頂端同時伸直。讓我們一起來詳細的檢查這些肌肉和骨骼的作用。

　　在本章開始時，蹲舉深度就已經被強調過，所以，讓我們開始分析髖關節功能與蹲舉深度的關係。蹲舉動作的標準活動範圍是「低於水平」，以髖關節（以髖角的頂點來識別，也就是短褲在髖關節上的「轉角」處）下降到低於膝蓋（以膝蓋頂端來識別）來定義。很多在蹲舉上有問題的人，無法在不圓下背的同時達到良好的深度。假如允許腰椎放鬆並彎曲的話，大概任何人都可以蹲得很深。但若是站姿正確，且在蹲舉時簡單的把雙膝推到兩側，這個星球上的每一個人類都能良好的伸展腰椎來蹲到低於水平。在蹲舉的底部，會發生一種夾擠（軟組織被兩塊骨頭夾住），而這能經由把膝蓋往外推來解除。這種簡單的骨骼位置調整能允許低於水平的蹲舉，與此同時，髖運作的方式會出現顯著的改善。許多人認為蹲舉深度的主要問題在於腿後肌的延展性（近來被稱為「活動度」），也就是蹲舉深度增加時腿後肌被拉長的能力。但事情不是這樣的，鬆弛而有彈性的腿後肌不是深蹲舉的關鍵，完善的骨骼力學才是。

假使你的站距為肩膀的寬度，且腳趾外轉約 30 度，下蹲時保持大腿與腳掌水平，那麼當髖角變小且大腿接近軀幹時，股骨會循著一條路徑移動到髂前上棘（ASIS）外側的位置，也就是你在腰圍線正下方感覺到的「突起處」。蹲舉時，若是你把腳趾朝正前方並讓膝蓋對齊腳尖，或是腳尖朝外卻仍然讓膝蓋往內夾，那麼你的股骨就會在你要到達蹲舉底部時靠近髂前上棘。所以當很多東西往這個突起處貼近時，它們往往可能會擠壓到位於這個區域中間的軟組織或肌肉，使蹲舉深度更難到達（圖 2-43）。

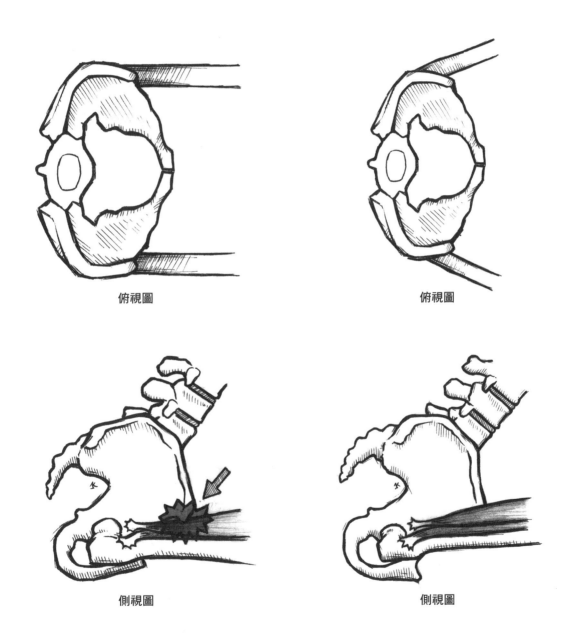

俯視圖　　　　　　　　　　　　俯視圖

側視圖　　　　　　　　　　　　側視圖

圖 2-43　髖夾擠，蹲舉深度的主要限制因素。這與傳統認知的「腿後肌柔軟度為蹲舉深度限制因素」有所矛盾，但我們樂於見到這種矛盾。

蹲舉深度受髖角影響，髖角是軀幹平面和股骨平面間的角度。若你想下蹲的更深卻不調整股骨的位置，就會以圓下背的代價來達到深度，因為髖角無法在已經夾擠的情況下變得更小。骨盆應與腰椎呈直線鎖在一起，且由豎脊肌群維持其剛性。骨盆若是因為撞擊到障礙物而無法前傾維持此姿勢，那麼唯一能繼續蹲更深的方式就是圓下背。每一個人，不管是否有顆大肚子，都會以某種程度經歷這個現象，所以若你有深度的問題，就把雙膝往外推來修正問題，先去處理別的東西往往都是在浪費時間。

除非被教導過，大部分人不會保持把膝蓋往外推：膝會想往較中間的地方跑是因為股骨內側感受到的張力。此張力是由內收肌所產生——就是腹股溝肌肉。這五條肌肉（內收大肌、內收短肌、內收長肌、恥骨肌和股薄肌）連接到沿著股骨內側和後面的許多個點，也連接到骨盆上的坐骨和恥骨。當你下蹲並保持膝蓋外推，這兩塊骨頭之間就會產生張力；這對這些肌肉來說是離心動作，因為下蹲時它們會被拉長——若是股骨能維持與腳掌平行位置的話。當你往上站起來且髖角打開，股骨內側與骨盆中間的距離會縮短，所以內收肌群會以向心收縮的方式伸展髖關節（圖 2-44）。

藉由想像一個靠近大腿內側末端在膝蓋旁邊的點，和另一個在屁股下、跨部後、坐骨上面的點來意象化內收肌的功能。這些點代表著內收大肌的連接點。你的豎脊肌群會伸展並穩住背，並把骨盆與下背固定成一直線，所以當你下蹲且背變得更水平時，坐骨會往後旋轉遠離膝蓋。假使你的膝留在原地，指向與腳掌相同的方向（外轉大約 30 度），大腿內側的點和坐骨間的距離就會增加。且若是這個距離在你下蹲時增加、站起來時減少，那這些在下蹲時拉長的肌肉，就會在它們縮短時使「站起來」發生。這就是在一個正確完成的蹲舉中，內收肌的功能，這也是為何它們會被當作是伸髖肌，隨著臀肌和腿後肌成為後側鍊的一部分。

既然內收肌會將膝蓋往內拉，那當你正確使用髖關節時，是什麼讓它們保持在外面的？若大腿內收代表把股骨遠端（膝蓋）往身體中線拉，那麼外展看來就是用來保持膝蓋外推的動作，而外展肌就是做這件事的肌肉。但外展肌只包含了闊筋膜張肌（TFL，連接髖關節髂前棘到大腿的小肌肉）、臀中肌和臀小肌。若你把腿往側邊抬起，它們會一起製造出外展，使腿遠離身體。除了在生物力學課中演示外展的定義外，實際上並不會有人這樣做，因此這很可能不是我們蹲舉時的真實狀況。

當你站著以腳跟為支點來把腳趾轉離彼此，外轉會在你把右邊股骨順時針旋轉和把左邊股骨逆時針旋轉時發生。至少會有九條肌肉來進行這項功能：臀中肌、臀小肌、臀大肌、內收短肌、股四頭肌、上孖肌、下孖肌、閉孔內肌和梨狀肌。外轉對於穩定跑、走中的步態力學是很關鍵的。這與我們的分析不謀而合，把股骨往外轉的動作，實際上就是在你推膝往外下蹲到底部時會發生的事。想對自己驗證這一點，可以坐在椅子上，以腳跟為支點，如同你站著時用一樣的方式把股骨往外轉。使用外轉肌群來把雙膝設定在平行腳掌（不要做的誇張到膝會跑到腳掌外側）的位置是非常合理的，尤其當你注意到它們是在有效率的位置做這件事時。所以，在蹲舉動作頂端把雙膝外推，且與腳掌保持在直線上以讓內收肌能發揮功用，是藉由外轉髖關節的肌肉來完成的。這些肌肉固定住大腿的位置，容許蹲舉達到好的深度，也讓髖關節的肌肉能更有效率的被使用。

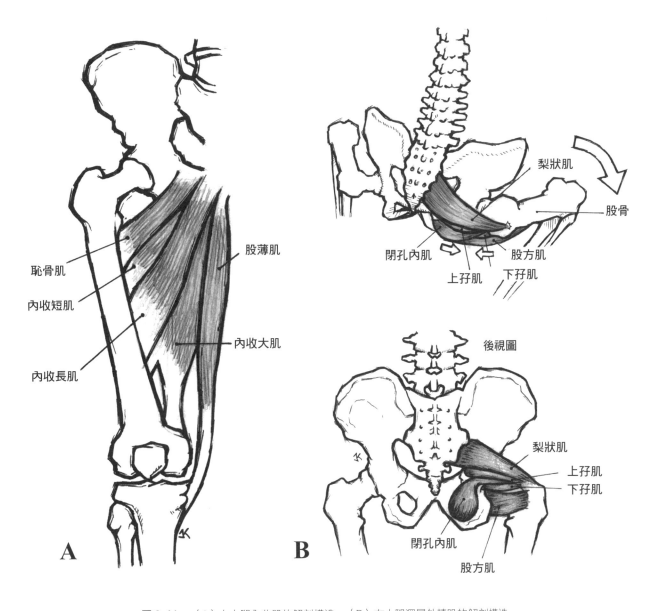

恥骨肌

內收短肌

內收長肌

股薄肌

內收大肌

梨狀肌

股骨

閉孔內肌

上孖肌 下孖肌

股方肌

後視圖

梨狀肌

上孖肌 下孖肌

閉孔內肌

股方肌

A **B**

圖 2-44 （A）右大腿內收肌的解剖構造。（B）右大腿深層外轉肌的解剖構造。

　　當你在下蹲到底部時刻意把雙膝往外推，不只能使股骨遠離髂前上棘和肚子，還能讓內收肌伸展繃得更緊並使其更有效率的收縮，因為到達了它們延展性的極限。一條被伸展開且繃緊的肌肉能比縮短且鬆弛的肌肉收縮的更用力，因為伸展會告訴神經肌肉系統產生收縮。更具收縮性的肌肉單位產生更有效率的激發，總是發生在先伸展之後。這種牽張反射是構成所有爆發性肌肉收縮所必需的，且好的運動員對於如何讓它發生是非常在行的。試著做垂直跳來測試這點，但在跳躍之前身體不能下降：你會發現這完全不可能做到，因為牽張反射是所有爆發性肌肉收縮必不可少的一道程序。當我們在蹲舉時，髖外轉肌群將股骨拉著，所以內收肌與外轉肌自己能與腿後肌一起參與反彈，然後所有的髖關節肌肉都能對蹲舉產生貢獻——如果你把雙膝往外推。

　　你在蹲舉底部所感受到的反彈，是因為伸展腿後肌、臀肌和內收肌，不是因為膝韌帶被繃緊或其所造成的反彈。執行正確的蹲舉，會是個「前十字韌帶與後十字韌帶都平均受力」的蹲舉。你的

反彈是來自於後側鏈伸展開並繃緊的部分，及正確承重的股四頭肌，這對膝蓋來說是絕對安全的。

此時你對於時機的掌握是很重要的，如果該反彈的使用正確得當，馬上會有髖關節跟隨在其後強力驅動往上。這個反彈必需要被包含在髖發力中——它必需被預期為髖發力的首要組成部分。當你在下蹲時不要想著蹲下去——整個過程都要想著站起來。這麼做可以減少把髖發力從反彈中分離出來的趨勢，因為髖發力在反彈發生之前就已經被預期會發生了。下蹲與反彈的時機掌握對於好的蹲舉運動表現來說是很關鍵的。若是下蹲得太快，反彈將會變得較沒有效率且較不安全，因為快速下蹲的唯一方法就是讓某些東西放鬆。下蹲時肌肉會繃緊並儲存彈性能量；繃緊的肌肉同時也能保持背部、髖關節和膝蓋在正確安全的位置。若你的肌肉鬆弛到使下蹲到底部的速度比站起來快很多，你必需在下蹲時——這也可以想成是放慢速度——將其繃的更緊。鬆弛的下蹲會容許關節撞進它們不該佔據的位置，這也是大部分的人在蹲舉中受傷的方式：快速下蹲捨棄良好姿勢導致無法維持正確技術。這或許就是為何蹲舉會得到一的不公平的壞名聲。不要用像俯衝轟炸般的方式衝到底部來促成這個問題。

如前面所定義過的，內收肌和腿後肌的延展性幾乎只會在低於水平後才有限制。不論如何，腿後肌的長度並沒有太大的改變，甚至可能沒變，因為下蹲時膝蓋與髖關節會同時屈曲。隨著下蹲深度與髖關節力矩的增加，繃緊的腿後肌會以等長收縮方式建立張力；如此一來它們便控制住背角，並在反彈時對牽張反射做出貢獻。少數人的後側鏈肌肉缺乏足夠的延展性，有些人的關節囊韌帶過於緊繃，但大多數人需要的幾乎都不是伸展，需要伸展的人遠少於僅僅需要正確站姿的人，也就是膝蓋在髂前上棘外側的正確位置，還有讓他們保持膝蓋外推的大聲提醒。以伸展來說，負重蹲舉並沒有什麼優越之處，但實際上需要一些伸展時，通常仍然可以由幾組推膝下蹲的負重蹲舉來完成。

我們先前對於下背姿勢的討論，到這裡應該能以更完整的程度被理解了。一般來說，發展對於脊椎姿勢的動覺感知，對於力量傳遞效率和有效的運動表現是必要的。在非常輕的重量時依賴韌帶張力和普通軀幹緊繃度還算可行，但這在大重量的訓練組就會是個阻礙了。要是腰椎與骨盆沒有保持我們稱為「骨盆鎖定」的完美剛性，力量就無法有效的往上傳遞到脊椎，且後側鏈反彈會變得疲軟，這是因為鬆弛的腰椎與骨盆還有與其連接的肌肉間的低效率關係。剛硬的腰椎伸展在動作底部把骨盆置於能把腿後肌繃得更緊的角度，使有效率的反彈變的可能，因為力量不會被鬆弛的腰椎吸收。且腿後肌能使用在低槓蹲舉時的背角，配合剛硬的腰椎來產生更有效率的牽張反射。以這個方式來想這件事情：豎脊肌群與腿後肌之間有一場爭奪骨盆控制權的戰爭，若想維持背部剛性和讓腿後肌有效的被使用，豎脊肌群**就必需得贏**。

若是你不知道怎麼在沒有腿後肌干擾的情況下收縮豎脊肌群來挺下背，這就表示你不知道怎麼自我控制來呈現出這個姿勢。你不具有能感覺到下背是否拱起的動覺感知，而當腿後肌的張力達到最高時，你也無法在硬舉動作底部調整好背部姿勢，或是在蹲舉動作底部維持其姿勢。若你的情況是這樣，優先學習如何去控制你的下背姿勢。

重點重申：對於蹲舉中正確使用髖關節的完整概念，最佳理解方式就是主動鎖住腰椎伸展和主動推膝向外，產生包含牽張反射並低於水平的蹲舉，盡可能以最佳的方式來使用後側鏈的所有肌肉。這種動作模式讓大腿遠離骨盆，所以能輕易獲得良好的深度。與此同時，這會使蹲舉更強而有力，因為主動使用外轉肌群把股骨維持在一個使外轉肌和內收肌都能對伸髖產生貢獻的位置。這種髖關節展能在更大的活動範圍對更多的肌肉產生更有效率的使用。

膝關節

　　我們在此書內所提倡的蹲舉動作，膝關節正確的位置只有一個：與雙腳對齊，這樣一來股骨就會與雙腳平行。對大多數的人來說，膝關節在這個位置時會向前稍微地超過腳尖，而確切的距離則是依個體的身體結構而定。這基本上就是說，股骨和雙腳在由正上方往下看時會位在同一條直線上，所以膝關節就不會發生扭轉。如果股骨短然後脛骨長的話，膝關節可能會在腳尖後方一點點的位置；如果股骨長而脛骨短的話，膝關節可能會在腳尖前方 3、4 英吋的位置，依照你股骨、脛骨、和軀幹的長度而定，膝關節可能會在上述兩種之間。因為你的膝關節會與腳尖對齊，你雙腳站姿的角度也會由膝關節角度而定。如圖 2-12 所示，以垂直角度向外大約 30 度對大多數的人都適用，雖說這也是會因人而異。這樣的角度讓髖關節能依照上面討論過的方式來運作。

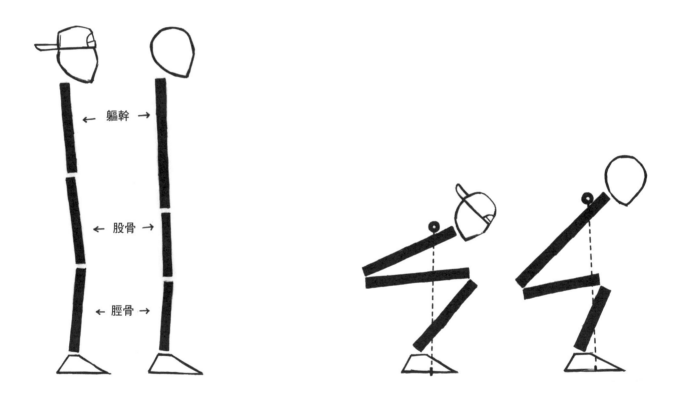

圖 2-45　身體結構上的差異，在蹲舉底部姿勢所能夠產生的外觀差異。兩者都是正確的，差異點是腿和軀幹長度不同所造成。

目前看來，最常見的膝關節錯誤是：1）膝關節過度內夾 2）在最初下降或是動作底部時，膝關節過度前伸。其實初學者深蹲的時候沒有犯這兩個錯誤的才是奇怪的，這兩個錯誤都和髖關節功能和本體感覺相關。

如果你在蹲舉進行時的任何時候讓膝蓋靠在一起的話，股骨內側和外側肌肉的功能就會降低。但是這個問題如果沒有被發現的話，也沒有辦法被修正。你蹲舉的時候，眼睛要注視比一般更低的位置，盯著地面上腳趾中間的點看，此時你可以清楚看到自己的膝蓋，然後檢查膝蓋的位置。若你的膝蓋在蹲舉過程中的任何時候向彼此靠近的話，將它們向外推。在內夾的時候，你可能會以為它們是在正確的位置上，所以盡量把這個外推的動作做得誇張一點，這樣才能把膝蓋調整到真正正確的位置。當你將它們向外推到與雙腳平行的位置，並以這樣的位置完成幾組動作，之後你就會發現你的內收肌，還有最外側的臀肌可能會出現痠痛。根據我們之前的討論，你應該明白是為什麼。

膝關節過度外展——處於超出與雙腳平行的位置——是比較少見的問題，但確實也是會發生，通常是過度誇大膝蓋外推的提示語或是對提示語解讀錯誤。這樣的膝蓋位置沒有辦法負荷大重量，因為股骨內踝和外踝並沒有與脛骨對齊，會在關節內產生扭轉；這個問題在膝蓋內夾時也會出現。為了膝蓋長期的健康以及舉重量的效率，中立的膝關節位置是關鍵。

讓你的膝蓋向前移動太多會帶來另一個考驗。這個位置的問題不是說會傷害膝關節（雖然對膝關節沒有什麼好處），但它對於在底部的髖發力有不利的影響。膝關節前伸的位置會產生一個更小的膝角，這樣導致遠端縮短的腿後肌在另一端沒有足夠的空間收縮。與較長、較為伸展的腿後肌相比，當腿後肌處於已經縮短狀態時，對於伸髖的貢獻就比較沒有效率。這也代表著這會在腳踝與腳掌心平衡點上有更大的力矩，因為脛骨的角度會更接近水平。腿後肌以及小腿力學方面的差異，會產生的明顯結果就是能負荷的重量變小，而這也就是前蹲時會發生的狀況。

因為槓鈴位置的關係，需要維持垂直的背角，你必需縮小膝角並打開髖腳，因此前蹲在動作底部時腿後肌腿自然會縮短。前蹲和低槓背蹲舉的主要差異是在前蹲時膝蓋前移的部分。而如果膝角過於封閉時，前蹲中潛在的問題——在股骨和脛骨間的半月板後側出現夾擠——就會開始浮現。這個膝蓋位置錯誤的原因，通常是對背部在蹲舉時的定位點理解錯誤。

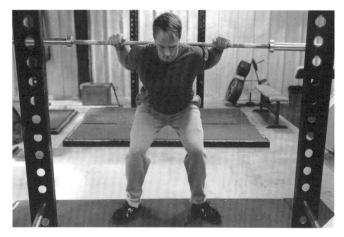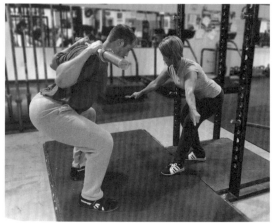

圖 2-46 左圖，除非有受到指導，否則大多數人都會採取的膝蓋內夾姿勢。右圖，指導膝關節外展的方式。

如果你對於低槓蹲舉的概念，是想像在動作進行中，背部會呈現垂直狀態的話，我可以告訴你這個認知是錯誤的，這會導致的膝蓋過度前伸。若你的軀幹過於垂直，膝蓋就會被迫前伸以維持槓鈴／腳掌心的平衡。門外漢常用的指示：「用你的雙腿來舉起重量，而非你的背」也是造成問題的原因，因為大部分人對於這項建議的解讀是背部垂直，雙腳推地。

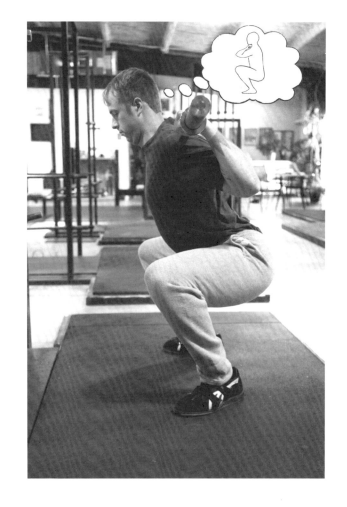

圖 2-47　常見的蹲舉的腦中圖像是像前蹲一般的垂直軀幹，一種會扼殺後側鏈肌肉參與的軀幹位置。正確的背角應該是足夠的水平，這樣一來才能有效使用髖發力的機制，而要具備這樣的背角意識，需要你對蹲舉中軀幹的位置有正確的腦中圖像。不要害怕向前傾，往後坐然後膝蓋向外推，將你的乳頭指向地面。

這個說法應該要改成「用你的髖來舉起重量，不是用背部」，因為「用背部來舉起重量」是你彎腰想要揀起地上的東西，所以拱起脊柱使其進入彎曲狀態時才會發生。軀幹前傾屬於蹲舉的正常姿勢；若要將槓鈴置於腳掌心正上方維持平衡，這樣的前傾就是必需的。而正確的腦中圖像（於 58頁討論過的）可以解決這個問題。

如果這樣無法解決問題，還有其他方法可以避免膝蓋過度向前。如果蹲舉時重心是在腳後跟，則膝蓋是不可能過度向前的。想像一下如何將重心平衡在腳跟上，你先站出蹲舉前的站姿，然後翹起腳趾，把重心移到腳後跟，一旦你的重心已經到達腳後跟，將你的膝蓋外推然後開始蹲下，當你把重心壓在腳後跟做下蹲的動作時，你的膝關節不會過度向前，而且如果你還能保持平衡，那你的背角一定會調整成一個接近水平的角度。到這裡為止，你要知道實際上你不能用這種重壓腳後跟的方式真的做蹲舉，畢竟這也是另一種形式的不平衡姿勢，但是當你將重心擺在腳後跟，試蹲三到四次之後，會發現這個小技巧讓你可以在把重心恢復到腳掌心正上方時，仍然保持膝關節在正確位置，不會過度超越腳尖，這個姿勢既平衡又有力，練習幾次之後，會成為你從今以後唯一的蹲舉姿勢。

另一個問題是在動作向底部接近時，會出現膝蓋向前滑動的傾向，通常是較進階的訓練者才會遇到的。這個問題通常是慢慢發展出來的，如果你以不正確的方式操縱太久的話，根深蒂固的動作模式可能會很難修正，而且它引發的問題會很複雜。如果你的膝蓋在蹲舉底部向前移動的話，你可能將用來保持膝關節開放的股四頭肌放鬆了；較封閉的膝角也因此縮短了腿後肌，使得腿後肌遠端

鬆弛而因此沒有辦法有效地進行髖關節伸展。股四頭肌維持膝角，如此一來固定了腿後肌，它們在
蹲舉深度更深和髖角更封閉的狀態會更加收緊，所以能夠在動作向上的階段伸展髖關節。或是你可
能放鬆了腿後肌在脛骨上的張力，踝關節背屈，然後將重心從底部前移到腳趾上。比目魚肌由遠端
固定膝角，然後腓腸肌藉由跨越膝關節到股骨遠端的方式，讓膝蓋以腳踝為準固定住。蹲舉基本上
是地面與你腳掌心平衡點的互動。這些全部的肌肉，如果在深蹲動作底部是放鬆的，需要重新收緊
它們，但要在現在這個非常沒有效率的骨骼位置上做到這點，是很困難的。

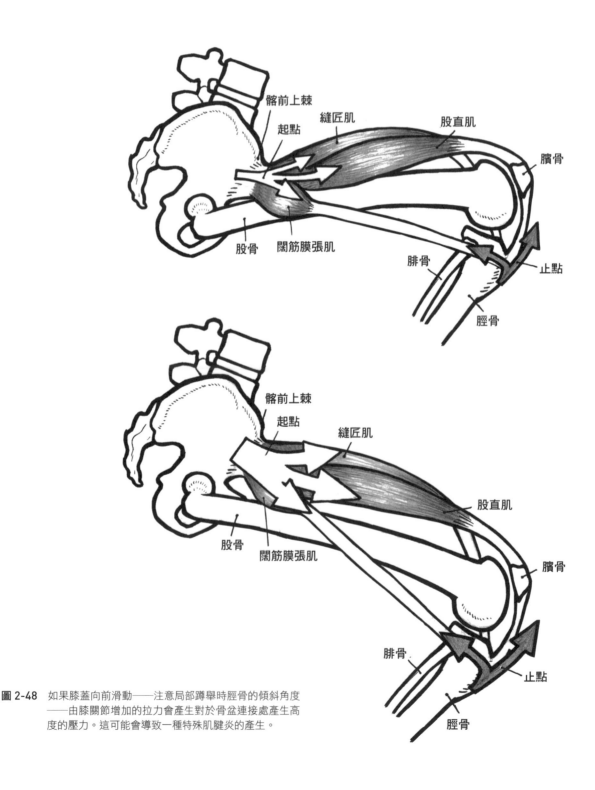

圖 2-48　如果膝蓋向前滑動——注意局部蹲舉時脛骨的傾斜角度
　　　　——由膝關節增加的拉力會產生對於骨盆連接處產生高
　　　　度的壓力。這可能會導致一種特殊肌腱炎的產生。

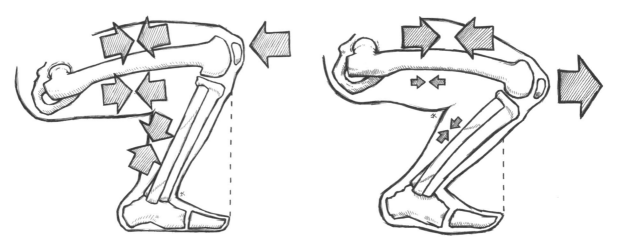

圖 2-49　股四頭肌、腿後肌與腓腸肌之間在蹲舉動作底部時的關係。全部一起運作來維持膝角,而讓膝蓋向前滑動時就暗示這個肌肉間的關係出了問題。

　　事實是,在蹲舉向底部移動時,大多數人都不喜歡維持股四頭肌、小腿肌,還有特別是腿後肌的張力。確實,在膝角更加封閉、肌肉到達伸展的極限、肌腱伸展並且緊繃時,要去維持這些部位的張力是很費力的。你可能會很想要向前放鬆,但這麼做明顯沒有效率,因為當在動作方向反轉時,可伸展部位會伸展開,並且更接近牽張反射的激活點,而這樣做便消除了這些部位儲存彈力的可能性。向前放鬆也會提高受傷機率,因為下背也會同時放鬆。

　　解答就是學習以正確的背角和膝蓋位置來蹲舉,然後在下降過程正確地移動。若當髖向後移動和股骨外旋時,膝蓋開始向外移動,它們還是會被限制在你人體結構上正常的蹲舉位置,而且所有的膝蓋前移都發生在下降過程中的前三分之一或前半段。在那之後,膝蓋就保持位置,由髖關節負責剩下來的動作。所以,由最高點開始俯身,把膝蓋向前向外推至它們最後應該處於的位置,剛剛好超過腳趾,然後就停在那裡;接下來的下降部分會由髖關節向後、向下移動來完成。將蹲舉中這兩個部分動作重複個幾次,然後將動作簡化成一個完整的流暢動作(圖 2-50)。學習這個動作的有效方法,是將一塊木塊放在你的膝蓋前方,如圖 2-51 所示。

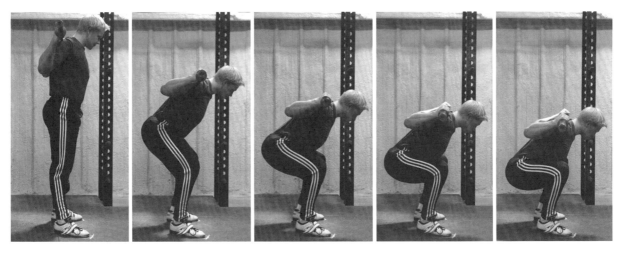

圖 2-50　注意,蹲舉中一旦膝蓋向前移至超過腳尖的位置,剩下的動作行程中就不要在移動它們了,到上升的時候它們會被帶回原本的起始位置。

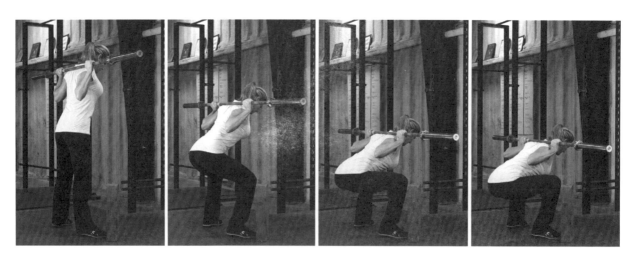

圖 2-51 一塊無敵好用的木塊。只要碰觸到木塊，但不要把它撞倒。

為了要讓這樣的膝控制技巧產生效用，你會需要真的向下看自己的膝蓋，這樣你才能知道它們是如何回應你的指令。採用蹲舉站姿，在動作頂點槓鈴處在你背上的姿勢，直直往下看著你雙腳腳尖中間的點。你就可以看到膝蓋與雙腳的相對位置，而你膝蓋相對於腳趾的動作在你下降時就能很明確。使用空槓在蹲舉下降時看著你的膝蓋再回到起始位置，重複幾次。你會需要多多練習，因為這個動作在一開始做起來很彆扭，因為你會看到膝蓋在動作過程中位置的變化。隨著負重的增加，你就會發現真正問題的所在，並且能夠得到立即的回饋，知道應該怎麼處理去修正問題。如果你對蹲舉的概念正確，這個技巧就會是你解決膝蓋問題最好的方法。

雙腳和站姿

如前所述，腳與地板的相互作用是整個蹲舉概念的核心。腳掌心是雙腳與地板接觸的平衡點，並且槓鈴必需保持在該點的正上方，使系統保持平衡。請記住，在我們建議的站姿中，腳跟大約與肩同寬，腳尖外展約 30 度。站姿的個體差異非常大，會隨著臀部寬度、髖關節韌帶的緊繃程度、股骨與脛骨的長度和比例、內收肌和腿後肌的柔軟度、膝關節的排列角度和踝關節的柔軟度不同而變化。每個人的站姿都會有點不一樣，但是讓腳跟與肩同寬、腳尖外展 30 度的站姿，是一個好的開始。

如前所述，站寬會影響膝蓋位置。例如，如果你很高，有很長的股骨和相對較窄的肩膀，你需要站的比一般建議更寬的站姿。如果你是軀幹較長但腿較短（不是那種不常見的體型），你需要站的比我們依照經驗預測的站距更窄。有時需要根據個別情況來調整腳尖外展角度：如果你是內八腳，你的腳尖角度需要比我們建議的站姿內收並向前一些，更常見的是，如果你是外八腳，雙腳需要外展多一些。這些修正對保持股骨和脛骨之間正確的中立關係是必要的，同時也能夠保證膝關節囊韌帶、內外側韌帶不會產生扭曲。較窄的站姿會讓膝蓋往前推至腳尖的位置，而較寬的站姿會讓膝蓋的位置往後退一些（參考圖 2-52）。但是再強調一遍，腳跟間距與肩同寬的站姿對一般的肌力訓練來說產生的效果是最好的。

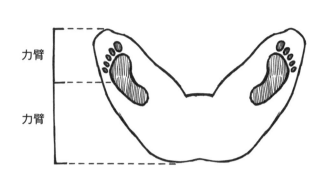
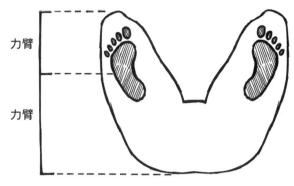

圖 2-52 雙腳站姿、腳尖外展角度與膝關節外展角度之間的關係。站姿越寬，腳尖外展的角度越大，因為隨著站姿變寬，股骨在骨盆中的角度改變了。腿部保持脛骨與股骨旋轉的一致性——並透過改變角度來適應旋轉——來減少膝蓋所受到的壓力。正如先前所解釋的（P.33），股骨的力臂是以腳掌心正上方的槓鈴位置為起點開始計算。從膝關節的角度來看，力臂長度是膝與槓之間的距離，從髖關節的角度來看，力臂長度是髖與槓之間的距離。

　　窄蹲舉，會鍛鍊出如肌肉雜誌中會出現那種讓人喜歡、好看的一對股四頭肌。但由於我們也想使用其餘的臀部肌肉，因此在訓練計劃中省略它顯然是一個失策的決定。對柔軟度一般的訓練者來說，很難採用窄站姿來蹲到足夠的深度，而窄站姿與較普遍使用的寬站姿蹲舉姿勢相比，腿後肌無法充分參與進來。另外像前面所說的，在窄站姿中訓練者不會使用腹股溝肌肉。因此，如果訓練者的腹股溝處有傷，窄站姿蹲舉就會發揮用處，或者當內收肌處於受傷恢復期時，訓練者可以練習幾週的窄蹲舉。但是，如果老是只練窄蹲舉，會因為缺乏相關肌群的訓練，使腹股溝相對容易受傷。

　　有時候會看到健力運動員在蹲舉時站的非常寬，而且腳尖幾乎完全朝前。一些非常強壯的健力運動員透過這樣做來增強關節的緊繃感，並透過在膝、髖關節的韌帶上施加額外的扭轉來獲得由此產生的反彈。也有些人這麼做只是外觀上模仿了這些強者的蹲舉方式。對於經驗豐富的健力運動員來說，這是最好的做法。但對你來說，使所有腿部和髖關節的骨骼處於最佳的位置上發力以及避免肌腱和韌帶出現問題比較重要。有一種方法用來觀察雙腳和膝蓋方向的關係：坐在椅子上，膝蓋微彎，雙腳往外並處於你的身前，不要用力踩地，雙腿併攏，同時要讓你的腳尖直直地指向前方。然後雙腿自然地向兩側外展，你的腳尖也會自然地指向外側。在這兩種姿勢中，你的雙腳自然會呈現與股骨平行的姿勢，你的膝關節處於解剖學上沒有扭轉的中立位置狀態（圖 2-52）。當膝關節外展的時候，腳尖也會跟著指向外側。膝關節的間距越大，腳尖外展的角度就越大。當膝關節間距變大時，股骨向外旋轉，脛骨也會跟著向外旋轉來確保膝關節韌帶處於正常的解剖位置，腳尖跟著外展是因為它們連接在脛骨的末端，訓練者必需理解並且尊重它們的結構位置關係才能避免膝關節受傷。

　　在腳跟下放置一塊 2×4 的木板或木塊是很常見的方法。大部分健身房都有類似的工具。借助這種方法能讓全幅度蹲舉變得更容易，但在理解它們為什麼有效後，你就知道你不該這麼做了。墊在腳跟下的木板抬高了踝關節，並使膝蓋能在不伸展腳踝的情況下向前，從而使小腿前傾。這樣的小腿角度使膝角更加封閉，並導致腿後肌位於脛骨後側的連接點更靠近它在骨盆上的起點，從而使肌肉略有放鬆，減少了達到全幅度蹲舉所需的腿後肌伸展幅度。鞋跟高度在 ½ 和 ¾ 英寸之間的舉重鞋會稍微抬高你的腳跟，幫助你的脛骨獲得足夠的前傾幅度，讓你能夠借助更多股四頭肌的力量，但鞋跟高度為 1½ 到 2 英寸就像 2×4 木板一樣，會對訓練者產生不良影響。如果你的柔軟度問題嚴

重到需要在腳跟下放一塊木板來讓你達到足夠的蹲舉幅度的話，那你的問題很有可能在於站姿和膝蓋位置，就像前面討論過的一樣。

精湛意象提示法

在蹲舉中，有個重要的心理訣竅能用來修正與槓鈴路徑相關的大部分錯誤，以及所有由身體造成的錯誤。這個訣竅不僅簡單的令人吃驚，還能大大的矯正各種各樣的技術問題，從膝角到背角，從腳跟浮起到搖晃的槓鈴路徑。這個訣竅不過就是讓槓保持在中腳掌心的正上方，並同時想著這麼做（圖2-53）。

從觀察發現，槓鈴訓練最有效率的方式，是藉由將槓與腳掌心保持垂直關係所發展出的「平衡」概念。假使你這麼做，那麼背角的大小在背槓的同時就已經被決定了。此外，若你保持脊椎的剛性，且槓在腳掌心正上方的假想軌道中上下行進，那麼膝、髖和踝將會做出它們必需做的事情來維持這個垂直關係，且在還不需要做出任何

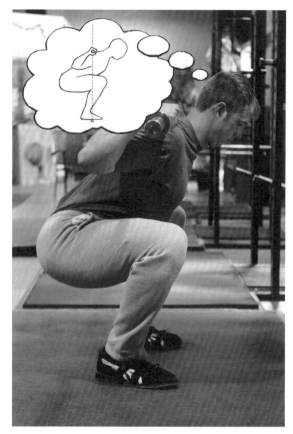

圖 2-53　精湛意象提示法。

微調之前，身體就會解決與其他相關的所有問題。這與你在硬舉時讓槓鈴路徑為垂直線是一種相似的方式，於是硬舉的生物力學會被矯正，因為製造垂直路徑會使你去解決「身體」的問題，而不是「大腦」。這種概念是槓鈴提示語的一個例子，其使身體本身能夠藉由跳過分析過程直接到達結果，去解決複雜的動作問題。你這一生都在解決動作問題，且若你是個天生的運動員，你一直以來都表現的很好。藉由交付身體一個一般性的任務而非特殊任務，你會跳過大腦的思考，用過去累積起來的運動技能來解決該問題。若你控制槓在一垂直線移動，它就會在垂直線移動，不需要分析該問題，就會以能做到這件事的方式來移動你的背、大腿和小腿。

對於蹲舉來說，你藉由在空氣中建構一個有槓鈴在其中行進的軌道意象來做到這件事情。在腳掌心正上方視覺化這個狹窄的軌道，並將其延伸到你上方的空氣中。接著將槓在這個軌道中的行進視覺化。神奇的事情接著就會發生：槓真的就會在這個軌道中行進。根據你的意象精確程度的不同，槓會朝向與平衡點垂直的方向對齊，因為你的膝和髖將會已經做出讓其發生所需要的事情。而你的視覺化能力就跟其他所有的東西一樣是可訓練的。這個訣竅對所有從地板拉起的動作和推舉是都很有用的，因為其平衡力學和槓鈴路徑是一模一樣的。

呼吸

對於運動過程中的呼吸模式有許多爭論存在。一些人認為「在蹲下過程中吸氣，並在上來時吐氣」是一個降低每一下深蹲之間的血壓峰值，從而消除了運動過程中發生腦血管意外可能性的好方法。這樣的忠告暴露了對於複雜機制的誤解，高估了因運動引起腦血管損傷（一個驚人且罕見的情況）的可能性，並且低估了骨科損傷這種普遍現象的可能性。如果我們要破除這個迷思，我們必需了解在深蹲時伐式操作的功用。**伐式操作**是閉氣用力對抗閉起的聲門，同時對腹部和胸部肌肉製造壓力的正確術語。

如果你在馬路上開車開到沒油，你必需先把車推到旁邊——除非你想被撞死。你會打開你的車門，把肩膀靠在車門上，吸飽氣，然後推車。除非車子已經推到旁邊，不然除了快速換氣，你大概不會把氣吐掉。還有，你大概不會想到的是，人類因為在數百年裡推動重物的演化，你的中樞神經系統早已學會在推動重物時呼吸的正確方式。或許你會發現，你在出力時發出低吼聲——聲音明顯在呼吸道的聲門處受到限制——這種限制在部分呼氣的過程中產生了內壓提高。這和武術中的「喊聲」類似，在打擊瞬間提高爆發力的發聲方式。

當你吸氣時，橫膈膜會收縮，胸腔容積會變大。當氣體吸入擴張的胸腔時，內外壓會平衡。當你憋氣並讓軀幹肌肉產生張力時，會在體內外產生壓力梯度。這種壓力會隨著張力的強度而顯著提高。因為胸腹腔之間只有隔著橫隔膜，所以腹內壓也會跟著提高。脊椎被你的背部肌肉維持在正確的解剖學位置上。透過實質上不可壓縮的腹腔內壓傳遞到整個脊椎的靜壓力，可以穩固這種正確的位置（圖2-54）。因此，你的胸腹腔內壓會從前側和側邊傳遞到你的脊椎，而豎脊肌則從後側產生力量。當你透過吸飽氣來提高胸內壓，並讓腹直肌和腹斜肌產生張力來提高壓力時，脊椎周圍就會產生一個剛性的圓柱體來保護脊椎。腰帶加強了這種效果，其主要功能是提高圓柱體前側和側邊的保護效果，而不是從後側施加壓力。

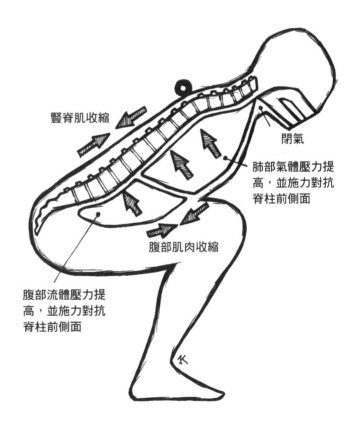

豎脊肌收縮

閉氣

肺部氣體壓力提高，並施力對抗脊柱前側面

腹部肌肉收縮

腹部流體壓力提高，並施力對抗脊柱前側面

圖 2-54
肺部（胸內）壓力提高，腹部肌肉收縮產生的腹內壓和豎脊肌收縮對負荷過程脊椎穩定性的整體影響。伐式操作提高了產生這種壓力和穩定性的能力。在使用大重量的過程中吐氣會無法產生足夠的壓力來穩定脊椎。使用大重量最好還是吸飽氣。

傳統觀點認為，胸腹內壓也會影響軀幹的心血管系統，而提高的壓力會透過血管傳向頭部，這種壓力的提高有可能引起腦血管病變（CVA），例如中風或動脈瘤破裂。

　　這個假設忽略了幾個事實，尤其是對於血管內外的壓力會使其破壞這件事，要讓這件事發生，必需存在著壓力梯度，也就是血管的內外兩側需有壓力差異，不然不可能會發生。當我們在舉起重量並使用伐式操作時，整個系統的壓力都會提高，因此任何屏障都不會出現壓力梯度。相同的壓力從頸部動脈的血管流向頭部，所施加的壓力同樣也作用於脊椎椎管內的腦脊髓液（CSF）；這種液體透過顱骨的硬膜下腔和整個腦室系統向上傳遞壓力，使血液／大腦界面的心血管壓力達到平衡。（Hagkowsky, MJ et al., Medicine & Science in Sports & Exercise, 35（1）：65-68, 2003.）（圖 2-55）。

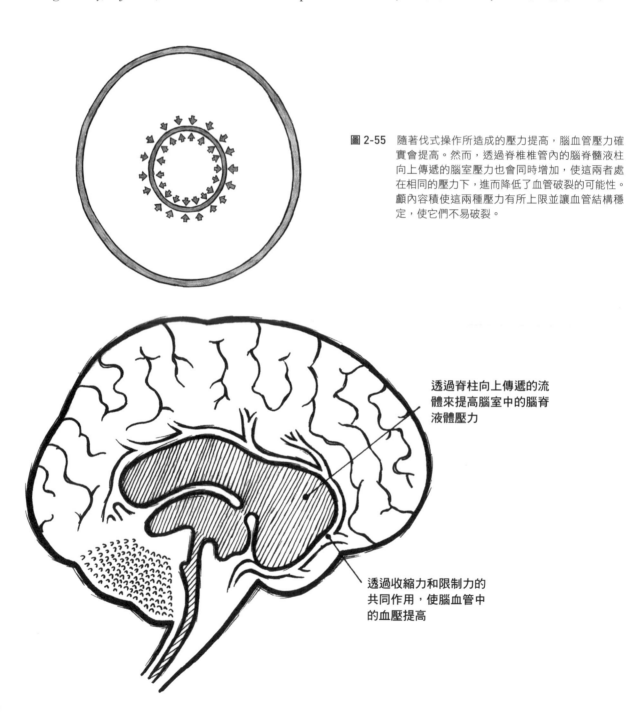

圖 2-55　隨著伐式操作所造成的壓力提高，腦血管壓力確實會提高。然而，透過脊椎椎管內的腦脊髓液柱向上傳遞的腦室壓力也會同時增加，使這兩者處在相同的壓力下，進而降低了血管破裂的可能性。顱內容積使這兩種壓力有所上限並讓血管結構穩定，使它們不易破裂。

透過脊柱向上傳遞的流體來提高腦室中的腦脊液體壓力

透過收縮力和限制力的共同作用，使腦血管中的血壓提高

傳統觀點還忽略了一個事實，就是顱骨基本上是一個壓力容器，就像丙烷罐一樣，非常能夠控制高壓。想像一下，把一個氣球放進一個玻璃牛奶瓶中並試著把氣球吹爆，顯然是不可能的，除非你能把牛奶瓶也吹爆。壓力容器預防了氣球和玻璃瓶之間產生壓力梯度。顱內膜的壓力透過骨外殼容器的控制並預防壓力的變化，並且需要壓力的變化才能使血管遭到破壞導致腦血管病變。所以，顱內所有結構的壓力都是相同的，除非你把氣吐掉。

另一個被忽略的事實，就是動脈瘤是與遺傳體質相關的血管壁缺陷，而疾病導致的血管壁缺陷非常少見，如三期梅毒，這會產生血管壁的慢性炎症。患有動脈瘤的人並不是因為重量訓練，這種人因為重量訓練造成動脈瘤破裂的可能性，與一個人走在家裡前院時突然發生動脈瘤破裂的可能性差不多。

現在，讓我們用一些經驗跟證據來幫助我們理解，在使用槓鈴訓練時該如何呼吸。腦血管意外與骨科損傷的實際比率提供了充分的證據，證據顯示骨科損傷的風險更大。在 Risser1990 年（American Journal of Diseases of Children, 144（9）:1015–7, 1990）對來自所有運動項目的中學運動員進行的研究中，有 7.6% 的運動員受傷，使他們的訓練中斷了 7 天。所有原因造成的受傷機率為每年 0.082 次；其中 74% 是單純的扭傷和拉傷，另外**有 59% 的傷害被歸類為背部損傷**。

相比之下，2004 年全美人口（2.93 億）的腦血管意外死亡率約為 0.000512（150,074 人）。2004 年腦血管意外的存活率為 0.00305（895,000 人）。因此，即使我們將參與運動的專業小群體中的骨科損傷率，與全美人口的腦血管意外發生率進行比較，骨科損傷仍然是中風存活率的 27 倍，而就算你不運動，你在運動中背部受傷的可能性仍然是你發生腦血管意外死亡率的 94 倍。

實際上的差異要大得更多，因為和一般人相比，在沒有遺傳問題的情況下，運動員更不可能發生腦血管問題。在重訓室裡發生 CVA 的機率沒有實際數據，因為它們太少發生，**少到在統計上無法測量**。自從有槓鈴以來，每年與槓鈴訓練有關的中風人口的比淹死在 5 加侖水桶裡的人還少。

由前側的胸腹內壓提供的脊椎保護，正是我們在舉起或推動重量時會自然使用伐式操作的原因。當戰鬥機飛行員在特技演習中承受高 G 力時，他們也會使用伐式操作；增強的保護力可以維持血管暢通，為大腦提供血液，以便在瞬間的高 G 力情況下保持意識，否則會因為大腦的血液供應不足而導致黑視。在大重量槓鈴下存在同樣的情況；你必需保護背部，因為當血液輸出在重達 405 磅的槓鈴下變得更困難時，需要依靠伐式操作產生的高血壓來維持血液供應。

最重要的是，沒有人可以在沒有經過足夠的訓練下蹲舉 405 磅的重量。心血管系統會適應阻力訓練，就像身體中的所有其他組織和系統一樣，這種適應性隨著肌力的增加而產生。任何能夠蹲起極重重量的人都已經以一切必要的方式適應它了。並且沒有人可以在吐氣的同時從地板上拉起 800 磅。 對於任何受訓者——當然還有任何運動員——依循「上升過程吸氣和下降過程吐氣」的建議，實際上更容易造成骨科損傷，且無法預防中風。

事實上，在你大重量組的每一下前，吸飽並憋住氣是一個好習慣。當你在輕重量組中養成正確的呼吸習慣，重量變重時這個模式就已經相當純熟。伐式操作能預防的問題遠遠超過它可能造成的問題。在重訓室安全方面，這是必要且重要的技術。

保護蹲舉

　　重量訓練室中負責保護訓練者的保護者所製造的麻煩，常常比幫到的忙多得多，缺乏經驗、注意力不集中的傻蛋帶給訓練者的傷害不計其數。在本節介紹的基礎訓練課程中，只有蹲舉和臥推這兩個訓練項目需要保護者。如果保護者的認知錯誤，你靠自己可能還比較保險。當重量增加的時候，蹲舉和臥推的危險性也會增加，對訓練者來說，在關鍵時刻有個優秀的保護者協助非常必要。

　　蹲舉中使用的重量可以非常重，在這樣的情況下，只安排一個保護者是不夠的。在不確定能否完成試舉、訓練，或沒有把握的情況下，都應該找兩個人保護你。**蹲舉需要兩個保護者**。這兩位保護者必需學習如何觀察對方並共同合作，把兩個人對同一物體施加力道可能發生的危險最小化。當一個保護者向上拉槓鈴，而另一個保護者沒有這樣做的時候，舉重者身上就會產生負重失衡，這就可能導致事故發生，很多訓練者的背部傷害就是這樣造成的。但是如果保護者掌握了正確的方法，這種情況就能避免。保護者應該在槓鈴上均衡施加外力，並兩兩合作，盡可能地保持槓鈴的平衡，把受傷的機率降至最低（圖 2-56）。

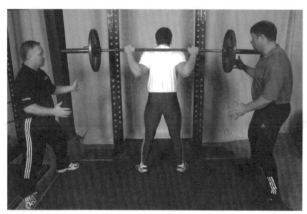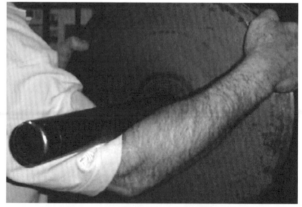

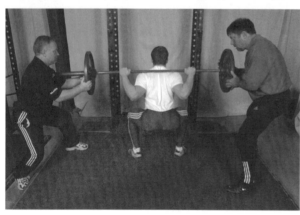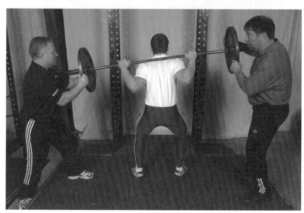

圖 2-56　蹲舉的保護需要專注、團隊合作，並運用一些小技巧。保護者在訓練開始前就該就定位。如果訓練者的某次動作失敗，那麼保護者就需要用雙手和靠近槓鈴一側的手臂，彎曲手肘接住槓鈴的兩端。兩端的保護者力道必需平衡且協調，否則訓練者的負重就會失衡，進而造成扭傷。試舉失敗就自己逃開，留下保護者在那兒抱著槓的訓練者，都應該被槌子敲頭。

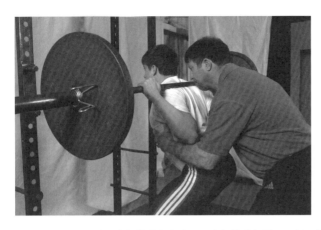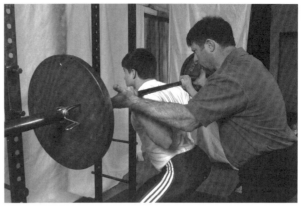

圖 2-57　左圖，錯誤的保護蹲舉方式。單人保護蹲舉並不理想。保護者應該要在試舉中承擔部分重量，進而幫助訓練者完成試舉，但是施加於訓練者身體上的力，顯然讓他無法安全地完成這下試舉。右圖，這是更好的單人保護蹲舉方式：施力於槓鈴，而非訓練者。

　　只有一個保護者的蹲舉很難安全地完成，如果一個保護者站在訓練者身後，把他的雙手從後向前圍繞訓練者胸部靠下的位置，這姿勢不僅令人尷尬，而且相當不安全。畢竟，如果槓鈴從訓練者背後滑落的話，單單一個保護者能怎麼辦？難不成用手肘接住嗎？如果你是訓練者，保護者在這個姿勢中用雙手向你胸部提供的任何力，都會在最糟糕的時機改變你的姿勢。這樣說你應該就能明白，這種尷尬的、無效且不安全的單人保護，為什麼不應在蹲舉中出現了（圖 2-57，左圖）。

　　在**極度**緊急的情況下，一位保護者也許能幫上忙，保護者站在你的正後方，並且均衡地把雙手放在你握槓位置的外側，同時向上推舉槓鈴（圖 2-57，右圖）。但如果重量太重，或者動作完全走樣，這種方法就會失效。無論哪種情況，請盡可能把自己照顧好，安全地遠離槓鈴。事實上，有些教練會告訴他們的運動員在試舉失敗的時候，讓槓鈴從背上掉下來（當他們使用的是橡膠吸震槓片並且沒有保護者的時候）。這種方式不會傷到保護者的原因是──你身邊根本沒有保護者，所以保護者也不會傷到你。但是這動作需要經過練習、且槓鈴要配備吸震槓片，同時還要徵求健身房老闆的同意。在沒有優秀教練示範的情況下，千萬不要嘗試。

　　不過這狀況其實很好避免，因為會發生這種情況，代表著槓鈴重量不合適你，或是重量訓練室裡沒有足夠的助手。你必需有所警覺，防範這種情況再次發生，因為這樣做非常容易受傷。你可以在做好準備後自己找保護者，或是改變當天的訓練排程。

框式蹲舉架（The Power Rack）

　　有的時候，最好的選擇是在框式蹲舉架中訓練蹲舉（圖 2-58）。如果重量訓練室的規劃不盡理想，像是──蹲舉架周圍的地面沒有與蹲舉架下的那塊地板齊平，無法像在平整地面上那樣向後退一步起槓，或者你的蹲舉架四周空間不足──你就需要待在蹲舉架內，以避免背著槓鈴時腳無處可踩。如果重量訓練室裡沒有任何保護者，正好又碰上你的蹲舉訓練日，你不得不在框式蹲舉架中完成練習時，請把保護槓調整到正確的位置：足夠低──確保大腿低於水平高度時槓鈴不會碰到它們；足夠高──如果試舉失敗，槓鈴不會把你按在地面上。

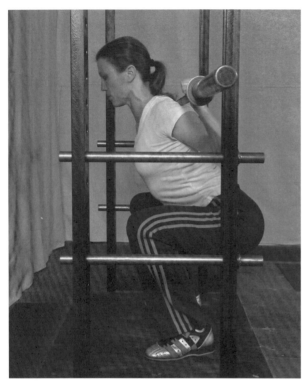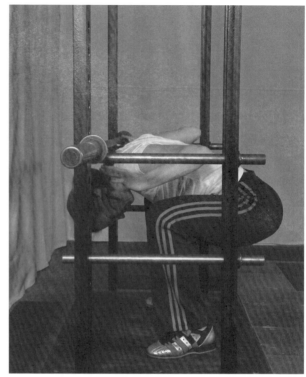

圖 2-58 在框式蹲舉架內蹲舉。如果有必要，槓鈴可以下放至保護槓上。

框式蹲舉架的理想設計應該是：（1）蹲舉架底部有一塊夠重的底板，並與相鄰的地板齊平，這樣在大多數情況下，訓練者都能順利起槓；（2）立柱之間有足夠的間距，使訓練者可以在架中蹲舉；（3）保護槓插孔的間距為 2.5-3 英寸，使訓練者能夠根據個人的身形把保護槓調整到適合自己的高度（4 英寸，或者更大的間距是沒有用的）。如果蹲舉架和舉重台的設計不良，或者你是獨自訓練，經常會需要在蹲舉架內練習蹲舉。但是當你在一般健身房中練習大重量蹲舉的時候，蹲舉架對保護者和他們的雙手而言有潛在的風險。周圍可見的立柱也許會分散訓練者的注意力──當訓練者試圖避開它們的時候，可能會改變槓鈴的運動路徑。雖然多練習幾次你就會熟悉立柱的位置，但是在蹲舉架外蹲舉依然是更佳的選項。畢竟在有配置保護者的理想重量訓練室中，你找不到任何非得在框式蹲舉架內蹲舉的理由。

使用史密斯機器進行「蹲舉」完全不合理。不管健身房的櫃台小姐怎麼催眠你，史密斯機器都不會是蹲舉架。在史密斯機器上做蹲舉，就像在一個有倉鼠的小衣櫥裡做蹲舉一樣。我必需直言，利用機器讓槓鈴運動路徑保持垂直，跟因為動作正確使槓鈴運動路徑保持垂直，這兩者之間有著非常大的差異。使槓鈴運動路徑保持垂直這任務應該由肌肉、骨骼和神經系統協力完成，而不是依託潤滑裝置、滑軌和地板螺栓。

大腿推蹬機──「雪橇式臀部訓練機（hip sled）」──對於已經足夠強壯、能夠蹲舉的訓練者來說幫助不大。在蹲舉中，訓練者是透過關節運動來調整蹲舉姿勢的，但是這種機器限制了關節運動，同時也阻礙了正常生物力學特性。對老年訓練者或因為特殊原因，無法把蹲舉當作訓練項目的人來說，大腿推蹬機或許有幫助，但對健康的年輕人而言只會產生不利的影響，它會讓你自以為可以舉起很大的重量，讓本該練習蹲舉的人產生盲目的自信。1000 磅的腿推和 500 磅的四分之一蹲舉一樣毫無意義。

個人裝備

運動輔助裝備（Supportive apparel），如蹲舉裝、蹲舉短褲、運動襪（power socks）、臥推裝和其他裝備，設計的初衷是為了讓健力運動員在允許穿著裝備的健力比賽中舉起更大的重量。這些裝備的確讓健力成為一項極具技術性的運動，但對以競技運動和健身為目的的肌力訓練者來說，這些裝備完全沒有用處。請記住：**舉起更大重量並不等於變得更強壯**。想想前面說過的蹲舉和力量法則，你就會明確的察覺這一點。

腰帶和護膝

相較於其他裝備，腰帶和護膝繃帶的作用比較沒那麼明顯。當你在做大重量蹲舉時，一條設計恰當、調整得宜的腰帶是很有用的安全裝置。腰帶會對肌肉加壓，來保護訓練者的脊柱，同時肌肉也會產生和腰帶抗衡的雙重壓力，此時圍繞著脊柱的腹肌、腰帶會成為穩健的「圓柱體」。同時，腰帶能夠在本體感受層面提醒你用力收縮腹部肌肉（圖 2-59）。與沒有腰帶相比，繫上腰帶確實能夠更用力地緊繃腹部，這就好像相較於舉起一根掃把，舉槓鈴的時候一定會更用力。束上腰帶能訓練出更強的腹肌，因為腰帶能夠提醒腹肌做更有力的等長收縮；它也能讓你在蹲舉時扛起更大的重量，因為更加穩定的脊柱，能夠承受更重的負重。

與腰帶相比，蹲舉裝就是另外一回事了。穿著蹲舉裝下蹲時，槓鈴負重所形成的離心收縮部分動能會轉變為彈性位能，儲存於蹲舉裝以及蹲舉裝下被壓縮的皮膚和肌肉中。當舉重者反彈站起的時候，就可以利用這些能量。所以，蹲舉裝的實際功用是輔助訓練者舉起槓鈴。我們也討論過使用腰帶會不會產生這般作用，但和蹲舉裝不同的是，腰帶不會像蹲舉裝一樣跨過關節，在收縮、牽張反射，伸展的過程裡發揮作用。以一般肌力訓練的目的來說，保持脊柱的穩固和安全是必要的，但借助外力來增加 30% 的蹲舉重量就沒有必要了。蹲舉裝就等你以後參加比賽時再拿出來吧！

設計優良的腰帶會有一致的寬度，通常是 4 英寸，而且整圈都是同樣寬度。人們已經生產出幾百萬條廉價劣質的腰帶，這種腰帶前側寬 2 英寸並附有皮帶扣，後側則是寬 4 或 6 英寸。顯然腰帶的設計者並不理解腰帶發揮作用的方式。腰帶要正

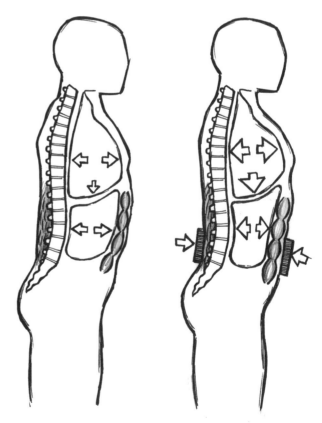

圖 2-59　對於舉重的安全性和效率而言，增加作用於脊柱的壓力是必要的。腰帶透過本體感受性來增加腹部肌肉用力的強度。用力在腹部推腰帶的過程，產生了更有力的腹肌收縮。腰帶造成的限制可以增加腹腔和胸腔的壓力。

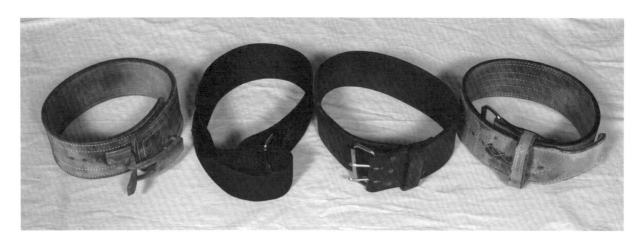

圖 2-60 不同類型的舉重腰帶。它們有各種形式，但是真正有用的腰帶整條寬度是一致的。那些設計腰帶後側加寬的人顯然不理解腰帶的真正作用。

確發揮作用的話，就必需一整圈地作用於人體，沒有任何理由需要設計得寬窄不一。大多數人肋骨和髖關節之間的寬度可放置 4 英寸的腰帶，如果太寬，寬到你在蹲到底之前就會卡到髖關節，或是你的身高比較矮、腰部比較短，就會需要一條 3 英寸寬的腰帶（大部分的人都覺得窄腰帶比較容易讓人做出硬舉的準備姿勢）。腰帶的厚度很重要，在背負大重量時，一條非常厚、而且幾乎完全沒有伸展性的多層皮革腰帶能讓蹲舉變得很舒服，但這種腰帶要價也較高。退而求其次，其實有優質皮帶扣、單層、4 英寸寬的腰帶就很夠用了。就算使用尼龍搭扣腰帶，也比沒有腰帶來得好。

在訓練初期，你也許根本不需要使用腰帶，如果你的腹肌夠強壯而且背部沒受過傷，永遠不使用腰帶也無妨。即使是非常重的大重量，也一定能夠在沒有腰帶的輔助下被舉起來。要不要使用腰帶只能靠你自己判斷，但如果你對安全有疑慮，或以前背部受過傷，我會建議使用腰帶以策安全。我們應該更審慎地使用腰帶，也許在最後一組熱身組和訓練組再加入。謹記一個基本原則，不要在正式訓練組時加上變量——如果你決定在訓練組中使用腰帶，請確保你在最後一組熱身組中戴上腰帶，以保證動作模式不會改變，或者在舉起當天最大重量的時候注意力不會分散。

要正確的使用腰帶，需經過一次又一次的練習。腰帶必需穿戴於正確位置上並調整至正確的鬆緊度才能發揮作用。如果穿戴錯誤，無法按照設計原理協助訓練者，反而會讓訓練效果大打折扣。將腰帶以舒適的鬆緊度圍繞在你的腰圍上（比褲頭的位置更高一點），然後調整站姿，並且蹲下至底部位置。腰帶會自然落到適合它的位置上，有效率地發揮作用。在槓鈴的重量對它產生影響之前，腰帶早以就定位了。在第一次蹲舉的到底部之前就要調好腰帶的位置，不要拖到最後才調整。站起來向後退，把腰帶收緊至腹部感受到一些壓力。

我們對使用腰帶有個常見的誤解：要把「腹部」往外推向腰帶。但是，這麼做通常會導致脊柱彎曲，我們必需小心避免。繫緊腰帶，忘記它的存在，然後自然使用腹肌的力量——好像你沒戴腰帶一樣。我們無須刻意「使用」腰帶，腰帶就會自行發揮作用，因為它提供給腹部的壓力能夠使腹肌自動地出力工作。

腰帶鬆緊度取決於個人喜好，但一般來說，有經驗的訓練者可以使用比初學者更緊的腰帶。有時會把腰帶繫得過緊，如果你不得不收緊腹部來把腰帶的叉狀物插進某個孔裡，腹部肌肉能產生的壓力反而會減少，因為它們要有一定的收縮空間才能產生真正的力量。你可以試試看，當你在繫腰

帶的時候，會感覺存在一個最佳的張力點，繫得太緊不如繫得鬆一點，然後你會察覺，腰帶鬆緊會隨著你的體重、衣著，甚至身體含水量而改變。如果腰帶插孔之間的距離設計得足夠密，就可以精細地調整腰帶的鬆緊度到最合適的位置。

　　與傳統觀點不同，腰帶並不會阻礙你的身體變強或者保持強壯。外行人或者缺乏大重量蹲舉經驗的教練很難理解這一點。但在負重 600 磅的蹲舉中，你的身體沒有一條肌肉是放鬆的，特別是那些負責穩定脊柱的肌肉，所以並不是戴上腰帶後你的軀幹肌肉就去睡覺了。實際上，與沒有腰帶時相比，腹肌能夠更有力地收縮，以對抗來自腰帶外部的阻力，好比在彎舉槓鈴的時候，手臂會比彎舉一根掃把時更有力的收縮。配戴腰帶比沒配戴腰帶更安全，且能幫助你舉起更大的重量。因為當你蹲舉的時候，緊繃的背部更加穩定。而蹲舉時背負更大的重量，能讓你在同樣的動作幅度中做更多的功，你也因此變得更強壯。

　　使用護膝繃帶則是另一回事。當舉重者使用緊繃的護膝繃帶（長達 1 米甚至更長、彈力很強、有眼花撩 亂的顏色和條紋）時，就是為了舉起更大的重量。護膝繃帶的運作機制和蹲舉裝如出一轍。護膝繃帶是訓練過程中的支撐性裝備，如果訓練者沒有受傷的話，就不應該使用。但是如果訓練者的膝關節受傷，正確的使用護膝繃帶會大有幫助。護膝繃帶能夠對膝關節施加一定的壓力，從而增加膝關節的穩定性，如果你的韌帶損傷恢復了，或者將要恢復，一個鬆緊適當的護膝繃帶會像一個外部的關節囊那樣發揮作用，同時也會保持膝蓋關節的溫度，讓你的皮膚和表面組織感覺更敏銳。警告：如果你的護膝繃帶太緊，以至於你在完成一組練習後必需立即鬆開它們，那麼此時護膝的繃帶作用是增加負重力量，而不是支持關節。如果你在訓練全程配戴護膝繃帶，而小腿也不會有血液循環受阻的感覺，代表護膝繃帶是足夠寬鬆的， 這就可以視作訓練中的保護裝備。

　　許多有膝關節疾病的年長訓練者發現，與較鬆的護膝繃帶相比，護膝繃帶綁緊一點更能夠無痛練蹲舉。 綁緊的護膝繃帶能支持老化的、動起來不再靈活的膝關節，使蹲舉變成一項極具成效的練習，而不是引起疼痛的源頭。當訓練者練習大重量蹲舉的時候，正確使用護膝繃帶所提供的壓力，似乎可以避免一些 未戴護膝時的發炎問題。

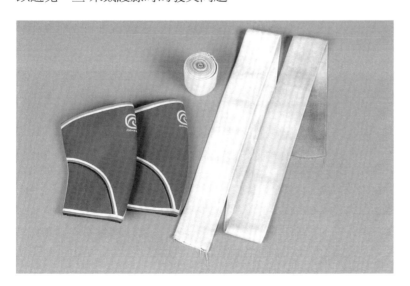

有些健力護膝繃帶彈力因為彈力過強，以至於不能被當作較鬆軟的保護裝備；就算綁得很鬆，它們被拉伸開來時彈力也不會完全釋放，這種護膝不能被看作是訓練時的保護性裝備。在大多數運動品店中，都有販售寬鬆的護膝繃帶，那些就足以達到目的。如果你的訴求是保暖，那麼使用由橡膠和布料製成的套筒式護膝就很夠了。

圖 2-61　　護膝提供膝關節類似關節囊的支撐，在訓練者有輕微傷病的時候，能夠幫助他繼續訓練。套筒式護膝是由織物覆蓋橡膠所製成，主要用於保暖。

鞋子

蹲舉唯一的必備裝備就是鞋子（圖 2-62）。只要穿上蹲舉鞋做五下蹲舉，你就會明白這一點。一雙好的蹲舉鞋能夠提高運動的效益，就算花較高的費用購買也是值得的，你付出的成本絕對值回票價。鞋子的價差甚大，從 50 美元一雙的二手鞋，到超過 200 美元一雙的最新款 adidas 蹲舉鞋都有，買一雙合適的鞋子能大幅改變你對蹲舉的感受。健力蹲舉鞋的鞋底比較平坦，而奧林匹克舉重鞋的腳跟處略高，這是為了使膝蓋能夠更容易地前伸至稍微越過腳尖的位置。你的選擇取決於你的蹲舉風格和你的身體柔軟度。鞋跟的高度若超過 1 英寸，會增加硬舉的難度。如果你採用本書提倡的方法，就會察覺這種鞋子會大幅影響訓練，效果就像在腳跟下墊上 2×4 的木板。大多數蹲舉鞋會附上增加橫向穩定性的綁帶，為訓練者提供可靠的足弓支持，並且能夠讓訓練者的雙腳緊貼鞋面，讓雙腳不至於在鞋內滑動。

蹲舉鞋的主要優點在於它的鞋跟不會被壓縮，蹲舉是從地面開始發力，雙腳則是動力鏈的起始點。如果雙腳與地面之間隔著軟膠材質或者跑鞋的氣墊，部分驅動力就會被吸收掉。這種收縮會降低力量的傳遞效率和雙腳的穩定性。不穩定的立足點會影響運動模式的可重複性，導致每一次蹲舉完都必需重新調整一次，阻礙訓練者養成良好的動作習慣。穿跑鞋蹲舉的感覺就像在床上蹲舉一樣。很多人訓練多年都捨不得購買一雙蹲舉鞋，但是認真的訓練者會知道購買蹲舉鞋是種投資。與全新的名牌運動鞋相比，蹲舉鞋其實並不昂貴，最重要的是他能讓你對蹲舉的感受煥然一新。

我們花了很多時間建構出槓鈴訓練的模式，而設計糟糕的鞋子或者錯誤的使用方式會將上述的運動模式摧毀殆盡。所以趕快買雙該死的蹲舉鞋吧！

衣服

訓練穿著只有一個要點，就是整齊。最好穿著 T 恤而非背心做蹲舉，因為 T 恤比背心可以遮蓋住更多皮膚。人在出汗的時候，皮膚是濕滑的，少了摩擦力槓鈴就很難處在正確的位置上。T 恤應該是 100% 棉質，而非人工合成的材質，這種高科技材質對槓鈴而言太滑了一點。短褲和運動褲應該是由具有伸縮性的彈性材料製作。別輕忽這點，汗水會使你的褲子黏在腿上，沒有伸展性的衣服

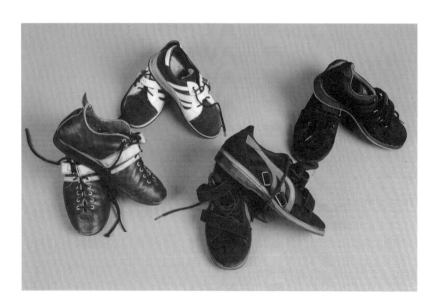

圖 2-62　舉重鞋是訓練者最該準備的裝備。它們消除了鞋底的可壓縮性及地面的不穩定性，使訓練者的雙腳與地板穩固接觸。快去買一雙吧！這會是你在訓練裝備上最有價值的花費。

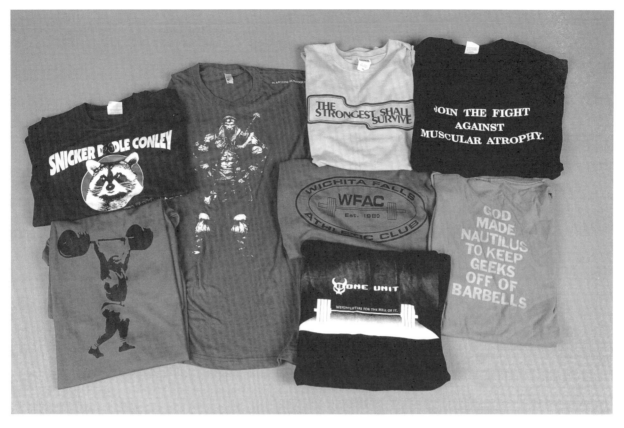

圖 2-63 訓練者選擇合適訓練服的原則：不會阻礙你的運動表現，或者影響了教練對於你的動作技術的觀察。寬鬆的褲子和襯衫或許時尚，但在重量訓練室非常不實用。訓練者應該優先選擇 T 恤，而不是背心，應該以功能性為主要選擇，而不是外觀。不過，有設計巧妙的圖案是很不錯！

則會限制你的腿部活動度，妨礙膝關節的外展和髖關節發力的能力。對那種褲腳剛好落在膝蓋下方的短褲來說，即使它們有足夠的伸展性，也會出現同樣的問題。最好選擇褲腳處於大腿中部，有伸展性的短褲，或者是簡單的運動褲。你得把褲子往上提，如果褲子的褲襠下垂到大腿中間的話，同樣會影響膝關節外展。你的穿著不應該以任何方式影響動作（圖 2-63），絕不要讓一件已經夠困難的事情——正確蹲舉——變得更難。

鏡子

　　我不贊成在鏡子前面蹲舉。許多重量訓練室的牆上都有鏡子，而且為了方便性會把蹲舉架放在牆壁附近，這讓你不得不對著鏡子進行蹲舉。但鏡子實在是個糟糕的工具，因為它只能為你提供一個視角：正面，這個平面能提供的資訊少之又少。你不太可能在面向鏡子的時候觀察自己前後方向的運動狀態、判斷蹲舉的深度；要觀察膝關節和髖關節之間的位置關係，需要一面傾斜的鏡子，但你依舊要扭動脖子才能看到。在負重的狀態下，頸椎旋轉和頸椎過度伸展一樣，都是糟糕的主意。

　　鏡子會分散訓練者的注意力，因為當你向前盯著地面看的時候，出現在鏡子中的畫面會分散焦點。人腦對於會動的物體是很敏感的。當你正嘗試著集中注意力練習大重量蹲舉，某個人卻在你身後晃來晃去欣賞他的大塊二頭肌時，對你不會有幫助。

不鼓勵在鏡子前面蹲舉最重要理由是：你需要在蹲舉的時候建立肌肉的本體感覺。與鏡子提供的可見畫面相比，本體感覺提供的感官訊息更加豐富——你的注意力集中在地面前方的聚焦點、雙腳承受的壓力、背角、握在手裡並壓在背部上的槓鈴，以及動作平衡性。請學會用本體感覺去感受正確姿勢，而不是僅僅靠眼睛去看。

教學提示法

在本書當中，我們會用到「提示語」這術語。提示語是一種動作信號，也是一個重要的運動教學法。教練會對運動員使用提示語，運動員也可以自己使用提示語。

對於教練來說，提示語可以在運動員出現錯誤之前緊急糾正，就像之前教練指導過的那樣。運動員在學習動作的過程中，提示語會融入運動員對動作的理解。提示語會將運動員的注意力集中到他應該注意的事情上，讓他沒有餘裕另做他想。提示語不是訓練者在嘗試破 PR（個人紀錄）前一段冗長、詳細介紹某個全新概念的論文。相反的，一句提示語通常只有一個或兩個詞，也許三個，很少有四個的，它的作用是**提醒**運動員，而非解釋。提示語必需直截了當，從耳朵聽到就直接傳遞至神經動作。

舉一個提示語的例子：「挺胸」。相較之下，「挺起胸部使你的背部打直」就不是一句提示語。前者在訓練者進入起始姿勢後，預備拉起槓鈴之前就能使用，後者必需在訓練者進入起始姿勢之前使用，他接收到這句話後，還得思考一下自己待會要做什麼。

有效的提示語，是運動員與教練共同在訓練中被建立起來的。當兩個人交流、練習動作的時候，提示語會自然而然地形成。教練在教學生涯中會發展出自己最喜歡的提示語，用提示語來向運動員解釋關鍵性的概念。他會因應每位學生的需求來調整這些解釋，逐步形成慣用的詞彙。「挺胸」是很常見的提示語，因為它非常簡潔且有效，幾乎等於在向運動員喊出正確姿勢。但「現在」就不那麼確定是否有用。提示語是教練和訓練者之間的一種特殊默契，是很個別化的，必需在正確的情況和恰當的時機下使用，否則它們將沒有任何效用。

提示語也可以是對自己的提醒。不一定要大聲喊出來（除非這樣做會對你有幫助）。有時自己使用提示語效果等同教練對你的提示，它會提醒你做動作之前需要注意的姿勢問題。在你練習本書的訓練項目時，最好同步建立自己的一套提示語，以鞏固動作品質。隨著經驗的累積，你會發現在在每個動作中建立提示語，能夠有效解決做動作時會遇到的問題。如果你沒有教練，就更需要運用提示語來提醒自己。

提示語大致分為兩種：身體提示語和槓鈴提示語。身體提示語是指與身體姿勢相關的提示語，例如「挺胸」、「向前看」或「手臂打直、伸長」。這類提示語能夠讓訓練者的注意力集中到做動作的身體部位或需要糾正的姿勢上。相對的，槓鈴提示語提醒的對象是移動的物體。例如，如果你在做硬舉，將槓鈴拉離開地面時姿勢有誤（這個問題經常會在急速移動槓鈴時發生），相應的槓鈴提示語也許是「拉慢一點」或「扭緊槓鈴」。

一般的情況下，身體提示語能夠將訓練者的注意力集中在做動作的身體部位，而槓鈴提示語會涉及整個動作，或者參與發力的身體部位。「手肘打直」也許能讓訓練者集中精神修正問題。相比之下，「保持槓鈴垂直」則因為要注意動作角度而更為複雜。訓練者可以透過將一件簡單的事物視

覺化來輕鬆地做到這一點。槓鈴提示語通常意味著：如果你對槓鈴做的事情是對的，你的身體會自行解決相關的問題。與身體提示語相比，有些人較擅於運用槓鈴提示語。對某個訓練項目有效的方法，對另外一個項目就不一定有用。決定使用哪種提示語，是你在訓練中需要磨練的功力之一。

推舉
THE PRESS

在槓鈴訓練裡，推舉是歷史最悠久的上半身動作。在槓鈴被發明的那一天，發明它的人便想出一個將槓鈴舉起並推上頭頂的訓練方式。畢竟，以槓鈴訓練來說這是合乎常理的。在過去的數百年間，訓練設備發生了相當大的變化。我們現在的槓鈴有槓片可以增加負荷，有蹲舉架以放置槓鈴並依照我們的需求調整各種高度，讓我們不需要先將槓鈴上膊至肩上才能做其他動作，甚至在我們需要摔槓的情況下，可以使用包膠槓片。然而，將槓鈴推舉過頭仍然是重訓室裡效益極高的上半身運動。

在健美運動興起之前，推舉是測試上半身力量水平的指標，或說得更正確一點，是**雙手推舉**。臥推的普及改變了上述的情況，而這將不利於一些從未在推舉中獲益的運動員及訓練者，因為推舉是一個比臥推更平衡的動作。臥推雖為健力三項之一，但實際上一開始是在健美運動員中盛行，從 1950 年代開始，大胸肌（「pecs」, or

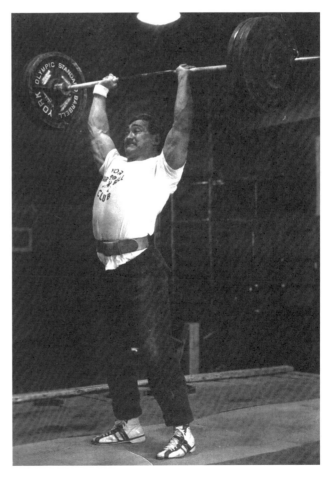

圖 3-1 比爾・斯塔爾（Bill Starr），現代肌力訓練之父，圖為他在健身房推舉 350 磅。

maybe「chesticles」）在體格競賽中成為潮流。1960 年代中期，臥推成為健力運動的競賽項目之一，而這也導致了主要針對肌力訓練的過頭推舉逐漸被忽略。在 1972 年奧運會之後，舉重競賽將「上舉」（Clean&Press）項目剔除掉，而這也給了推舉最後的致命一擊。這個不幸的發展，改變了奧林匹克舉重的訓練本質，而這也導致了大多數的舉重教練將上半身肌力訓練從必練項目中剔除。推舉的普及率及大眾對它的熟悉程度都在逐漸下降，你甚至會在大型的連鎖俱樂部裡聽到私人教練把坐姿頸後推舉說成軍事推舉。

因此，接下來是名詞解釋。推舉指的是站立時，只使用肩膀及手臂的力量，將重量隨著手臂推直至頭頂上方。如果使用槓鈴作為訓練器材，這個動作就應該叫做**雙手推舉**，雖然說多數人也理解「推舉」這個不準確的術語指的是雙手推舉（因為單手使用槓鈴非常規用法）。任何與這不同的定義都需要深究。「**坐姿推舉**」是指槓鈴推舉以坐姿完成的動作，它需要一個專用的長凳，除非訓練者有能力將槓鈴上膊至肩上然後坐下，並在一組動作結束後再將槓鈴放回至地面。這個限制因素侷限了訓練者所能舉起的重量，也侷限了這個動作的最終效益。**啞鈴推舉**若無特別指定是交替或單手的變化型，指的就是站姿且雙手完成的動作。任何躺在長凳上的推舉都被稱為**臥推**，這裡一般指的是槓鈴臥推，除非指定**啞鈴臥推**。如果將槓鈴放在頸後，這個位置就會是動作名詞的一部分。「軍事推舉」是推舉系列裡最嚴格的形式。**軍事推舉**在動作起始的過程中，不會借用任何髖關節屈曲或拱背的力量幫忙，有時還會將腳跟併攏。**頸後推舉**是一個比推舉難的動作；更難的是**坐姿頸後推舉**。**爆發上推**則是訓練者藉由屈膝和伸膝驅動槓鈴離開肩膀來完成動作。

奧林匹克舉重將「推舉」從競賽項目中淘汰的原因之一是，一個過於奇特的推舉讓大多數的裁判難以判定是否該給紅燈。「奧林匹克推舉」這個動作在過去幾年裡出現的形式是透過過度伸展而產生的瞬間髖關節屈曲及斜方肌產生的聳肩將槓鈴驅動向上。擅長推舉的舉重運動員甚至能夠向後仰到接近臥推的程度，如此一來，將推舉定義為從肩上舉起將變得不準確。我們所教的推舉是根據奧林匹克上舉而來的，保留了全身性的運動，但去除了過度的後仰。

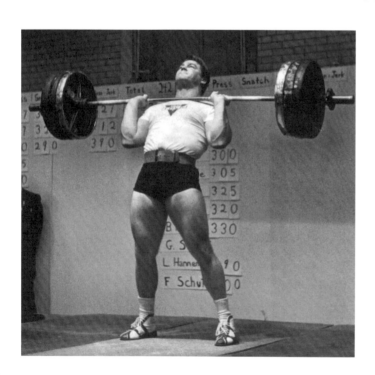

圖 3-2 湯米・薩格斯（Tommy Suggs），圖為 1968 年的全美舉重錦標賽，湯米表現出了適度的後仰動作。由於「判決困難」，推舉從奧運競賽中被淘汰——國際總會不願意制定和執行適當的判決標準。但推舉實際被淘汰的原因可能是因為他們希望縮短競賽時間，並且避免因為缺乏統一的判決標準而引起的政治性爭議。

推舉是競技體能訓練裡效益最高的上半身訓練，主因在於它不只是上半身的訓練。除了健力和游泳，所有需要上半身力量的競技項目都需要從地板沿著動力鏈將力量傳至上半身。任何時候，運動員推擠對手、投擲器具、使用球拍和球棒擊球或是將力量傳遞出去，這些力量都是從雙腳對地面做反作用力開始。在推舉中，動力鏈──由身體基底和被移動的負荷之間產生和傳遞力量的肌肉骨骼系統組成──從地面開始一直延伸至手中的槓鈴結束。

相比之下，臥推的動力鏈起始於長凳，而這個起始點在槓鈴的正下方，也就是上背與長凳的接觸點，並延伸至雙手中的槓鈴結束。而精通臥推的訓練者，會將雙腳放置地面，並使用下半身作為動力鏈的支柱。但這不代表動力鏈延伸至地面，因為訓練者可以將雙腳放置長凳上或懸空來完成臥推。就好像蹲舉，雙手雖然是一個重要的環節，但並沒有實際地移動槓鈴；雙腳雖然是臥推的一個重點，但實際上並不是動力鏈的一部分。一個精通臥推的訓練者，就算盡可能地使用軀幹及雙腳，仍然是在對長凳做反作用力，並不是雙腳在平衡，當他推起槓鈴時，也不是用整個身體來對地面做反作用力。然而對於推舉而言，動作本身就是以全身作為動力練。

基本的臥推性能不同於推舉，它主要是上半身的訓練。事實上，將背靠在一個不可移動的物體上來推動其他東西，在運動場上是一件不尋常的事，只有在美式足球比賽裡，如果你被一群人壓住，那有可能發生，但在其他時候非常少見。而推舉包括整個身體，使用所有的軀幹肌群（核心及背部肌群）及臀、腿、腳踝、手腕和腳掌來穩定身體，而肩膀、上胸、手臂將槓推至頭頂上方。這條動力鏈從頭頂到地面，是人體最長的一條，這也使得推舉成為在負重狀態下訓練穩定性的絕佳動作。

另一個差異在於動作模式的本質以及肌肉收縮的方式，臥推的起始是由上往下，會經歷一段離心過程，因此在最低點時可以藉由牽張反射來協助向心收縮階段；相對於臥推，推舉和硬舉一樣，在靜止狀態（從肩膀起始）下舉起槓鈴，因此起始是推舉最難的部分。在一組多次數的情況下，可以改變原有的模式，你可以在第一下之後改成從頭頂上起始，這樣就能夠藉由牽張反射在底部反彈，並在頭頂上換氣，就好像蹲舉和臥推那樣。但如果是用最大負荷執行的基本動作，依然是在完全靜止的狀態下從肩膀起始。

一項訓練，如果要使競技體能訓練工具有效益的話，它必需利用與該競技項目相同的肌肉及神經激活模式。**它不必完全複製競技中的動作**。事實上，如果你在體能訓練的動作路徑與競技場上的動作路徑過於相似時──例如投一顆加重過的籃球──會影響正確的技術執行。實際上，你練習投球的速度會低於競賽時的速度，而且因為你不會用完全一樣的方式投擲其他不同重量的東西，所以你也會用稍微錯誤的方式投擲。有效的肌力訓練應該以協調一致的方式將競技中所有參與的肌群結合起來，以便在槓鈴訓練中透過一般性的動作模式來產生力量，**無需具備其他的特殊性**。然後，獲得嶄新的力量並且將它融入到競技運動中。像是美式足球這樣的競技運動需要使用身上所有的肌肉，因為臀和腿對地面產生力量，並透過軀幹傳遞至上半身，最後通過肩膀和手臂施加到對手身上。推舉、蹲舉、硬舉、臥推、上膊這五個動作透過漸進式超負荷的**訓練**原則發展力量，運動員將會變得更強壯，而美式足球訓練更精確地將這些力量用在實際的動作型態裡。

特別是對於推舉來說，重要的是要了解，它不是一個單純由上半身產生力量的動作。力量的產生與肩膀和手臂有關係，不過這一切都依賴了雙腿及髖關節對抗腳下的地面所產生的反作用力。在美式足球方面，動力鏈從地面開始，因為最先移動的是雙腳，而在推舉方面，始於槓鈴。這兩個動作都是透過軀幹沿著動力鏈傳遞力量，而這兩個動作軀幹等長收縮的方式也是相同的。推舉提供了

一個有用且可用的運動所需的動力學模式相似度（圖 3-3）。臥推不具備這個條件，但它具有更大的負重潛力，我們會將這兩個動作都安排在訓練計畫中，但是我們必需了解每個動作的優勢和限制因素。一般來說，一個動作能夠訓練到的身體部位越多，這個動作就越好。推舉在軀幹肌肉——腹直肌、腹斜肌、肋間肌及背肌——及肩膀和手臂中產生力量。在站立的情況下用雙手將一個大重量高舉過頭，這動作訓練到整個身體的平衡能力。比起其他的上半身動作，推舉動用了更多肌肉群及更多中樞神經系統的活動。還有，相較於臥推，推舉會在更有用的方向上產生力量，而臥推產生力量的方向大約是垂直軀幹 90 度向外的方向，但在美式足球裡，手臂與軀幹的角度常常是大於 90 度。推舉在垂直方向所產生的力量並不是完全符合美式足球在場上的力量，但相較於臥推，它接近得多。比較重要的是，如果美式足球員將背靠在一個傾斜的角度並且向上推，那你可能會覺得上斜臥推是一個更好的訓練動作。但很顯然不是這麼一回事。以上斜臥推試圖提高效果的訓練課程忽略了推舉

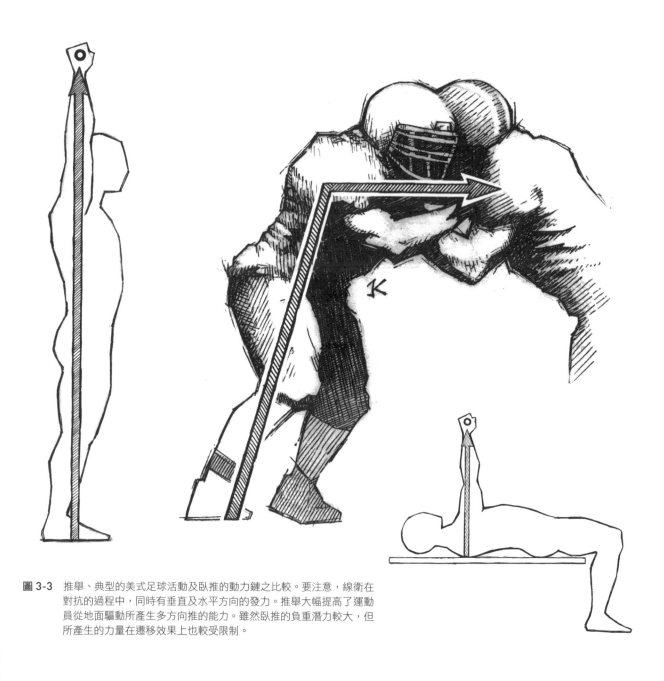

圖 3-3 推舉、典型的美式足球活動及臥推的動力鏈之比較。要注意，線衛在對抗的過程中，同時有垂直及水平方向的發力。推舉大幅提高了運動員從地面驅動所產生多方向推的能力。雖然臥推的負重潛力較大，但所產生的力量在遷移效果上也較受限制。

能夠成為一個重要動作的關鍵因素，也就是動力鏈。

　　實際上，能夠舉起更大重量的是臥推，而不是站立時用雙手舉起的推舉。所以對於簡單的上半身肌力，臥推是更好的動作。兩種動作都練的人，可以將臥推發展出來的力量更有效益地發揮在競技上。而相較於訓練裡有過頭動作的人，只練臥推的人通常會有較多的肩膀問題。由於所有的壓力都集中在肩膀前側，後側變得相對薄弱。在經過多年的訓練後，臥推重量可能非常重，如此一來，力量的失衡可能就會很明顯。

　　後肩肌肉組織包括非常重要的肩旋轉肌群，它是在投擲動作時負責減少肱骨內旋速度的肌群（圖3-4）。肩旋轉肌群基本上由肩胛骨的前、後側肌肉所組成。肩胛下肌在肩胛骨及肋骨之間，並覆蓋在肩胛骨的前面，其功用是使肱骨內旋。棘上肌、棘下肌和小圓肌肌腱將肩胛骨後方各個點連接至肱骨上，並提供肱骨外旋動作以及幫內旋動作減速的功能（如：拋出球的瞬間）。這些肌肉可能可以當作肱骨的內／外旋肌來單獨訓練，但這不是這些肌肉的正常功能，因為獨立的轉動不是一個正常的動作型態，在推舉這個動作裡，它們並不直接作為動作的主動肌群，而是穩定肌群，因此在穩定方面的能力得到了提升。相比之下，臥推並不能很好地訓練外旋，至少不及胸肌和前三角肌的負荷（負責肱骨內旋的主要肌群）那麼大。如果內旋的強度不成比例地超過了外旋的旋轉能力，使外旋肌在投擲過程中降低肱骨內旋速度的能力降低，那麼可能就會經常造成傷害。

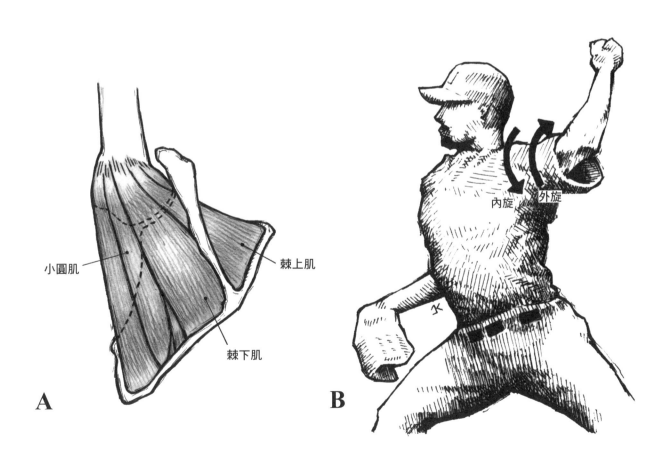

圖 3-4　（A）肩旋轉肌群後視圖。（B）這些肌群在投擲過程對肱骨內旋有減速作用。

有一種被稱為**肩夾擠**的損傷通常被物理治療師或其他醫療端的人員認為是推舉造成的。大多時候，物理治療師會建議不要使用推舉作為訓練動作，因為他們認為肩旋轉肌群的肌腱可能會被卡在肱骨與肩胛骨上的骨性突起處——也就是喙突和肩峰之間。這些骨質結節的功能是作為二頭肌、胸小肌、喙肱肌在肩鎖（AC）關節的肩胛骨及鎖骨之韌帶連接點。喙突和肩峰突出位於肱骨與盂肱關節相接之處。由於外旋肌，特別是棘上肌和棘下肌，覆蓋在肱骨上、位於肩峰下滑囊和其他骨質結節之下，大多數的物理治療師認為推舉會讓骨骼碰在一起並對肌腱夾擠（撞擊肌腱）的可能性很高，以致他們認為推舉是危險的，不應該當作訓練的動作選項。

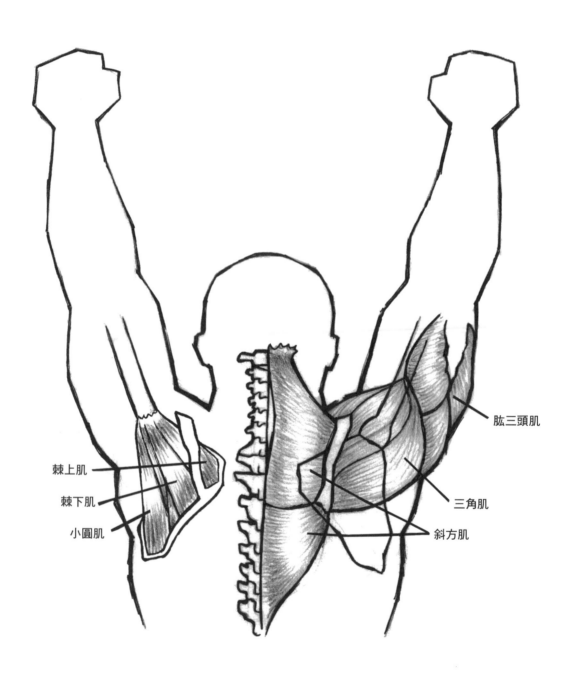

棘上肌
棘下肌
小圓肌
肱三頭肌
三角肌
斜方肌

圖 3-5　在推舉動作裡，斜方肌、肩胛骨、手臂和槓鈴的解剖關係。

這個說法忽略了正確操作下的推舉動作在解剖學上的事實。肩胛骨只有一個點與肩帶其餘的部分連接，就是肩鎖關節的鎖骨處。除了肩鎖韌帶以外，肩胛骨是在肌肉及筋膜構成的鞘裡，在動作範圍內它能夠自由「浮動」，所以肩胛骨可以移動到背與肱骨結構的任一相對位置。肩胛骨可以從臥推那樣極端內收的位置移動到像槓鈴划船的起始動作那樣被向前拉（參考275頁），還可以像推舉在最頂端聳肩以及在頂端位置形成內旋狀態。

當你推舉過頭時，你會朝槓鈴的方向向上聳肩，然後完成動作。這個動作涉及將頸部和上背部脊節的棘突連接到肩胛骨的斜方肌，並且這會主動加強斜方肌對肩膀和槓鈴的支撐。實際上，槓鈴是透過雙手打直來支撐在頭頂上方，而肩胛骨撐起手臂，斜方肌撐起肩胛骨，所以聳立的斜方肌主動支撐著槓鈴的重量。當斜方肌收縮的時候，會在頂端把肩胛骨拉近來形成內旋，並透過聳肩把肩胛骨向上拉。這個動作讓肩盂腔向上並從下方直接支撐肱骨，將肩峰和喙突從肱骨上拉開。如果你的推舉做得正確，肩胛骨向上支撐手臂和槓鈴，袖帶肌腱就不可能被夾擠（圖 3-5，圖 3-6）。

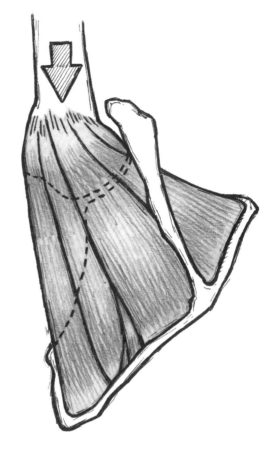

圖 3-6 推舉的完全打直位置。重力使得肱骨進入關節盂，肩旋轉肌群強化了這個動作的穩定性。

所以，說推舉會造成肩夾擠的說法是不對的。錯誤的推舉和推舉是不一樣的，你不能先重新定義這個動作，然後再斷定它是危險的。這就好像開車去撞一塊大石頭，然後說開車很危險一樣。

有幾種絕佳的方法可以夾擠你的肩膀，但都跟推舉無關。你只要把肩胛骨放在適當的位置，同時讓肱骨擠入自己的骨骼，在沒有足夠肌力的情況下，用錯誤的手肘姿勢做臥推或做一些像是吊環撐體、吊環伏地挺身的體操動作，都是可以讓肩膀在解剖學或力學上處於危險狀態的好方法。健力運動對於肩膀的長期健康是一個重擔，而近期有些新手運動員對於體操訓練的愛好導致了許多本來不必要的外科手術。有一些競技運動在競技中常會出現過頭的姿勢，像是網球、游泳和排球，但這些競技項目的運動員通常都不懂得在肌力訓練中加入推舉動作來應付過頭姿勢對肩膀造成的壓力，因此都有較高的肩膀損傷和手術的可能性。但令人驚訝的是，在奧林匹克舉重裡，肩膀的損傷是非常罕見的，而這項競技運動的重點在於盡可能地把重量高舉過頭。舉重運動員很快就學會如何在過頭姿勢穩定重量，而網球運動員也許已經被勸退學習如何安全地使用過頭姿勢。

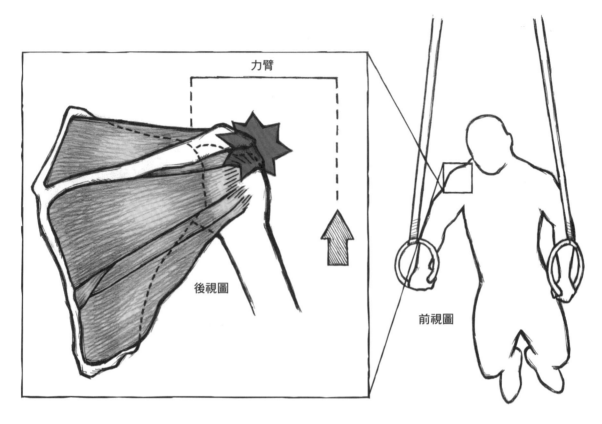

圖 3-7 進行吊環撐體時,不對的肩膀位置將會造成肩膀的傷害。重力驅使肩鎖關節向下擠入肱骨,並且由手臂橫向運動所產生的力矩會造成嚴重的肩膀問題。

　　肩膀受傷的發生頻率很高,在過去幾十年裡有許多人透過推舉訓練來恢復受傷的肩膀,尤其是肩旋轉肌群的損傷。因為推舉很安全且能夠強化你的肩旋轉肌群,因此推舉被用於肩膀的傷後復健。物理治療通常會用彈力帶和 2 磅的啞鈴來訓練肩旋轉肌群,以作為肩膀復健的手段,這是一個很有趣的方法,因為這些孤立動作並不屬於正常的人體運動模式。但當你推舉過頭並正確的完全打直時,肩膀所有的肌肉都會是繃緊且收縮的狀態。你能夠舉起的重量將會隨著時間的堆疊而變得更重,這代表你完成推舉的肌力也相對變大,而所有肌肉收縮所產生的力量也必定會增加。由於推舉會使肩旋轉肌群以等長收縮來穩定在頂端的完全打直姿勢,並且由於正確的動作確保了肩旋轉肌群主動收縮的能力且位置**相對於**夾擠位置來說**是安全的**,所以使用推舉來強化肩旋轉肌群是最合理的方法——甚至包括因為受傷和手術治療而變弱的肩旋轉肌群——都要進行正確的推舉。在正確推舉的完全打直姿勢下,健康的肌肉會輔助較弱的肌肉,隨著受傷的肌肉逐漸復原時,如果使用正確的技術並以夠輕的重量來操作推舉,就能夠恢復越來越多在正常功能下的負荷能力。透過這種方式,受傷的肌肉可以在執行其正常功能的**同時**恢復正常功能,而實際上也沒有其他選擇,只能透過做它們平常做的事來復健它們。

　　由於推舉能夠強化肩膀,身為一個活躍的成年人,對於你的生活以及整個運動生涯來說,承擔肩膀健康的關鍵在於你是否將正確執行的推舉列入訓練的一部分。大多數肩膀有問題的訓練者並沒

有將這個建議聽進去，他們都忽略這個最重要的上半身訓練，最終也付出了代價。其實，臥推在成為健身房裡上半身訓練的唯一焦點之前，肩膀受傷是不常見的。在發生肩旋轉肌群的問題之前，可以透過平衡臥推及過頭動作的訓練量來避免這件事。對每一次臥推訓練來說，都應該有相對應的一次推舉訓練。

　　一件出乎意料的事情是，大重量推舉是一個技術成分非常高的動作，大多數的人必需花很多年的時間來提升推舉的技術，所以我們最好現在開始。

學習推舉

　　在蹲舉架上使用空槓來進行推舉，而槓鈴架設的高度應該和蹲舉一樣，大約在胸骨中段的位置。如果你是女生、年輕的受訓者、年紀較大或是受傷過的人，那麼在一開始學習推舉時，20 公斤的空槓對你來說有可能太重。確保訓練時使用合適的設備，否則會沒有機會學習適當的動作。

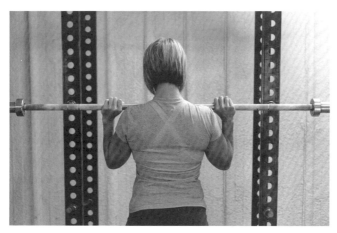 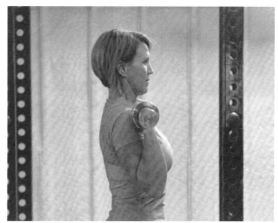

圖 3-8　握把的寬度剛好在肩膀兩側，使前臂呈現垂直姿勢。

　　關於推舉的握距建議，來自於我們已經知道的簡單力學原理。無論你從側面或是背面看，你的前臂應該都是垂直姿勢（圖 3-8）。使用這種握距時，你的食指大約會在壓花邊緣到離壓花半吋之間。有一些特別高大的人會需要更寬的握距來保持前臂處於垂直姿勢，但這樣的人不多。如果握距過寬，則會在握槓處與手肘之間、手肘與肩膀之間還有握槓處與肩膀之間產生力臂。這樣一來，你將不得不去克服那些多餘的力臂所產生的力矩（圖 3-9）。器材的選擇不一定取決於個人，大多數的人只能使用他們現有的器材，所以要注意一下，標準的舉重槓，滾花之間的距離大約是 16.5 英寸（42 公分）（健力槓則沒有標準的中心標記，但大多數跟舉重槓一樣）。如果你在所使用的非常規槓鈴上做一個記號，就可以讓調整握距這件事情變得容易一點，你就能在每次訓練時找到一樣的握距。

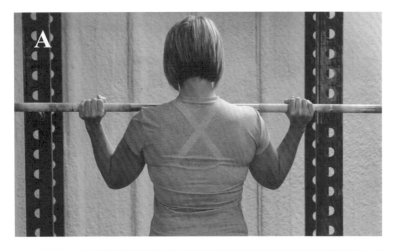

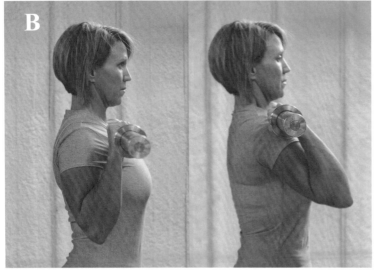

握槓時，前臂骨應該直接撐在槓鈴的正下方，以消除因為手中的槓鈴過於偏後導致手腕所產生的任何力矩。有效調整握姿的最佳方法是讓食指去找握距，然後將大拇指朝下指向雙腳，讓手掌形成一個內旋的狀態。這種方法能使槓的落點靠近**魚際紋**，也就是在**拇指球肌（大魚際）**（靠近大拇指的高點）和手掌內側（**小魚際**）隆起的中間──也就是與你的「生命線」平行──這樣說比較白話一點。然後，把手指握緊在槓上。當你出槓時，槓鈴會落在前臂骨上方及壓在手掌的下緣處，如圖 3-10。另外還要注意，這個握法會產生大約 10-15 度的手腕伸展角度，這是捏拳的姿勢，同時也是前臂伸肌和屈肌最有力的收縮位置。你可以透過過度伸展和過度彎曲你的手腕並嘗試在每個極端位置將拳頭握緊來測試一下。正確的手腕角度能使前臂肌肉產生最大程度的「捏緊」，使槓鈴在起始位置被驅動時更有效率。

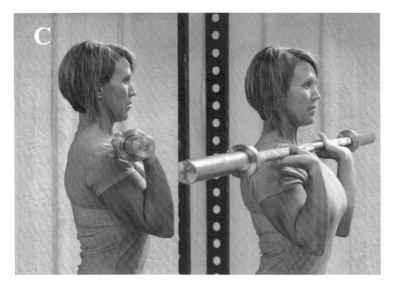

圖 3-9　由錯誤的握距產生的力臂。（A）手與肩之間、肘與肩之間的力臂。（B）在矢狀面，肘和肩之間的力臂。（C）手腕和槓鈴之間的力臂。

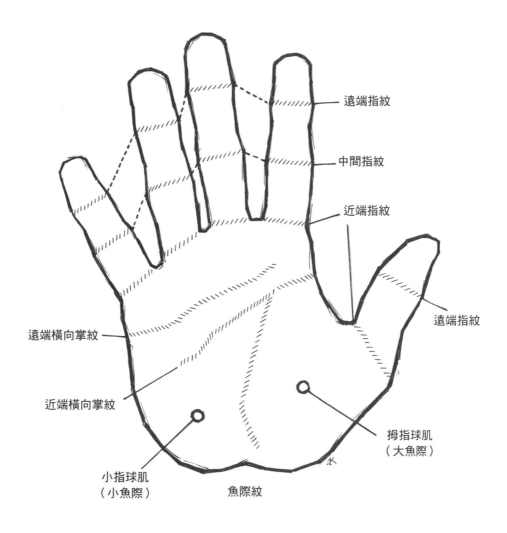

遠端指紋

中間指紋

近端指紋

遠端指紋

遠端橫向掌紋

近端橫向掌紋

拇指球肌
（大魚際）

小指球肌
（小魚際）

魚際紋

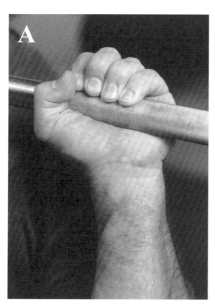

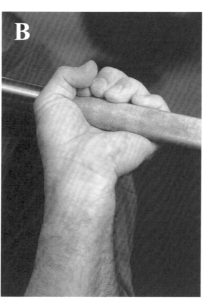

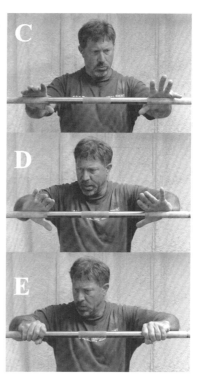

圖 3-10 上圖，手掌面剖析。
　　下圖（A）槓鈴在手掌上正確的位置：靠近掌根，而不是靠近手指如（B）正確的抓握方法如（C-E）。請注意，A 圖中的手腕角度和握拳時的角度一樣是處於中立位置，大約 10-15 度的伸展狀態，這是產生最大握力的最佳位置。

從蹲舉架出槓——記得使用空槓，並使用一個適合你能力的重量。你的握姿應該將槓鈴放在你的掌跟處，而從側面看的時候，手肘應該會在略比槓鈴前面一點的位置。這個位置會讓前臂的橈骨呈現一個垂直的姿勢。（大部分的人會讓手肘處在槓鈴下方或後方的位置，這個位置通常會讓你在進行推舉的時候，讓槓鈴的軌道遠離身體。）在動作開始前，稍微聳肩並往前移一點，讓槓鈴的位置落在三角肌上方，這是你肩膀肌肉較多的地方。

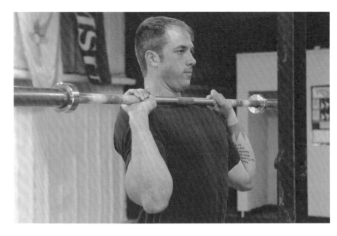

圖 3-11　讓手肘在槓鈴前面。這個位置會使橈骨處於垂直姿勢，並能夠以正確的方向向上驅動。

柔軟度不好的人，要在一開始讓肩膀處於往前並上提的位置，是有點困難；如果柔軟度不好，你應該趕緊伸展開來。有些人的前臂相對於上臂較長的時候，這樣子的人體結構無法在維持手肘正確位置時還處於較窄的握距，且無法將槓鈴置於三角肌上方。三角肌上是放置槓鈴的完美位置，但從一個不是那麼完美的位置完成動作，實際上也沒有什麼問題。柔軟度非常好的人，要注意的是不要將手肘抬得太高；這會使得肩胛骨向前拉並導致整個肩胛骨缺乏緊密性和穩定性，這樣一來便不利於做出一個有效率地推舉。

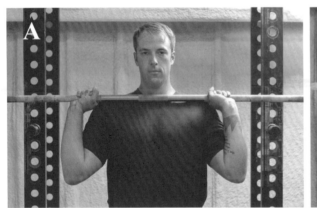
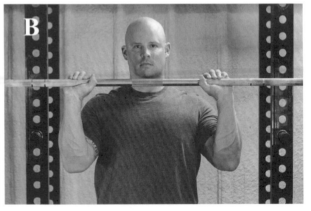

圖 3-12　如果可以的話，槓鈴放置在肩膀肌群上——三角肌前面。左圖，正常的前臂尺寸。右圖，相對於肱骨的長前臂。訓練者將槓鈴「懸空」在三角肌上的位置進行推舉，如果試圖讓槓鈴放置三角肌上，將會使起始位置上的力學機制產生不利的影響。

你在推舉動作時的站姿並不像蹲舉時那麼講究。以舒適為主，通常都能找到合適的站姿。而其實你蹲舉的站姿就會很適合推舉，過窄的站姿會產生平衡感的問題，而站得比蹲舉時的站姿寬，感覺也非常奇怪。我們在做推舉時不會借用地面的反作用力（因為不是在做爆發上推），所以不要想著試圖模擬垂直跳的站姿來進行推舉，事實上，如果你感到疑惑，可以稍微站寬一點點。

正確的視線位置能夠避免許多起始位置的問題，直視前方牆壁上與你視線水平的一點。（這是假設如果你前面有一面牆，如果牆壁太遠的話，看著某個器材也可以）。在整組訓練的過程中都要盯著那一個點。你可能會需要自己找一個點來看。如果你需要，可以在一張紙上畫一個大圓點並將

它懸掛在可以讓你視線保持在正確位置的地方。

　　現在抬起你的胸部。實際上這是透過將豎脊肌的上部肌群收縮來完成的。想像將你的胸骨挺到下巴的位置或是秀出你的乳房。（對不起，這是粗俗的比喻，但你必需承認它很有用。）這個位置請參考圖 3-13。「胸部向上」實際上是背部收縮，而推舉和前蹲是加強這些肌群和發展它們控制能力的兩項最佳訓練動作。抬起胸部會在上背部和整個動力鏈中產生緊密感，讓你與地面的連結更加穩定，並改善整體的推舉力學。

　　當你的手肘及胸部抬起時，你已經可以準備將槓鈴推上去了。學習推舉分成兩個階段：第一，你會將槓鈴推到動作完成的位置，這個步驟包括學習完全打直姿勢以及理解背後的解剖及力學原理。第二，你將學習如何正確的將槓送到最高點。這個步驟包括學習如何產生一個力學良好的槓鈴路徑以及如何使用全身的力量來完成。

　　步驟 1：吸飽氣，憋住（我們的好朋友伐氏操作），然後把槓鈴高舉過頭。絕大多數的人會把槓鈴推到完全打直的位置，但他們都往額頭前面推。確保槓鈴在你頸後的正上方，這個位置應該會讓你的槓鈴、盂肱關節及足中呈現一直線的狀態（圖 3-14）。在這個位置上對抗動力鏈主要節段的力矩會是最小的——槓鈴到肩膀、肩膀到腳掌心。如果槓鈴直接垂直肩關節，負重就不會對肩膀產生力矩。如果肩膀垂直於腳掌心，背和腳就不會對平衡點產生力矩。如果槓鈴垂直於腳掌心，則整個動力鏈會處於一個簡單的壓縮狀態，對身體的主要節段都不會產生力矩。

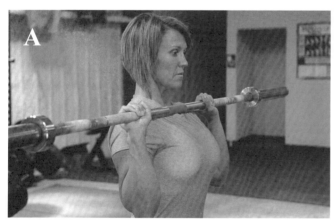

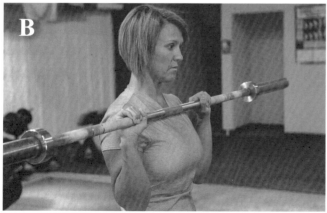

圖 3-13　（A）正確的上背位置，提供一個堅固的平台來驅動槓鈴。
　　　　　　（B）放鬆的上背。

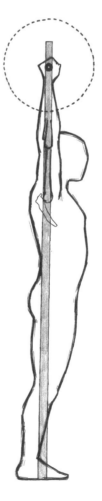

圖 3-14
推舉的骨骼標記。當槓鈴、肩盂肱骨關節和腳掌心之間有完美的垂直關係時，完全打直姿勢就是正確的。

一旦槓鈴在你頭上處於正確的位置時，推直你的手肘並且聳起肩膀來支撐槓鈴。手骨在一個由肱三頭肌和三角肌形成的柱體裡呈一直線；肩膀隨著斜方肌聳起；而手臂和斜方肌必需同時用力來支撐頭頂上的大重量。想像一下，某個人在你背後輕輕地將你的手肘推靠近，同時拉起它們，如圖3-15 所示。在最高點時手肘會完全打直同時聳肩，槓鈴直接位在耳朵上方，在頂端形成一個非常堅固穩定的位置，涵蓋所有肩胛帶的肌群並防止肩膀的夾擠。

在完全打直姿勢的時候，想像你要持續往上推，是有幫助的，就好像你從來沒有要結束向上推的動作一樣。當重量很重時，這個提示能引發將槓鈴推到完全打直位置時所需的最後一次小推動，想像著把槓鈴推到天花板上。

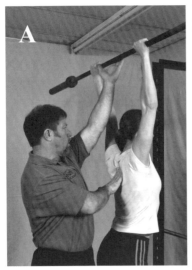
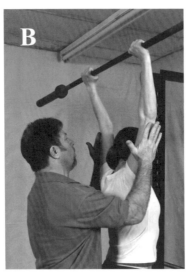

圖 3-15
在完全打直姿勢時的提示。（A）如果頸部位於正常的解剖位置上，則槓鈴會位於肩關節的上方，這個位置會在額頭後面。你可能會發現將槓鈴想像成從背後拉回到這個位置的提示是有幫助的。（B）在這個姿勢上支撐槓鈴的是肱三頭肌、三角肌和斜方肌。要學習這個姿勢，可以試著從兩側將肱骨輕輕向上和向內擠壓，同時你會聽到有人提醒你要記得「聳肩」舉起槓鈴。

步驟 2：在學會正確的完全打直位置之後，就該了解如何最好地將槓鈴推到這個位置。這一步包括如何讓槓鈴軌道正確，並建立與槓鈴相關的身體動作模式。由於槓鈴落在三角肌上及脖子前面，而它必需移動到肩關節以上的位置，在起始位置後面幾英寸處，所以向上的時候，過程中必然有幾英寸的平移（圖 3-16）。但是槓鈴喜歡沿著垂直的直線行進，尤其是大重量的時候。因此，我們必需想一個辦法來產生一條垂直的路徑，將肩膀前面這個位置上的負重移動到垂直於肩關節的完全打直位置。而我們可以透過移動臀部來做到這一點。

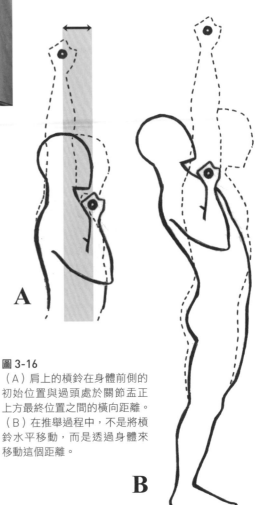

圖 3-16
（A）肩上的槓鈴在身體前側的初始位置與過頭處於關節盂正上方最終位置之間的橫向距離。（B）在推舉過程中，不是將槓鈴水平移動，而是透過身體來移動這個距離。

首先，把雙手放在臀部，藉由收緊股四頭肌將膝蓋打直，然後收緊你的腹肌，從前側調整你的腰椎。這種從胸腔到膝蓋的壓縮能製造出一個我們用來產生反彈的張力帶。一旦這種張力建立起來，就要將你的臀部向前推，將重心轉移到你的腳尖上。**這個動作一定不能靠屈膝或彎腰來產生**。只能在臀部前推使腹肌和股四頭肌產生張力時做出這個動作。當你只靠移動臀部來完成這個動作時，就可以將臀部快速推入並會在張力出現時感覺到反彈。你的重心應該會轉移到腳尖上，並在身體回彈後重新回到腳掌心上方的位置。這個動作**不包括將你的臀部向後拉**，而是利用身體

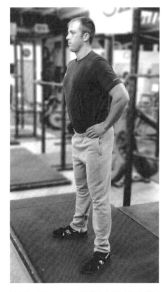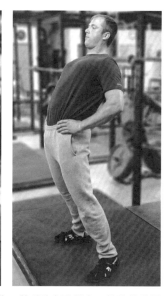

圖 3-17 在做推舉時臀部的動作。雙手放在臀部上，前後推動骨盆，模擬推舉時的軀幹動作。不要放鬆你的膝蓋或下背。

的張力將臀部從張力處反彈回去。就像拉弓一樣，最大的張力會出現在這個動作離身體中心最遠的位置，而張力會驅動臀部回來。這個動作會在前側的張力下產生反彈，並在動作的過程中使肩膀輕微地上下移動。

把空槓從蹲舉架上拿出來，確認你的握法和手肘位置是正確的，並且用手中的槓鈴重複同樣的動作。透過夾緊「腋下」製造一個有彈性的平台，藉由這個平台來進行反彈——靠著闊背肌推動三頭肌。如果做得正確，你會發現槓鈴在臀部向前伸展時會略微下降，當臀部回彈時，槓鈴也會跟著向上反彈。你可以試著反彈槓鈴幾次，然後趁著槓鈴反彈向上時順勢推動槓鈴過頭並將雙手推直。推舉發生在**臀部藉由前側張力開始回彈之後**，而不是之前。如果你的時機不對，會變成先仰躺然後才推舉，而槓鈴也不會反彈。大多數人會覺得，隨著反彈來完成推舉是理所當然的，所以握住槓鈴多做幾次反彈試試。

在槓鈴高過你的額頭時，就把你的身體向前移動到**槓鈴下方**，向前將身體移動到槓下，並將槓鈴推到完全打直位置。不要把槓鈴往後移動——而是人在槓鈴下往前（圖3-18）。當你正確地做到這一點時，你會發現**軀幹往前的動作**有助於在頂端完全打直：當肩膀向前移動時，三角肌和肱三頭肌的收縮會將上臂和前臂對齊，從而將槓鈴推起。

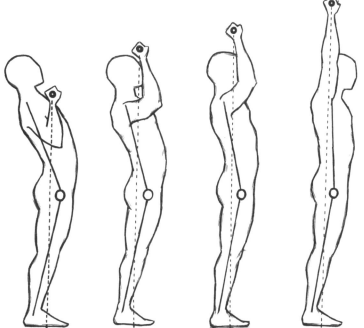

圖 3-18 隨著推動槓鈴向上，軀幹向前移動。

做一組五下的推舉，然後把槓鈴放回架上。根據自己的狀況用空槓進行多次練習，以釐清身體前側張力的彈力，以及從槓下穿過的概念，而不是將槓鈴拉回肩膀上方。在開始推舉之前，確保你的臀部向前推，因為很常見的一個現象是用垂直的身體上推，但在槓開始移動時往後仰。臀部前推和前側張力所產生的反彈必需在槓鈴上推之前進行，否則槓鈴會繞過下巴**向前**移動，而不是以一條有效的垂直路徑**向上**移動。

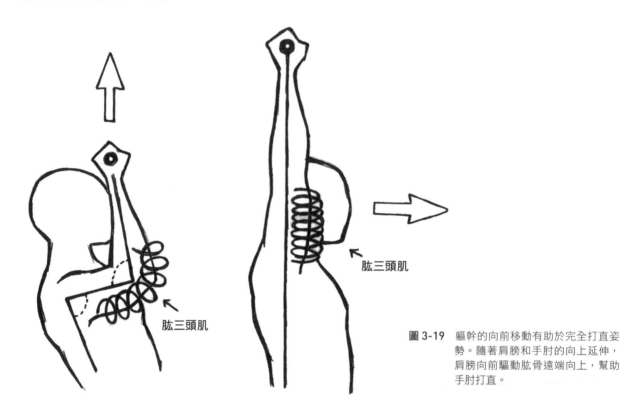

肱三頭肌

肱三頭肌

圖 3-19 軀幹的向前移動有助於完全打直姿勢。隨著肩膀和手肘的向上延伸，肩膀向前驅動肱骨遠端向上，幫助手肘打直。

為了進一步加強槓鈴的垂直路徑，在上推的過程中想著讓槓鈴靠近你的臉。在槓鈴離開肩膀時，瞄準你鼻子的位置向上移動。然後，當你要讓槓鈴落下時，也請你瞄準鼻子的位置落下。在你習慣之前，你可能真的會打到鼻子，但大概也只會打到一次而已。你可以透過推舉時的向心和離心階段來建立一條靠近臉的槓鈴路徑，並在每次訓練時的第一組就開始練習。

依照需求盡可能地用空槓多練習，並依據你的年齡跟力量，以漸進負荷的方式，每組增加 5 磅、10 磅或 20 磅，直到槓鈴上推的速率在一組的第五下開始明顯變慢，這就結束了這次訓練。

錯誤與修正

推舉的問題不像蹲舉或硬舉那麼多，因為主動參與槓鈴運動的肌群較少。大多數不是起始位置的問題就是槓鈴路徑的問題，而真正導致錯誤推舉的問題只有兩個：

- 你沒有讓槓鈴離開胸前。
- 肩膀與槓鈴離得太遠，無法克服力臂：槓鈴路徑的問題。

第一個問題是因為你在起始位置時失去了**張力**，這可能是因為呼吸方式錯誤、姿勢錯誤（胸部沒有挺起來或手肘沒有抬高）、不夠專注、累了或只是因為太重。第二個問題是因為你製造了一條**不正確的槓鈴路徑**。如果你把槓鈴往前推而不是往上推，還有當你把槓鈴往上推時，沒有維持住槓鈴下的身體姿勢，或者在槓鈴推過額頭之後沒有讓身體回到槓鈴下方。現在讓我們來看看發生這些錯誤的狀況並找出如何防止這些錯誤的方法。

失去張力

有兩種上背部的鬆弛會對推舉造成負面影響，第一種類型，是因為含胸合併圓上背所造成的張力喪失。大重量的推舉已經夠讓人感到痛苦了，此時缺乏支撐力更加劇了這個問題。保持挺胸並讓胸椎維持在適當的解剖學姿勢，而這主要是透過上背肌群和呼吸模式來完成。當豎脊肌的上端肌肉收縮時，會將肋骨向上旋轉，並維持這個姿勢，來抵抗肩膀上的負重。你必需記得「挺起胸部」，但大多數的人需要一些時間才能在每一下都保持專注。在舉著槓鈴時你能夠專注的時間會縮短，尤其是肩膀前方有很重的槓鈴時，而隨著重量變重，要專注在技術上會變得更困難。把氣吸飽──所有槓鈴訓練都會使用的伐氏操作──是你在推舉時的好朋友。在這種情況下，空氣壓力支撐著肋骨和脊椎，在高負荷下深呼吸會自然保持肌肉張力和挺胸的動作，兩者本質上是密不可分的。它們在同一時間發生，並且互相發出信號來確保同時作用。

你必需在每一下推舉之前重新吸氣，不然你在做大重量推舉的時候可能會有「昏厥」的情況發生。**血管迷走神經性昏厥**是用來描述眼前突然一片黑或是昏厥時的術語。它可能是由交感神經／副交感神經系統對以下三種機制1）槓鈴對頸部造成的壓力、2）聳肩完全打直的姿勢、和／或3）槓鈴在前負荷下對頸部血管結構（也就是大家都知道的頸動脈竇）造成的影響。這三種機制中的任何一種壓力施加於**頸動脈竇**都會讓容易受影響的人在錯誤的時間點降低心率而發生昏厥現象（有趣的是，這在女

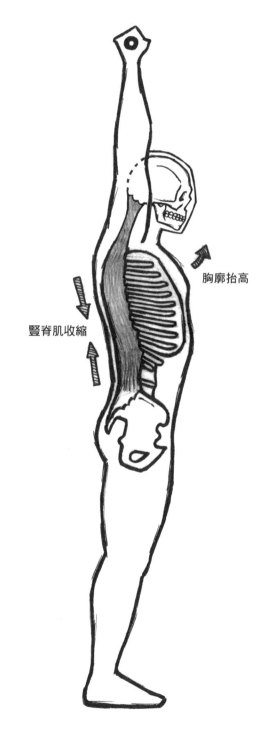

胸廓抬高

豎脊肌收縮

圖 3-20 挺胸主要是上背肌群的作用。

性中很少發生）。這種情況跟伐氏操作本身並沒有直接關係，因為一個健康的人在有負荷的蹲舉、臥推或硬舉時進行伐氏操作並不會帶來問題，負荷下進行伐氏操作會增加通往大腦的血流量。如果你不透過重新吸氣來釋放每一下動作之間的壓力，產生昏厥的機率就會大幅提高。

在舉著槓鈴時發生昏厥會是個問題，因為如果你摔倒了，重訓室永遠不會是一個可以讓你帶著重槓鈴舒適倒地的地方。推舉和上膊在肩上位置時是唯一兩個容易發生昏厥問題的動作，所以需要做好準備來應付這種情況發生。這種情況發生前，你會稍微有點感覺。如果可以的話，把槓放回架上或直接往下丟。如果感覺持續或惡化（你的膝蓋開始搖晃），請單膝跪地，這樣可以減少暈倒的距離。暈厥本身是無害的，並且會在幾秒鐘內恢復，不會有後續的影響；但暈倒會有問題，所以要小心。

另一種鬆弛的方式是讓手肘和肩膀下滑，或者永遠不要把它們抬高到正確的位置。當你沒有維持手肘高度時，肩膀也會同時下降。這種組合不但讓手肘在推舉時處於不利的力學姿勢，還會使得槓鈴下滑到胸部，從而增加了推舉時槓鈴路徑的距離。更長的槓鈴路徑代表著你要做更多的功，從一個不利的位置來舉起負荷，這也讓你在這個方式能夠舉起的重量變輕。保持聳肩還有讓你的手肘維持在槓鈴前面——讓你的肱三頭肌與你的闊背肌緊密接觸，也就是「收緊腋下」——這樣的槓鈴路徑會更短、效率更高，並且在每一下之間更好地在底部位置支撐。

使用低效率的槓鈴路徑

第二個主要的問題是低效率地槓鈴路徑。槓鈴喜歡往垂直方向直線移動，而你的工作就是要讓你的身體動作能夠使槓鈴路徑呈現垂直狀態。在推舉開始之前，你必需將髖關節向前推進並產生反彈，而 95% 的人都沒有藉由足夠的髖關節力量，讓槓鈴抬高過下巴時不讓槓鈴路徑往前移動。善用髖關節的力量能夠使你有效率地進行推舉。下定決心，在每一下推舉開始之前，你都會先把髖向前推。當重量越來越重的時候，你就更要專注髖關節前推的動作。

重量越重，槓鈴路徑遠離肩關節的趨勢就越明顯。當肩關節和槓鈴之間的距離達到這個力臂所產生的力矩超過你的力量時——即使負荷本身沒有超過你的力量——你也會卡在一半推不上去。保持槓鈴靠近身體是很重要的。把槓鈴往前推、在推過頭之後沒有回到槓鈴下方、身體後傾遠離槓鈴，這些都是不同的問題，但它們都以相同的方式影響著推舉，這三個常見的槓鈴路徑問題都會導致這種情況發生。

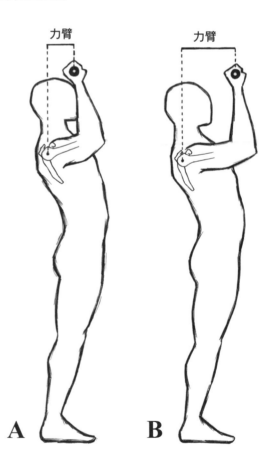

圖 3-21　推舉姿勢的效率受到力學原理的強烈影響：槓鈴和肩膀之間的距離越短，力臂就越短。左圖，靠近臉往上推將會帶來良好的力學姿勢；右圖，任何身體或槓鈴的動作，只要增加力臂的長度，都會降低推舉時的動作效率。

首先，輕重量最常發生的問題是槓鈴離臉太遠；這個問題會讓你在推舉時，呈現一條彎曲離開臉的槓鈴路徑（圖 3-22）。大重量喜歡直線移動，因為相對於彎曲的路徑，直線的距離較短，這意味著你需要消耗的能量會更少。對於所有的槓鈴訓練來說，從簡單的推舉到技術複雜的抓舉和挺舉都是如此。大重量的推舉必需在垂直的槓鈴路徑中進行，因為你無法在曲線中推起大重量。如果槓鈴向前移動，你的背部就必需向後移動，這樣系統的重心才能在腳掌心來保持平衡。這種控制力的喪失影響了一個強而有力的推舉所需要的姿勢，在有利的姿勢裡三角肌和肱三頭肌向上推動靠近身體的手肘，這樣的位置會以較短的力臂來提高力學效率。有時候你的手肘會掉到一個比較低的位置，而這將會導致你的前臂無法呈現垂直狀態。如果你提早發現的話，要改善這個問題很容易：抬高手肘，將手肘抬至槓鈴下方前面一點，並將槓鈴瞄準你的鼻子。槓鈴推過頭至完全打直位置之後，在槓鈴往下時一樣對準你的鼻子，這樣你就可以在一組五下的訓練裡，練習讓槓鈴靠近身體 10 次。

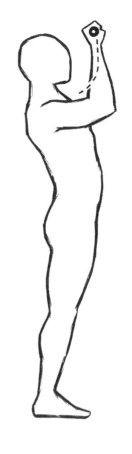

圖 3-22　問題 1：槓鈴如果離臉太遠將會導致低效率的推舉動作和彎曲的槓鈴路徑。會發生這樣的錯誤，大部分是因為背部仰躺不夠，導致槓鈴需要向前移動來閃過下巴。

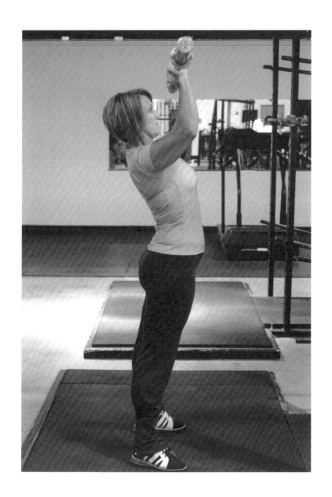

第二，讓槓鈴位在身體的前面，而沒有做到「讓身體到槓鈴下面」──這是不同的問題，但通常會發生在大重量的時候。當槓鈴已經以一個完美的垂直路徑推起，但在槓鈴推過頭之後，訓練者的身體沒有往前移動，則會在槓鈴路徑較高的位置發生相同的姿勢問題。你要習慣在推舉的時候，只要槓鈴推過額頭後，盡快讓身體往前移動至槓鈴的下方。這個模式必需在學習動作的過程中儘早植入，並且在每一次的訓練裡，從空槓開始就要有意識地去檢視每一下的動作模式。

圖 3-23　問題 2：在槓鈴推過頭之後沒有將身體移動至槓鈴下方，導致槓鈴和肩膀之間的長力臂不變，且難以對抗。而這個錯誤將會使得訓練者無法利用軀幹的向前驅動來鎖住肘關節。

這是運用「產生牽張反射的水平回彈法」解決的問題之一。將臀部快速向前推，並透過膝蓋和胸部之間產生的張力將臀部反彈，而這是對前方張力的自然反應。臀部的這種向後運動有助於減少將槓鈴留在前面的趨勢。無論是胸和肩膀向前移動，或臀部向後移動都會產生相對於槓鈴同樣的淨效應——它會移回肩膀上方的位置，從而有效地消除會影響完成大重量推舉至完全打直狀態的力矩。本書的舊版本建議在這個階段有意識地做臀部的向後運動，但從實務上可以發現，無論是對於維持槓鈴位置在腳掌心上方或是產生槓鈴的向上驅動，這個方法的效果都不好。將臀部推進一個穩固「前側鏈」中的反彈，就能產生足夠的臀部後移，讓你回到槓鈴下方。

但如果把重點放在身體往前移動，可能會產生平衡問題，在你驅動槓鈴到完全打直位置的過程，重心可能會很明顯往前腳掌移動。要與地面有良好的接觸，需要重量均勻地分散在整個腳底板上，即使槓鈴的重心在腳掌心。在推舉過程中任何的向前移動都需要身體在槓鈴下保持平衡的前提下進行。如果身體向前移動到足以實際造成系統失衡，就必需透過單腳或雙腳向前踩來解決失衡的問題。在槓鈴下的移動是因為軀幹的位置改變，而不是整個系統的質心轉移。過大的動作會破壞整個動力鏈並干擾你的推舉動作。開始時髖關節前移的姿勢可以透過想像將重量轉移到腳趾並推擠臀部來提示，但只要開始推舉向上，系統重心必需回到腳掌心以保持平衡。想像腳掌心與槓鈴的關係像是一個垂直軌道，在這個垂直軌道裡推動槓鈴向上，這是修正平衡問題最好的提示語。

第三個有關槓鈴路徑的問題是傾向於讓自己從槓鈴上推開。在上推離開肩膀時，後仰是個問題，當重量越重，後仰的情況會越嚴重。臀部是推舉的一個關鍵部分，它建立起驅動槓鈴向上的反彈動能。如果你推舉的時機錯誤，會先推起槓鈴，接著從臀部開始向後仰，而不是先推髖後仰才推起槓鈴。槓鈴和肩膀之間的距離增加，在一開始並不多，但當重量變重時，便足以摧毀推舉。槓鈴的路徑在開始時可能呈現垂直狀態，但隨著力矩的衰減，槓鈴會向前移轉。

這個問題通常是因為失去了對下背的控制能力而造成的，也就是當後仰這個動作已經不是臀部的運動而變成腰椎的過度伸展。在極端負荷的情況下，讓腰椎呈現過度伸展的狀態是非常危險的，所以絕對不要失去對背部的控制能力。這裡的問題還有對腹部肌肉的控制，上述的問題也可能只是因為腹肌太弱。腹直肌在肋骨（胸廓）和恥骨之間提供張力，抵消了腰椎的過度伸展和增加腹內壓來加強軀幹前側達到正確的腰椎曲度（圖 3-25）。負重仰臥起坐可以幫助你建立一組強大的腹部肌群，不過推

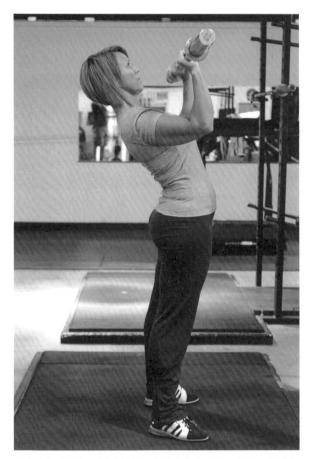

圖 3-24 問題 3：過度仰躺與槓鈴向前推是不一樣的。請注意槓鈴依然在腳掌心上方的位置，但軀幹離槓鈴太遠，導致力臂長度過長，並且在上推至完全打直位置的過程中產生過多的水平行程。

舉這個動作本身就已經為大多數人提供了足夠的腹部肌群訓練。

任何熟悉大重量訓練的人都知道，當重量越重時，對於技術和姿勢重點的專注力就會降低。所以我們必需依靠平時的訓練，在訓練時植入正確的運動路徑，還有依靠教練——如果我們能夠找到一個好教練的話——以確保我們的結構正確和高效率的訓練。一般來說，在進行大重量的推舉失敗時，你不會知道為什麼，因為在大重量的推舉時，你很難感覺到幾英寸的姿勢誤差。而通常是你沒有進到槓鈴下方。你必需在熱身組的時候，不管是槓鈴往上推或往下放時，不斷練習這個動作模式，這樣才能保證你在做訓練組的時候，能不假思索地完成動作。

保持讓槓鈴靠近肩膀——「靠近鼻子」是我們為了引導這個位置給予的提示語——是再強調也不為過的。當重量變得非常重時，拿起槓鈴之前你可以給自己最重要的提醒是1）吸飽氣，氣就是支撐力，2）「大力推髖」，也就是藉由用力推髖發力前側鏈的張力，使你產生最好的反彈來讓槓鈴離開肩膀，3）盡可能讓槓鈴靠近鼻子。在大重量時，最有效的髖關節驅動需要股四頭肌和腹肌保持非常高的張力，肌肉會非常緊繃，你會覺得快要抽筋的那種程度，屏住呼吸能夠大幅緩解這個問題。同時需要足夠的髖關節向前移動，使系統的重心在髖關節推到底時轉移到腳尖的位置，同時在推舉開始時用力將髖關節拉回腳掌心。髖關節向前推的張力越大，回彈的力量就越大，槓鈴就能更容易向上推離肩膀。

槓鈴離開肩膀之後，盡可能靠近肩膀並呈現垂直的槓鈴路徑，些微偏差都可能會讓你試舉失敗。**每當你進行推舉時，都必需要想著保持槓鈴靠近肩膀**。如果你有鬍子的話就會容易得多——每一下推舉都讓槓鈴碰到

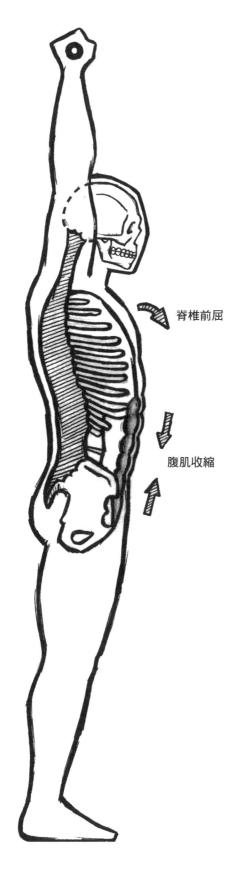

脊椎前屈

腹肌收縮

圖 3-25　太弱的腹部肌群可能會導致過度的仰躺。非常強壯的推舉訓練者會有非常厚實的腹直肌。

你的鬍子，就能更容易控制槓鈴的路徑。但沒有鬍子的人或女性就沒辦法用這個方法。

前面有提到，視線方向對維持好的身體姿勢是很重要的，對理想的頸椎位置來說也是關鍵，這樣才能照顧到你的頸椎。如果你有任何問題，特別是不穩定的槓鈴路徑或完成姿勢，請務必檢查並確保你的視線正對著正確的位置。或者在推舉過程中讓其他人幫你看動作，在槓鈴離開蹲舉架之後，你很難提醒自己注意這個問題。正確的視線解決了訓練課程裡所有動作的許多問題。

用爆發式上推作弊

另一個常見的問題是，當重量越來越重時，很多人會試著藉由大腿的力量來完成動作，這樣一來就變成了爆發上推而不是推舉。這是一種合理的作弊手段，畢竟臀部和腿部比肩膀和手臂強壯得多，而這種帶點速度的蹲式反彈可以產生很多力量。如果你本來就是要做爆發上推，那麼至少應該做到一點，就是讓槓鈴牢固地放在三角肌上，力量才能穩定地傳到槓鈴上，並且藉由屈膝和屈髖之後快速反跳，而不是緩慢的伸膝動作。爆發上推可以做得比推舉重，經過訓練後重量可以差很多。但是，如果你想嘗試著做推舉，必需用正確的推舉技術來完成動作，股四頭肌必需用力完全打直你的膝蓋，並使用推臀的力量來啟動槓鈴。如果重量太重使你無法做出正確技術的話，請把重量拿掉一些。

有些人不願意承認自己使用了過重的重量，就像他們很可能每次訓練的重量都加得太多一樣。過於自負的想法，會導致你嘗試推起你無法以正確姿勢推起的重量。所有的動作都一樣，真正的進步和安全地訓練是建立在正確的操作方式上。爆發上推可以做得比較重，但在三頭肌推直手臂的動作越來越好的時候，肩膀的做功會變少。如果保持正確的觀點，這是好的：對於推舉來說，爆發上推是一個很好的輔助項目，但它不能取代推舉。嚴格的訓練和良好的動作形式才能使目標肌肉群的力量進步。比較重要的是，你需要學習如何堅持每一下，並在不作弊的情況下完成動作，而這也能間接地發展自己的心智訓練，面對艱難的任務並且使用正確的方式完成任務。這是體育教育可以間接獲得的好處之一。如果你沒有從訓練裡學到其他東西，至少應該學到你常常會高估自己的極限。

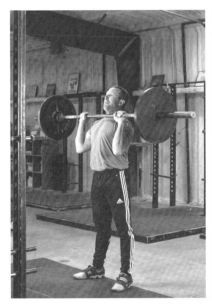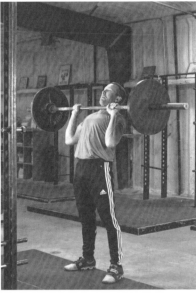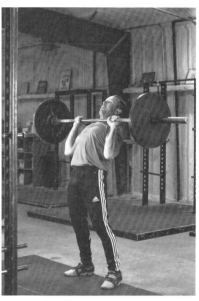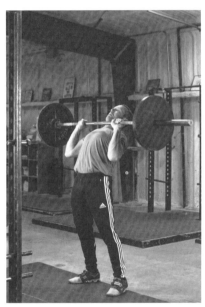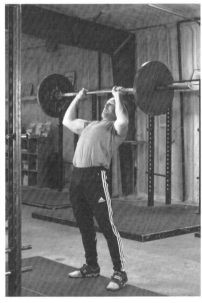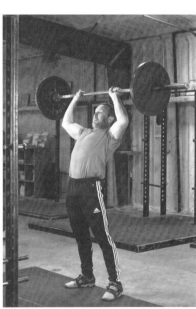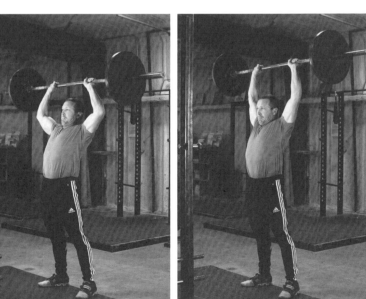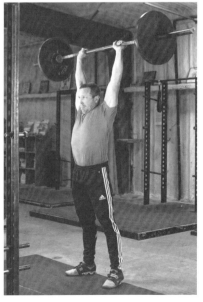

圖 3-26　推舉

Chapter

4

硬舉

THE DEADLIFT

下背肌力是競技體能的重要環節之一。在有負荷的情況下維持腰椎剛性的能力對於力量的傳遞及安全性來說是非常重要的。與其他動作相比，硬舉對背部肌力的訓練是最好的。用硬舉建立背部肌力是很有用的：要舉起一個大重量，槓鈴是一個符合人體工學的好工具，如果你能拉起一個 405 磅的硬舉，那當你抱起一個 85 磅奇形怪狀的箱子時，會變得容易一些。

腰部肌肉的基本功能就是讓下背保持在適當的位置，使力量可以透過軀幹來傳遞。透過所有的軀幹肌群來完成這件事：腹肌、腹斜肌、肋間肌，以及上下背部的所有背後肌群。這些肌肉以等長收縮的方式作用──主要任務是防止它們所保護的結構中發生骨骼移動。當軀幹保持剛性時，它能以堅固的形式作為髖和腿產生力量的橋梁，臀部和腿部產生的力量可以沿著軀幹傳遞到肩膀上的負重，就像是蹲舉、推舉，或是通過肩胛骨傳遞到手臂再到雙手，就像是硬舉。沒有輕鬆的方式可以拉起硬舉──沒有可以不必真正拿起槓鈴的方式──這也說明了為什麼硬舉在世界各地的健身房都不盛行。

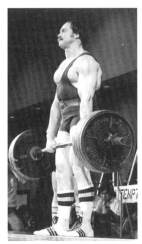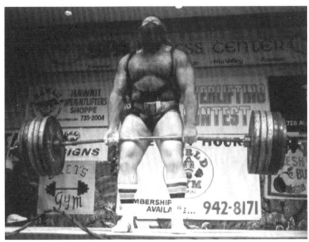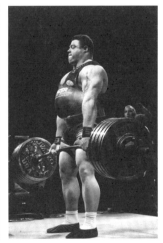

圖 4-1 野獸般的大力士拉起硬舉。**從左到右分別是**（A）John Kuc（B）Doyle Kenady（C）Andy Bolton。

認識硬舉

硬舉是一個簡單的動作，伸直雙臂拉起槓鈴，使槓鈴離開地面並且讓腳站起來，直到膝、髖和肩膀成完全打直狀態。曾經有非常強壯的男人用這種方式舉起過很重的重量。在健力比賽中，硬舉是最後一個項目，而有一句話是這麼說的，「比賽在槓鈴被放到地板上時才開始」這句話能說明一切。許多由蹲舉及臥推加起來的成績總是會被強大的硬舉給逆轉，特別是在蹲舉裝和臥推裝被發明出來之前。比賽常常會由一個硬舉成績好的人贏過蹲舉成績好的人，一個能硬舉 800 磅以上的人是很難被更誇大的，這是只有精英訓練者才做得到的事。跟以前比起來，現在有不少在比賽能拉起 900 磅以上的人，雖然也很多人使用拉力帶（這解決了握力因素的影響）。

硬舉是很不容易的，如果使用不適當的訓練方式，會讓訓練變得複雜。硬舉很容易做錯，而錯誤的硬舉是一件具有潛在危險的事情。有些人因為舊傷或是無法做出正確的動作，導致他們無法安全地拉起大重量。硬舉也很容易過度訓練，強度很高的訓練需要長時間的恢復，在安排訓練計劃的時候你一定要謹記這一點。

對於絕大多數的訓練者來說，硬舉應該是訓練裡不可缺少的一部分。硬舉是背部肌力訓練的主要動作，對於蹲舉，尤其對於上膊（硬舉的姿勢跟力學是重要的入門課）來說是一個很重要的輔助動作。而硬舉也鍛鍊舉重者對困難的心理承受能力。

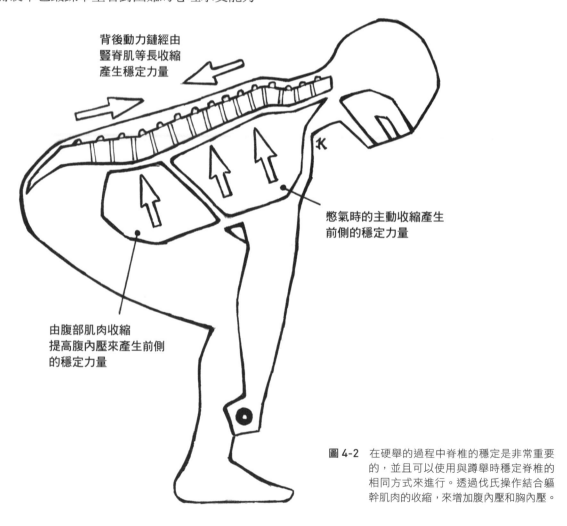

背後動力鏈經由
豎脊肌等長收縮
產生穩定力量

憋氣時的主動收縮產生
前側的穩定力量

由腹部肌肉收縮
提高腹內壓來產生前側
的穩定力量

圖 4-2　在硬舉的過程中脊椎的穩定是非常重要的，並且可以使用與蹲舉時穩定脊椎的相同方式來進行。透過伐氏操作結合軀幹肌肉的收縮，來增加腹內壓和胸內壓。

在健力比賽中會使用的兩種硬舉風格：傳統硬舉，雙腳在雙手之間；和「相撲硬舉」，雙腳在雙手外。相撲風格的寬站姿產生較短的下肢行程，因此能夠使軀幹的背角更垂直以及順著軀幹產生較短的力臂，從而減少對軀幹的有效負荷（圖 4-3）。這種縮短行程的方式與奧林匹克舉重的抓舉有類似的效果，後者以人為的方式製造較「短」的手臂，目的是為了減少動作過頭至完全打直姿勢的槓鈴行程。由於我們的目的是透過有效使用下背肌群的訓練來發展下背的肌力，因此這個訓練課程中，不會使用相撲硬舉。

首先，我們不按照特別的順序，先觀察一下關於硬舉這個動作。如果因為受傷不能蹲舉的話，硬舉可以作為下肢的訓練。由於在起始位置的髖關節深度較不足（圖 4-3 中的 A），因此它沒有蹲舉這麼有效。但是，如果膝或髖受傷導致蹲舉時有困難或疼痛，這就是你可以使用硬舉作為訓練的原因，它讓你在復原的同時至少可以做一些下肢的訓練。即使某些地方受傷——例如鼠蹊部拉傷或輕微的股四頭肌撕裂——會使訓練者無法做高強度、低反覆次數的硬舉，但高反覆的硬舉依舊可以提供足夠的訓練量來維持下肢的訓練。

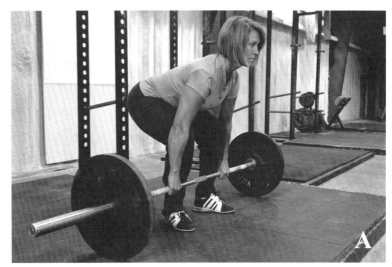

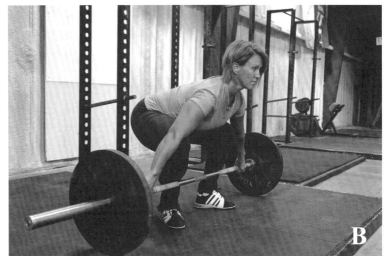

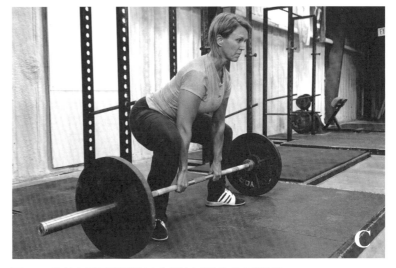

圖 4-3 姿勢和握距對於訓練者和槓鈴之間產生的力學效應。
（A）傳統硬舉的起始結構。
（B）寬（抓舉）握距縮短了將槓鈴高舉過頭所需的槓鈴行程，但由於這種握距實質上產生了人為的短臂，所以它也改變了硬舉的背角。
（C）同樣，寬站姿的硬舉（相撲式，握槓處在雙腳內）也產生了人為的短腿。

在硬舉的起始位置可以運用極大的下肢力量，這個位置實質上大約是半蹲的高度，所以硬舉困難的地方通常是保持下背張力使槓鈴離開地面。股四頭肌的肌力一般不會是硬舉成功與否的限制因素，但腿後肌的肌力卻經常成為硬舉的限制因素。如果槓鈴可以在背部保持中立位置的狀態下拉過膝蓋，雙腿就可以撐住背部能夠支撐的重量。如果槓鈴黏在地板上，那問題可能是因為握力、舊傷產生的疼痛導致了力量的分散、拉起大重量的經驗不足導致槓鈴停在原地，或者只是因為重量太重。

硬舉需要在完全靜止的狀態下發力，而這也是硬舉的名稱由來（Dead stop；Deadlift）。硬舉和蹲舉的差異不是只有底部深度不同而已：硬舉是從向心收縮開始，離心收縮結束。蹲舉的時候，槓鈴從完全打直位置以離心收縮開始，再以向心收縮回到完全打直位置，就跟臥推一樣。回顧一下，當肌肉在有張力的狀態下伸長時發生離心收縮、縮短時發生向心收縮。（肌肉不會「屈曲」，它們會收縮，而關節會屈曲和伸展。）有時候會稱離心為「反向」，離心階段通常是下放重量，反之，舉起重量則是向心階段。牽張反射發生在放下槓鈴和拉起槓鈴之間的銜接階段，許多研究顯示，肌肉在預先伸長過後收縮力會提高，而離心收縮正好提供了這點。你可以試著做一次不下蹲直接向上的跳躍來驗證這一點，或者做槓鈴彎舉時從槓鈴的高點位置開始。在槓鈴下放階段，如果你懂得利用牽張反射，會使上升階段變得容易許多。但是硬舉沒有任何負重來產生牽張反射，無論你在拉動槓鈴前做了多少誇張或是髖關節的活動。離心／向心轉換所產生的許多效果來自儲存於負荷狀態下，在動作範圍底部被伸展的肌肉和肌腱中的黏彈性能量；如果沒有負荷過程，就沒有能量儲存。硬舉的起始是硬舉力學上最難的部分，沒有任何反向離心或其他輔助，訓練者需要產生必要的爆發力，使槓鈴離開地面並向上拉起。

握力對於硬舉來說是非常重要的，硬舉相對於其他的主要訓練動作更能訓練握力。對於許多小手、手指短，或者在訓練時過度依賴助握帶的訓練者來說，這會是限制因素。在硬舉時，很多人會使用正反握，某種程度上，他們認為硬舉就應該正反握。其實我們應該盡可能多使用雙正握，因為這會讓你的手更強壯，並且能夠保持對稱的壓力在肩膀上。正反握可以防止槓鈴滑掉，因為槓鈴會剛好往相反邊滾動。相比之下，雙正握會迫使你用力握槓鈴。因此，如果你在熱身組都使用雙正握，只有在大重量組的時候使用正反握，那麼你的握力會進步神速。新手通常能夠用雙正握來做最重的一組，因為他們的手比背部更強壯。而進階的訓練者會發現，當重量變得非常重時，他們需要改成正反握。（大部分的訓練者在正反握時都會用非慣用手來當反握的那隻手。）

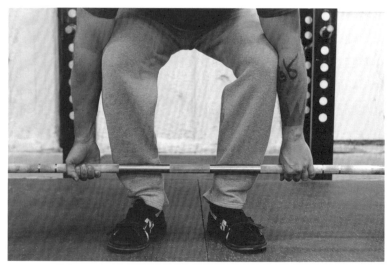

圖 4-4　正反握。大多數人喜歡用非慣用手來當反握的那隻手。

對於那些不打算再參加健力比賽的
人來說，在大重量組使用助握帶可能是個
合理的選擇，因為使用正反握會對肩膀產
生不對稱的壓力，可能會導致或加重某些
人反握手二頭肌肌腱的問題，並且由於二
頭肌的張力，可能會有將槓鈴推向反握邊
腳掌心前方的趨勢。是否要在大重量組使
用助握帶取決於個人喜好、柔軟度或訓練
目的。如果你在熱身組的時候沒有用助握
帶，並且盡可能的重，那麼你的握力仍然
可以從硬舉的訓練中獲得很好的訓練效

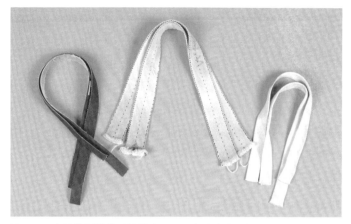

圖 4-5　助握帶是訓練時的輔助工具，在適當的時機使用可以解決握力
的限制。但使用時機不對，也會阻礙握力的發展。

果，但是如果反握邊的肩膀沒有問題，你也可以偶爾伴隨著正反握。

　　任何經過幾個月硬舉訓練的人都會有一樣的經驗，就是當你用雙正握時，到某個重量就會覺得
很重，槓鈴甚至會黏在地板上拉不起來，但只要用正反握，拉起一樣的重量會出乎意料的輕鬆。你
的背部不會允許你拉起一個雙手握不住的重量，因為本體感覺的反饋會告訴背部這個重量太重。但
是當你的手改成正反握並且不會因為負荷增加握不住槓鈴，那背部就不會收到停止拉動的信號。任
何握法都有可能在最高點掉槓，但是大多數的訓練者無法從地上拉起重到握不住的槓。硬舉助握帶
在訓練時有它的作用，但在這裡必需謹慎使用，助握帶能製造的問題，跟它能解決的問題一樣多。
如果握力是限制因素，那麼助握帶可以讓你用較重的重量進行背部訓練，但如果你做很輕的重量還
很頻繁地使用拉力帶，那就會局限握力的發展，導致握力成為限制因素。

　　因為訓練導致雙手長繭是很正常的。
所有訓練者都會長繭，並且需要靠繭來保
護雙手，避免水泡和撕裂發生。皮膚像其
他組織一樣能夠適應壓力；而皮膚會在受
到磨損和摺壓的地方變厚。只有當繭太厚
的時候才會有負面影響，而不當的握法很
容易讓手長太多繭。大多數的訓練者都這
樣做，而他們也沒有想過握法跟長繭之間
的關聯。厚的繭會比較容易撕裂，通常在
遠端橫向掌紋上（繭經常會延伸到無名指
的根部，因為戴戒指已經讓繭開始長在那
裡）。撕裂的繭會讓剩餘的比賽變得很有
挑戰性，如果你有遇過這樣的狀況，那你
可能會在健身包裡放一些利多卡因凝膠，
並透過它來緩解你的症狀。但是如果你用
適當的方式握槓，讓繭的體積保持最小限
度，問題就不會那麼嚴重。

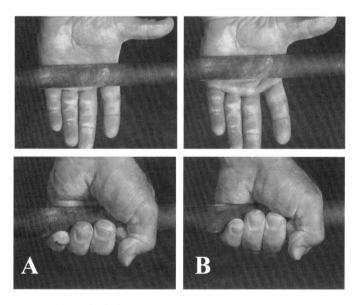

圖 4-6　（左圖）（A）適當的槓鈴握法，讓槓鈴剛好放在手指形成的掛
鈎中，將減少繭生成的量。（右圖）（B）握在太高的位置會讓
槓鈴向下滾入手指，滾下的同時摺壓手掌皮膚。這種沿著遠端
橫向掌紋和近端指紋之間的區域擠壓導致大部分繭組織形成。
如果它們變得過厚，繭會在大重量的硬舉過程中撕裂，並且毀
掉你的一天。

當你在調整握法時，如果將槓鈴放在手掌中間並從那裡握住槓鈴，你會造成手掌遠端，也就是手掌連接手指的部分被擠壓。當你拉起槓鈴時，重力會使皮膚往下擠向手指，導致這部分皮膚上的褶皺和壓力程度提高。也因此造成繭的生成，而隨著繭越變越厚，皮膚被擠壓的問題也變得更嚴重。如果你一開始就把槓鈴握在接近手指的位置，那槓鈴就不太會往下滾動，因為它已經在那個位置上。實際上槓鈴就應該握在這個位置，因為重力最終會讓它滑到這裡。而且因為無論如何槓鈴都會停在這個位置，所以你最好一開始就從這個位置握槓。這個位置還能縮短硬舉的行程；如果你讓槓鈴接近你的手指，那麼你的胸就可以抬高一點，你的姿勢要把槓鈴拉離地也相對容易，槓鈴在大腿上完成動作的位置也會更低，而槓鈴從離地到完全打直之前必需移動的距離也就跟著縮短了。

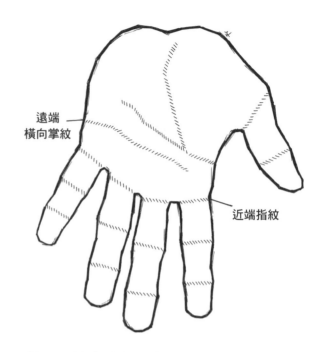

遠端
橫向掌紋

近端指紋

圖 4-7 手掌表面解剖學。槓鈴應位於遠端橫向掌紋和近端指紋之間。

重訓器材會造成繭組織的形成，這在所有重量訓練動作上都會看到，在重訓室裡使用一根滾花非常鋒利的槓鈴是一件讓人討厭的事。舊槓鈴的滾花通常比新槓鈴來得好；一是舊槓鈴被磨得比較光滑，不然就是它們的製作工藝更正確。（似乎是在 1990 年左右，槓鈴公司決定開始製造「德州電鋸殺人狂」滾花。）你可以用大約一個小時的時間拿一把大型銼刀來改善一個較差的槓鈴滾花。

止滑粉對雙手的安全來說是非常重要的。它會使皮膚保持乾燥和緊繃，減低在負荷下減少手掌皮膚擠壓的問題。每一天要進行所有需要舉起槓鈴的所有訓練項目之前，都應該抹一點止滑粉。如果你的健身房因為環境清潔問題或觀感問題而禁止使用止滑粉，那你需要考慮換間健身房了。

手套在一個嚴謹的訓練計劃中是沒有地位的。手套只是手和槓鈴之間一片鬆散的東西，它減少了握槓的安全性並增加了槓鈴的有效直徑。手套只會讓你更難握住槓鈴。手套加上護腕會阻礙手腕適應訓練強度。對於使用手套這件事，唯一說得過去的是當訓練重要到你必需帶傷執行時，例如繭的撕裂或有傷口，但你又沒辦法在沒有保護的情況下完成訓練，這時候就是合理的使用時機。但如果你戴手套是因為不想長繭的話，就有點太牽強了。如果你的健身房靠賣手套賺了很多錢，那你就多一個換健身房的理由了。如果你堅持使用手套，那就選擇一個你買得起的手套就夠了。

硬舉很難，雖然它是五項動作中最容易學的。有很多人不喜歡做硬舉。大多數人，即使是那些常常蹲舉，蹲舉姿勢也很正確、蹲得又重的人，也會在別人輕微的煽動下在訓練中跳過硬舉。這就是為什麼大部分健力運動員的蹲舉都比硬舉來得重——因為他們在訓練計劃中通常都沒有「時間」去練硬舉。但硬舉訓練能為我們帶來背部肌力的提升，而無論你在其他重訓動作或其他競技運動，還有工作和日常生活中，都非常需要背部的肌力。那麼讓我們學習硬舉吧！

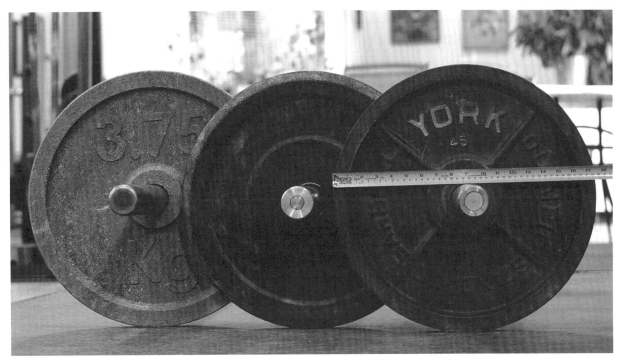

圖 4-8 標準直徑的槓片為地板上的槓鈴提供了標準高度。這個標準直徑有不同的重量來讓不同力量水平的人都可以從這個標準高度開始硬舉，槓鈴和地板之間的距離約在 8⅛ 英寸或 20.5 公分。

學習硬舉

　　相對於你的能力，槓鈴的重量應該要輕一點。一個 55 歲的女性新手和一個 18 歲體重 205 磅的運動員，他們的輕重量定義是不同的。你的健身房裡應該會有 55 磅或者更輕的槓鈴，以因應各種能力水平的人。而我們也需要用 5-10 磅的包膠訓練槓片把「45」磅（20 公斤）、15 公斤或 10 公斤的槓鈴從地板墊高到與標準槓片相同的高度：17¾ 英寸或 45 公分。如果你沒有標準直徑的槓片，你可以在 10 磅或 25 磅的槓片底下墊個高度，或者你把槓鈴放到蹲舉架裡面，並調整到正確的高度；非標準直徑的小鐵槓片會讓槓鈴處於較低的位置，而大部分的人柔軟度不足以在這個槓鈴高度做出正確的姿勢。你必需在選擇重量這件事情上做出判斷；起始重量必需夠輕，萬一有些訓練者只是沒有確實遵守，致使動作不好，也不至於傷害到自己。因此，55 磅或更輕的重量將成為一些人的起始重量，而 40 公斤（88 磅）適用於大多數女性和體重較輕的新手，運動員和較有經驗的人可以從 135 磅開始。除了選手以外，任何人都沒有理由以超過 135 磅的重量開始。

　　這種學習硬舉的方式分成五個步驟，在學習的過程中，你必需特別專注在每一個步驟上，而隨著這些步驟越來越熟練及熟悉的時候，它們就會融合成一個連續的動作模式。

第一步驟：站姿

　　硬舉的站姿大約與雙腳踩平的垂直跳躍站姿相同，腳跟之間的距離約 8-12 英寸，實際距離取決於個體身材比例，同時讓腳尖朝外。身材高大、臀部較寬的人應該依照比例採用更寬的站姿。這種站姿比蹲舉的站姿窄了許多，因為這是兩種不同的動作：蹲舉是從頂端開始，臀部往下再抬起；硬

舉則是從底部開始，腳推地板，背部完
全打直到適當位置，靠腿部驅動使槓鈴
離開地面。這種站姿上的差異是由於髖
關節和膝關節在兩個動作裡的力學特性
不同，以及硬舉需要適應窄握來提高動
作效益（圖 4-9）。

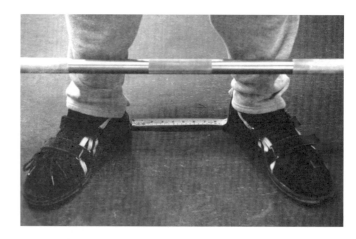

槓鈴應該距離小腿 1 英寸。 對於地
球上幾乎所有的人來說，這個距離能讓
槓鈴落在腳中心正上方的位置，並且讓
槓鈴從上升到完全打直的過程都能保持
在這個位置之上。大多數人都不願意在

圖 4-9　硬舉的起始姿勢，腳跟相距約 8-12 英寸，腳尖稍微外轉。

拉動槓鈴時，以及放下槓鈴時，讓槓鈴保持在離腿夠近的位置，也因此在動作開始前就站很遠。這
種不情願通常是因為害怕刮傷自己的美腿，以及對硬舉平衡的重要性缺乏認知。高效率的槓鈴路徑
是一條垂直地面的直線，如果槓鈴從腳掌心的上方開始並垂直移動直到完全打直，位置依然保持在
腳掌心上方，則會產生一個效率最高的硬舉。將**前腳掌**的中間──脛骨和腳尖之間──誤認為整個
腳的中心，也就是槓鈴實際應該放置的位置，是一個很常見的問題。槓鈴的位置應該要使一半的腳
掌在槓鈴前面，另一半在槓鈴後面，使槓鈴直接落在足弓中心的正上方，訓練者／槓鈴系統的重量
會直接落在地面上的雙腳鞋底中間。

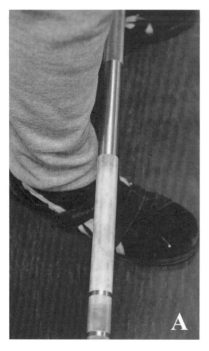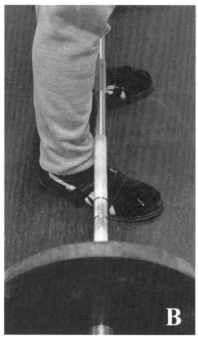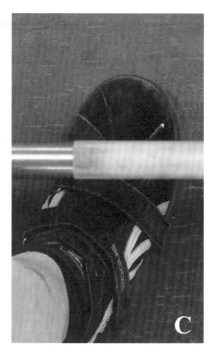

圖 4-10　不同視角的全腳掌中心──側面視角。（Ａ）從教練的角度來看，（Ｂ）從訓練者的俯視角度來看的前腳掌中心，（Ｃ）是
　　　　　站姿中最常見的錯誤。

當槓鈴在這個位置時，讓腳尖微微外轉，這個角度至少要有 10 度，最高可以達到 30 度（參見圖 4-39 中 George Hechter 的圖片）。你的腳尖可能會比你想要的更加外轉。這種姿勢會讓髖像蹲舉一樣產生外旋，從而獲得相同的益處：動作中更多的內收、外旋肌群參與以及在股骨間產生較大的空間讓軀幹通過，這樣就能讓軀幹處於一個合適的起始位置。

第二步驟：握距

在你採取正確的站姿後，雙手以正握方式握住槓鈴，拇指環繞槓鈴，並且握在靠近雙腿的位置，但不要近到在你硬舉的過程中會讓拇指碰到你的腿。這種握距使我們能夠以最短的距離拉起槓鈴至完全打直的位置（可以從我們在前面討論的抓舉握距問題看出這一點）。標準奧林匹克槓的滾花有標記的作用，奧槓的中間都會有一個光滑的區域（在這個區域的中間可能會有一段 6 英寸的中央滾花）。標準奧槓的標記在中間區域的寬度大約為 16.5 英寸，

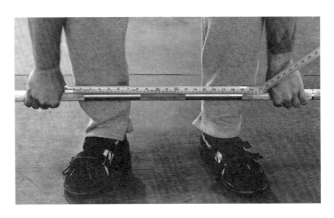

圖 4-11 當站姿處於正確位置時，握距應該在雙腿的外側。這個位置能在槓鈴向上的過程中避免大拇指碰到大腿，Ryan 是一個大塊頭，所以你的站姿和握距可能會窄一點。

因此可以根據這個尺寸來調整握距。大部分的人將手握在滾花內約 1 英寸的位置，也就是兩手之間的距離約 18.5 英寸。較高大的人需要照比例使用更寬的握距來匹配他們的站姿，而大部分的女性則需要使用較窄的握距，大概會讓食指握在滾花的邊緣。請注意，大部分的人握距都過寬。如果你的握距已經遠離滾花超過 3 英寸並且還能碰到你的雙腿，除非你的臀部非常寬，否則這表示你的站姿太寬了。

在**直腿**的狀態下彎腰下去握住槓鈴，且不要將臀部放低。在這個部分以及以下步驟最重要的是**「不要移動槓鈴」**。你費了千辛萬苦才把槓鈴對準腳掌心正上方以提高硬舉的效率，如果在此步驟或其後的任何步驟中移動槓鈴，那你只好回到第一步驟重新來過。

第三步驟：屈膝向前

牢牢地握住槓鈴，屈膝並且向前推，讓脛骨碰到槓鈴。再說一次，**「不要移動槓鈴」**，因為它已經落在你想要的腳上方的位置。在這個動作中不要讓臀部往下放，**只有膝蓋和脛骨移動而已**。一旦脛骨碰到槓鈴，臀部就會定位，不會再往下。現在稍微推開膝蓋，讓大腿和膝蓋產生微小角度，並保持膝蓋與雙腳平行。這樣做之後，你的膝蓋會碰到你的手肘，這是沒問題的。正確的握距會讓大腿和手肘在硬舉的過程中非常接近，如果握距正確並且讓大腿稍微外展，膝蓋就會碰到手肘。大多數的人會在這一個步驟中試著降低臀部。如果這樣做，你會推動到你的膝蓋，這樣一來槓鈴也會被往前推。你只需要讓脛骨碰到槓鈴，並且微微推開膝蓋就好了。

第四步驟：挺胸

對大多數的人來說，這將是最困難的部分：挺起胸部，並進入硬舉起始位置。挺胸的動作是透過收縮你的上背肌群來完成的，而這將經歷一個從脊椎延伸至骨盆的脊椎伸展過程。在握住槓鈴的

同時，請小心「不要移動它」，把你的肋骨向上抬，讓胸部在你的手臂之間向上挺起。保持這個張力並沿著背部向下傳遞，直到腰椎完全打直至收縮狀態。這樣一來，能夠使背部處於正確位置，在硬舉的過程中也能避免臀部下沉——背部在正確的位置，因此可以從上而下拉起槓鈴，而不是透過降低臀部，這會導致槓鈴被往前推。不要試圖擠壓你的肩胛骨；肩胛內收將會拉近你和槓鈴的位置，這會使你無法維持住大重量，因為這不是你的肩胛骨在硬舉過程中實際的位置。當你已經在正確的位置時，盯著你前方 12-15 英尺處的某一點，這樣能夠讓你的脖子處於自然的人體解剖位置，你可能還需要考慮把下巴向下收。

由於腿後肌的張力與正確的下背部伸展互相對抗，因此這一步將會舉步維艱。請記住：背部肌群和腿後肌處於一場爭奪骨盆位置控制權的戰爭中，**而你必需讓下背肌群獲勝**。在這個步驟中，大多數的人會試著讓臀部下沉。如果你這樣做，槓鈴會往腳掌心前方滾動。你的臀位可能要比你想像中的高，特別是如果你已經使用另外一種方式硬舉。保持臀部抬高，並透過挺胸來減緩這種奇怪的感覺。在你做了幾次硬舉，腿後肌得到熱身效果後，動作的感覺會更好，更熟悉。

第五步驟：硬舉

吸飽氣，把槓鈴沿著腿拖上來，這動作正是字面上的意思：「拖」意味著觸碰，整個上升的過程一直到完全打直位置，槓鈴都是貼著雙腳。這一步將是槓鈴第一次真正地移動，如果你做對，槓鈴的路徑將會是一條垂直的直線，從腳掌心的位置起始，胸部向上伸展、伸膝和伸髖、脊椎處於自然中立位置、雙腳平踩在地上，並在雙手自然下放的頂端姿勢結束。如果在硬舉過程的任何時候槓鈴會離開你的雙腳——這通常會發生在槓鈴過膝靠近大腿時——這時候容易失去平衡，使槓鈴往前離開腳掌心。

如果你在開始硬舉時讓槓鈴離開小腿，那槓鈴將會往前移動。槓鈴會離開小腿可能是因為你會很自然地避免槓鈴刮傷小腿所造成的，但是槓鈴必需服貼雙腳來保持身體重心。你一定要確保槓鈴貼近小腿，如果你真的需要的話，你可以穿束口棉褲或小腿襪套來保護脛骨。如果你的槓鈴無論如何都會往前移，而你也確定有保持挺胸，那很可能是你在準備拉動槓鈴的時候並沒有在腳掌心的正上方保持平衡。這種問題常發生在你穿著後跟較高的舉重鞋，或是你屬於腳長但軀幹短的人。如果發生這種情況，你就必需加入步驟四點五：**在開始硬舉之前，將你的身體重心從腳尖往後移。**但也別誇張到使整個重心跑到腳跟；你只需要稍微移動重心，讓重心從腳尖回到腳掌心，並且想像你要把整隻腳掌心向下踩進地面。

在硬舉到達頂端位置時，只要挺胸，就這樣；不要向上或向後聳肩，也不要往後躺。就只是挺胸。從側面看，這個位置在解剖學上是自然的，在身體向前和向後的自然曲度都不會過度，你的視線稍微向下看、臀部和膝蓋在完全伸展的狀態、肩膀後收。這樣的姿勢能讓身體安全地負荷重量，而硬舉的過程中，正確的背部姿勢也讓我們能夠用安全的方式將負荷從地面移動到直立的姿勢。請參閱圖 4-12,5d，來了解這個姿勢。

放下槓鈴的路徑應該和拉起槓鈴的路徑完全一樣，唯一的區別是放下槓鈴會比拉起槓鈴來得快。用錯誤的方式放下槓鈴和用錯誤的方式拉起槓鈴一樣，都會對背部造成傷害，而這個錯誤也經常發生，即便你用正確的方式拉起槓鈴，你也可能會用圓背、膝蓋向前的方式放下槓鈴。不管是在拉起或放下的過程，一條非垂直的槓鈴路徑都是不合理的。準備放下槓鈴時，要先解除髖與膝的完全打

直狀態，接著臀部向後推，讓槓鈴以垂直路線並服貼著大腿往下放，將下背保持在中立位置，使你的動作路徑與拉起槓鈴時一樣。當槓鈴下放至過膝的時候，用屈膝的方式讓槓鈴放回地面，千萬不要放掉你背部的張力。如果你在槓鈴快過膝蓋的時候將膝蓋向前推，勢必也要將槓鈴往前移動，而這通常也代表著你放掉了背部的張力。

　　讓你的視線固定在地面上 12-15 英尺的位置，繃緊姿勢並將脖子維持在正常的人體解剖姿勢，然後拉一組五下的硬舉。認真地思考並且專注在你的動作上，尤其是背部的姿勢，還有記得保持槓鈴靠近你的腿。如果你確定你動作夠理想，那就增加一點重量直到你覺得已經沒辦法再增加，而這就是你硬舉訓練的開始。

圖 4-12
完美硬舉的五個步驟：1）採取正確的
站姿。2）握住槓鈴。3）讓脛骨向前碰
到槓鈴、稍微推開膝蓋，並且保持臀部
高度。4）挺起你的胸部，讓重心落在
腳中心。5）讓槓鈴沿著雙腿拖上來。

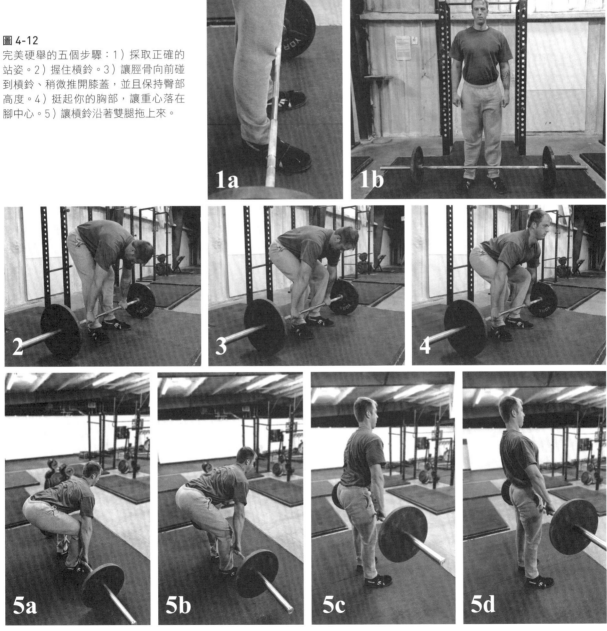

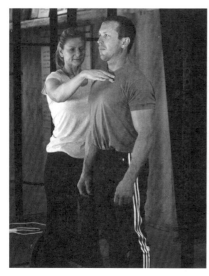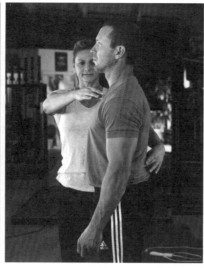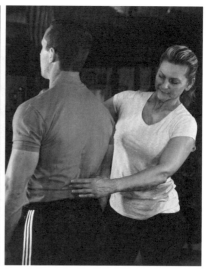

圖 4-13　熟悉背部在硬舉過程中的姿勢。將胸部朝著教練的手挺起，讓上背處於伸展狀態，並在接觸腰椎豎脊肌肌腹的手周圍拱起下背，來使下背呈現伸展狀態。

背部姿勢

在硬舉動作裡，很多錯誤都不會真的造成什麼傷害，但如果你在高強度的負荷下以圓背姿勢拉起重量的話，那可能就會危及你的安全。所以現在是時候學習硬舉最重要的部分：調整正確的背部姿勢。在你調整好姿勢之後，不要拿槓，直接站起來，然後挺胸。同時想像你要撅臀部來讓你的背部挺直。參考圖 4-13，設想一位教練藉由碰胸來提醒你的挺胸姿勢，以及碰腰來提醒你的腰椎伸展動作。當你撅臀部時，觸碰下背給你一個點，讓你針對這個點來「挺起」你的下背，這樣做的實際效果是促使豎脊肌在你有意識的控制下收縮。

收縮的豎脊肌在腰部呈現的拱形姿勢稱為腰椎伸展。槓鈴還在地面時，你可能無法在起始位置維持這種腰部伸展程度，因為腿後肌的張力會在一定程度上將你的骨盆和腰椎拉離這個位置，而這將取決於你的柔軟度。少數的人——通常是女性和體重過輕的男性——柔軟度非常好，他們可以在底部做出腰部過度伸展的動作（圖 4-14）。這並不是好現象，因為過拱的下背跟圓背一樣不好——也許會更糟——就像圓背對於腰椎椎間盤的位置和它們正常的負重能力來說，都是不好的。在有負荷的狀態下，腰椎過度伸展不僅會造成椎間盤損傷，還會造成小面關節和周圍神經根的損傷。理想的姿勢是在解剖學上自然的脊椎前凸曲度或自然解剖結構的腰椎弧度。但要做出這樣的動作，大多數的人還是需要專注於做出的誇大的伸展姿勢，因為即使是正確的拱腰，大多數人的柔軟度也會受到考驗。這裡的重點是要學會調整背部，辨別和控制你必需使用的肌群來做到這一點，以便快速發展出正確的姿勢。為了確定你理解上述內容，我再說一次：**過度伸展的腰椎前凸姿勢，不是硬舉的起始姿勢，自然的人體解剖學姿勢才是**。但為了做出自然的人體解剖學姿勢，你可能會需要嘗試過度伸展的姿勢。

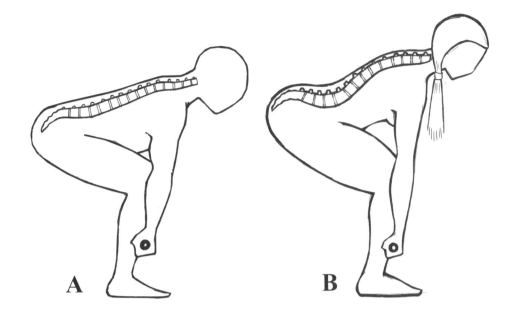

圖 4-14 左圖，正確的起始姿勢，下背會呈現自然解剖結構的腰椎弧度。右圖，過度伸展的脊椎前凸曲線既不必要也不合適，而且對於柔軟度正常的人來說很難做到。腰椎必需呈現可見的脊椎前凸曲度才是處於正確位置的想法，是基於在這個位置上的人是一個骨瘦如柴的人，這是對動作外觀上的一種誤解。而強壯的人，因為豎脊肌較發達，所以在中立位置時的下背看起來是平坦的。要注意，過度伸展的姿勢實際上並不理想，但柔軟度不好的人可能需要試著過度伸展才能進入正確的脊椎前凸姿勢。

硬舉會遇到的問題大部分都跟不正確的下背姿勢有關。大多數的初學者都會在硬舉時出現常見的錯誤下背姿勢——圓下背——而他們完全沒有察覺到自己的背部姿勢有問題。他們無法辨認正確姿勢、錯誤姿勢或介於兩者之間的任何姿勢。如果你調整過好幾次硬舉的動作還是沒有調整好，那你可能遇到一樣的問題。你的本體感覺——確定身體或身體的部位在空間的位置的能力——可能較差，而這是執行正確動作所需要的。原因可能與視知覺有關：你看不到你的下背，甚至沒有試圖去看過它。你會知道你的手肘是彎曲或是伸直，但你不知道你的下背是太凹或著圓背，大概是因為你以前沒有想過這個問題，因為你看不到相關的肌群。無論是在正常的視野狀態還是從鏡子裡的反射，你都可以看到你的手臂，將自主控制和可觀察到的動作連結起來是很自然的。相比之下，下背在你後方，你需要用些創意的來給自己一

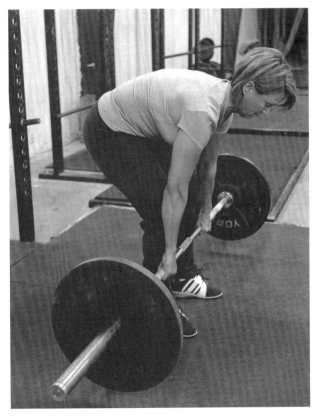

圖 4-15 對於大多數初學硬舉的人來說，圓下背是一個最常見的問題。而在學習硬舉的第四步驟中必需要矯正這個問題。

個藉口，讓自己在車庫裡撿東西的時候，從鏡子的影像去想像自己的下背。

要解決下背姿勢的問題，你需要了解腰部肌群在做動作時有什麼作用，還有當它們做這些動作時的感覺是如何，以及每次做動作時都必需做什麼。重複挺胸及撅屁股的姿勢來練習這些肌群的自主收縮。為了確保這一點，在舉重台上俯臥，並進行幾次在蹲舉章節的「背部」小節部分（第40頁）中所述的練習。調整背部的姿勢基本上與仰臥起坐的動作剛好相反，仰臥起坐是脊椎的主動屈曲。脊椎的主動伸展會激活軀幹另一側的肌肉，這樣子做會對調整背部姿勢有幫助。

一旦你知道維持下背張力的感覺是如何時，就可以逐步進入一個槓鈴前的好位置。採取正確的起始姿勢，先調整背部姿勢，然後把臀部慢慢向後推，使身體位置逐漸降低，膝蓋稍微向外推，肩膀向前、向下沉，直到你感覺到下背已經到了伸展的臨界點。然後讓身體回到必要的高度重新調整伸展狀態的姿勢，試著比上次低一點點。以這種漸進的方式，你最終可以在握住槓鈴的情況下進入一個相當理想的起始姿勢。

背部受傷在重訓室裡相當常見，不幸的是，這是大重量訓練的一部分。蹲舉和硬舉，以及上膊和所有其他拉方向的訓練，都可能產生這些痛苦、麻煩和耗時的問題。但在了解實際造成這些問題的原因之後，你將會理解預防導致這些傷害的錯誤姿勢是必要的。

如果你在背受傷的時候去看醫生，十次有九次醫生會告訴你「你只是背部肌肉撕裂傷。這些藥拿回去吃，然後不要舉那麼重。」這種診斷和建議反映了大部分醫生對診斷這類型的損傷經驗不足，並且對於患部肌肉是如何和何時受到撕裂以及它們要如何復原的理解也不夠。

撕裂的肌腹會流血。它們是血管組織，任何顯著的撕裂都會破壞肌腹的結締組織，造成收縮性組織和血管組織達到破裂的程度；然後血液會開始積聚在撕裂的地方，造成血腫。這看起來像是一個大瘀青，並且會經歷與瘀青重新吸收和復原的相同過程。嚴重的撕裂會在肌腹留下可見的裂口。小的撕裂也會讓你痛到想死，但它們出血較少，不會造成明顯的瘀青。輕微的撕裂很快就會癒合，但嚴重的撕裂可能需要數週的時間來復原。

大多數的肌肉撕裂傷都發生在大腿和腿部，而不當的臥推則會造成胸肌的撕裂傷。這些肌肉附著在長骨上，用來在較大的動作範圍內移動大重量，或者在較大的動作範圍內加速骨骼本身的動作。在臥推或蹲舉過程中發生的撕裂傷，是因為重量本身超過了肌肉可以短暫對抗的阻力，並且超過了收縮性組織的抗裂強度。即使經過充分的熱身，這些撕裂傷也會在任何速度的動作裡發生。更常見的是跑步中的傷害，而它們發生在作用肌或拮抗肌的收縮強度超過對方的抗裂強度。腿後肌、股四頭肌和小腿肌受到撕裂傷的頻率高得可憐，並且隨著運動員的年齡增長會逐漸失去肌肉和結締組織的彈性，這種狀況就會變得更加普遍。

容易發生肌腹撕裂的肌群都有共同的特徵，就是它們所做的工作：它們會加速長骨在各種角度移動。要做到這一點，它們需要產生較大的動作範圍和相對較高的角速度。將它們與脊椎肌群的工作相比，脊椎肌群產生並保持等長收縮；而它們是姿勢肌群，主要功能是將組成脊柱的小骨頭互相保持固定位置。它們的型態也反映了它們的作用：脊椎的肌肉是長肌肉，這是真的，但它們都有多個起點和止點，這些起點和止點位於緊密間隔的分段骨骼結構上，這些結構被設計用於保持位置，而四肢結構——手臂和腿——則是在空間裡移動身體。脊柱的穩定來自於結構的完整性，儘管其具有相對有限的彎曲範圍，但它在承受負荷時必需保持剛性。舉起重量需要這種剛性，並且這是由軀幹的姿勢肌來完成的。

背部的傷害通常發生在拉起重量的過程中，而這其中又有大部分是因為用了錯誤的方式拉起而發生。但即使發生這種情況，也和腿後肌撕裂的情況明顯不同。腿部的肌肉撕裂發生在較大角度的收縮期間，這是因為在較大的關節活動範圍上，肌腹長度有著劇烈的變化，而背部損傷發生在較小的椎間活動範圍上，豎脊肌的肌腹可能很少或根本沒有動靜。即使整個腰部肌群完全放鬆，也不會產生太多的動作，和短距離衝刺的步幅相比時肯定少得多。這也讓你不太可能在拿起一袋雜貨的時候使背肌肌腹撕裂，雖然這些低強度、低速度的活動類型正是大多數背部受傷發生的原因。在沒有鈍性創傷的情況下，典型的背部肌肉斷裂是很少見的。

不幸的是，大多數的背部損傷都是與脊椎有關的。把它們想像為關節損傷，就像是膝蓋受傷那樣。椎間盤和小面關節很容易受到負荷異常的椎間運動影響，而這種情況應該要靠背部的肌肉收縮來預防。透過正確的硬舉技術發展而來的強壯背肌可能是預防背部受傷的最佳方法，因為你用正確的方式拉起重量時養成的習慣有助於提升脊椎的安全性，就像其產生的力量一樣對保護脊椎有幫助。當你了解這一點，同時在學習從地板拉起重量時格外注意自己的動作；它會派上用場，我保證。

硬舉力學

首先，讓我們來觀察一下和硬舉相關的物理系統。力矩或者說旋轉力（有時使用扭力這個術語）是沿著一根剛性槓桿施加的力，讓槓桿末端的物體繞著軸旋轉。當與被扭轉的物體成 90 度角時，力矩最大。想像你用扳手轉動螺絲；如果你的手與扳手呈現一個奇怪的角度時，力量不會很大，最有力的位置是當手與扳手成直角的時候。這就是為什麼一個技工總是希望有足夠的空間讓他的手臂與卡在螺栓上的扳手能夠成直角。

力矩會隨著被轉動的物體距離變長而增加，扳手的長度乘以你用手產生的轉動力，使長的一端透過一個較長的弧形來移動，進而使螺栓移動一個較短的弧形——距離乘以力。手握在扳手上越接近遠端越可以更輕鬆地將螺栓轉開。力臂是螺栓和扳手握點之間的距離，也就是螺栓和手拉動位置之間的距離。長的扳手比短的扳手效果更好，因為如果拉力的角度保持持續有效的話，則較長的長度會產生更長的力臂。力臂的長度由肢段長度和拉的角度決定。用小於 90 度的角度拉動一支長扳手來轉動螺栓的效果不會很好，因為拉動的位置和螺栓之間的水平距離沒有扳手長；等於你製造了一個短的力臂。一樣用 90 度的角度拉動短扳手來轉動拴緊的螺栓效果也很差，因為力臂較短的關係。

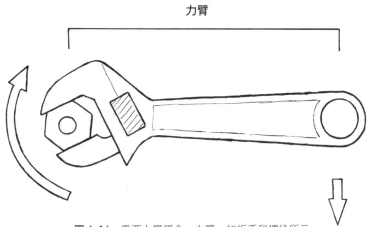

圖 4-16 重要力學概念，力臂。如扳手和螺栓所示。

這個事實適用於所有背部負重的動作，也就是包含了硬舉和蹲舉。重力以一條直線垂直「向下」的方向運行。手中的槓鈴總是以一條直線向下，因此此系統中的力臂是以槓鈴水平地面來測量。一個偏水平角度的短背與角度較垂直的長背可能有相同的力臂長度。最好的模式似乎是垂直角度的短背，我們能夠讓我們的硬舉力學更有利於拉起槓鈴，但不幸的是，我們受限於系統中的其他物理因素，導致我們無法這樣做。如果背部相對於腿部較短，則讓背部垂直的話會使臀部下降，這樣會把你的膝蓋向前推，使小腿傾斜，進而將槓鈴往前推。這樣的連鎖反應會使槓鈴遠離腳中心，並使肩膀處於槓鈴後方，這兩種情況都無法讓你拉起大重量，其中的原因我們很快會在接下來的內容中探討。

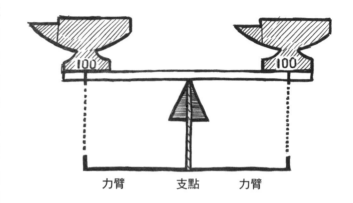

用扳手和螺栓模型來簡單描述力臂的概念是很好理解的，但它沒辦法準確地描繪硬舉過程中髖關節發生了什麼變化。描繪硬舉力學的方法還有另外一種，是透過軀幹肌群保持髖和脊柱的剛性，形成第一類槓桿。回想一下，第一類槓桿的支點在負荷和移動負荷的力量之間，而剛性的部分是傳遞力的物體，像蹺蹺板那樣（圖 4-17）。力臂是由支點兩側剛性部分構成。如果兩側力臂的長度相同，系統也處於平衡狀態，則施加在負荷上的力與負荷的重量相同，兩側移動的距離也會相同。如果力臂一短一長，則短力臂移動距離較短、較慢，而長力臂移動距離較長、較快，力量與距離此消彼長。長力臂端速度快的代價，是力量較小，短力臂端的力量較大，短力臂端的力量因長力臂端的槓鈴長度而倍增。所以，如果你在長力臂端向下推（或拉），第一類槓桿可以用一個較短的距離移動一個大重量，就像用鐵橇撬開釘子這樣。或者你在短力臂端向下推（或拉），就能用較快的速度移動一個較輕的重量，好像你踩到一支耙子，它的桿子會飛上來打在你的臉上，或像是古代攻城戰中投石器的運作模式那樣（圖 6-32，第 204 頁）。

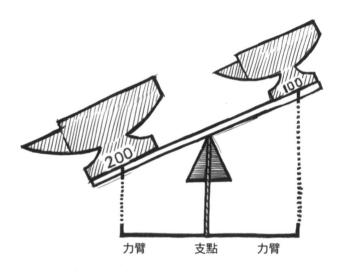

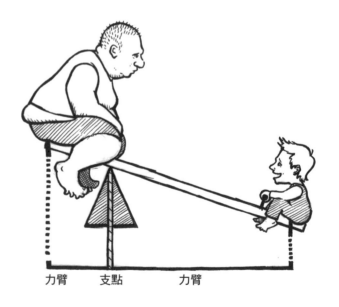

圖 4-17　第一類槓桿。

　　因為我們的肌肉只能收縮其長度的一小部分，我們的骨骼系統包括了許多延長距離的槓桿，代價是要以更大的力量來驅動。人體的髖關節是第一類槓桿，背部和骨盆形成剛性部分；髖關節是支點；後側鏈的腿後肌、臀肌和內收肌是臀部後面向下拉力的來源（短力臂端）；而你手中的負荷則產生臀部前面的向下拉力（長力臂端）（圖4-18）。如果背後動力鏈產生的力量夠大——如果你夠強壯——則臀部後面的短力臂端就可以將前面的長力臂端撬起來，就算重量很重。同時出現的伸膝動作會使系統變得複雜，但不會太複雜。如果我們能設計一個舉起大重量的硬舉系統，我們最好讓臀部靠近槓鈴。但因為我們做不到，我們必需充分利用我們現有的力學條件來設計硬舉的力學系統，這也是為什麼我們會讓槓鈴盡量靠近臀部的原因。一些進階的訓練者會刻意使用圓上背技術來縮短槓鈴和臀部之間的距離。你之後就會知道，這是闊背肌的作用。

　　這就是硬舉過程中的槓桿系統。但如果你夠強壯，那力臂也能用其他方式運作；短力臂端以足夠的力量移動較短的距離，可以使長力臂端加速移動其較長距離的負荷。這種情況會在上膊和抓舉中出現。在加速拉起重量的過程中，較長的力臂——較大的水平背角——會被保留下來以促進拉動過程中的背部「甩動」。但硬舉不需要加速，所以髖和槓鈴之間的長力臂是不利的，而最好的處理方式就是盡快讓背部更接近垂直。

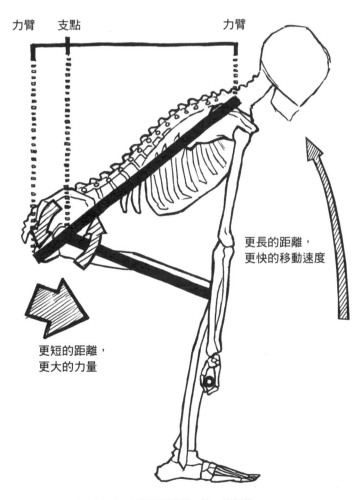

圖4-18　人類的髖關節，第一類槓桿。

一個大重量硬舉的槓鈴路徑理論上應該要是直線的，因為這是將一個物體從一點移動到另一點最短、最有效的方式，並且將槓鈴垂直向上移動，而垂直向上是因為這與重力作用於槓鈴的方向相反。功被定義為力（在對抗重力的情況下作功，等於做功於負重槓鈴的質量）乘以距離（需要計算槓鈴路徑的距離），因此可以以英尺—磅來表示。由於重力是直線往下作用，唯一可以對抗重力是直線往上做功，任何其他動作都代表著額外的能量消耗。力如果從水平方向施加到槓鈴——相對於訓練者向前或向後的方向——會使槓鈴在向上過程中向前或向後移動，但是這種水平力並不會對抗重力做功。換句話說，如果你想，可以拿著槓鈴在房間裡走來走去，但是硬舉的部分就只是槓鈴從地板到你雙手握槓身體完全打直位置的垂直做功。硬舉過程中最短的槓鈴路徑是垂直的直線，所以其他較長的槓鈴路徑對硬舉來說效率都是較差的。大多數與競技有關的動作——想一下柔道、高山滑雪或美式足球——他們的動作過程並不是一條垂直的直線那麼簡單，但舉起槓鈴的動作可以是一直線，所以它們應該是一直線。

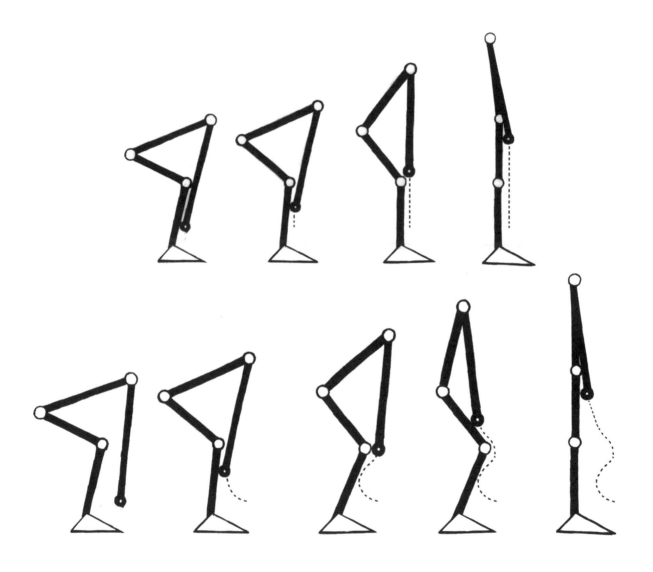

圖 4-19　對抗重力作的功單純是垂直位移，因為重力是以垂直方向作用。槓鈴在任何水平方向產生的動作，都不是對抗重力所產生的功，因此這些動作的效率都很差。

硬舉讓槓鈴位於雙腿前方，這和推舉有點不同，與蹲舉更是不一樣：槓鈴並非在腳掌心上方並在肩膀上平衡，這使得槓鈴兩側的身體重量分布大致相等，讓我們在舉起槓鈴的過程中保持平衡。硬舉時槓要平衡，且身體大部分在槓的後方。這種需求導致我們必需考慮訓練者／槓鈴系統質心（COM）的問題。在硬舉的過程中，這個質心會有輕微的變化，上膊和抓舉比硬舉更複雜，因為它們的運動範圍較大，肌肉骨骼的複雜性也增加許多。輕的硬舉與大重量硬舉平衡方式不同——重量越重，槓鈴重心就越接近訓練者／槓鈴系統的質心，而槓鈴後方的人體重量就變得越不重要。因此，相對於大重量硬舉，輕的硬舉可以從一個距離腳中心較遠的位置拉起，而抓舉與上膊也是如此。

很明顯的，你無法拉起一個在你前方遠處的大重量。同樣可以清楚了解的是，槓鈴越靠近身體的質量中心，它們之間的力臂就越短，並且在髖關節的槓桿作用就越小。在槓鈴重心不會移到腳掌心後方的情況下，槓鈴越靠近身體的質心，你在硬舉時所需要克服它們之間的槓桿作用就越小。槓鈴和腳掌心平衡點之間的任何距離都會形成一個力臂，而這對硬舉的效率有巨大的影響（圖 2-32）。就像前面提到的，槓鈴和髖關節之間的距離越大，對抗髖關節的力臂就越大。所以，和雙手握住槓鈴或背負槓鈴的其他槓鈴動作一樣，當槓鈴正好位於腳中心時，槓鈴是平衡的，硬舉的力矩也是最理想的。它不應該偏離這個平衡的槓鈴路徑：於腳中心上方的垂直路徑。這個槓鈴路徑應該是我們要嘗試接近的理想物理模式；而一個優秀硬舉訓練者的槓鈴路徑會很接近這個模式。

硬舉是藉由伸膝和伸髖產生的力量將槓鈴拉離地面至完全打直位置，力沿著保持剛性的脊柱傳遞，作為在伸髖肌群和槓鈴重量之間的髖關節力臂轉軸。這一力臂的力量被傳遞到兩側肩胛骨和手臂，然後從手到槓鈴上。肩胛骨是一種具有較大表面積的扁平骨，當它靠在肋骨上時與保持剛性的背部接合，並透過極其強大的斜方肌、大小菱形肌、提肩胛肌和其他肌肉固定它的位置。斜方肌起始於顱底——由**頸韌帶**——沿著頸椎的棘突至 C7 的棘突，再從 C7 的棘突至 T12 的棘突，使得斜方肌成為人體中最長的肌肉。這些纖維在肩膀的某個部位都有一個連接點：沿著肩胛骨長度方向延伸的長骨脊（這個脊被稱為**肩胛棘**）或者鎖骨上方。因此，斜方肌可以將力量從附著在脊柱上非常長的一條線轉移到附著在肩上非常長的一條線上。（這就是為什麼硬舉是一個很好的斜方肌建造者，以及為什麼一個優秀的硬舉訓練者比起其他運動員有著更大的斜方肌。）儘管斜方肌可以用向心的方式聳肩，讓肩胛骨內收和肩胛骨下壓，但它們在硬舉過程的功能是等長收縮——將肩胛骨固定住。當你處於從地面拉槓的姿勢，根據你的人體結構，背角呈現 20 度到 30 度之間的後仰角度時，肩胛骨會平放在由伐氏操作所支撐的肋骨上。它們由斜方肌和菱形肌固定在那裡，因此處於良好的支撐位置，以接收來自伸髖和伸膝傳遞至剛性軀幹上的力。

肱骨透過幾條韌帶：三角肌、肩旋轉肌腱和肌肉：三頭肌長頭、肱二頭肌和大圓肌，完全附著在**肩胛盂**或者說肩關節上。三角肌的起始部分沿著肩胛棘的下方延伸，穿越到附著在斜方肌上的骨骼，並沿著肩峰環繞到前方和鎖骨外側三分之一處。三角肌另一端則插入肱骨外側的**三角肌粗隆**中，它大概位在肱骨骨幹中間，有一個大的突起處。這種組合——從脊柱到斜方肌，再到肩胛骨／鎖骨，最後到三角肌和肱骨——產生了一個非常強大、有效的力量傳導結構。大圓肌從肩胛骨底部連接到肱骨前側靠近關節盂的地方，增加了連接兩個骨骼的肌肉組織。

闊背肌在這裡也扮演著非常重要的角色：它們起始於下背部非常大的範圍內，大部分的人起始於 T7 棘突的位置（個體會有差異），並向下掃過胸腰筋膜，這是在薦椎和骨盆骼骨上的一大片纖維結締組織。闊背肌的止點位於肱骨頂端的前方位置，非常接近胸大肌的止點，因此它的功能是肩關

節伸展——將肱骨往後拉回；這個功能對硬舉力學來說非常重要。因此，肱骨有來自肩胛骨和直接來自脊柱的附著物，包括脊柱中的每個棘突，從顱骨到薦椎，都透過闊背肌或斜方肌連接到肱骨。且闊背肌與斜方肌在 T7 到 T12 是重疊的。而這些附著點在背部和手臂之間形成了一個非常完整和有效的連接。

在正確的位置開始硬舉，肩胛骨、槓鈴和腳掌心會呈現垂直對齊的姿勢。背部在自然的解剖位置上保持剛性、手肘打直，雙腳明顯地平踩在地板上。這是骨骼最高效和最有效地將力量——由伸膝和伸髖肌群產生——向上傳遞至背部和向下傳遞到手中負重槓鈴的位置。此外，這個原理適用於任何從地板上拉起槓鈴的動作，不管握法或站姿如何。這種對齊在訓練者／槓鈴系統和腳掌心平衡點之間的姿勢會產生最理想的平衡狀態。

任何其他槓鈴位置都有可能造成兩個問題，第一個問題發生在槓鈴從腳掌心前方拉起時，會產生槓鈴和平衡點之間的力臂。訓練者必需以某種方式來抵消力臂帶來的影響，不管是將槓鈴往後移回平衡狀態，或者花費額外的力量來對抗槓鈴上的重量**和**力臂的作用，兩種機制都導致彎曲的槓鈴路徑，造成低效率的非最大拉力，就像上膊或抓舉。這個距離也會對髖、膝和背角產生不利的影響，

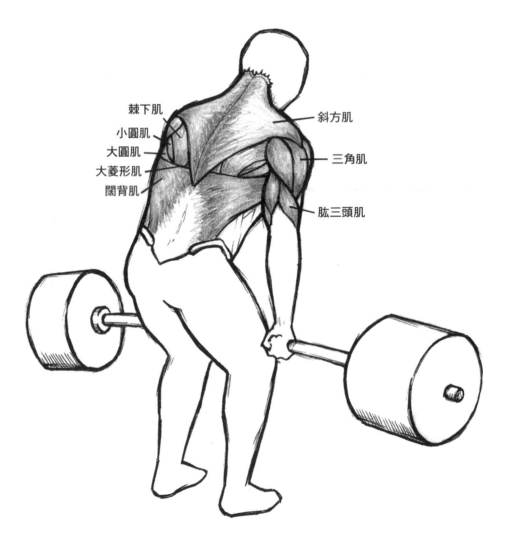

圖 4-20　後視圖，負責在手臂和脊柱之間力量傳導的肌群。

棘下肌

小圓肌

大圓肌

大菱形肌

闊背肌

斜方肌

三角肌

肱三頭肌

導致它們相互之間以及和槓鈴之間的位置關係不甚理想。如果你站在一個讓槓鈴向前離你幾英尺的位置，這是非常明顯的問題——你跟槓鈴的距離是一個很大的問題，尤其是當這個狀況被誇大的時候，你就會很清楚地了解為什麼。前進一步將距離減半，硬舉就會變得容易一點，但這樣仍然是不正確的。再一次把距離減半，這種傾向就會越來越明顯：你越靠近槓鈴，硬舉越容易；原因在於槓鈴與腳掌心之間的槓桿作用因為距離而產生的影響。

即使你隨便研究一下大重量硬舉、上膊和抓舉的槓鈴路徑，也會很輕易地看出，從腳掌心前方的位置拉起槓鈴然後再將槓鈴拉回身體恢復系統平衡時，會在槓鈴從地面離開時產生一條彎曲的槓鈴路徑。當你拉起的重量越重，像是硬舉時，能夠偏離腳掌心拉起的高度跟幅度就會越小。而拉的重量越輕，像是抓舉時，可以接受的水平位移就越大，並且在槓鈴回到腳掌心上方恢復平衡之前，槓鈴能移動的高度越高。（相對於訓練者的絕對強度而言，當抓舉的重量很輕時，槓鈴能夠以一條完全失衡的路徑走完全程。）然後你可以看到，平衡點存在於腳掌心之上，透過將槓鈴從地面以直線垂直路徑拉起的方式，來設計符合這種物理事實的硬舉技術是有意義的。

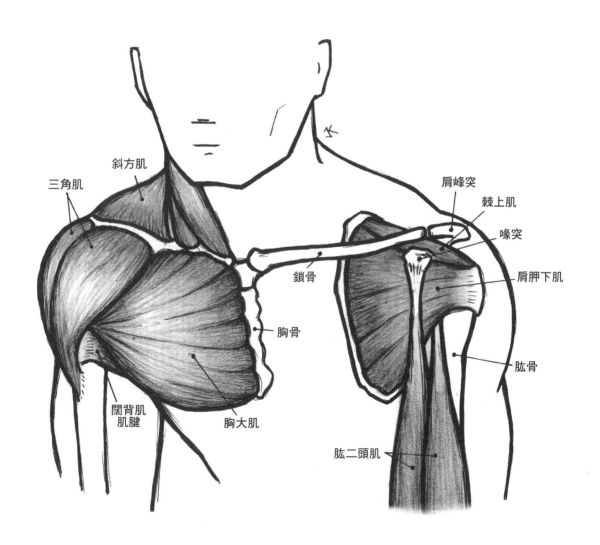

圖 4-21　前視圖，和硬舉有關的上半身肌群。

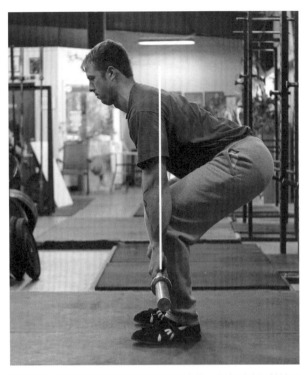

圖 4-22 標準拉力模式中的正確啟動姿勢。注意手臂相對於垂直線的角度。

　　第二個問題發生在槓鈴位置不在肩膀前側略微後方的位置時，這會使得槓鈴與訓練者的手臂和脊柱之間失去平衡；為了取得這種平衡，人們往往會在硬舉過程中移動到正確位置。在這個姿勢裡，你的肩膀會超過槓鈴前方一點點，而你的手臂也不會與地面垂直。在背角停止變化之後，所有從地面上拉起槓鈴都有一個常見特徵——也就是當膝和髖在硬舉最低點開始伸展時，背部會處在一個穩定的角度——而手臂不是垂直懸垂的。它們在垂直線後方約 7-10 度之間的角度懸掛，而肩膀會在槓鈴的前面位置，也許是巧合，這個位置剛好在肩胛骨的下方。大多數的舉重教練都會教肩膀在槓鈴前面的起始姿勢，如果你上網搜尋大量有關硬舉、上膊和抓舉的影片，逐一觀看你會發現，硬舉過程中肩膀在前的姿勢是很常見的。

　　從輕到重，各種拉系列的槓鈴動作裡，可以觀察到一個連續統一的動作：抓舉的重量，相對於硬舉來說是非常輕的，你可以從一些動作效率較差但仍很強壯的訓練者身上觀察到，他們的技術不是很符合上述的動作模型。上膊會比抓舉重，但還是比硬舉輕，動作會更符合上述模式，而大重量的硬舉，在槓鈴離開地面後，幾乎可以說是處於上述模式。此外，訓練者／槓鈴系統以肩膀在前的位置尋求平衡以拉起槓鈴的傾向是很自然的，如果有人想要用垂直或垂直線後方的手臂拉起槓鈴，為了產生這個姿勢——無論是在開始拉之前還是在拉動的第一階段——背角會發生變化。這樣做的傾向會隨著重量的變化而改變，就像槓鈴向腳掌心平衡點移動的傾向一樣，抓舉在拉起的過程中，有很大一部分出現背角變化，上膊的變化會少一點，而硬舉時，將槓片拉離地面後，幾乎是以相同的背角直到槓鈴接近膝蓋為止。

　　請記住，在重力場的架構中，一條朝著垂直方向移動的直線槓鈴路徑是槓鈴動作在物理學中最有效的表現。而只要讓腳掌心處於槓鈴的正下方，並且藉由調整膝、髖和肩部的位置以產生垂直的拉動路徑，這很容易做到。將槓鈴置於腳掌心前方或採用手臂垂直的起始位置，都會導致槓鈴在非垂直路徑中被拉動，致使背角產生變化，這兩種情況都會在訓練者的身體或槓鈴上浪費不必要的能量。因為槓鈴和髖之間的力臂變長，導致槓鈴離髖較遠而變得很難拉起，這種對槓鈴的垂直位移沒有幫助的動作也表示做功能力的浪費。儘管一些非常出色的訓練者可能擅長用低效率的方式舉起槓鈴，但這並不代表他們的方法是有效的。將槓鈴從地板拉起來最有效的方式是產生垂直方向的直線槓鈴路徑，因為這樣的方式符合一個事實，就是硬舉過程中，對抗重力下完成的實際做功，是在盡可能靠近臀部的垂直線上移動重量所消耗的能量。

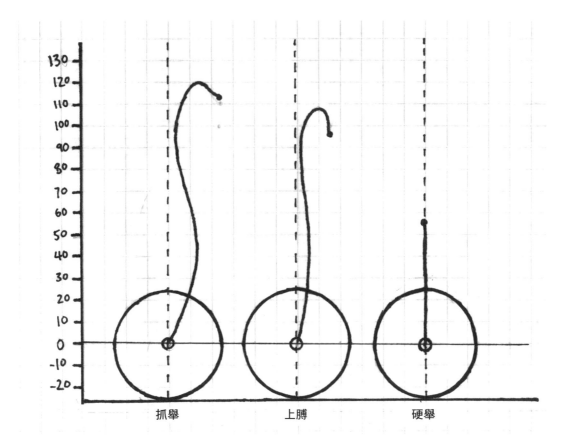

圖 4-23　典型的大重量抓舉、上膊和硬舉的槓鈴路徑描記。

　　另外，前面所描述有關質心的注意事項解釋了這種彎曲槓鈴路徑的許多面向。想一下槓鈴能夠移動的兩種方式：垂直和水平移動。一般來說，垂直方向的運動是肌肉沿著「與負荷相互作用的」身體剛性部分所產生的力來完成，而水平運動則是透過相對於槓鈴，在水平方向操控身體質量的位置來完成。所以拉力來自伸膝和伸髖肌群，保持背部剛性的肌群，以及保持槓鈴握在手中並正確的定位在脊柱下方的肌群。在平衡點上身體／槓鈴系統的錯誤定位導致的水平移動是必然的，這是因為訓練者試圖改變槓鈴的位置，進而造成身體質量的移動所引起的。

　　有些教練會教臀部往下坐、肩膀在槓鈴後面還有背要盡可能垂直。這個起始位置會使訓練者和槓鈴在重量實際離開地面之前產生大幅的移動，因為這個位置會在臀部往下坐和膝蓋下沉並向前時，將小腿往前推並同時推動槓鈴，使槓鈴遠離腳掌心和臀部。這會使得訓練者的質量中心處於槓鈴後方。在重量較重的情況下，強壯的訓練者可能會拉起自身體重三倍以上。訓練者可以透過操控身體質量的位置，在水平方向移動槓鈴，例如上膊或抓舉過程產生的仰躺動作，這時的槓鈴幾乎可說是位於平衡點的前方。由於槓鈴比後方的訓練者身體部分重得多，因此槓鈴和身體位置之間的變化將與兩者的質量差成比例。如果在上膊過程中，槓鈴在被拉過髖的時候超過平衡點前方三英寸的話，身體的後仰程度應該會**遠大於這個距離**，因為訓練者的體重比槓鈴來得輕。如果後仰程度不足以抑制前方的位移，那訓練者將不得不用往前跳的方式來接槓。

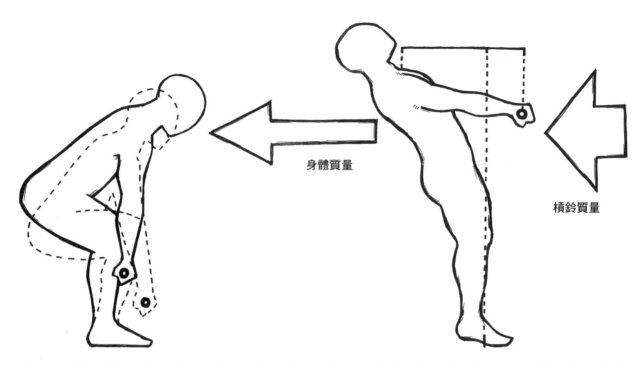

圖 4-24 使用身體質量來產生水平方向的槓鈴路徑是必要的。人體的拉動力學可以有效地向上移動槓鈴,但是訓練者/槓鈴系統的垂直方向就不能有效地水平移動槓鈴。也因為這樣,我們讓身體質量進行水平移動,以對抗槓鈴的質量。由於大重量的槓鈴超過了訓練者的體重,所以訓練者的身體必需水平移動得更多,才能有效地對抗槓鈴。

　　當槓鈴在地板上時,也會發生同樣的狀況:如果你把一個大重量的槓鈴向前推,它後面的身體質量就會對槓鈴的向前位移做出反應,身體會透過充當水平運動的懸臂來使槓鈴靠近髖關節並回到腳掌心之上以恢復平衡。雙腳會被負荷固定在地面上,所以當硬舉開始時,槓鈴後方的身體質量會對平衡點前面的槓鈴質量做出反應。當槓鈴向後滾動並以曲線離開地面時,身體會向前擺盪使自己位在平衡狀態,肩膀也會位於槓鈴前方。當這個位置穩定下來,槓鈴路徑就會變得垂直。如果槓鈴在起始前就與身體處於拉力平衡的首選位置,槓鈴路徑就會呈現垂直狀態,那麼上述的動作當然就是完全沒有必要的。

　　非垂直的手臂角度可能是舉重裡最少被解釋清楚的現象。為什麼當肩膀處於槓鈴前方並且手臂與垂直方向呈 7-10 度的特殊角度時,背角在拉動的初始階段會變得穩定?為什麼「肩膀在槓鈴前方的距離和髖關節位於槓鈴後方的距離」之間存在明顯的平衡?我們目前的理論是,這個重要的位置關係是闊背肌、肱骨和下背之間的相互作用造成的。有一個特定的背角可以讓闊背肌能有效地穩住手臂以及髖的位置,並且縮短槓鈴和髖關節之間的距離,以促進槓鈴呈現垂直路徑,在大重量硬舉時固定在這個角度——因為你不得不這樣做。

　　肱骨由許多肌肉和韌帶從肩胛骨懸吊下來,看起來就好像手臂應該垂直懸掛在那裡,好像當你從天花板垂下一條繩索,而繩索的末端垂直懸掛重量那樣,也就是所謂的「鉛垂線」。但是實際上手臂不會垂直懸掛,當重量夠重時,你將不得不收緊背部和手臂,你的手臂就不會是垂直的。你可以看一下自己的影片來檢視。如果你想讓繩子以不同於垂直的角度懸掛在天花板上,那麼你必需從另一個方向向系統施加另一個力——你必需將**另一條繩子**繫到懸掛鉛錘的繩子上。如果你以直角拉動負荷的那條繩索,則第二條繩索對第一條繩索會達到最好的作用,因為直角是被施加張力最有效

的結構。就像你用 90 度以外的任何角度拉動扳手一樣,從直角以外的任何角度拉動繩子都不會產生最大的旋轉力。你可以想像一下,如果第一條「繩索」是你的肱骨,第二條繩索是你的闊背肌時,你會更容易理解這一點。

所以,終究會有另一條繩索;實際上有好幾條。大圓肌和肱三頭肌控制了肩胛骨和肱骨之間的角度。更重要的是,闊背肌將其較大的起始點沿著下背直接連接到肱骨的骨幹上,在肱骨前側的腋下,從而穿過肱骨骨幹的整個厚度。因此,闊背肌對上臂和下背部施加張力,並調整兩個連接點的位置,也因此槓鈴從地面拉起時闊背肌的等長收縮狀態能使背部穩定性提高。這些肌群在肩關節附近連接了許多連接點,並且共同作用以將力量從軀幹傳遞到手臂。

闊背肌的拉力是懸掛於肩上的手臂在脊柱負重狀態下呈現非垂直角度的原因,也是影響髖關節角度的原因。「肩膀伸展」是闊背肌拉動肱骨向後時產生的動作。這個力必需抵消槓鈴重量使手臂向前旋轉至垂直位置的傾向,且髖關節位置協助了闊背肌肌腹,保持在最能產生力量的長度。如果手臂向前旋轉,會使槓鈴離開腳掌心向前滾動,造成訓練者重心失衡;如果重量夠重,你會拉不起來。由於肱三頭肌和大圓肌處於較差的力矩位置,因此在這種情況下的貢獻度很小,亦即闊背肌、大圓肌和肱三頭肌的整體貢獻,與闊背肌單獨作用時的貢獻差不了多少。當肩膀處於槓鈴前方並且背角在拉起槓鈴過程中處於穩定狀態時,闊背肌與肱骨之間的連接角度約為 90 度,因為**這是產生與負重相等且方向相反的肩關節伸展力量,所需的最省力角度**。當槓鈴必需保持在腳掌心上方,並且處於這個穩定「懸掛」姿勢下所允許距離臀部最近的位置時,這是這些肌肉能夠最有效地對肱骨施加張力的角度,也因此在從地面拉動槓鈴的過程中提供最大的力量傳遞和穩定性(見圖 4-25)。闊背肌在下背的張力使背角調整,產生 90 度的闊背肌角度,並在肩、髖之間取得平衡。

在人體結構差異方面可想而知會有一些變動,但闊背肌似乎是系統中的主要因素,並且穩定結構中與肱骨連接的角度可能非常接近 90 度。非常清楚的是,從底部拉起槓鈴的過程中,會呈現一個肩膀處於槓鈴前方的背角,這時手臂不會垂直向下,這比起手臂垂直向下時槓鈴會更靠近臀部,在這個姿勢把槓鈴從地面拉起,會呈現一條垂直的槓鈴路徑。在這條路徑上,訓練者可以最有效地保持平衡點在腳掌心上方,並透過闊背肌和相關肌群來維持這條垂直的槓鈴路徑。

更簡單地說,**硬舉時手臂不會處於垂直狀態,因為當手臂處於垂直狀態時,闊背肌不會以 90 度連接在手臂上**。當手臂從肩上垂下時,必需向後傾斜以達到穩定的姿勢。所以身體必需處於一個能使手臂與闊背肌成 90 度角的姿勢,並且能將槓鈴從地面以垂直路徑拉起。如果臀部太低,闊背肌的連接角度將小於 90 度,動作開始時隨著背角調整到穩定位置,臀部會逐漸抬高。如果臀部太高,角度會大於 90 度,這樣一來訓練者就不能有效地防止槓鈴向前移動。

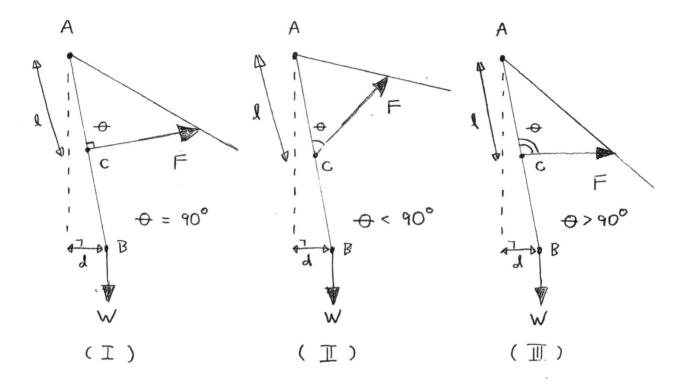

在上述的每張圖片中，手臂都是以一定的角度懸掛著，
使肩膀（A 點）處在重量前方的一段水平距離 d 處。
重量會在 B 點產生一個拉動手臂向下的拉力 W，
從而產生一個圍繞著 A 點的順時針方向力矩。
該力矩的大小為 w · d.

闊背肌在 C 點附著在手臂上，並產生力 F 來拉動它。
這會產生一個圍繞著 A 點的逆時針方向力矩。
這個力矩的大小是 l · F · sin θ。
背角將角度控制在 θ。

為了防止手臂圍繞著 A 點旋轉，兩個力矩的大小必需相等

l · F · sin θ = w · d   = → F= w · d ／（l · sin θ）

當 θ = 90（I）時，sin θ 會達到其最大值，而 F 將會呈現最小值。
任何其他角度都需要一個相對較大的力 F（II 和 III）

Matt Lorig

圖 4-25 證明「當闊背肌與肱骨成 90 度時，闊背肌最能穩住肱骨」的理論的過程，這個證明來自我們的
朋友，馬特洛里格博士。當你詢問一個物理學家該如何進行槓鈴訓練時，你會得到這樣的分析。

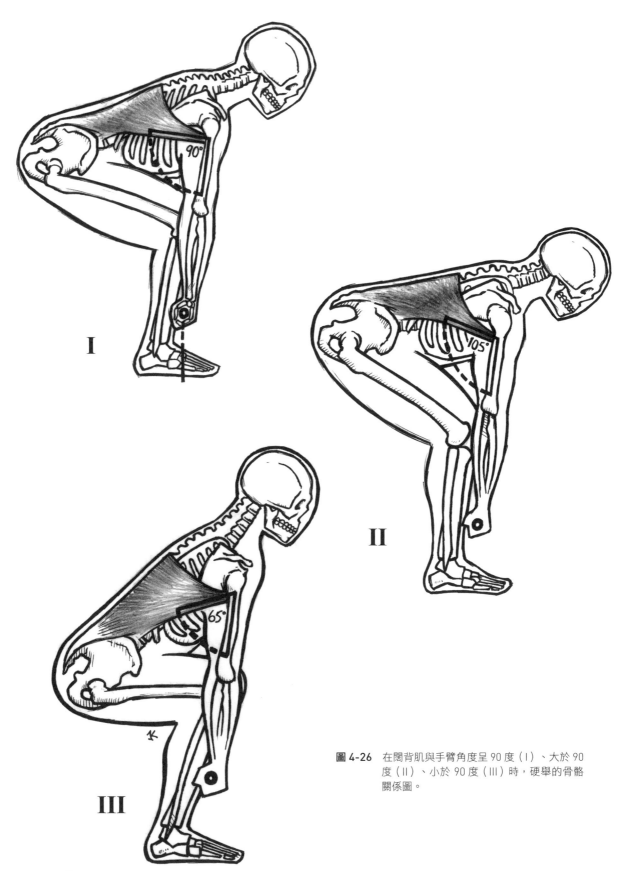

圖 4-26　在闊背肌與手臂角度呈 90 度（I）、大於 90 度（II）、小於 90 度（III）時，硬舉的骨骼關係圖。

用來分析硬舉時的參考角度與分析蹲舉時的參考角度一樣。**髖角**在股骨和軀幹平面之間形成。**膝角**則是形成於股骨和脛骨之間。而**背角**在軀幹平面與假定為水平的地面之間形成。正確的硬舉動作裡，槓鈴離開地面時的伸膝動作，表示在負荷下股四頭肌作用使膝蓋伸展。隨著槓鈴靠近膝蓋，背角應該要更加垂直；而腿後肌「固定」住背角，並藉由伸膝和伸髖來舉起槓鈴。

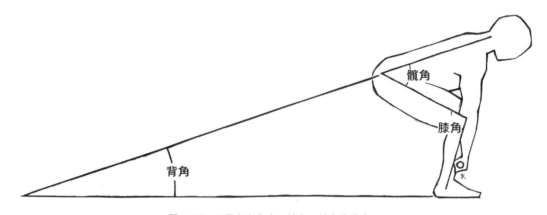

圖 4-27　三個參考角度：膝角、髖角和背角。

　　當小腿和背變得更垂直時，髖角的角度也會跟著變大。隨著槓鈴接近膝蓋，背角和髖角會產生顯著的變化（圖 4-28）。人體結構比例可能是一個重要的影響因素；例如，手臂長度會明顯地影響這種平衡關係。相較於硬舉，在抓舉和上膊中背角的變化似乎出現在槓鈴往上至略高於脛骨的位置──對於大部分優秀的訓練者來說，這個位置會非常接近膝蓋，這是為了保持一個較長的力臂，來通過拉動過程的中段位置時加速槓鈴。這個概念將會在第六章深入探討。闊背肌的功能在這裡發生改變，因為當背角變得更加垂直，保持訓練者／槓鈴系統在腳掌心之上的平衡，就成為逐漸增大角度的背角的效果，對闊背肌張力的依賴性也就較小。從地面拉起槓鈴的所有動作裡，你會在槓鈴的路徑中看到，即使在硬舉起始時的動作效率較低，系統的重心總是會有回到腳掌心上方的趨勢。

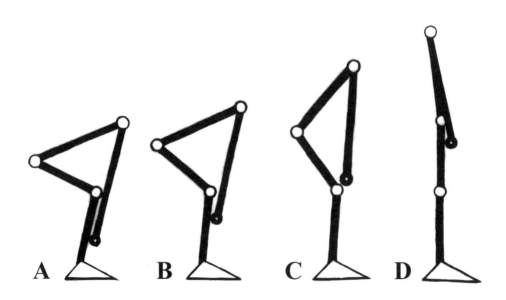

圖 4-28　槓鈴正確離開地面的順序。（A）起始位置。（B）伸膝，打開膝角。（C）打開髖角，使槓鈴達到終點位置（D）。

隨著伸髖幅度變大，伸髖肌群——臀肌、內收肌和腿後肌——成為移動負荷的主要動力，在槓鈴到達膝蓋之前，股四頭肌已經完成了大部分的伸膝工作。硬舉過程中背部肌群的作用是保持軀幹剛性及保持肩胛骨後收，並處於自然的解剖位置，以便由伸膝和伸髖所產生的力可以向上傳遞到背部，再經由手臂向下傳遞至槓鈴。當膝蓋和髖同時達到完全伸展時，透過胸部向上和肩膀向後，在頂端完成完全打直姿勢。如果依照這個順序來完成硬舉的話，槓鈴將會沿著腿以一條垂直路徑被向上拉起。

如果在硬舉過程中發生圓下背，那麼一些本來會轉移到槓鈴上的力量將會被拉長的豎脊肌吃掉。如果重量太重，你沒辦法讓圓背回到直背姿勢的話，那你就沒辦法完成硬舉的完全打直姿勢；豎脊肌是被設計來透過等長收縮保持脊柱伸展姿勢用，而不是在壓力負荷下主動伸展彎曲的脊柱。強壯的斜方肌能夠伸展彎曲的胸椎，但圓腰椎還是一個問題。膝蓋和髖已經處於伸展狀態——這個姿勢的膝蓋是直的，骨盆也與股骨在一直線上——因此這兩個關節的伸肌無法幫忙完成完全打直姿勢，因為它們已經完全收縮了，這種情況只有強壯的斜方肌可以協助完成完全打直姿勢。

關於這三個角度到底應該多大，必需針對不同個體做個別回答，因為這取決於個人的身體結構特性。長股骨、脛骨和較短軀幹的人會有更接近水平的背角和角度較小的髖角，而長軀幹、短腿的人則有更垂直的背角和角度較大的髖角。每個人都會有一組不同的膝、髖和背角，但每個人的正確起始位置都會有先前討論過的共同點：肩膀略微處於槓鈴前方；而槓鈴會直接落在腳中心的正上方並且輕觸脛骨，使肩胛骨、槓鈴和腳掌心呈現垂直對齊的姿勢。如果三點貢獻正確，手臂是直的、腳踩平在地板上，並且背部處於胸椎和腰椎伸展的良好狀態，那麼所得到的參考角度對於個人的身體結構就是正確的。在這三個角度中，背角將呈現出最明顯的個體差異性，一個了解情況的觀察者會很容易看出來。

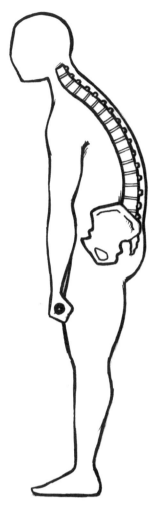

圖 4-29
當重量很重時，圓起的下背很難挺直。維持腰椎伸展的肌肉是姿勢肌群，姿勢肌群不是為了改變椎骨的相對位置而設計的；它們的工作是保持脊椎的伸展狀態，而不是在壓力負荷下向心伸展。如果脊柱屈曲，那麼臀部也是如此。如果伸髖肌群完成了它們的工作，拉動槓鈴向上的動作基本上就完成了。繼續往上拉動的唯一方法是透過重新彎曲膝蓋來「猛拉」槓鈴，這樣會使臀部位置些微重置。很多大重量的硬舉都是以這種方式失敗的。

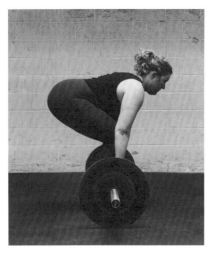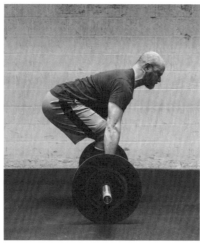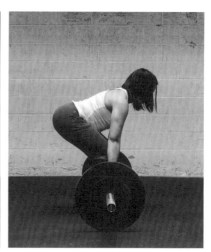

圖 4-30　硬舉在不同人體結構下的起始姿勢比較。

　　在分析這些角度時，還必需考慮手臂長度，在其他身體節段長度相等的情況下，短臂會呈現更接近水平的背角，而長臂則會呈現更垂直的背角。通常長臂會削弱短軀幹帶來的影響，而短臂和短軀幹的組合則會呈現一個幾乎完全水平的背部。如果你具有這種非常不尋常的身體結構，為了平衡短臂和短軀幹帶來的影響，你可能需要使用相撲式站姿，因為寬站姿通常會呈現出一般典型訓練者所呈現的垂直背角。

　　如果你對硬舉力學有很好的理解跟認知，那麼大部分跟硬舉有關的問題都可以透過這些知識來分析。例如，想一下一個人用圓背姿勢放下槓鈴的問題，這是因為他先進行了屈膝的動作：放下槓鈴的過程就應該以拉起槓鈴的過程來反向操作才對。如果在硬舉完成完全打直姿勢的最後一個動作是以挺胸收背的姿勢同時伸展膝、髖關節，那麼下放槓鈴的第一步驟必需是「解開」伸直的膝、髖關節，並同時保持挺胸收背的狀態（圖 4-32）。膝關節在髖關節解鎖的同時跟著解鎖，保持了腿後肌的張力。然後，髖在下背完全打直的情況下向後移動，隨著髖角的減少，內收肌和臀肌會在離心

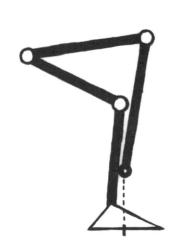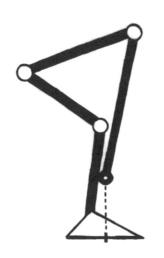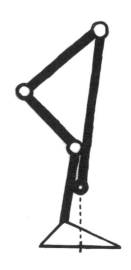

圖 4-31　在起始位置時，不同的背部和腿部長度對背角的影響。從左到右，背部長度逐漸增加，腿部長度逐漸減少。

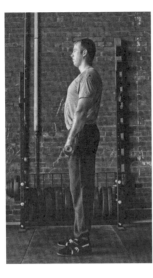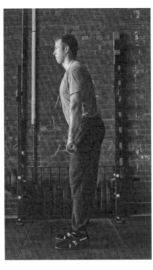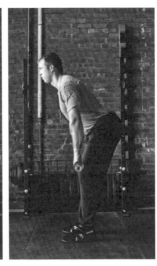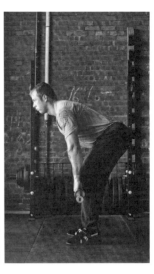

圖 4-32　正確的下放順序會與上拉時反向（圖 4-28）。在硬舉完成前最後的動作就是在下放槓鈴過程中要做的第一個動作：髖、膝同時解鎖；然後臀部向後推並將槓鈴下放至膝蓋以下；最後彎曲膝蓋並將槓鈴放回地面。

收縮時伸長。隨著槓鈴順著大腿下滑，會進一步的減少髖角，而當槓鈴下放至膝蓋時，膝角就會跟著髖角呈現較大幅度的減少。當槓鈴低於膝蓋時，膝關節屈曲，而股四頭肌會加強腿後肌的離心功能，最後將槓鈴放回地面。這樣的動作順序——反向操作拉起槓鈴時的順序——會使槓鈴垂直下放（圖 4-32）。

　　任何偏離這個順序的下放過程都是不適當的。如果在下放槓鈴時先屈膝的話，膝蓋將會位於槓鈴前方，這會使槓鈴無法垂直下放，因為它必需向前繞過膝蓋（圖 4-33）。而膝蓋向前推的程度只能夠達到腳跟離地以前容許的幅度，所以你只能靠著圓背讓槓鈴向前移動來繞過膝蓋。這個動作將會使槓鈴處於失衡狀態，重心將會往腳掌心前方偏移。如果你發現自己在一組五下的訓練過程中，槓鈴始終不斷向前移動，那這就是發生的原因了。

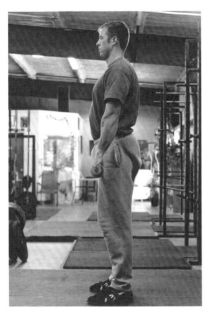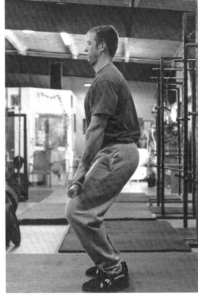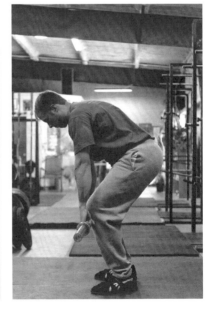

圖 4-33　這是下放槓鈴的錯誤方式。在屈髖之前先向前屈膝，這會使膝蓋處於一個悲劇的位置，而且通常會使髕骨付出高昂的代價。如果髕骨不知何故仍安然無恙，那可能就是你犧牲了你的下背。

當你將槓鈴從地面上拉起時，膝、髖會同時伸展，背部會變得更垂直。當腿後肌在等長收縮的張力下連接脛骨和骨盆時，股四頭肌會開始用力向下推蹬地板，隨著槓鈴的上升，膝角和髖角也會跟著變大。如果你試圖先做伸髖的動作，結果將會是一條非垂直的槓鈴路徑。當你先抬起胸部時，就會發生這種情況，因為這會使你先打開髖角度，並將膝角保持在起始位置。如果發生這種情況，膝蓋就會留在原地擋路，槓鈴就必需繞過你的膝蓋向上。這實際上只發生在非常輕的重量下；大重量喜歡以垂直直線移動。如果你在拉大重量的時候，試圖先抬起胸部的話，會將槓鈴向後拉往你的脛骨，此時，槓鈴上的血液會告訴你這是錯誤的。而且，當重量非常重時，無論如何，槓鈴不會向前移動來繞過你的膝蓋，因為你不可能在不平衡的情況下把一個大重量向前移動來繞過膝蓋。

當膝角度與髖角同時增加時，小腿會變得更垂直，同時相對於腳前的位置向後移動，使槓鈴能沿著腿以垂直的路徑向上行進。如果膝角隨著髖角一起變化，則槓鈴就會沿著直線向上移動，這是大重量喜歡的移動方式。如果你覺得重量落到了腳趾上，或者你的教練看到你的腳後跟離開了地面，你就會知道自己做錯了什麼。這時你該讓重量回到腳中心，同時保持挺胸，並且在推蹬地板時將槓鈴沿著小腿向上拉起。這會迫使槓鈴回到正確的路徑，同時使膝蓋伸直，讓股四頭肌以正確的方式開始硬舉，想著用闊背肌把槓鈴拉回你的腿上也許會有幫助，這是第二種確保槓鈴靠近脛骨的方法（圖 4-34）。

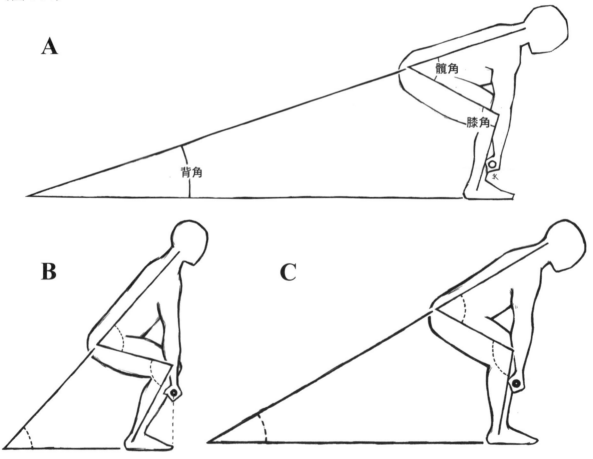

圖 4-34 在槓鈴離開地面之後，角度開啟的順序對於正確的技術來說是很重要的。（A）起始位置的參考角度。（B）當髖角先變大時，槓鈴必需向前移動來繞過膝蓋，而通常發生這種情況的時候脛骨會被刮傷。（C）正確的順序——先打開膝角，再打開髖角——這樣就會呈現一條垂直的槓鈴路徑。

當重量變重時，槓鈴在離開地面之前向前遠離小腿（脛骨）是一種常見的錯誤，而發生這種情況的時候，你的臀部會在槓鈴移動之前先抬起來。在我們的硬舉模型裡可以看到，當發生這種情況時，膝角先打開，但髖角可能保持不變，而背角會變得更加水平，這些全都發生在拉起槓鈴之前（圖4-35）。在這種情況下，你的股四頭肌已經伸展了你的膝蓋，但在這當下並沒有移動任何重量。在沒有負荷的情況下打開膝角時——在沒有移動槓鈴的情況下把你的臀部往天上推——股四頭肌將參與不到舉起槓鈴的過程，並將所有任務交由伸髖肌群負責，在這個情況下伸髖肌群需要透過更大角度的移動來伸展，相對的它們的工作也就變得更多了。另外，因為背部在這時候幾乎是與地面平行，所以背部的肌肉處於一個力學優勢被減弱的位置：它們必需在一個更大的角度改變中保持等長收縮，而且起始時背部還處於一個最差的力學位置——平行於地面。

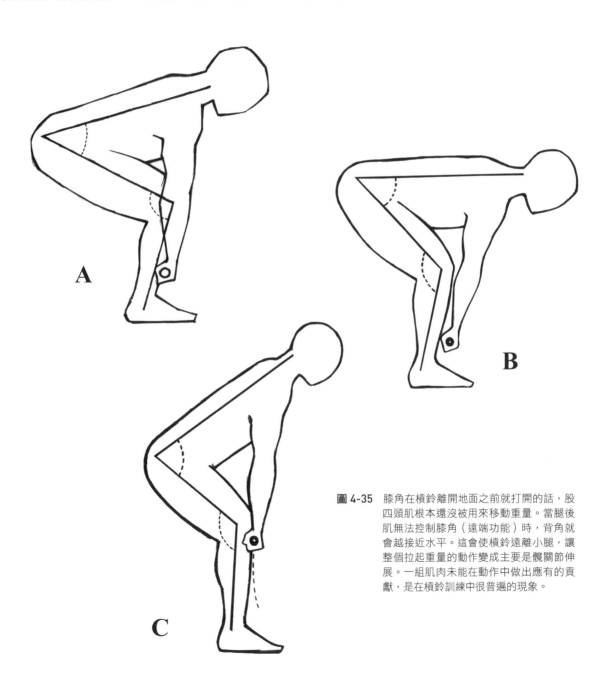

圖 4-35 膝角在槓鈴離開地面之前就打開的話，股四頭肌根本還沒被用來移動重量。當腿後肌無法控制膝角（遠端功能）時，背角就會越接近水平。這會使槓鈴遠離小腿，讓整個拉起重量的動作變成主要是髖關節伸展。一組肌肉未能在動作中做出應有的貢獻，是在槓鈴訓練中很普遍的現象。

發生這種狀況的原因並不是很明顯，在硬舉、上膊的和其他從地面上拉動槓鈴的動作中，在挺胸前抬高臀部是一個常見的問題，我們理應在接下來的內容裡分析這個現象。股四頭肌將膝蓋伸直，如果在發生這種情況時腿後肌的張力保持不變，則槓鈴會沿著小腿垂直向上移動。但是伸髖肌群——臀肌和腿後肌，以及在某種程度上的內收肌——在硬舉的初始階段達到穩定肌的作用，並透過對位在後側骨盆上的坐骨和髂骨止點處施加張力來保持背角。如果豎脊肌能夠保持背部平坦，伸髖肌群就會從骨盆底部施加向下的拉力來固定背角。骨盆和脊椎被豎脊肌完全打直在一條直線上，因此腿後肌實際上保持了挺胸的姿勢，從而使股四頭肌能夠發揮將膝蓋打直同時把槓鈴推離地面的功能。在這個階段，髖角會稍微增加，使背角變得更垂直，從而減少髖和槓鈴之間的距離。當髖和槓鈴之間的水平距離縮短，相對的沿著背和大腿的力臂也會減少。在拉起大重量的過程中，像硬舉這樣，你如果可以流暢地使用最短的力臂拉起槓鈴，那會是最好的選擇（圖 4-36）。至於拉起必需加速的較輕重量時——像是上膊或抓舉——則是不同的力學問題。

如果腿後肌無法維持背角，那麼臀部就會抬起來，肩膀就會向前移動，使股四頭肌無法分擔整體做功，因為膝蓋已經伸展，但槓鈴並沒有移動。然而，你還是必需拉起槓鈴，所以最後只能靠伸髖肌群來完成這一切，而這是非常沒有效率的方法。應該要在硬舉的初始階段就與股四頭肌協作，而不是在快完成動作時才打開更水平的背角。雖然說無論哪種方式，伸髖肌群都會做功，但是如果在初始階段伸髖肌的收縮控制了背角，並且在最後階段的伸髖是由主動的向心收縮產生，而不是讓

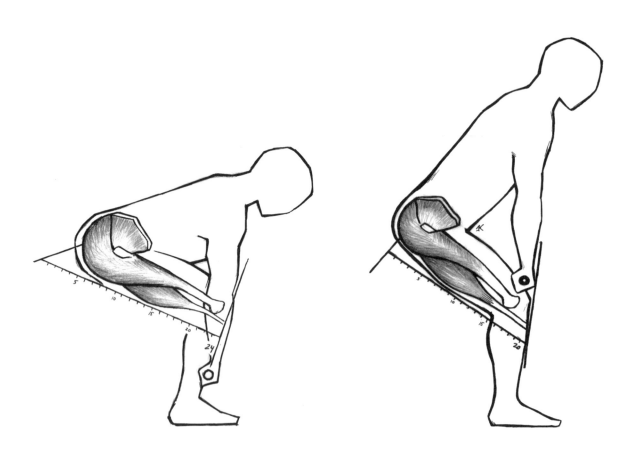

圖 4-36 腿後肌連接骨盆及脛骨，並使背角固定。膝、髖之間的這種等長拉力使股四頭肌和伸髖肌群能夠將槓鈴向上移動。在動作範圍的頂端，腿後肌做向心收縮。

伸髖在整個動作中處於一個長程且力學劣勢的狀態，那麼伸髖肌群的任務會變得更容易。問題不在於腿後肌不夠強壯；而在於**動作學習**，教導肌肉在正確的時間以正確的順序移動骨骼。正確解決這個問題的唯一方法就是減輕槓鈴的重量，並確保以適當的形式進行硬舉，讓所有角度都是無誤的，這樣一來，所有參與硬舉的肌群都學會以正確的順序完成它們的工作。如果你現在知道問題的真正原因，你可以想一下在拉起槓鈴之前讓你的腿後肌和臀肌保持張力，使它們能更好地保持臀部的高度。如果這招沒用，可以試著**先做**挺胸動作，這樣能使上述動作的肌肉產生收縮，從而發生以下的情況：腿後肌和臀肌會盡量讓胸部挺起來，同時這個動作會保持臀部的位置。

當所有與硬舉有關的力學都處於優化狀態時，會發生一個有趣的現象：感覺硬舉的行程「變短」了，跟沒有修正過、隨便做的硬舉比起來，槓鈴移動的距離好像縮短了。但顯然不是這麼一回事，因為槓鈴以任何方式移動都是相同的距離，但從硬舉力學的改進中獲得的效率提升是非常顯著的，以至於感覺動作的行程變短。這種感覺很大程度上是因為髖和膝的多餘動作減少以及拉起槓鈴所需要的時間減少。槓鈴移動的距離相同——但**你移動得較少**。

正確的姿勢設定所產生正確的硬舉，背角會在拉起槓鈴的過程中有越來越垂直的趨勢，以減少槓鈴和髖之間的力臂。正確的上膊或抓舉會保持背角到更高的位置，以保持長力臂來加速使較輕的槓鈴能更快被拉動。硬舉最常見的技術錯誤之一是試圖將背保持在過於垂直狀態的起始姿勢，先前詳細描述學習硬舉的方法可以解決這個問題，但是較死腦筋的人可能需要進一步的解釋才能理解。這種對正確起始位置的誤解有幾個可能的原因，其中一個可能是你不確定背部肌群在硬舉的實際作用。一些主流認證的訓練機構在教材中提供一些關於硬舉的教學資源——針對那些對力量不感興趣的體適能／健身族群——提倡一種更接近垂直的背角，一種訓練者實際上不可能用於任何有顯著重量硬舉的垂直背角。根據這些資料，為了減少椎節之間的**剪力**或滑動力，應該使背部盡可能垂直，這樣一來作用於椎骨上大部分的力量就會傾向為壓縮力而不是剪力。然而，由於椎節在小面關節處重疊，因此節段之間的滑動在解剖學上是不可能的。當豎脊肌和腹部肌群能維持椎間剛性時，脊椎不會產生任何動作，就算當負荷太重以至於豎脊肌無法保持剛性並呈現軀幹伸展狀態時，會發生的狀況也是脊柱屈曲而不是產生剪力。背部作為一個剛性的節段，其任務是保持背部平坦，有時要做到這點很難，這就是為什麼硬舉是背部訓練。

造成困惑的另一個原因可能是有人認為硬舉在某種程度上只是把槓鈴拿在手上的蹲舉，而想要用雙腳發力，最好要用像是蹲舉的起始姿勢來完成動作。但硬舉並**不是**把槓鈴拿在手上的蹲舉——而是一種拉起槓鈴的動作，是一種完全不同的力學機制。即使它真的是蹲舉的一種，你也會希望你的臀部盡可能抬高，因為半蹲比起蹲舉能夠做得更重，你不需要移動那麼遠的距離。

關於正確起始姿勢的困惑也可能是因為有人認為，槓鈴上的重量不應該把你往前拉動，因此槓鈴應該往**後**拉動。但很明顯，你無法拉起在你前方遠處的重量，槓鈴也沒辦法被拉到向後穿越雙腿。也或者是因為觀察到了競賽型的健力選手所使用的相撲式硬舉姿勢，造成了對傳統硬舉的適當背角有了錯誤印象。相撲的技術採用了較寬的站姿，並以更垂直的背角產生正確的拉動位置。當一個訓練者試圖以窄站姿來採取這個姿勢和背角時，需要把臀部降低來達到該背角的姿勢，但你的肩膀將會處在槓鈴後面以作為代價。但因為這個位置無法將槓鈴拉離地面，所以當你開始拉動時，訓練者的臀部會往上抬，並且背角會自己調整到使肩膀位於槓鈴前面的位置，也只有這樣，槓鈴才有辦法從地面上離開。

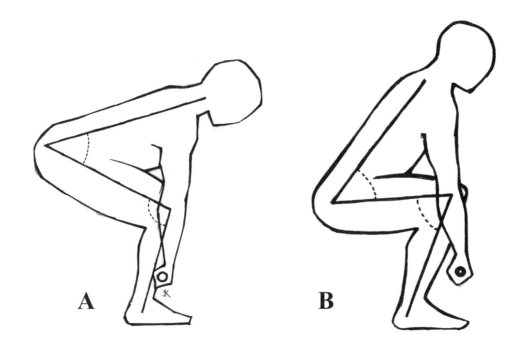

圖 4-37 正確的起始位置（A）以及經常被使用的位置（B）。正確的位置呈現出正確的硬舉力學；槓鈴可以從這個位置離開地面，並以垂直的直線路徑直到完全打直姿勢。由不正確的位置開始，無法在大重量的時候將槓鈴拉離地面，許多人認為這是正確的位置。但任何有勞動經驗的人都知道，你無法搬動在你前方遠處的重物，實際發生的情況是，訓練者在位置 B 準備好姿勢，並且以為槓鈴會從那裡離開地面，然後在槓鈴離開地面之前他會把臀部抬高到位置 A 的高度。在任何大重量的硬舉影片裡，即使是較粗略的影片分析，也可以清楚地看到情況總是如此。這種從調整位置到拉動槓鈴的轉換，使膝蓋在往後退的同時槓鈴留在脛骨前方遠處。最高效的硬舉路徑是一條位在腳掌心上方的垂直直線，而肩膀會略處於槓鈴的前方。

　　如果你試圖以一種比背部、手臂和槓鈴之間的位置關係所容許的角度還要更垂直的背角，也就是一個使背角更加垂直的姿勢，那麼表示你對於起始位置的力學存在誤解。訓練者的肩膀在槓鈴離開地面時會在槓鈴前方，而人為產生的垂直背角會在開始拉動時逐漸縮小，使槓鈴留在脛骨前方遠處，呈現失衡狀態，並且在槓鈴拉離地面的同時增加了不必要的水平位移。在起始時可以假設的最佳位置是我們已經描述過的位置：槓鈴在腳掌心上方，而肩胛骨在槓鈴的正上方。當這種對齊現象存在時，會更容易拉起槓鈴。

　　你要確保槓鈴在離開地面之前是服貼著你的皮膚或你的襪子，在拉動槓鈴向上的過程中，沒有必要讓槓鈴碰撞你的小腿，或者磨破小腿的皮肉。你需要對重量維持理想的控制，因為如果你磨破小腿會留下傷口，長時間下來這個傷口會成為問題；每當你硬舉的時候，都會磨破這個傷口，讓你的襪子或槓鈴產生一團混亂。如果是這樣，你可能需要從一個一公升的寶特瓶上切出一個護脛，然後把它放在襪子的正面來防止摩擦，直到傷口癒合。汗水有助於減緩這種摩擦的問題，同時也會使你在向上拉起槓鈴時更流暢。

　　如果槓鈴滾花的起始位置太靠近中間，這也可能會成為你摩擦脛骨的問題。標準的奧林匹克舉重槓和大部分的健力槓，中間光滑面的寬度大約為 16.5 英寸，這樣的寬度除了那些非常高大的人以外，通常足以容納所有人的站距。有一些廠商在製造槓鈴的時候，完全沒有考慮到它們有可能會被

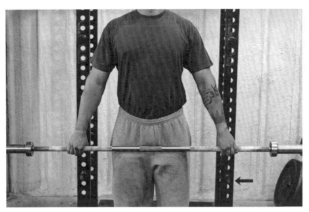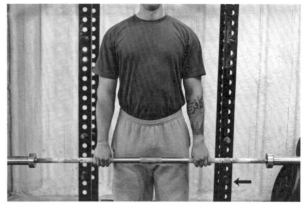

圖 4-38　不同的握距產生不同的槓鈴高度，較窄的握距會減少槓鈴行進的距離，請注意槓鈴相對於蹲舉架下方插銷的位置。

拿來硬舉。這些槓鈴就別使用了。

　　前面我們已經討論了雙腳的站姿。在硬舉過程中，是雙腳向下推地，而不是像蹲舉那樣把臀部往下放，你必需相應地調整你的站姿。如果你的站姿太寬，你的手就必需抓得更寬來避免大腿跟拇指磨蹭。握距越寬，槓鈴的路徑就越長。握距和站姿是相關的，而你必需調整你的站姿來配合最好的握距，而最好的握距從正面看時你的手臂要盡可能從肩膀垂直向下，也就是盡可能窄握，以便縮短槓鈴從地板到完全打直位置的距離。過寬的站姿就需要用較寬的握距，但這樣並沒有力學優勢。如果你認為我們會用寬站姿來蹲舉，所以應該也可以用寬站姿來硬舉的話，那我要告訴你，不要這麼想。我們不是在蹲舉；而是用雙腳推動地面，這完全是不一樣的事。

　　過窄的站距不是什麼大問題，但是也不是很常見。說到這個議題時，偉大的硬舉者——文斯·阿尼洛（Vince Anello）和喬治·赫克特（George Hechter）就會浮現在腦海裡——在硬舉時採取窄站姿，雙腳後跟幾乎要碰在一起，同時膝蓋呈現外展姿勢。而這個站姿被稱為「青蛙站姿」，許多訓練者都能有效地採取這種站姿。在我們硬舉教學裡的第三步驟中，我們學習了膝外展的姿勢。在「蹲舉」的章節中，我們詳細討論了外旋股骨對蹲舉深度、將骨盆和下背完全打直在一起的能力、還有牽張反射方面的優點（參見第 45-51 頁）。這個概念也適用於不會引起牽張反射動作——例如從地面拉起槓鈴。如果一個動作涉及伸髖，則下背就必需要與骨盆完全打直並維持剛性的伸展姿勢，但比較不明顯的是內收肌和外旋肌的作用。如果膝外展姿勢可以拉緊鼠蹊部肌肉，那麼它們可以在拉起槓鈴時更有效地固定背角和發揮髖關節伸肌的功能，由於任何拉起槓鈴的動作都會牽涉到伸髖運動，膝外展的姿勢便可以提高伸肌在拉動槓鈴時的參與程度。舉重選手經常使用這種膝外展的姿勢來解決槓鈴離地的問題，並呈現更好的背角。

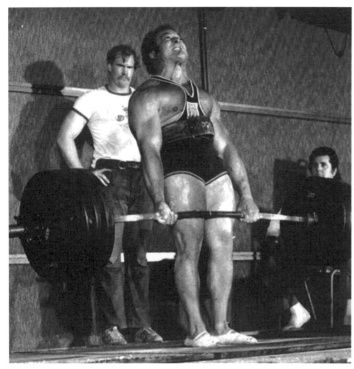
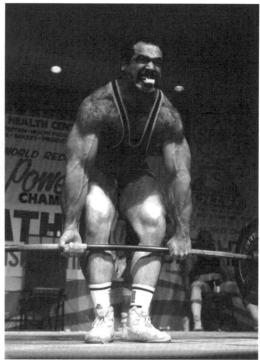

圖 4-39　請注意文斯・阿尼洛（Vince Anello）和喬治・赫克特（George Hechter）腳尖向外的姿勢。這種膝蓋向外的姿勢能讓這些強壯的男人舉起更大的重量。

　　當膝蓋被往外推開一點時，更多的膝外展姿勢能有效地縮短槓鈴和髖關節之間的距離。這種大腿有效長度的改變──與抓舉握距或相撲硬舉站姿的效果相似，其中的角度達到了縮短其他固定肢段有效長度的作用──更容易在槓鈴從地面拉起時維持更加垂直的路徑。這對於那些股骨較長，並且嘗試採取更好起始姿勢的訓練者來說可能非常重要。（一些非常優秀的競技型硬舉者會利用圓上背的方式來使髖和槓鈴之間的距離縮短，並在髖關節產生一個更好的硬舉力學，但不建議新手使用這種圓上背的技術。）此外對於肢段比例正常的訓練者來說，股骨稍稍外旋會以主動的方式改變臀部周圍肌肉動作的平衡，而這有助於槓鈴在拉離地面之後產生更有效的伸髖運動。

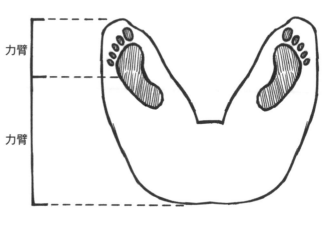
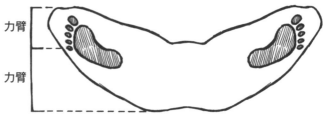

圖 4-40　站立的角度會影響膝蓋和臀部之間的水平距離，腳朝前的姿勢在髖和槓鈴之間產生較長的力臂，而腳尖朝外的站姿縮短了有效行程，同時也縮短了力臂。而這種縮短行程帶來的效果在訓練者使用相撲硬舉時將會放大。（M.A. = 力臂）

1
3
4

每一次識別和重現站姿最簡單的方法，就是在往下看雙腳的時候記得槓鈴的位置和滾花痕跡相對於鞋帶的位置，利用鞋子上這個標記可以快速且一致的產生相同站姿。

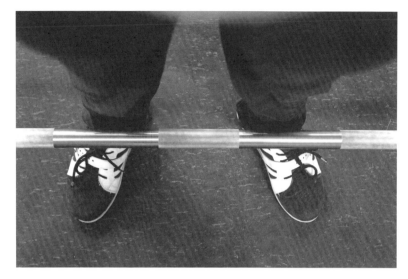

圖 4-41　當你俯視雙腳時，可以透過鞋帶相對於槓鈴的位置來設定站姿，使你在每次訓練時都能輕易地找到習慣的站姿。

小細節

以下有幾點我們需要來研究一下，以防萬一你以為硬舉沒有需要講究的細節。

呼吸是在動作教學中經常被忽略的細節。在第二章中討論了伐氏操作的細節及其對脊柱支撐的重要性。你應該要從槓鈴還在地板上時吸氣，一直到槓鈴離開地面之前執行這個步驟，而不是在動作頂端支撐大重量時吸氣。而當你完成了一下硬舉並將槓鈴放回地面時吐氣。硬舉的頂端失去背部支撐是很糟糕的，而且放下槓鈴不需要很長的時間，所以也沒必要鬆懈背部的支撐。在槓鈴由地板來支撐的情況下呼吸，會比在頂端由背部支撐全部重量時呼吸來得安全。

每一組硬舉都應該從地面起始，這代表著每一下硬舉的起始和結束都在地面，當槓鈴落在地板上時，將背部重新調整並重新吸氣。有很多人喜歡在第一下硬舉拉起來後，在頂端的完全打直位置換氣，然後再以槓鈴落地反彈的方式將剩下的次數完成。以這種方式來完成訓練組會容易許多，而實際上，**容易**和**強壯**通常是相反的概念。我們需要發展每次拉起槓鈴時調整背部姿勢和控制身體姿勢的能力，因為這正是我們想要發展的技巧和肌群。這裡的重點是，並不是簡單的使用一種類似硬舉的動作，在空間中移動槓鈴（這種情況在重訓室很常見）；重點是透過正確的使用硬舉來變強壯，這是最適合發展肌力的方式。動作必需要正確，而不是只有完成動作而已。

避免反彈

硬舉的主要特點之一是它需要從靜止狀態下發力，相反的，一個高效蹲舉的主要特點則是利用可控的「反彈」，利用離心和向心收縮之間的轉換階段產生的牽張反射。任何在伸張之後的肌肉收縮都會更有力，就像你在跳躍時一樣。大重量硬舉如此困難的原因之一就是硬舉從底部開始，並且沒有像蹲舉能夠藉由反彈由下往上改變力的方向。在沒有反彈的情況下，拉起槓鈴再放下是比較困難的。但如果在一組多次的第一下之後，每一下都加入了反彈，就失去了硬舉大部分的價值。

將脊柱重新調整到伸展姿勢，並在拉動槓鈴的第一階段維持伸展姿勢是硬舉過程中的主要能量消耗。一般認為，如果槓鈴已經經歷硬舉的**完整動作範圍**，那麼硬舉所有的做功就完成了，因為所

有的功都是針對槓鈴而做的。**功**——定義為力與位移的乘積——在對抗重力的情況下將槓鈴垂直移動來完成。但是硬舉所**消耗的總能量**不能只有透過計算在槓鈴上的做功來表示。硬舉動作發生在訓練者／槓鈴系統內，並且必需以等長收縮的方式產生力來控制骨骼結構的位置，再將力傳遞到槓鈴。為了保持脊柱剛性以進行有效力量傳遞的等長收縮顯然是很重要的；如果你圓下背並且髖在槓鈴還沒到大腿上足夠的高度前就伸展，會破壞了你將槓鈴拉至頂端過程中力量傳遞的能力。這可能比作用於槓鈴本身的功所使用的「力－時間－垂直位移」簡單方程式更難計算，但沒有人——或者至少沒有一個真正完成大重量硬舉的人會爭辯說，肌肉以等長收縮控制背部的過程中所消耗的 ATP 對完成動作來說是微不足道的。一組「硬舉」，如果除了從靜止狀態下拉起的第一下以外的每一下都借助反彈來完成，實際上，這是一下硬舉和一組 RDL（關於這個部分，後面會提到更多）。用這種方式訓練，你在執行大重量時維持腰部姿勢的肌力將永遠無法獲得提升，因為在每一組訓練裡的 80% 你都是依靠槓片的反彈和肌肉及筋膜在伸展狀態下儲存的彈性位能，而不是在完全靜止的情況下拉起槓鈴的肌力，所以不要用作弊硬舉的方式拿長期發展肌力的能力來交換立即的滿足感。

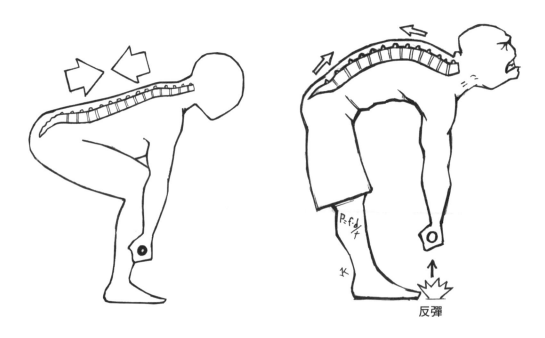

圖 4-42 硬舉的做功包括了維持腰椎伸展狀態下正確的椎間關係所需的力，以確保動力全部傳遞至槓鈴。如果你利用槓片和舉重台之間的反彈來取代你背部應該做的功，那你錯過了硬舉訓練效果的一個主要成分，就是奮力穿越硬舉最艱難的部分時，用來保持平坦背部的肌力。

　　用反彈的方式來完成硬舉有另一個問題，在一組硬舉的過程中，任何跟背部姿勢有關的問題都無法獲得有效的改善。如果你在一組訓練的過程中開始圓背，它會趨向於保持圓背的狀態或者變得更糟，除非你重新調整姿勢，但你必需在動作起始前調整，當你將槓鈴放在地板上，你的背部才能調整到正確的位置。

　　在開始拉動槓鈴之前，有幾種調整背部姿勢的方法可以使用。我們已經討論過了姿勢知覺，對某些人來說，想著挺下背就夠了。畢竟，這是調整背部姿勢的主要部分。但實際上，在你拉動之前，

你需要調整的是整個軀幹，你可能會發現用以下這種方式思考是有幫助的──吸飽氣同時收緊你的下背、腹部和胸部，不是單一肌群，而是以整體為單位同時進行。這種方法提高了伐氏操作的效益，並使所有參與其中的肌肉更有力地收縮並提供更好的穩定性。

注視著正確的方向

在進入起始位置時，經常會忽略眼球的注視焦點。如果在拉動時直視地面，槓鈴通常會向前移動並且離開你的雙腳。如果你的雙眼注視在一個能讓你的脖子處於頸椎中立位置的點，那麼維持挺胸收背會更容易；這個焦點可以在地面上（如果你在一個大房間裡）或者在面對舉重台的牆上。如果你的注視點是地面，那麼請注視你地面前 12-15 英尺的位置。如同我們在第二章中詳細討論到的那樣，往上看對於硬舉來說，就像對蹲舉一樣，沒有什麼好處。其實，直視地面並不會對蹲舉造成嚴重的影響，但在大多數時候會讓硬舉變得困難。正確的雙眼注視方向能讓訓練者在動作過程中使頸部保持在安全、有利的位置，以幫助背部調整及適應相應的動作力學來達到正確的角度，同時為了保持平衡，提供了視覺上的參考。除了臥推之外，向上看從來都沒有良好的效果。

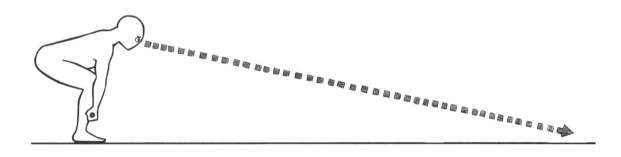

圖 4-43　硬舉時，為了頸部位置的安全和平衡所呈現的雙眼注視方向。

保持雙臂垂直

在硬舉過程中你的手臂必需保持打直狀態。如果你的目的是讓手肘受傷，沒有比用 500 磅的重量幫你扯直彎曲手肘更好的方法。從物理學的角度來看這個問題是不難理解的，髖和雙腿產生的力量透過剛性軀幹向上傳遞至肩胛骨，再向下經由手臂傳至槓鈴。從側面看，肩膀會在槓鈴前方，手臂本身不會是垂直的，但它們必需是打直的。

正如背部必需保持完全打直狀態以促進力量傳遞一樣，在整個過程中，手肘也必需保持打直。如果重量夠重，彎曲的手肘會被拉直，而手肘被拉直是透過本來應該傳遞到槓鈴的力量來完成的。用屈肘來硬舉就像是用彈簧而不是用鐵鍊來拖拉汽車：鐵鍊會將所有的拉力傳遞到汽車，而彈簧則會隨著長度的變化而吸收部分力量。手肘透過前臂肌群、肱肌和肱二頭肌來屈曲。所以如果你屈肘，這些肌肉就需要做些不必要的工作，而這對硬舉沒有任何幫助；事實上，屈肘實際增加了槓鈴移動的距離，因為屈肘導致槓鈴完全打直在一個較高的位置，而這是不必要的。重要的是告訴自己，手臂不會參與硬舉過程，直肘是拉動槓鈴最好的方式。當你學習上膊動作時，這點也很重要。

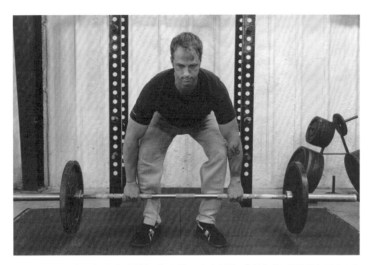

圖 4-44　屈肘硬舉是大腦錯誤的意識，它告訴你「所有的重量都必需用手臂舉起來」。在硬舉時，手臂唯一的功能是將肩膀連接到槓鈴；在一開始學習硬舉時就要學著將手肘打直，不好的動作模式才不會被植入腦海裡。

完成硬舉

　　一旦你將槓鈴拉到大腿前，就可以透過幾種方式來完成硬舉，其中只有一種是正確的，就是透過挺胸並將膝、髖和腰椎同時伸展來完全打直槓鈴。很多人堅持誇大動作中的某些元素，如果把動作極度誇大到不安全的地步，則動作效率就會非常差，例如你不需要在頂端將肩膀向上向後旋轉來製造一個主動的向心聳肩。硬舉動作直到肩膀後收和挺胸向上就已經結束，而完成這部分的動作非常重要。斜方肌在大重量硬舉中的等長收縮已產生足夠的訓練量，不需要使用過度的聳肩動作製造更多工作，而且這樣還可能會在這個過程中導致頸部的傷害。大重量的槓鈴聳肩對於懂得如何正確操作的進階訓練者來說是一項很好的輔助訓練，但硬舉的初學者不需要嘗試在充足的訓練之外增加額外的動作。

　　同樣的，將完全打直階段時的伸髖關節分誇大，使腰椎過度伸展是不必要也是愚蠢的（圖4-45）。事實上，當有負重的槓鈴放在大腿前側時，不可能在直立姿勢下將髖關節過度伸展，所以實際發生的情況是腰椎的過度伸展，而有時幾乎是在硬舉完成後才出現的單獨動作。這是一個非常危險的習慣：不平衡的負重對腰椎椎間盤後側帶來的傷害與前側相同。

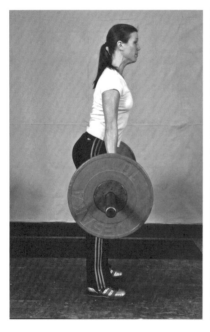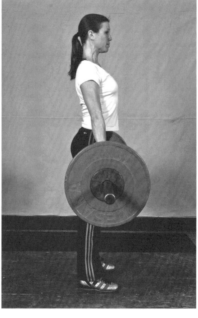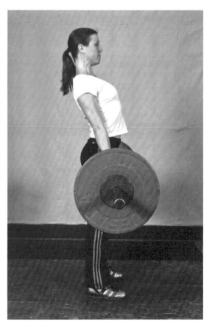

圖 4-45　過度的完全打直動作所產生的腰椎過度伸展是非常危險且不必要的。

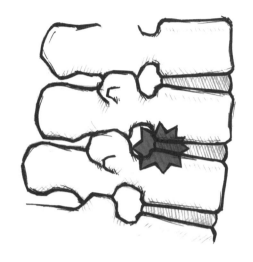

圖 4-46　如圖 4-45 所示，不必要的拱腰會增加脊柱後方的不對稱負荷，並可能導致椎間盤或小面關節損傷的狀況。

當你急於將髖關節以上的所有身體部位完全打直時，往往會忘記完全打直膝關節。很多人在硬舉比賽時被給予紅燈，都是因為訓練者沒有完全打直膝關節。當你向他們解釋為何會亮起紅燈時，他們總是會噴一堆髒話，因為任何能夠完全打直 622 磅硬舉的人都可以將膝蓋最後的 5 度打直。一旦硬舉在頂端完成，它就不需要做更多的功——你只需要記得完全打直你的膝蓋。確保你在完成每個硬舉時完全打直膝蓋，並偶爾提醒自己檢查它們。就算你的訓練目的不是為了比健力，但這個動作細節也是訓練中很重要的部分。

在放下槓鈴之前，養成將槓鈴鎖在頂端一秒的習慣，讓你達到一個穩定的姿勢。如果你在嘗試放下槓鈴的過程向後仰，你將會出現嚴重的傷害。只有在槓鈴被完全打直並暫停一秒之後，槓鈴才能放下，這也表示槓鈴在控制下正確的完成了硬舉動作。此時不用換氣；只需暫停一下，然後放下槓鈴。

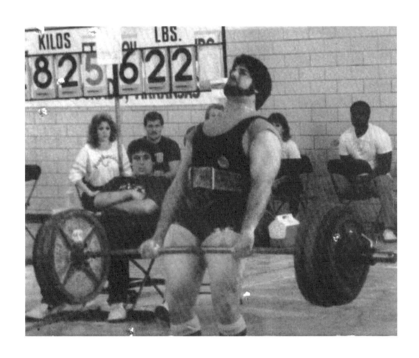

圖 4-47
這是我們一位非常強壯的朋友菲爾・安德森（Phil Anderson），他忘記在頂端完全打直他的膝蓋。解決這個問題最好的辦法是有個教練在旁邊提醒他，叫他「站起來！」菲爾的膝蓋被非常不錯的史崔克膝關節義肢（Stryker prosthetics）替代，並在術後六個月的時候，他將 600 磅的硬舉拉了起來。

在硬舉時快速放下槓鈴倒是沒問題的，如上所述，由於硬舉動作起始於向心運動，因此大部分的訓練效果都是來自於困難的起始位置，以及少了牽張反射幫助的拉起過程。慢慢放下槓鈴會使硬舉變得更加困難，某些人可能會從額外的作功中獲得訓練效果，但硬舉的重點在於**拉起**大重量。隨著重量增加、舉起槓鈴變得困難時，槓鈴上升的速度會變慢。慢慢放下槓鈴會耗費太多力氣，這些力氣更好的用途是用來拉起你的下一次硬舉。根據我們之前的分析，當你的背部處於良好姿勢時，

只要稍微控制一下並且安全地進行操作，就能夠盡快地將槓鈴放下去。當然，在控制不佳的情況下快速落下，會使你的膝蓋和脛骨受到壓迫。控制不良的反彈可能會對訓練者造成一些問題，而這取決於訓練者所使用的槓片類型以及舉重地板表面的材質。但一般來說，硬舉放下的速度通常應該比拉起槓鈴時更快。

舉重地板

重訓室裡有舉重地板是一件好事：將多層合板或塑合板黏合後釘在一起，並在槓片接觸的區域或將整個舉重地板都鋪上橡膠墊；馬拖車墊（horse-trailer mats）用起來很不錯，而且相對便宜（圖 4-48）。如果動作失敗時，槓片下的橡膠墊會有一定的作用，但訓練場地確實需要良好的設計及規劃，才能在訓練中有效率地完成拉起槓鈴的動作。包膠槓片，對於上膊和抓舉這些爆發力動作來說是一個必要的支出，也可以用於硬舉，但是價格合理的膠槓片占用了太多槓鈴裝戴槓片的空間（包膠槓片非常厚），當你變得更強壯時，還是需要用到鐵槓片，你的訓練場地應該要有這個配備。如果你去的健身房沒辦法硬舉的話，那你應該換一間更好的健身房。抱歉，不得不一直這樣說，當訓練變得比你當初選擇這間設備不足的健身房的理由還重要時，代表你已經成為了一名訓練者。

助握帶和腰帶

助握帶有時候很有用，使用由類似安全帶材質製成的那種（最好不要為了這個目的拆了你車上的安全帶）或者其他一些尼龍類型的捆紮材料，大約 1½ 英寸寬。不要用棉質的助握帶，無論它看起來有多厚多堅固，它也會在一個不恰當的時機斷裂。助握帶可以是一條簡單的材料，大約兩英尺長，或者可以將兩端固定在一起。

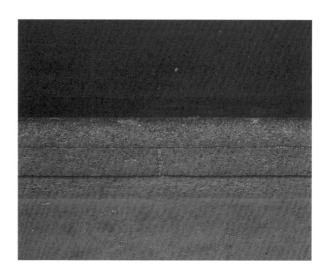

圖 4-48 便宜耐用的舉重地板是一個基本配備。三層 4 英尺 ×8 英尺 ×3／4 英寸的合板或塑合板，用紋路交錯的方式鋪設重疊，然後鋪上馬拖車墊（horse-trailer mats），這樣就能提供一個耐用、便宜的訓練平台。它很適合在水泥地板上使用。上圖這個舉重地板從 1996 年起就在一間商業健身房裡了。

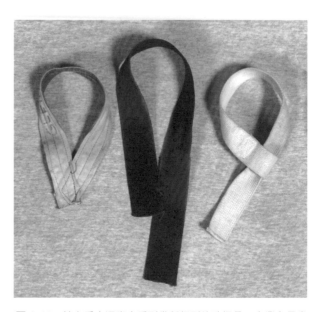

圖 4-49 健身房中通常會看到幾種類型的助握帶。商業上最常用的那種（右）是垃圾：它的設計讓它不會發生作用，這種助握帶不但不耐用，還會傷到手，在大重量的時候可能還會斷裂。中間的那種黑色助握帶從 1984 年以來就一直被使用，並且從未斷裂過。

助握帶要繞在你的手背上，而不是你的手腕上。然後不要使用那種縫一個洞，讓整條帶子穿過那個洞的助握帶，那會使你的手腕在一組訓練中被越綁越緊。在大重量的情況下，環形的助握帶沒辦法真正牢固，通常也很快磨損，並在一組大重量的訓練過程中斷裂，也無法在槓鈴上固定好位置。

腰帶在硬舉時戴的位置可能跟蹲舉時的位置略有不同，如果你的腰帶下緣在你調整好下背姿勢之前就卡到你的大腿，則有可能會導致你無法正確的開始硬舉。事實上，有些人可能會更喜歡另外一種腰帶，一種更薄、

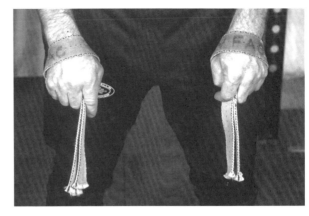

圖 4-50 我們最喜歡的助握帶是一條樣式簡單，類似安全帶或其他材質且寬 1½ 英寸的捆紮帶。長 2 英尺，不要用棉製的，還有要纏繞在手背上，而不是手腕上。

更窄的腰帶，可以更容易地調整硬舉的起始姿勢。蹲舉在負荷下蹲之後進入蹲舉的底部位置，而硬舉的起始位置則必需是無負荷的；很緊的腰帶有助於蹲舉時力量集中，但對於一些人來說，腰帶太緊會使拉動槓鈴時的起始姿勢受到阻礙。一個不同的、更輕薄的腰帶可能會比較適合硬舉，如果腰帶阻礙了一個良好的腰椎姿勢調整，有些人甚至在大部分拉動槓鈴的動作中喜歡不戴腰帶。在沒有腰帶的情況下一樣能拉起大重量，而且你可能會發現這是最適合你的做法。

第一步：非慣用手

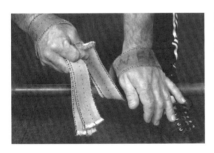 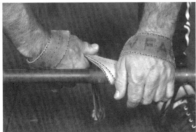 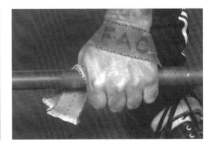

第二步：慣用手

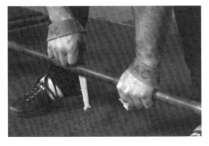 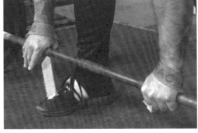 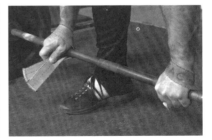

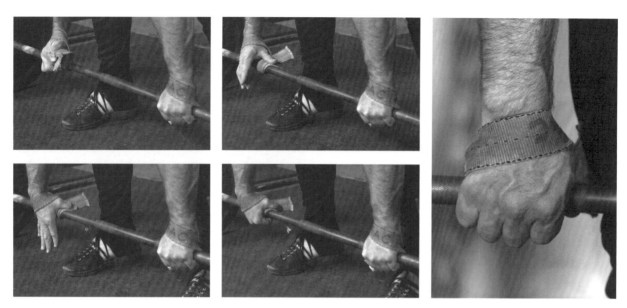

圖 4-51 對於初學者來說，使用助握帶有時候是一個挑戰。這裡將示範該如何使用助握帶。

一個警告

最後，作者在他的競技生涯中是一位還不錯的硬舉好手，並且在這段時間學到了許多關於「如何有效地運用肌力將槓鈴拉離地面」的寶貴經驗。其中，不是每個人都需要做最大重量的 1RM 硬舉。有背部舊傷且易於再次受傷的人，以及無法學習和執行正確動作的人，不需要做最大負荷的硬舉。但如果可以練硬舉的話當然是最好，因為功能性的背部肌力最好以功能性的背部訓練來建立，而且拉得越重就會越強壯。但是如果你不是練健力的，你不需要挑戰極限。從訓練的角度來看，進行 1-rep max 的硬舉幾乎沒有什麼收穫，如果你有必要知道你的硬舉最大肌力，那你可以用 5RM 來推斷出你的 1RM。話雖如此，硬舉仍然是發展有用的背部肌力最佳的方式，就讓自己正確地學習硬舉吧！

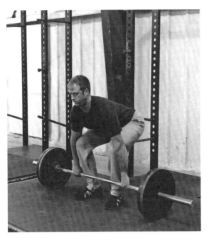 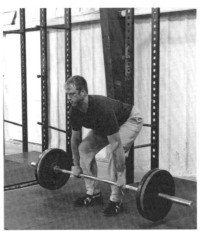 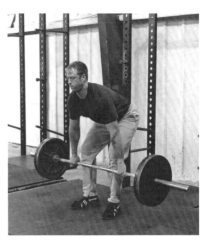

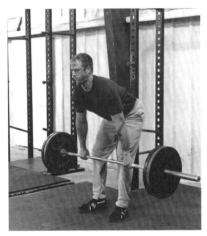 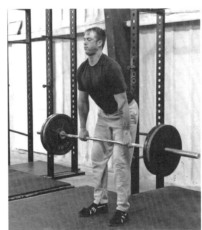 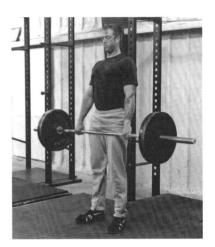

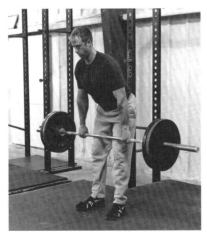 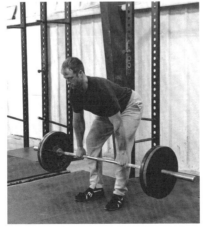 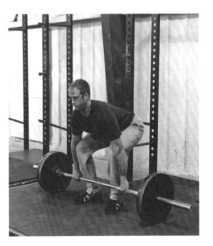

圖 4-52　硬舉

Chapter
5

臥推

THE BENCH
PRESS

　　世界上沒有臥推凳的健身房已經不多了，原因是：從 1950 年代開始，臥推成為世界上最被廣泛認可的一個阻力訓練動作、社會大眾心中最具代表性的槓鈴訓練動作、大部分訓練者最想練的動作，也是最常被大部分人用來詢問別人有多強壯的訓練動作。

　　遠在現代的臥推裝和好的臥推凳問世之前，就已經有許多極其強壯的人能做大重量的臥推，像是 Doug Hepburn, Pat Casey, Mel Hennessy, Don Reinhoudt, Jim Williams（臥推超過 700 磅，穿著是一件薄又便宜的白 T 恤），以及 Ronnie Ray 都是早期健力界中強壯的人，雖然，很遺憾的，他們所舉起的重量在 21 世紀的全美賽事中很難排上名次。1980 年代有許多厲害的健力選手，像是 Larry Pacifico, 超凡的 Mike McDonald, George Hechter, John Kuc, Mike Bridges, Bill Kazmaier, Rickey Dale Crain 和已故的、傑出的 Doug Young ——都是臥推大師，他們用盡任何可用的祕訣和技巧建立了全美國和世界級的臥推紀錄（圖 5-1）。

　　現代版的臥推就像蹲舉一樣，在操作時除了槓鈴之外，還依賴了額外的設備。在 1950 年代前，直立式臥推架還沒被廣泛使用時，選手必需躺在地上，再把槓鈴拉到臥推位置，或是躺在平凳上，將槓鈴從地板，繞過頭拉起來到胸口上方。在臥推技術進步的同時，許多的爭議仍然存在，像是輔助槓鈴進入臥推位置的合法性，或是用肚子推槓，甚至是拱下背，都在世界各地的體育圈內人之間引起爭論。如今，比起簡單的平凳，可調式臥推凳已經是健身房的標準設備，而在健力界中只有少數創新的思想家努力使用古早、刻苦，但可能是比較好的方式在訓練；畢竟，參與訓練的東西越多，其在肌肉、神經和控制方面涉及得就越多。

　　因為對於專用設備的低需求性，啞鈴臥推比槓鈴臥推更早存在，就是拿兩大塊金屬在胸口上方擺動，其中也包含了大量的不穩定性，尤其使用夠重的重量做啞鈴臥推時，更能真正挑戰你是否能做完該組的能力。許多人將啞鈴臥推當成一個輕重量的輔助動作，從來無法領會到當使用大重量時，啞鈴臥推的難度和效益。啞鈴臥推是在一個簡單的平凳上完成，訓練者必需把啞鈴從架上或地板上拿起來進入臥推姿勢，然後在做完該組後，拿著啞鈴一起離開平凳；這些將啞鈴拿起放下的動作也

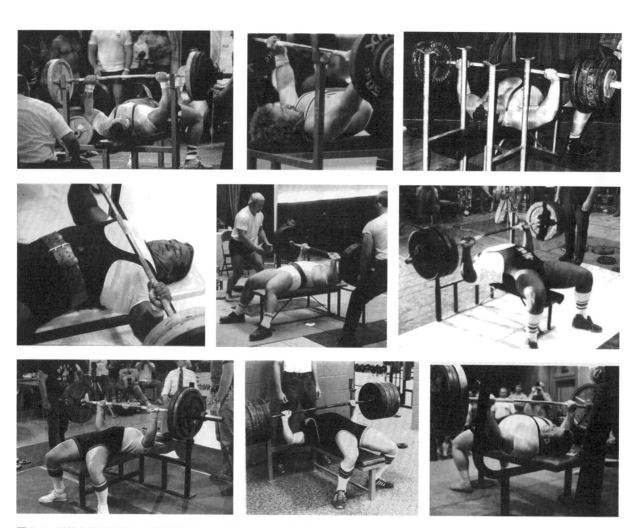

圖 5-1 臥推有著源遠流長且豐富的歷史。**由左至右，由上到下**分別是：Bill Kazmaier, Rickey Dale Crain, Pat Casey, Doug Young, Mel Hennessy, Jim Williams, Mike Bridges, Mike McDonald, Ronnie Ray。

是啞鈴臥推裡很重要的一部分，就像從鏡子裡看著自己的手臂一樣。因為啞鈴不像槓鈴，在雙手間是固定住的，啞鈴臥推需要更多的主動意識控制，也更難做，因此更少被操作。在漸進式超負荷的啞鈴臥推訓練課程中，啞鈴臥推的問題在於器材本身提供的限制。大多數啞鈴架的逐量分級增加都不夠好，因為以大部分健身房的預算和空間來說，擁有兩倍數量啞鈴的開銷太大。能允許逐量增加負荷的槓片式啞鈴短槓不常見，也很少有品質好的短槓讓使用大重量時很安全，如果沒有兩位保護者的幫忙，短槓也很難被掌控。而在做大重量啞鈴臥推時，該如何躺到臥推凳和如何起身，變成訓練動作的一大部分工作，這些準備動作是訓練過程的一大負擔。

　　所以，即使啞鈴臥推是如此好的訓練動作，按照歷史和傳統的需求，我們還是會操作槓鈴臥推。臥推，或者說是仰臥推（曾有人在舊的參考資料中發現臥推被誤植為俯臥推），是一個很大眾化且有效的訓練，也大概是發展無裝備上肢力量最好的動作，如果執行正確的話，對於肌力體能訓練課程能有錦上添花的效果。

　　臥推能積極地訓練到肩帶前側和三頭肌，當然還有闊背肌、上背和前臂的肌肉；主要動作肌群是胸大肌和前三角肌（將槓推離胸口），還有三頭肌（使手肘伸直到完全打直）。較大的後側肌肉

如斜方和菱形肌，以及其他沿著頸椎和胸椎的較小肌肉，會以等長收縮的方式將肩胛骨後收，使背部能保持穩定並緊貼在臥推凳上；當肩胛骨被斜方肌和菱形肌固定住時，胸小肌會穩定住胸廓並使之拱起；後側的旋轉肌群在動作過程中將肱骨穩定住並防止其旋轉。闊背肌將胸廓往上轉，使之朝向與下背相反方向拱起，因此減少了槓鈴必需移動的距離，也提供了該姿勢的穩定性；同時闊背肌也扮演著對抗三角肌的角色，當肱骨在動作底部往上推時，其能防止手肘外展打開或是往頭的方向上升，因此能防止上臂和軀幹間的角度在動作底部產生改變。下背、髖和腿部的肌肉則是上半身和地板間的橋梁，能在胸與手臂舉起槓鈴時將其固定和穩住。頸部的肌肉做等長收縮能穩定住頸椎，但願你不要後腦太用力頂臥推凳；當然，臥推也能把你的脖子練大，讓你無可避免地要換穿新襯衫。因為臥推是自由重量訓練，對槓鈴的控制是此動作過程中不可或缺的一部分，而控制方面的進步也是做此訓練的效益之一。

　　你將會使用標準健力槓和臥推凳做臥推，標準健力槓廣泛且普遍，且多年以來在健身房的一般用途中，此種槓的結構證明了其本身是最好用的槓。此種槓大概會是你最容易取得的一種，不論是在健身房或是以合理的價格購買，而奧林匹克舉重槓則比較昂貴。槓的規格很簡單：直徑應為 28-29mm；長度約為 7 呎 2.5 吋；有著足夠但不能太鋒利的壓花，壓花要從兩側套筒向中間延伸，在中間留下 16.5 吋的空隙，然後在槓的正中間還要有 4.5-6 吋的壓花；兩側的壓花會被刻上環狀標記，標記之間的距離是 32 吋，標示出比賽規定允許的最大握距。若沒有健力槓能用，就先使用任何你目前能使用的設備，直到能取得更好的。如果你必需使用非標準槓，要熟悉其記號的尺寸，以便能正確執行有關握距的指令。不管對於健身房或是你自己來說，想要在槓的花費上省錢絕對是個錯誤（圖 5-2）。

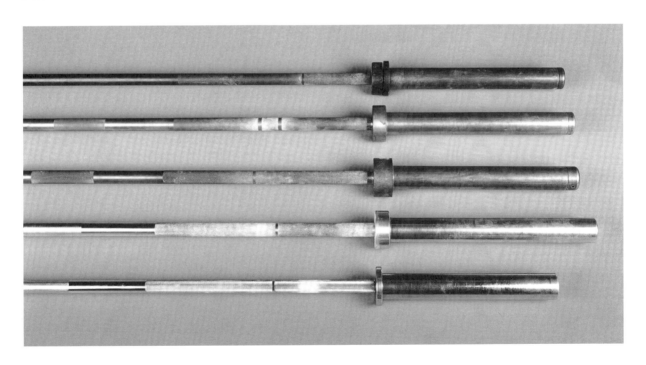

圖 5-2　重訓用的槓可從幾個來源取得。「健力槓」最符合我們的許多目的，因為對於構成我們訓練系統的大部分動作來說，其標記方式是最有助益的。高品質的槓都有相同的尺寸和力學性質，但也有許多差異是要在購買前先仔細評估的。直徑與延展性的細微差異，會使某些槓在某些特定項目優於其他種槓：較柔韌的槓適合用來做上膊和推舉，較硬的槓適合用來做蹲舉、臥推和硬舉。

臥推凳也必需遵從標準規格，雖然臥推凳的結構並沒有標準的製造規範。高度標準規格為臥推凳表面到地板是 17 吋，對於身高較矮的訓練者，必需要提供箱子踮腳（或者通常會使用槓片）。直立式臥推架可分為固定式或可調式，兩掛鉤間距離約為 45 吋；或者可以選擇使用蹲舉架（Power rack）加上 17 吋高的平凳設置為臥推站（圖5-3）。大部分臥推凳是由各類的合成皮革（乙烯基）製成，但經過許多年的經驗證實，汽車座椅布料更為耐用，且在臥推時能為背部提供更好的摩擦力。在過去數十年來，直立式臥推架和平凳變成了愚蠢製造工業下的受害者；商業健身房應該將經費挹注在比賽標準的臥推設備上，不只是為了安全，也為了平時訓練與比賽時的一致性。同樣地，想在臥推設備上省錢也是愚蠢的。

學習臥推

當你要學習臥推時，如果可以找到保護者的話，有保護者可能會是比較謹慎的做法。保護臥推的相關細節會在後面詳細介紹，以我們目前初學階段的目的來說，保護者是為了確保訓練者在起槓和收槓時的安全；起槓時槓在肩膀後面幾吋的地方，輕負荷時沒什麼問題，但由於槓桿力學的劣勢，當負荷增加時，起槓很快就會變成一個大問題。當使用正確的設備時，例如在一個設置正確的蹲舉架裡，保護者就不是絕對必需的。即使是在開放式的臥推凳上訓練，初學階段也會是使用很輕的重量，你選擇的重量不應該會重到需要保護者幫忙。一位不好的保護者、會干擾你訓練的保護者，是實質上的危害，不好的保護者引起的問題經常多於避免掉的問題。若你在初學臥推時會需要擔心自己是否有能力控制好槓鈴，代表槓上放太多重量了；如果你訓練時發現，20 公斤的空槓對你來說太重，那就選擇輕一點的槓。如果還是覺得擔心，那就找位保護者，但要確保是個有經驗、有能力和有耐心的人，不要找為了追求參與感而堅持不斷「幫忙你」的人。要是不得已使用沒有經驗的保護者，要盡可能對他完整地解釋所有細節，而這些細節在本章末會詳細說明。

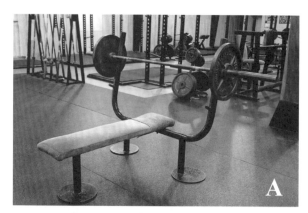

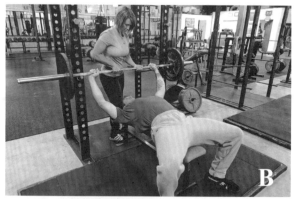

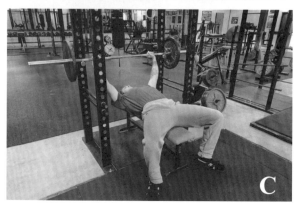

圖 5-3 臥推設備的三種使用方式，從上往下描述。大多數訓練者偏好直立式臥推架，但蹲舉架在有限的空間和資源下提供了更多的使用彈性，蹲舉架能允許你在沒有保護者的情況下也能安全地臥推。

按慣例，從空槓開始做，不論是剛學習臥推的第一下，或是想要破個人紀錄前的熱身，**每次都要**從空槓開始做。躺在凳上眼睛直視正上方，在此姿勢時，你應該會躺得夠下面且離槓夠遠（下面永遠都是指臥推凳靠近雙腳的那端），所以目光會集中在槓的底面（圖 5-4），這姿勢使得起槓需要移動的距離只有一小段，若是離太遠（幾英寸），則會增加起槓的難度。

你的雙腳應平放在地上，且類似蹲舉站姿保持舒適的腳距，小腿大約和地板呈垂直，上背必需緊貼臥推凳，下背以解剖學的正常前凸拱起（一開始先這樣，後面會再針對拱下背修正）。

躺好之後，正手握槓且握距應約為 22-28 英寸（以食指間距測量），而握距的不同則取決於肩寬。握槓，且肩關節也能產生最大的活動範圍（以此動作來說）。槓必需放在掌跟且直接壓在前臂的骨頭上（而不是往上靠近手指），所以力量才能在上傳到手臂後，經由手臂直接傳到槓，不需再由手腕作為媒介。在正確的把槓放在掌跟**之後**，才用手指把槓握住。將手掌內旋再加上手臂輕微內旋，會是完成這種握法最好的方式。

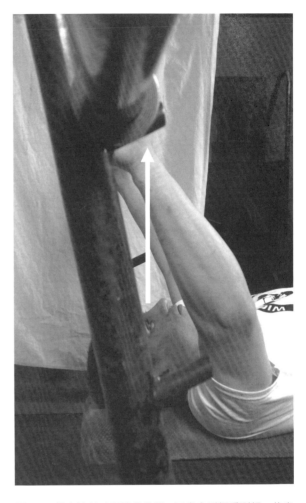

圖 5-4 設定姿勢時眼睛的位置。目光會剛好看到槓，使身體往臥推凳下面躺的位置是正確的。

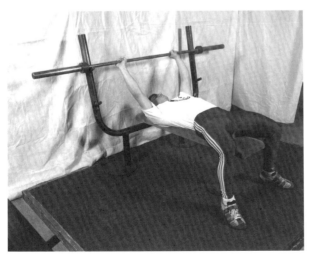
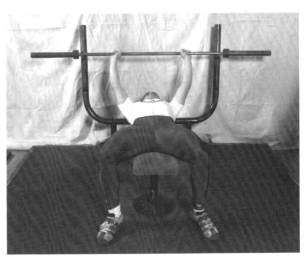

圖 5-5 躺在臥推凳時，雙腳與雙腿的姿勢。

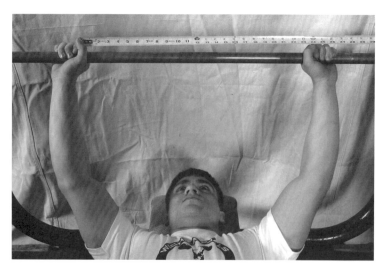

圖 5-6 臥推的握距。

現在,你已經準備好要起槓了。直視正上方的天花板,將槓推起並完全打直肘關節,當肘關節完全打直後,將槓移到肩關節——肩**盂肱**骨關節——中心線的正上方,使雙臂的位置能完美地與肩關節和地板呈垂直。在槓還沒移到胸口上方前不要停住,你若這麼做,槓就會在你的下巴或是喉嚨上方;要確保槓是移動到它該去的地方,也就是肩關節正上方。槓在這個位置完全打直是最平衡的,因為槓與作為支點的肩關節之間沒有任何力臂。將槓迅速(不要猶豫)移到這個位置,過程中保持肘關節完全打直;剛開始幾次可以由保護者幫你起槓,以確保槓是一路閃過臉和脖子,直接到胸口上方。

當槓在手肘完全打直的姿勢下變得穩定時,看著頭上的重要景象。你將會直視槓正上方的天花板,前景中的天花板和槓,會構成你的整個視野;這景象是你把槓上下移動時,槓鈴路徑的參照物。你將會看到槓在視野的下半部貼著天花板;看著天花板表面的特徵點,並藉此判斷槓的相對位置;不要看槓,看天花板自然就會看到槓。稍微移動槓,去注意即使槓只有移動一點點,你仍透過槓貼著天花板的位置變化判斷出來。槓會動,天花板不會動,因此天花板是槓鈴位置的參照物。

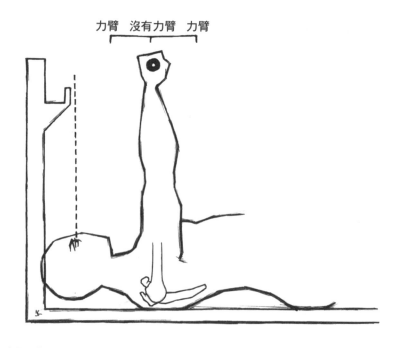

圖 5-7 槓與肩盂肱骨關節垂直排列時,會呈現平衡狀態,槓和平衡點間的所有水平位移,都代表著有額外力臂需要被克服。當重量很重時,臥推架和臥推動作起點間的距離會是個可觀的力臂,保護者就是要幫忙處理在這種姿勢下的力學劣勢。

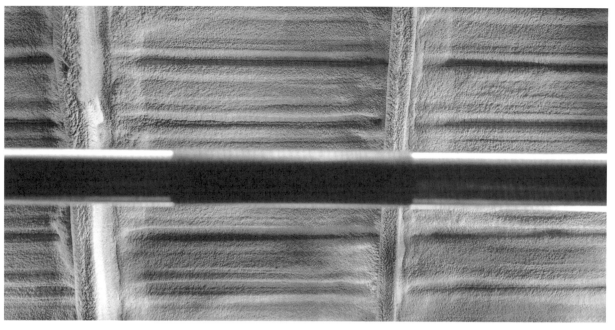

圖 5-8　訓練者躺在臥推凳時看到的景象。槓的位置由天花板來對照。注意：眼睛看天花板，不看槓。

　　仔細注意槓貼著天花板的位置；你將會把槓鈴下放到胸口並碰胸，然後推回完全一模一樣的位置。盯著天花板上槓該回去的位置；槓在移動時**不要**看槓，眼睛**不**要跟著槓移動，只要盯著天花板就好；然後你做的每一下都會讓槓回到這個位置。

　　當槓完全打直固定在肩關節上方時，讓保護者以手指按壓你的胸口，也就是槓的垂直位置再往下方幾英寸的地方，大約是在胸骨中間，按壓的力道要大到能在手指離開後仍感覺到被按壓的點，這種觸覺提示能很有效地讓你確認槓接觸胸口的地方。如果你在沒有保護者的情況下一個人使用蹲舉架做臥推，那就讓手肘直接往身體兩側且稍微往腳的方向下降，移動的幅度只要一點點就好，如果做對的話，效果就會與保護者的觸覺提示有異曲同工之妙，槓會接觸鎖骨下方幾英寸的胸骨位置，也就是肩關節下方。要注意的是，槓接觸胸口的精確位置，會依據訓練者胸口上抬的位置而不同，但從胸骨中間、鎖骨下方幾英寸開始尋找，是一個好的學習起點；目前這麼做是為了產生一個非垂直的槓鈴行進路線，而原因稍後會詳細說明。

　　心裡想著以上這些步驟，看著天花板，將打直的手肘鬆開，把槓下放到胸口，一碰到胸馬上毫無停留地將槓往回推到天花板上眼睛持續凝視的位置。試著做一組五下，你馬上會發現，如果你的眼睛一直固定在天花板上同樣的位置，那麼槓每一下都會回到相同的地方。

　　這種控制眼球的小技巧，在第一次使用時，有九成的成功率能產生正確的臥推槓鈴路線。當使用這個技巧時，即使你是個「協調性很差」的人，也應該能在幾組內做出不錯的臥推。「槓鈴路徑」常常被認為是新手一開始最容易遇到也最挫折的問題，因為你會傾向用眼睛看著槓。藉由讓眼睛盯著天花板的技巧，大多數的時候都能解決問題；如果你使用這種方法就能讓槓很自然地找到行進路線，那麼你就能把注意力放在其他可能會有問題的層面上。

　　上述技巧的關鍵點是盯著一個固定的位置，而不是移動的槓，藉由一個固定參考點來判斷槓的位置，就能讓槓回到相同的位置，每一下都是如此。如果你用眼睛看著槓移動，就無法將槓導引到

相同的位置，因為你是盯著一個正在移動的東西，而不是這個東西應該要去的地方。這個原理就和打高爾夫或網球相同，將球具往目標（球）移動，而目標就是目光凝視著的物體；當然，網球是個移動的目標，而高爾夫球不是（直到它被擊出後才開始移動），但原理仍然是相同的。大腦協調雙手使用器具——高爾夫球桿、球拍、撞球、球棒、劍、大錘子、斧頭或是槓鈴——往目標移動，因為目標物是眼睛的參考點。而當網球在移動的時候，大腦和眼睛也會跟著動，將其轉換成一個靜止的點。幸運的是，在大部分的重訓室中，大部分的天花板都不會動，所以我們要做的事情比McEnroe 的還簡單，但其相似之處在於，我們將手中的物體朝我們看著的固定物體推進。在看似不同的活動中有許多相似之處，都包含由眼睛所導引的動作；不論物體是靜止與否，手中的器具都會往眼睛注視的點移動。

　　用空槓再做個一組五下，強化眼睛視線的位置，然後收槓。收槓是在最後一下做完後，在手肘完全打直的狀態下把槓移回臥推架，當槓碰到臥推架後，才把槓往下放到掛鉤上。如果你有個保護者，收槓這個動作則應該要由保護者協助。在之後的每組五下，逐步加重——小孩和女性一次可加10 磅，較進階的訓練者可一次加 20 至 30 磅——直到動作速度明顯變慢，且姿勢開始改變時，停在這個重量多做兩組五下，你就完成了第一次的臥推訓練。

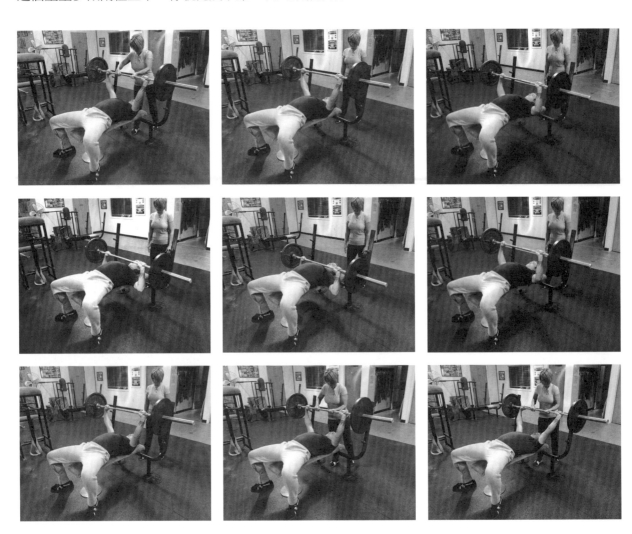

圖 5-9　臥推。

每個人都該解決的常見問題

因為臥推是健身房裡最受歡迎的訓練動作，所以很多人都會去做。也因為很多人都會去做臥推，就有很多人在教臥推怎麼做，然後多年下來許多錯得離譜的臥推教學被發明出來，有些完全沒有任何力學概念，而有些根本非常危險。臥推已經成為世界上最危險的訓練動作，因為身體是介於槓和臥推凳之間，當意外發生時，你沒有辦法獨力將槓從身上移走。一般來說，我們認為在邏輯上，安全是伴隨著訓練效率而來的，但對於臥推來說，我們應該增加額外的注意力，避免被壓死在槓下面。

手與握法

臥推時槓會在頭、臉和頸的上方，如果沒有任何基本安全常識，重要的安全問題就會顯現出來。保護者的工作在稍後會詳細介紹，所以接下來所提到的都是你必需要做的事情。

對於手來說，一個最常見的，同時也是最大和最笨的問題就是使用虛握。**除了蹲舉之外，槓鈴訓練中沒有虛握。**以安全來說，使用虛握絕對是你能做的最錯誤的決定，且虛握也有損你的運動表現。許多人在一開始就使用虛握，是為了讓槓壓在掌根上，避免手腕的壓迫，此一考量是能被理解的；但為了這個理由就使用虛握是沒有必要的，因為使用實握一樣能將槓壓著且固定在相同位置。在臉和頸上方有一支無法被固定的槓，風險實在太高；在蹲舉時使用虛握，是因為移動的不是槓，而是你。對於臥推來說，大拇指能幫助將槓固定在手中；而少了大拇指繞過槓，槓也僅僅只是在你手上維持平衡而已。

即使是世上最頂尖的保護者，也無法在槓掉下時將你救出。在沒有親眼見過槓掉下所造成的後

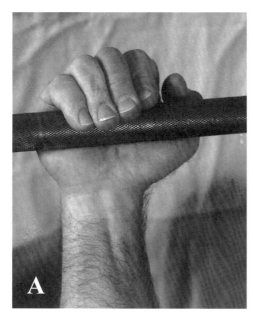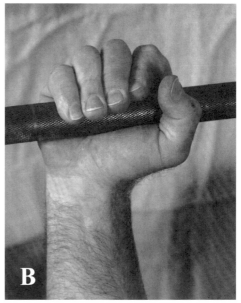

圖 5-10 左圖，虛握對比右圖，實握。在重訓室中只有少數幾種方式能造成嚴重傷害，而使用虛握就是其中之一。你使用實握一樣能將槓壓著且固定在掌根，而且不會有槓掉下來砸到臉、喉嚨和胸口的風險。

果前，其危險性無法真正被意識到。在美國每年平均有 11 人在做重量訓練時死亡，**基本上全部都是發生在臥推時**。雖然這也同時意味著其他數百萬的訓練者練臥推都很安全，但你不會想成為那 11 個人中的一個。若你還是很堅持使用虛握做臥推的話，你必需要在家裡做，因為當救護車來的時候（如果現場有人幫你打119 的話），才不會打斷其他人的訓練。

虛握的另一個問題是降低了臥推時的效率：手無法扭緊，肩部無法有效率地驅動。此一現象可在兩種情況下被觀察到，使用大直徑槓和肥握把啞鈴：一支兩吋的槓大概會比標準 28.5mm 槓（$1\frac{1}{8}$吋）難推兩倍。此一差異是因為一個正常手掌大小的人，無法用良好又緊實的握法去扭槓。扭槓包含了將大拇指和其餘四指環繞握住槓，直到前臂的肌肉能做等長收縮產生有效的張力，將手肘遠端的肌肉繃緊，使臥推在最底部反彈時更有效率，以及增加上半身和整隻手臂的運動單位徵召。（遠端指遠離身體中心，近端則是靠近身體中心。）有些訓練者會藉著想像在槓的壓花上壓出指紋來加強扭槓。虛握是主動減少訓練者扭槓能力的極佳方式。你可以刻意嘗試虛握看看，但拜託請用輕的重量。許多大重量的臥推是使用虛握完成的，就像許多大重量蹲舉是用較沒有效率的技巧完成的，有些人對於用沒有效率的方式做事非常在行。重點是，標準握法是更安全且有效率的，應該被任何有大拇指的人使用才是。

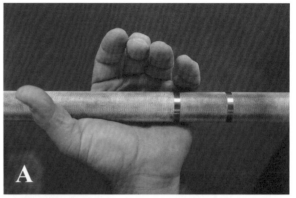

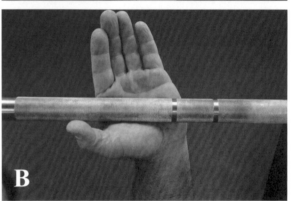

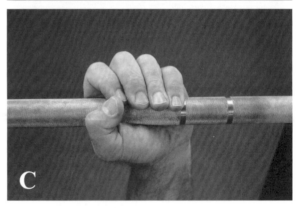

圖 5-11　許多人一開始會使用手掌和槓垂直的握法（A）。最好的握槓位置是藉由將手掌內旋（B），然後設定好握槓位置（C）。注意槓相對於手的位置。

如前所述，虛握是一種嘗試，為了將槓放在手掌上比較好的位置。肩膀和三頭肌產生的力量經由前臂的骨頭傳遞到槓上，而最有效率的傳遞方式就是經由垂直且位於槓正下方的前臂，將力量直接從掌根傳遞到槓，所以手腕和槓之間不存在力臂。大多數人會看著槓在眼前的空中成一直線，於是將雙手放在一個讓手指關節和槓鈴平行的位置。此時槓和手腕的位置間存在 1-2 吋的距離，對腕關節形成一個不必要的力矩，以及一個低效率的力量傳遞結構。

就如在推舉章節裡討論過的，有效率設定握槓最好的方式，就是以食指為握距基準，然後將手掌內旋，也就是大拇指往下轉向腳掌。此動作會使槓對準手掌的生命線，且槓會介於大魚際和小魚際之間（看圖 3-10）。接著，將手指繞住槓並出力用指尖擠壓住槓。當你起槓後，槓會直接壓在掌根，也就是前臂的骨頭上，如圖 5-11 所示。

這種握槓位置會使大拇指環繞勾住槓，並將手腕從整個動力鏈中排除。當你的手固定好後，繃緊掌心，使槓得到良好的支撐且不會在動作過程中移動。大拇指在這過程中完全不會造成任何干擾。你不需要讓槓在硬舉時握槓一樣壓在手指處，因為此時地心引力的作用並不是把槓拉離開你的手指。在臥推和推舉時，槓對手來說是壓力而不是拉力。將你在硬舉時的握槓習慣帶入臥推和推舉是沒有成效的。

一種常見的現象是，在動作過程中槓往手指方向移動，當做完一組後，槓的位置會和剛開始設定好時完全不一樣，而這就是沒有維持住緊實握槓所造成的後果。如果槓的位置移動很多，將會改變臥推的力學，重量和出力肌肉間的相對位置改變，且動作過程中也有可能改變手肘和肩膀的位置。若槓真的在手上往後滾動，那麼對於手肘和肩膀來說槓也是往後滾動，所以手肘和肩膀必需做出調整，以維持驅動的力量。為了安全和效率考量，槓在動作過程中必需被牢牢地固定並鎖住。

握距在某種程度上來說，和個人喜好有很大的關聯。因為你是要普遍且均衡地發展上肢力量，所以方式也要用最普遍的，不過度強調在某個肌群上，而是要讓全部肌群都大量訓練到。當握距的寬度能使前臂在槓鈴貼在胸口時呈現垂直姿勢，可獲得最大的活動範圍。使用較寬握距時，槓的移動距離變短，且手臂會在三頭肌還沒出到多少力時就已經完全打直，所以胸大肌和三角肌做了較多的功。但當握的位置使雙手食指間距離介於 22-28 英寸時，我們的目的就達到了。這範圍能使所有不同肩寬的人更自由地找到他們感覺起來最強而有力的握距，同時保留了較長的活動範圍。過窄的握距對於大多數人來說會使能推的重量下降，因為將手伸直並完全打直的重責大任交付在相對較小的三頭肌上，雖然相對於標準握距臥推來說，大部分訓練者窄臥推重量也不差。過寬的握距會過度縮短活動範圍且排除掉太多三頭肌的出力，同時也在手和肩膀間產生較長的力臂。大重量的臥推能用寬握距完成是因為槓的移動距離不用那麼長（健力比賽中，食指間合法握距最寬為 32 英寸）。

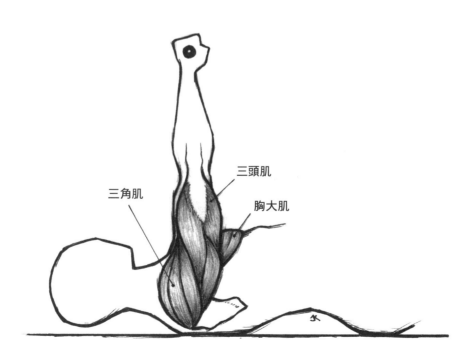

三角肌

三頭肌

胸大肌

圖 5-12　臥推時會參與的主要肌肉。

但我們想試著去做的是藉由臥推使人們變強壯，而這件事和使人們推得更重未必是同一件事。無論如何，大部分人在第一次臥推時都會選擇適中的握距，這會比寬握更自然，因為在寬握能變得有成效前，必需要經過大量練習。適中的握距能讓肩關節所有的肌肉都能平均參與工作，產生我們想從這個訓練得到的肩膀和手臂的肌力。

手肘

了解手肘的位置對於臥推的效率有幫助，對安全性來說也是必要的。肘關節位於肱骨的遠端，與橈骨和尺骨連接在一起。尺骨末端的球型突出物，也就是大部分人認為的「手肘」，是尺骨的鷹嘴突，是三頭肌肌腱附著的地方。胸大肌和三角肌附著連接在肱骨前側靠近肩膀的地方。基本上，參與臥推的肌肉所產生的力量會使手肘上下移動，前臂會與槓垂直且手肘位於槓的正下方，所以槓和手肘之間不會產生力矩。肩關節產生的動作會幫助手肘，但肩膀不會——或者至少不應該——在肱骨移動的同時，改變其緊貼臥推凳的位置。想像手肘在移動時，肩膀不會動（雖然真實情況不完全是這樣）。

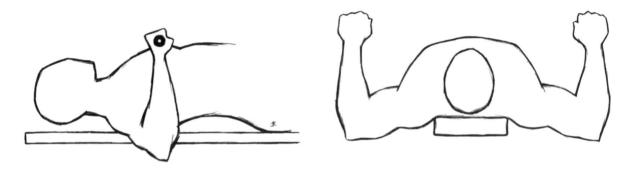

圖 5-13　在任何角度時，前臂都必需保持垂直，確保力量傳遞到槓的最佳化，也確保沒有任何會造成旋轉的力量產生。

在移動槓的過程中，肱骨的位置對於能否成功完成臥推動作，是非常關鍵的。而這一位置，從俯視的角度觀察，是由從完全打直位置下降到胸口再往回推的過程中，肱骨和軀幹間的角度決定的。開始時槓在肩關節上方的完全打直位置，在這位置時，槓和支點間沒有力臂——槓呈現平衡狀態，為了將槓固定在這個位置，除了將前臂和上臂完全打直保持直線排列支撐住外，沒有其他需要耗費力氣的地方。當槓在最低點——胸口——時，肱骨完全「外展」到與軀幹呈 90 度，能使上臂和臥推凳垂直，上臂平行於槓且槓位於肩關節正上方。如果我們唯一要擔心和考量的只有力學，這會是一個最理想的最低點位置，因其產生了最理想的槓行進路線，在整個動作過程中，槓和肩關節間沒有力矩產生，自然也沒有任何需要出力對抗的槓桿作用。

但我們要擔心和考量的不只有力學，我們需要能在訓練臥推時不傷到肩膀。我跟你保證，肩膀手術是**一件非常嚴重的事情**。因此，在分析臥推力學時，解剖學上的考量就變得非常重要。

當站姿時，「推」對於肩膀的健康來說永遠不是個問題，當你推動槓時，肩胛骨能自由地上轉且往內靠近脊椎，這能允許肩胛骨為肱骨提供空間，使肱骨能固定並與前臂呈直線排列，在肱骨結節和肩胛骨外側——肩峰突和喙狀突——以及旋轉肌群和肱二頭肌的肌腱之間就不會有夾擠產生，

肩胛骨會避開肱骨，因為它能「飄移」到一個不會傷害到任何東西的位置（圖3-5）。事實上，當槓因為聳肩被推到完全打直的位置時，肩胛骨是被斜方肌拉走並避開夾擠的。

相反的，臥推時因挺胸拱背，肩胛骨被固定在胸腔下方形成一紮實堅固的平台並緊貼著臥推凳，此為肩胛內收——夾在一起或是後收。當姿勢正確設定好時，肩胛骨是不會移動的，因為此時肩胛骨的功能是身體和臥推凳之間的介面。因此，當肱骨接近肩胛骨的突起處時，就無法配合著移動。既然肩胛骨無法調整以配合肱骨，肱骨就必需配合肩胛骨，避開骨頭突起的地方，才不會把旋轉肌群的肌腱鋸穿一個洞。

訓練者藉著將手肘往下移動使肩胛骨讓開，也就是將肱骨外展角度從90度變成約75度。此位移能允許肱骨從完全打直位置下降移動到槓接觸到胸口的位置——使用直槓時最長的活動範圍——往上回到完全打直位置時，也不會接近任何一個會造成肩夾擠的位置。但如前所提，還有力學方面的考量。

最有力學效率的槓運動路徑，就是在手肘外展90度，槓位於肩關節正上方時，垂直上下。但因這會造成肩夾擠，我們必需容忍失去些許的力學效率，也就是在手肘從外展90度下放，槓往下移動到胸口時，會以非垂直路線行進。此非垂直行進路線，在動作最低點時，會在槓和肩關節間產生力臂；而這一力臂等同於矢狀面上，槓和肩關節間的距離。手肘外展的角度越小——槓就會越沿著胸口往下移動——槓和肩關節間的力臂就越長。槓會跟著手肘；若手肘轉離胸腔，槓會從胸口往上朝喉嚨移動，若手肘往胸腔移動，槓就會往下移動到腹部（圖5-15）。

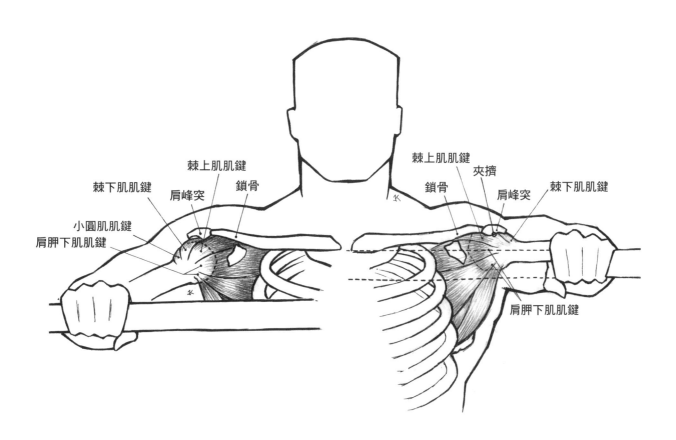

圖 5-14　臥推有引起肩夾擠的風險。右邊，外展90度時，肱骨頭會將旋轉肌群的肌腱往上擠壓在肩峰鎖骨關節上。左邊，為了避免此問題，可將手肘下放到低於水平，使盂肱關節呈約75度的外展。

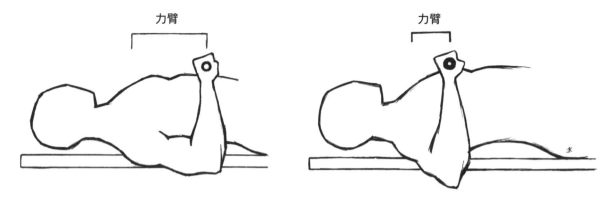

圖 5-15　上臂的角度會決定槓碰到胸口的位置。手肘越低，槓就越低，高的手肘位置會使槓靠近喉嚨。力臂為槓和肩關節間的距離，且會隨著手肘的位置改變。

　　因此你手肘的位置和槓的位置有關，也和你個人的人體測量學特性有關。例如：一個技術熟練且上背柔軟度很好的訓練者，可將胸口很高地拱起，因而縮短了槓的行進路線。胸腔往上轉高的技術會使槓往胸骨底部靠近，接觸胸口下方。對於一個脊椎上半部活動度較差的人來說，槓接觸胸口的位置應該在手肘與軀幹呈 45 度，大約會是介於手肘接觸胸腔以及與肩呈直線的位置之間。但有經驗、柔軟度好的訓練者胸腔往上轉高較多，當從側面看時，肩膀在水平面上更靠近胸骨底部。這種現象是因為其柔軟度允許上背還有胸腔，可以往上轉高到較陡的角度並維持住。相較於柔軟度較差的訓練者，這種較陡的胸腔角度能允許手肘更靠近肩線。

　　更重要的是，當胸口轉高時，肱骨的外展角度呈現較適當的 75 度，肩關節會轉到更接近於槓的位置。此一旋轉將些許的槓垂直路徑和動作力學優勢給找回來，藉由減少槓和肩關節間的距離——也就是力臂——來完成（圖 5-16）。

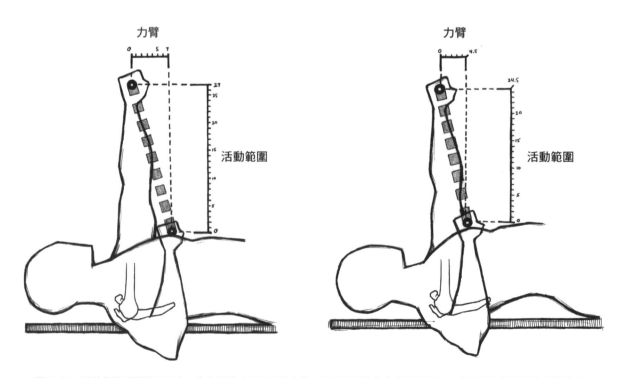

圖 5-16　即使槓是碰到胸口下方，你也能藉由把胸口往上擠，並把肩關節往後轉到槓下方，來縮短力臂以恢復力學效率。這麼做能同時讓槓的行進路線變短和變得更垂直。

正確的肱骨角度，在不同訓練者中，實際上會有很大的不同，可能從 75 度到 45 度，取決於上背的柔軟度和拱背的能力。有些訓練者的手肘位置會使肱骨和軀幹幾乎平行，使槓離開肩膀一大段距離。此位置很明顯地在槓和肩膀間產生了很長的力臂，而胸大肌的功能也因為肱骨的角度而被大幅限制，對於要訓練整個上半身的臥推來說，不只減少了參與臥推的肌肉，也使效率下降。此種技術對於使用臥推裝的健力選手來說很有效，因為臥推裝能大幅協助將槓從胸口推起，但對於一般的訓練目的來說，這種姿勢是沒有用的。

胸

胸，以臥推的目的來說，是胸腔前側以及肌肉附著的地方。胸部主要肌肉——胸大肌——附著到肱骨上方三分之一處的長條止點。胸肌將整個胸腔包覆住，起點從胸骨底部一路往上延伸到鎖骨，再沿著鎖骨往肩膀遠端三分之二處，肌纖維以扇型呈現出許多不同角度。前三角和其他的三角肌一起附著在三角肌粗隆，即肱骨外側的隆起處，大約是在肱骨一半的地方。三角肌以扇型的形狀回到肩膀，前側附著在鎖骨遠端三分之一處，後側附著在肩胛骨。這種大範圍角度的肌肉起點，能讓胸大肌和三角肌對肱骨往不同角度的肌肉止點施力，因此允許了臥推時不同角度的有效手肘位置。

了解胸大肌與三角肌對肱骨的附著點與附著角度間的關係是很重要的。從水平面看（垂直脊椎的胸腔截面），胸大肌和三角肌連結到附著點的角度會隨著胸腔姿勢而改變。參考圖 5-17。胸的最高點——胸腔離臥推凳的最高點——越高，胸大肌和三角肌連結到肱骨的角度就會越陡。角度越陡越好，肌肉收縮施加在肱骨上的力，會因較陡的角度而增加肌肉收縮的力學效率。在槓桿系統中，力與槓桿越接近垂直，就會顯現出越高的效率。所以當胸的位置比手臂更高時，胸大肌和三角肌對手臂的拉力就更強，這會帶來前面所述挺胸所能造成的力學效益之外的效果。簡單地說：臥推時要讓你的胸抬高。

如果沒有解釋闊背肌在臥推動作中的功能，那麼對於臥推的探討就不完整。很多臥推的方法都牽涉到闊背肌，因此有必要去檢視其真正的功能以及對於臥推動作的貢獻。闊背肌在下背的起點範圍很大，從 T7（胸椎第七節）往下穿過胸腰筋膜到髂脊，包覆了整個下背。這一大範圍的起點使其有一大片平坦的肌腹，並藉著一厚而扁平的肌腱附著連接在肱骨前內側，在腋窩下方與胸大肌的肌腱呈平行。因此闊背肌的動作和胸大肌相反——闊背肌將肱骨往後拉，而胸大肌將肱骨往前拉。這也是為何引體向上會練到闊背肌，而臥推會練到胸大肌。

但如果是這樣的話，闊背肌在臥推時有什麼功能呢？它並不能使槓往前（上）移動，因為當它收縮時，會把槓往後（下）拉。有種情況也許可以確定，就是這一大片的闊背肌肌腹，能在槓接近最低點時，為三頭肌提供反彈平面。但更合理的是，如果可以的話，闊背肌收縮能進一步加強胸腔抬高的位置，因為闊背肌收縮時會將下背拉向肩膀，且經由其他肌肉的幫助，在臥推凳上建立拱背的姿勢。闊背肌對臥推有貢獻，但不是幫助槓往上，因為它們做不到這點。它們僅僅是幫助胸腔抬高，這是非常重要的功能，如圖 5-18 所示。

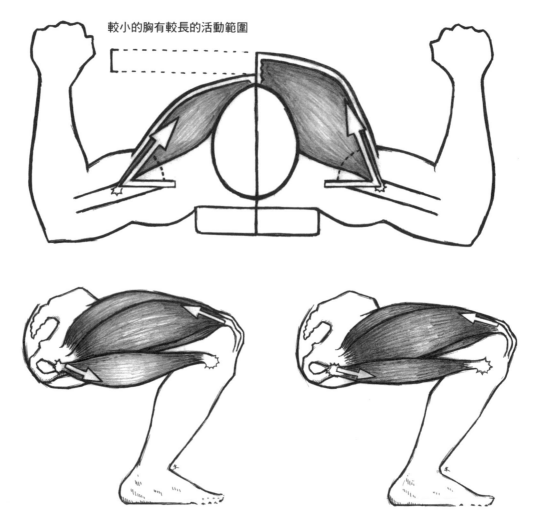

較小的胸有較長的活動範圍

圖 5-17 較大的胸──不論是訓練出來或是天生的──都會增加臥推效率。較陡的角度能使肱骨上胸大肌和三角肌的上段肌纖維更有效率地對其施加拉力。這種槓桿特性解釋了增加體重能獲得的優勢，也解釋了什麼叫做「槓桿作用」。這點在整個槓鈴訓練中都適用。

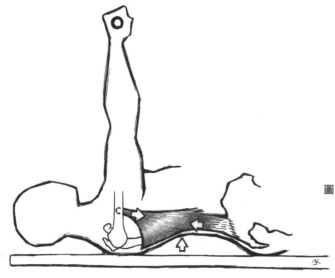

圖 5-18 闊背肌及其對臥推的貢獻。闊背肌無法使槓往上，但卻非常能加強將胸腔抬高的姿勢，而這對力學效率是非常重要的。

一個與胸部有關的常見問題是，在每一下的最低點，槓無法觸碰到胸。有時是意外──你想碰卻沒碰到。如果是這種情況的話，你可以在下一個反覆次數碰到，而這種意外只會在你開始做臥推的前幾次發生。但是，不要玩「加重但故意不做完整動作」的把戲。畢竟，短距離的移動重量比長距離容易，而當你這麼做時，只是為了重量而犧牲動作活動範圍的完整性。功等於重力對槓鈴的作用再乘上槓鈴垂直移動的距離。假設經過了三個月的訓練，槓鈴的重量增加為兩倍，但槓的移動距離卻只有第一天訓練時的一半，那麼所做的功還是保持相同，但你浪費了三個月的時間訓練不完整的活動範圍。

有時部分範圍的臥推是故意的。有些學派為使用非完整動作幅度辯護，聲稱當前臂與肱骨呈 90 度時，胸肌不再對動作有所貢獻（這一「分析」就跟「蹲舉應該高於水平，因為股四頭肌在股骨與脛骨呈 90 度時便沒有貢獻」有異曲同工之妙）。此一模組的問題在於，完整動作幅度和多關節訓練，不應該隔離任何肌肉。正因為不會隔離任何肌肉，所以我們才會選擇這樣的訓練動作。我們想要經由這些長活動範圍的訓練，來訓練到很多肌肉。我們喜歡肌肉在訓練中改變它的功能，當某些肌肉在動作中結束它的作用時，其他肌肉被徵召作用。因為我們要訓練的是力量，增加在大的、普遍且全身性的**動作模式**中所能產生的力量；我們不是要訓練「最喜愛的肌肉」，我們不掛念最喜愛的肌肉，我們沒有最喜愛的肌肉。

因此，使用完整動作幅度訓練，有兩個非常好的理由。第一，允許你將訓練量化；如果你將訓練動作的活動範圍保持固定，你的做功計算公式中，距離這個變項就會保持不變，所以，如果你能出的力增加（如果你舉得更重），就會知道你做的功在同樣的反覆次數中增加了。當你知道你將重量移動相同的距離，但重量變重了，你就知道你變強壯了。因此你可以隨著時間，去比較和其他訓練者的表現，或是去對照自己一段時間後的表現。如果你每次臥推槓都有碰胸，你的進步或是不進步都可以評估出來。這個原則顯然也適用於所有訂好活動範圍的訓練動作。

第二，完整動作幅度的訓練動作，能確保力量在關節可運作的每個位置都被發展到。力量的發展是極度專項性的；肌肉只在它被設計應該強壯的位置強壯，用它該被訓練的方式訓練。一個關節的動作通常都是由一些肌肉協力運作完成，且隨著動作進行，彼此間的運作關係也會改變。舉例來說，用腿部伸展機器對股四頭肌做其活動範圍中 30 度的訓練，股四頭肌只會對這 30 度的動作產生適應並改善功能，在剩下的活動範圍中不會變得更強壯。如果只做短範圍的蹲舉，其他本來應該會參與蹲舉的肌肉將不會有機會變得更強壯，因為只有股四頭肌在做功，其他肌肉沒有被徵召，自然也就沒做多少功。如果我們想為了某運動而訓練運動員的腿，且他有可能會在不同的位置角度徵召使用腿，那麼他必需做完整動作幅度的訓練以增加完整的全範圍力量。任何關節的任何動作，都可以因為其整體的功能改善而獲益。所以，參與關節動作的所有肌肉都要被訓練到，在保持效率和安全的前提下，要盡可能使用能徵召越多肌肉的訓練動作。

臥推，就像蹲舉一樣，藉著使用骨骼肌牽張反射的特性，能從最低點反彈回來（圖 5-19）。但這需要練習，才能在動作中對的時間點，將底部繃緊到足以使你做的每一下都獲得正確的反彈，而不是像東西掉到彈簧床一樣，讓槓從你的胸骨和胸腔彈開。

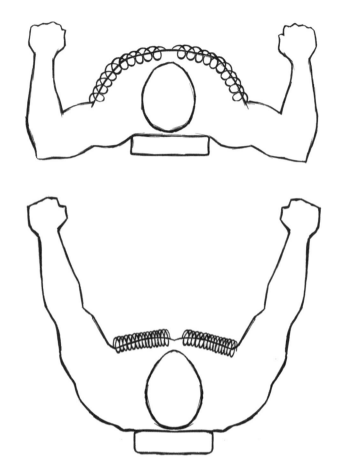

圖 5-19 一些生理學和力學的現象，產生了使肌肉收縮力量更強的反彈。一，肌肉天生的黏彈性使其像彈簧一樣作用，你將它伸展的越長（直到某一特定點），往回的力量就越強。二，肌節在最理想的長度時，能產生最大的收縮力量，而此一理想長度和輕微的伸展有關。最後，牽張反射是由肌梭（梭內纖維）居間促成，藉由伸展將其啟動，然後造成更有力的收縮。

比賽時的臥推，因技術規定而不能利用反彈（至少理論上是如此），槓必需要很明確的在最低點停止移動，才能往上推離胸口。碰到就推（touch - and - go）的方式比暫停式臥推能讓你舉起更重的重量。值得一提的是，胸往上隆起、髖關節懸空拱得像橋、用力從胸肌反彈的作弊式臥推，比起嚴格的碰到就推，能舉起更重的重量。那為何碰到就推這種方式是可以的，而作弊推就不可以？如前所述，一味地舉起更重的重量，不一定都會是我們的目的，且碰到就推比暫停式臥推簡單易學，因為牽張反射是一個很自然的動作；在最低點暫停且維持緊繃的張力是需要技巧的，這種技巧很難被精通和掌握，就算對競技健力選手來說也不容易。用力反彈、胸口隆起、像橋一樣臀部在空中拱起的臥推版本，利用胸腔的彈力和伸髖的力量幫助把槓推起，搶走了目標肌群的訓練量。因此，嚴謹的碰胸就推是個好的折衷方式，能讓你舉起更重的重量，且還能為臥推的肌肉提供很大的訓練量。

你應該要能辨別出過多的反彈力，及何時該修正。對臥推和蹲舉來說，當槓的移動速度快到能誘發牽張反射，使上推更有效率，就是槓的最佳速度。當槓還在下降時就產生疲勞，代表槓的速度太慢，這跟你用最大重量故意做很慢是一樣的。下降的速度太快時，實際上會對槓鈴增加額外的衝量，所以你必需減速以同時對抗槓上的重量，和其額外速度造成的效應——這使得實際上造成的負荷會比槓鈴本身還要重。

當槓撞上胸的衝擊大到會改變你設定好的姿勢，且槓會在從胸彈起後幾英寸的地方，速度明顯變慢，代表你使用太多反彈了。此一過度的反彈會發生，是因為你為了增加機械性反彈而允許槓下降速度增加，所以槓離胸上升的初始速度主要是因為物理性反彈，而不是你出力將槓往上推，這意味著你必需鬆開身體的姿勢以讓槓能更快落下。若是情況夠糟，槓的運動路徑會在反彈後改變，因為手肘會因缺乏闊背肌和三角肌的張力而改變位置。這些問題都因為在槓下降時缺乏肌肉張力，但有幾個方式可以補救和改進。

一個讓槓在離胸後保持張力的方式，就是讓槓剛好觸碰到胸就好。當你不能使槓從胸腔反彈時，便不能用作弊的方式推進，而當你只讓槓剛好碰胸，那你就不能使槓反彈，因此想著讓槓碰到衣服而不是碰到胸。或是想像有一塊玻璃放在胸口，碰到它卻不能將之碰碎。

想像讓槓輕觸胸口是有效的，但這只是治標不治本。修正反彈問題最好的方式就是從問題的根源著手：就是學習如何在動作過程中繃緊，且此方法也適用於其他訓練動作。這需要在腦中構想該訓練動作，內建好肌肉張力，讓彈性能在離心階段儲存起來，用以幫助向心階段的驅動。臥推就和蹲舉一樣，由兩個動作組成：使槓鈴下降，和使槓鈴上升。不要想著使槓下降；只要想著**把槓往上推**。在你使槓下降到胸口的過程中，你應該要想著努力把槓往上推，而不是想著下降。專注在把槓往上推就好。為了把槓往上推做準備，你會在下降階段減速且在槓接近胸口時繃得更緊，因此改善反彈效率，並將胸腔的反彈最小化。藉由在下降階段時想著把槓往上推，你才會專注在你真正想試著做的事情上，並且在整個動作過程的最佳啟動時刻開始做。讓槓下降實在太簡單了，但如果你將其想成要把槓往上推，會使槓的下降減速，且讓自己主動準備好要將槓往上推。這種卓越的技巧對任何訓練動作的初始離心階段都很有效。

上背

這個重要的肌群有兩個功能，第一，上背必需牢固地扎根緊貼臥推凳，成為手臂推槓時對抗重量的出力平台。當做對時，肩胛骨將會內收，或者說是拉在一起，在上背形成一個平坦的區塊向下推著臥推凳。此一穩固平台，是動力鏈開始於解剖學平面的地方。換句話說，當你臥推時，你將臥推凳和槓推開——槓有移動而臥推凳沒有，但其實你兩個都推了（圖 5-20）。上背和肩膀推臥推凳，且在推時必需鎖緊，就像手在推動槓時一樣。第二，肩膀在內收位置，且上背的肌肉收縮使上背旋轉或「傾斜」進入胸口抬高的位置，將胸腔在臥推凳上保持較高的位置。這種方法藉由將胸肌和三角肌在肱骨上發力的角度變陡而增加力學效率，這部分前面已經敘述過。

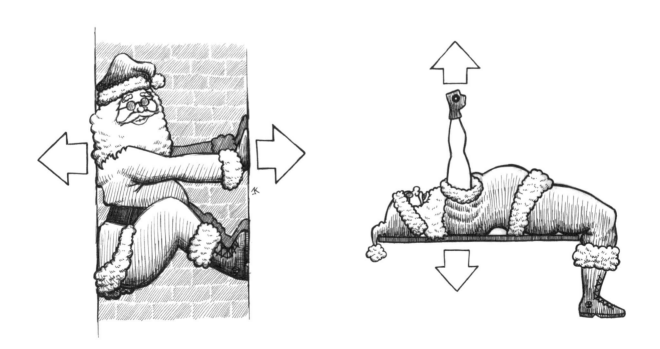

圖 5-20 就像我們在爬煙囪一樣（這種事仍然會發生，真的），臥推時，我們位於兩個相對抗的東西中間並推動它們。當我們臥推時，槓移動而臥推凳沒有移動。

有時將你的背保持鎖緊會是一件困難的事情，因為還有其他很多事情要同時進行。所以必需要學習如何去做，而這會需要一些主動的專注力。腦海想著「用力推臥推凳」的這種模式，以及為何你需要將胸口抬高。接著，在躺下取槓前，先坐在你認定好的相同位置。在你躺下前，想像有隻手觸碰你兩邊肩胛骨的正中間，如圖 5-21 所示，然後想像用肩胛骨將手掐住。當掐住時會使上背繃緊而讓胸口抬高，進一步促成良好的姿勢。現在，主動將胸口抬高，就像你要向某人展示你的乳房一樣將之抬高

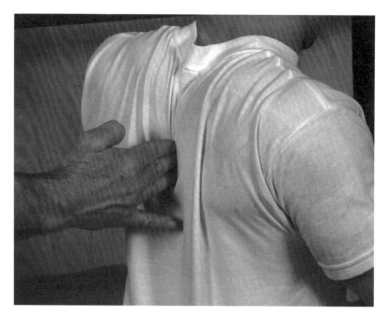

圖 5-21　想著掐住肩胛骨中間的手，將肩胛骨後收，這樣可以將上背有效收緊來推臥推凳。

（再次為這種粗俗無禮的比喻道歉，但現在你知道如何準確的收縮肩胛骨了），這就是你將用來緊貼並對抗臥推凳的姿勢。現在你可以躺下、起槓，設定好這個姿勢，確保肩胛骨固定在一起且胸口抬高。試做幾下，在每一下前後矯正好姿勢，且心無旁騖地專注在感覺正確的動作上。如此一來，這個姿勢很快會嵌入潛意識中，不需要很多的意識思考或是指令，你也能設定好。

在臥推時，肩膀的移動應最小化。若肩膀移動太多，代表上背有些地方鬆掉，胸口會失去些許「抬高」的位置，會移動的東西是手肘。現在，很明顯的肱骨是在盂肱關節中移動，而此處提到的肩膀移動，是指新手還沒被教導前，常常會在臥推要結束時加入的往前聳肩動作。些微的肩胛骨移動是難以避免的，尤其是在有連續反覆次數的訓練組裡，但如果過度，將會有損效率，因為槓移動到完全打直位置的距離增加了。其所造成的影響，可由檢查聳肩時發生的事情，和其增加的槓鈴移動距離來說明。

躺在臥推凳上，肩膀完全後收，抬胸拱背設定良好的姿勢。手往上，手肘打直，模擬開始臥推的動作。注意你雙手的位置。現在，肩膀往前聳離臥推凳，所以你的肩胛骨會離開內收的位置，然後注意雙手位置的差異。在聳肩前後，你的雙手到胸口的距離會有 4-6 吋的差距。如果你不保持肩膀後收，那你就必需要多推這些距離。

在較長的組內（較高反覆次數），大多數缺乏經驗的人會讓他們的上背姿勢惡化成聳肩的姿勢。如果這發生了，每一下反覆次數都會比前一下還鬆，槓的行進路線也隨之越來越遠。在做完一組五下後，重新設定你的夾背抬胸姿勢。若你可以移動很多，代表姿勢跑掉了。你的目標是在設定的姿勢沒有鬆掉之下，做完每一個反覆次數。

頸

頸部肌肉的功能，是在槓下降碰胸，胸口和上背承重時，維持頭部姿勢和保護頸椎。因此頸部肌肉是以等長收縮維持姿勢，類似下背在硬舉時的角色。但和背肌不同的是，頸部的肌肉不應該傳

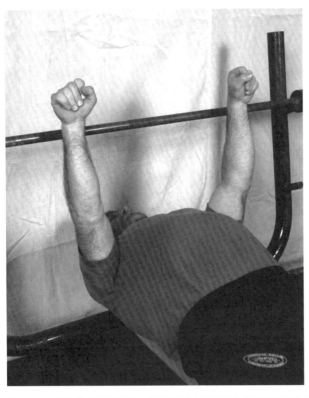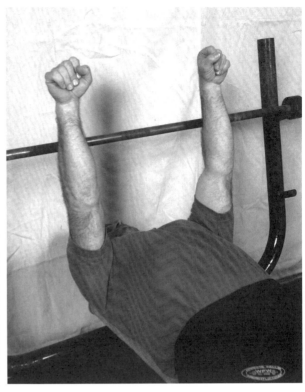

圖 5-22 注意當向前聳肩時，把槓推到完全打直位置所額外增加的距離。

遞力量去幫助舉起重量。換句話說，你不是在用脖子臥推。不要把頭往臥推凳推，就算有人跟你說過這樣可以產生較強的離胸反彈。就算真的可能是如此，這也是弄傷你脖子的最好方式。你必需學會收緊脖子，同時不能用後腦去頂臥推凳。從實務角度來看，你要在動作過程中將頭維持固定在離臥推凳四分之一吋處；想著用頭髮接觸凳子而不是頭。你的頭若離開凳子，頸部的肌肉就會繃緊。你會很想用頭去推凳子，雖然這麼做會讓肌肉收縮並使上背區域的肌肉更緊繃，但新手建立這種習慣實在太危險。若你成為競賽選手，你確定把頭用力塞到凳子裡會幫助你的臥推表現，且認為這種風險是值得的，那也沒關係。但先別急著用，直到你的程度好到能評估其中利害關係。

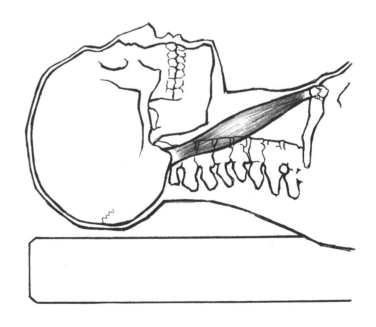

圖 5-23 臥推時的頸、頭建議姿勢。頸椎會因為在推大重量時，頭壓進臥推凳而受傷，此姿勢能預防頸部肌肉在這種狀況下的不正當使用。

同樣的，不要養成在收槓時轉頭看臥推架其中一側的習慣。這樣做需要你在負重情況下讓已經疲勞的脖子旋轉，這真是愚蠢至極。你知道支架在哪裡，只要握法正確、手肘完全打直，並且保護者有一點專業知識的話，你不用轉頭看，槓就漂亮地落回支架上。

下背、髖和腿

臥推是上肢訓練，但因為訓練者的腳放在地上，任何介於腳和上肢之間的部位，在一定程度上都有參與的潛力。因此，下背、髖和腿就是地板和上背間的連結。嚴格來說，動力鏈始於槓，止於上背與臥推凳構成的介面；腿不在動力鏈中，因為就算把腳懸在空中也能臥推比例很高的 1RM 重量。既然臥推不依賴腳和腿，那腳和腿就不是動力鏈的一部分（動力＝動作，鏈＝部件），就像蹲舉一樣，手不是動力鏈的一部分。但實際上，被正確利用的背、髖與腿的姿勢，代表了和地板的重要連結。蹲舉時手是與槓的必要連結，就算手實際上不是動力鏈的一部分，而臥推中槓在移動時，腿不僅僅只是穩定下半身而已，雖然這是它在臥推時的主要功能。當運用正確，腳踩地的力量會沿著臥推凳，自水平方向通過髖，傳遞到拱起的背部，增強已經設定好的肩胛骨後收，也就是夾背抬胸的姿勢。因此腿和髖的功能變成了肩和胸的支架，提供上半身和地板的連結，並使下肢能對整個動作產生貢獻。

在你還沒有機會誤解前，這裡所說的，和腰橋動作或用身體大幅移動來推槓是不一樣的。當這些事發生時，實際上臀部已經離開臥推凳了。正確的用腿和髖發力時，其發力只會參與維持胸和背的姿勢，力量會往平行方向傳遞，而不是垂直往上離開凳子。當拱背的支撐不足，抬高的胸口往往會被下降的槓壓回去。腳踩地，下肢發力沿著臥推凳回傳，是由有控制的等長收縮造成的伸膝展，和些微的臀與腿後肌等長收縮所維持的伸髖動作來完成。下肢會藉由強化來自地板的拱背力量，主動對抗挺背和挺胸姿勢的喪失。

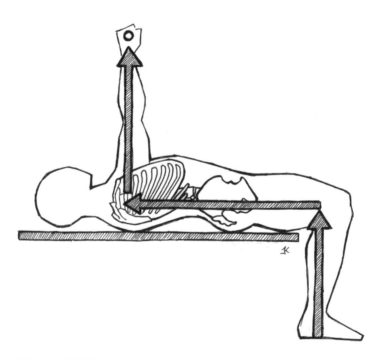

圖 5-24　腿從地板施的力，是穩定臥推動作和幫助維持適當姿勢的力量。

　　一個常見的問題會隨著人們發現腿對臥推有幫助而來，腰橋動作——為了提早觸槓而將髖大幅地抬離臥推凳——會發生在訓練者利用下半身增加上背和臥推凳間的角度，以增加抬胸的高度的時候。腰橋動作會使活動範圍縮短，而剝奪了目標肌肉應該要做的功。（在健身房很流行的下斜臥推就是利用此姿勢增加的力學效率。大部分人下斜臥推都可以做比較重，因此流行。）有些正義魔人相信任何一點拱背都是在作弊，但我們的訓練課程在於尋求並使用任何合理的方法，以增加臥推力量。身體像橋一樣拱起是個很好的分界線，臀部抬離凳子，就和踢足球使用手一樣，是必需**被禁止**的 。誘惑永遠都在，但只要及早建立良好習慣，這通常不會是個問題。

　　拱背很好學，在臥推凳上設定好姿勢，想像有人把手塞到你下背下面，同時臀部保持接觸凳子，接著想像一個人握緊拳頭做一樣的事情，圖 5-26 提供參考。記著，你不能將臀部抬離凳子，所以最好一開始就學好不作弊的拱背。讓你的姿勢做對，抵抗想把臀部抬高的誘惑。

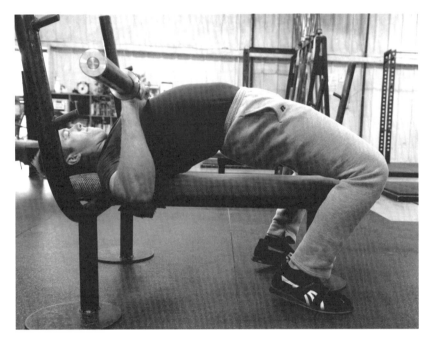

圖 5-25　和前一張圖所描述的不一樣。這是腰橋動作，這會是個壞習慣。

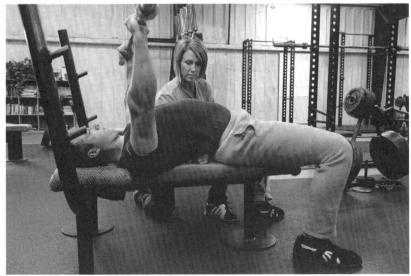

圖 5-26　學習如何拱下背。

腳

雙腳是你與地板的連結，若你的腳在推大重量時滑動，下肢支撐起來的姿勢——拱背抬胸的姿勢，所有你要用來推槓的一切——會全部崩解。雙腳必需放置在正確的地板位置上，並用來對抗地板。

雙腳位置有兩個變數：寬度，以及相對於髖的位置。雙腳必需分得夠開，以為髖提供側面穩定性，以及藉由繃緊的軀幹肌肉，使軀幹往凳子扎根。過寬的腳距通常不會是個問題，只是不舒服和難以維持。窄腳距也不保證就會發生災難，許多競賽選手就喜歡窄腳距。事實上，對於一個競賽選手來說，任何能促使最佳抬胸位置，完成合乎比賽規定臥推的腳距，都沒什麼問題。

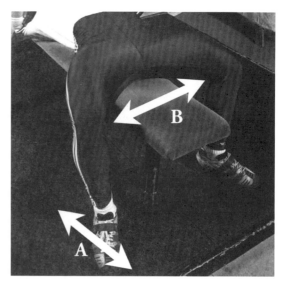

圖 5-27 臥推時雙腳放置的主要參數，（A）上下，（B）內外。

但對於一個才剛學會如何正確移動槓的新手來說，的確有足以令人擔心的地方，使用適中的腳步位置會消除一些技術問題。

比較有問題的是把雙腳放得太上面，放到臀部正下方且膝關節呈銳角。這種姿勢使你更傾向於把臀部抬到空中，而這也通常是人們會這麼做的原因——如果你把雙腳太往上放在髖下面，且雙腳近到腳跟離地，你就會在做大重量時把臀部抬起來。較寬的腳距能緩和這問題。若腳放得太上面且太近，以銳角進行的伸膝，會傾向於把髖抬高。適中的膝關節角度能產生較平行於軀幹的力量（圖 5-28）。腳放得太下面且伸膝得太直，在還不會使用髖和腿出力的新手身上很常見。這姿勢讓雙腳很難「咬住」地板出力，難以產生和維持腳以上部位的張力（圖 5-28）。腳放下來時你的脛骨應幾乎呈垂直，在上下和內外兩軸都可以增減些角度。如此一來，不論雙腳的距離如何，你的膝關節幾乎會在腳的正上方，且不會有股骨內收的現象產生。這姿勢允許腿有效率地增強拱背，卻不利於抬高臀部。

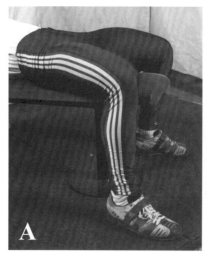
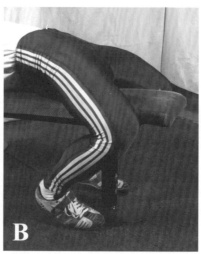
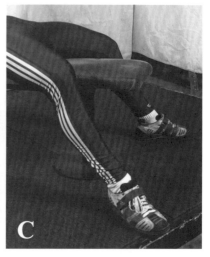

圖 5-28 學習如何正確的在臥推凳上設定姿勢是很重要的。首先放好你的膝和腳踝，接著在躺到槓下的同時把髖設定好。（A）在好的姿勢時，骨盆比較平，腳踝和腳背放置好，從地板出力往上沿著凳子回傳到肩膀。（B）中間的壞姿勢是用來把臀部抬高的最佳設定姿勢，腳應該要完全接觸地面。（C）同樣，太多的伸膝提供了不良的地板支撐性。

　　但這裡所表達的，並不是說所有把雙腳放在髖下方的人都會把臀部抬高。但大部分會把臀部抬高的人都是使用這個姿勢。較寬的腳距，特別是雙腳與地板完全接觸時，會讓抬高臀部變得困難，因為髖關節的鬆動已經被固定住了。

　　恰當的置腳姿勢是雙腳平放在地板上，所以腳跟可以被腿用來當作出力踩地板的地基。就和重訓室裡大多數的東西一樣，你的雙腳必需固定在地板。如果你腳跟抬起且只有腳趾著地，你就無法像是腳扎根到地板時那樣有效率地使用伸膝的力量，除非你把雙腳放在髖下方。雙腳平放可以黏住地板，藉由更大的接觸面積與地板連結。腳平放得不完整，代表了動力鏈的不完整。動作過程中雙腳往任何方向移動，代表膝關節移動，動力鏈鬆掉，或者與地板的連結中斷了。但若你保持腳跟下放，用平放的腳踩地板發力，問題自然會不見。

　　臥推時腳若真的滑掉，就會是個大問題了。這通常發生在做大重量時，而此時與地板的連結自然也承受很大的壓力，因此至關重要。腳滑會造成由下肢支撐起的動力鏈中斷或崩解，且通常伴隨失敗的動作或試舉，任何大重量的失敗都是危險的。腳滑掉通常是地板狀況或鞋底所引起的，像是使用嬰兒粉（比賽中硬舉時抹在腿上的，或是用來幫助穿上緊的蹲舉裝）或單純是地板太髒。

　　有些人──通常是一般訓練者、熱衷健身者或是退休健力選手──堅持在臥推時把腳放在臥推凳上，甚至抬到空中（圖 5-29）。這兩種姿勢的效果，都是為了在動作中排除下肢的使用，相對於有下肢在地板做支撐來發力，會讓臥推效率下降。如果訓練者下背受傷，脊柱伸展會有痛感，容易分散注意力或者引發其他病痛，但還是要練習臥推的話，抬高雙腳是很有用的。若你選擇臥推時把腳抬高，或許這是因為腰椎柔軟度不夠好所引起的下背疼痛；如果脊柱韌帶緊到無法允許臥推所需要的脊柱伸展角度，那你該伸展了。但如果你的背沒問題，應該能在臥推時把腳放在地上才是。用木箱或槓片增加地板高度可以幫助柔軟度不好的人，直到他們柔軟度改善，也可以用來幫助腿較短的人。使用下肢的淨效果是增加能舉起的重量，把腳抬高會使該重量變少，但就算腳不放在地上，這個訓練動作還是能完成。選擇做腳抬高臥推的訓練者，應該是了解其對於帶傷訓練的好處，但也是了解其內在局限性的人。

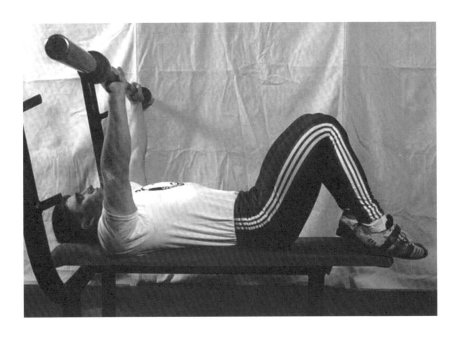

圖 5-29 腳抬高臥推比傳統臥推更不穩定，新手應避免使用。

呼吸

　　就和其他的槓鈴訓練動作一樣，空氣是臥推時的支撐。在蹲舉和硬舉中，伐氏操作提供了背部更多的支撐（如同蹲舉章節描述）。臥推時，它提供了胸的支撐。這種支撐是由於大口吸氣憋住後提高的壓力，而讓整個胸腔變得更緊繃。繃緊的胸腔能使與其連結的肌肉在收縮時，能更有效率地把力量傳遞到槓上。若起始於胸壁外側的胸肌和三角肌在收縮時，對抗的是一個繃緊且不會移動的結構，那麼會有更多收縮力量傳遞到這個可移動的動力鏈末端。當胸腔繃緊時，因胸部移動而被緩衝或是減弱的力量會更少。這一繃緊的胸腔伴隨著下肢連結地板的支撐，能徹底改善臥推效率。此外，因臥推所需的拱背會使脊柱伸展，腹肌便無法有效收緊。因此腹肌無法有效率地增加腹腔內壓去幫助所需要增加的胸腔內壓，因此要讓大口吸氣變成胸腔支撐力的主要來源。

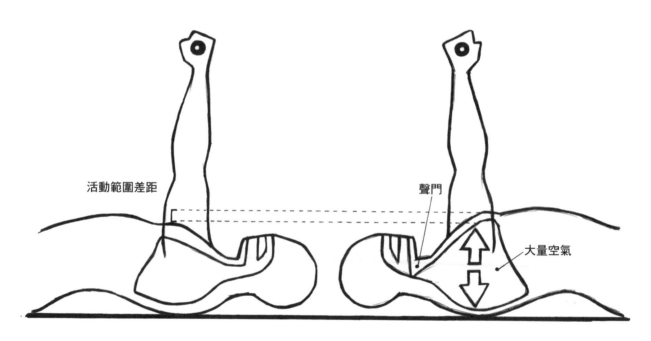

圖 5-30　在動作的最高點位置，雙手完全伸直，整個動作開始之前吸氣，可使肺部更完整地充氣，形成更好的抬胸角度以及穩定性。

　　臥推中的呼吸模式取決於該組的持續時間和訓練者的能力，新手應在每一下反覆次數前吸氣，在該下過程中憋住氣，手伸直並完全打直時吐氣，利用每一下之間很短暫的休息時間來確認所有身體部位都處於正確的姿勢中。較有經驗的訓練者可能會選擇用一口氣做完一整組。在吐氣和重新吸氣時，吐氣包含了胸腔一定程度上的鬆弛，而對某些訓練者來說，若他們覺得保持緊繃很重要，且他們能憋氣憋得夠久，可能就會選擇用一口氣做完一組。在缺氧造成的不適變得更加干擾之前，大多數人只能用這種方式做五下。對於一些時間較長的組，幾次的快速換氣會是需要的。

　　吸氣必需在每一下前完成，如果是在動作過程中吸氣，肺部將無法完整地充滿空氣，因為正在收縮中的胸肌會對胸腔造成壓迫。若在動作頂端手肘完全打直時吸氣，此時胸肌還沒開始出力拉胸腔，吸氣過程能更完整地進行。再者，一旦槓開始下降，所有部位都要繃緊，從地板到手指甲都是

緊繃的，而此一繃緊的狀態將會阻礙你真正地大口吸進空氣。若你能在動作過程中吸氣，代表你繃得不夠緊。

在同一組中的換氣，不會用到你肺部的全部潮氣量去做氣體交換，這麼做的持續時間會太長，需要大量放鬆，而且也是非必要的。組中換氣只需要在第一下前吸飽氣，然後在快速換氣時吐出大約 10% 的潮氣量，這一短暫的新鮮空氣足夠允許該組更舒適地被完成。就因為每次換氣時只能換這麼少的空氣，在經過一些練習之後，你可能會為了維持緊繃程度而乾脆放棄換氣。

收槓的錯誤

從架上起槓和把槓放回架上的過程可能看起來是這個訓練中最無害的部分，且大部分人也不會注意到。但請注意，在現實中不論何時，只要一支有重量的槓位於你的臉和喉嚨上方，你都處於潛在危險之中。起槓和收槓的正確步驟在初期就必需要正確操作，因為對於這個在重訓室中最危險的訓練動作來說，最大的危險就是起槓和收槓。所以，為了增進重訓室內的安全，準則如下：

1. **不要使用虛握做臥推**。如果槓沒有固定在你手中，那就一點也不安全。實握雖無法保證你永遠都不會掉槓，但虛握使你會掉槓的可能性會大量增加。

2. 在起槓和收槓過程中的任何時候，槓都會在你的臉和喉嚨的正上方。所以，**起槓和收槓時，你的手肘必需完全打直**，不論你有沒有保護者都適用。槓在鉤子上時，要用三頭肌出力將手肘鎖住，使手臂的骨頭呈一直線，所以當槓經過你的頭和頸部時，重量是由骨頭而不是肌肉支撐。起槓到準備位置前的第一件事就是把手肘完全打直。收槓時做的最後一件事情就是在槓碰到架子直柱後把手肘解鎖。

3. **每一下的開始與結束，都是在肩關節上方的起始位置**。很常看到新手起槓後，槓停在起始位置之前，也就是喉嚨上方，經由某個角度將槓下降到胸口，然後才把槓往上推到正確位置開始做第二下。有些人會養成起槓後就馬上直接下槓到胸口的習慣，但在槓位於正確位置前，永遠都不應該下槓——若這麼做，槓的運動路徑將會出現問題，因為缺少了一開始本該設定好的天花板參照物，且實際上槓會回到不同於起始位置的地方。這兩個問題都會產生讓你殺死自己的風險，所以不要犯其中任何一個錯誤。只有在槓回到初始位置，且你的眼睛找到天花板的參照位置時，槓才可以被下放。

4. **永遠別在完整做完一下前就把槓往架子推**。許多人會在每一組的最後一下這麼做，急著要收槓。一定要在你把槓往架子推之前，先等手肘完全打直，且槓已平衡維持在初始設定位置。若你的試舉失敗，而你的保護者也失誤了，槓往回壓在胸口總比壓在臉上好。若你沒有將槓架回鉤子上，你屈肘的手無法在你的臉上方支撐住大重量。而這種馬虎的習慣代表缺乏耐心，不願意多花幾秒鐘更安全地把事情做對，以及缺乏對於在這種姿勢下能嚴重傷害你的大重量該有的尊重。

5. **若你要自己臥推大重量，一定要在蹲舉架內做**。你可以把保護槓設定在幾乎沒有低於你胸口的高度，所以萬一你失敗了，可以把槓放在保護槓上然後安全地逃生。**若你沒有蹲舉架，就不要自己臥推大重量**，每年因為這樣使用槓鈴而死亡的人，比其他所有的槓鈴蠢事加起來還

多。如果你困在大重量下，它會殺了你，真的，這是有可能發生的。

6. 如果你堅持不遵守第五項準則，**至少也該知道不能上保護扣這種常識**。若你用保護扣把槓片固定在槓上，就像重訓室的海報上寫的一樣「為了安全」，然後你自己一個人被槓困住，你就無法將槓傾斜讓槓片滑落然後逃出。就算是槓片把地板砸壞的代價都會比你的命便宜，而你也會認同賠上命是比較大的代價。

7. **若你的保護者必需介入，你也不能鬆手；你要幫助保護者把槓放回架上。**丟下保護者一人抓住底部沒有支撐的大重量會讓你們兩個都受傷——傷到他的背和你的臉。若你的保護者對於他該正確完成的工作夠細心，那你也要出力把槓收回臥推架上。除非保護者非常強壯或是重量很輕，否則在他身體重心外任何位置的槓鈴都不可能有辦法只靠手的力量去控制。若你完全放棄出力，把顯然是你自己的問題丟給保護者，那麼你將不會在下次需要幫助的時候得到幫助。

保護者

在世界上許多健身房中，臥推是項團體活動。躺在凳子上的人「正在練胸」，同時有一個人站在他頭上方練斜方肌。兩個人合力以這種方式「臥推」能做的重量真的很驚人。說大多數健身房版的大重量臥推都是言過其實一點都不誇張，如果保護者從頭到尾都把手放在槓上直到該組做完，到底是誰練了什麼東西，為何要這麼做？

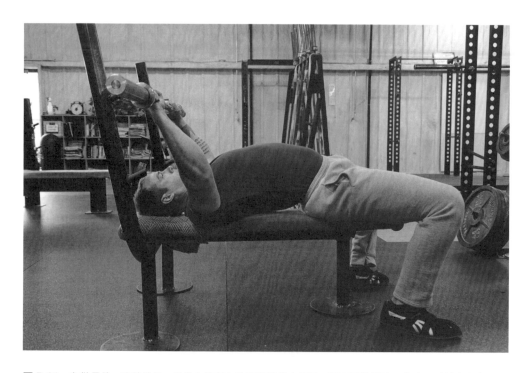

圖 5-31　在做最後一下的時候，很常在做完之前就把槓推向架子，而不是推到胸口上方正確的完全打直位置。若你在最後一下失誤（若你在最後一下失誤，那這可能真的會是最後一下），你會比較想要槓掉到哪邊——你的胸還是你的臉？養成正確做完每一下的習慣。

重訓室中有屬於保護者扮演的合理角色，但不會是介入他人的訓練組之內。保護者的存在不是為了幫助完成動作。保護者是藉由協助克服肩膀和架子間的一大段力臂，來將槓鈴從架上移動到肩膀上方的初始位置。許多保護者的問題，就是他們製造的問題比解決的還多。要正確的學習臥推是很簡單的事，許多人和保護者之間的問題，比和這個訓練動作本身的問題還要多。

當存在安全疑慮時，就需要保護者來確保安全。除了新手以外的所有人，在一開始的熱身組都不會有安全疑慮，也因此不需要保護者，除非該名保護者同時也在教學。當重量越來越重，就開始需被保護：有些人會在最後一組熱身需要保護者，而所有人都應該在訓練組時被保護，因為訓練組的重量應該會是重的。過度小心和堅持所有人做的每一組都要被保護，是沒有效率也沒有必要的，且會造成健身房中其他想要訓練的人的麻煩。但若你在健身房中，大多數人都無法被打擾，無法在你合理需要幫助時去幫助你，那也許就會是個問題了。在你需要的時候找個保護者，且要了解你何時真的需要。

對臥推來說，除了非常大重量的嘗試——也就是保留給比賽時的那種之外，一位有能力的保護者從槓中間保護，已經足夠應付所有的狀況，除非你是在國家等級的健力健身房做訓練。能以好的方式讓槓鈴離手交給訓練者，是保護者罕見的寶貴素質之一——通常不好的比好的要多。不好的槓鈴離手方式通常是保護者嘗試想參與訓練者正在做的那一下，這會干擾訓練者的時機掌控、平衡、天花板的視野和專心程度。能以好的方式讓槓鈴離手的保護者是經驗豐富的，對於接觸槓的時機和程度拿捏得當，能尊重訓練者心裡真正的需求，最重要的是，對於提供幫助的時機和程度較為保守。

臥推保護者站在訓練者的頭的後方，且在槓的正中間（圖 5-32），若有需要，此位置可以微調。此位置需要近到能讓保護者抓到槓，但又要遠到在放手後不會擋到訓練者看天花板的視線。在此位置，保護者可以在該訓練組要結束時做任何可能需要做的事，包括看著訓練者自己做完該組、確保收槓時槓有先碰到架子，或是幫助突破停滯點（Sticking point）。

如果你真的在臥推過程中卡住，你的保護者必需要去判斷他是否要介入，以及他要幫忙減輕多少重量。槓在上升過程中移動幅度為零時就是卡住了，隨之而來的就是姿勢的惡化，然後槓開始往下掉。有時候你還有辦法告訴保護者要扶槓，但有時候你不能。你的保護者必需準確地評估槓的速度，確保不去扶還在上升的槓，也不會在槓卡住太久，或是往下掉太多太快時坐視不管。

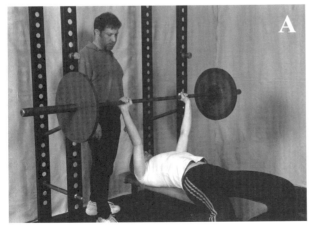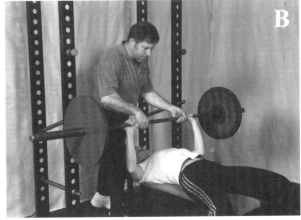

圖 5-32 標準保護位置能允許（Ａ）快速而安全地對問題做出反應。但保護者的角色必需要被完全理解。（Ｂ）保護者提供了一定程度的信心和安全性，且能幫助通過停滯點及確保槓被正確的收好。

在保護者決定要扶槓後，提供的幫助大小取決於當時的狀況，和對當時狀況的正確評估。當一個人在保護一位中階訓練者的五組五下的最後一下時，和保護一位經驗豐富的訓練者在破單下個人紀錄，或是保護一位新手在第三次訓練時首次嘗試大重量，其狀況與所提供的幫助程度會不一樣，要多快反應、要多緊密的輔助、要輔助多少重量、是否幫助維持槓的速度，以及多快多大力的幫助收槓，都要依照狀況做出適當的反應。

因此，為了培養你和保護者之間有益的良好關係，以下是保護者的準則：

1. **在訓練重量時，保護者永遠監督著每一下**，且準備好隨時對訓練者的狀況做出反應。當保護者不是在指導新手時，沒有必要在熱身組就如臨大敵般全神貫注，但當重量重到有引發問題的潛在可能時，保護者就必需好好關注。在訓練者做大重量時東看西看的保護者不是在保護。

2. 這點對大部分人來說很棘手，因為看似與第一點相衝突，所以試著察覺其中的細微差異：在保護者把槓交給訓練者後，**保護者就必需讓路，直到訓練者做完最後一下，或是需要幫助**時。訓練者正看著天花板，所以「讓路」表示離開訓練者對於槓和天花板的視線。若你是保護者，不要在訓練者上方徘徊，也不要把手伸到槓附近的任何位置，因為訓練者是盯著天花板的，這麼做會使訓練者分心。「需要幫助」代表訓練者無法完成該下，這實際上代表著槓 a）真的停止上升超過 1 或 2 秒，b）開始往下掉，或 C）往不是上升的方向移動，如：往臉、往腳或是往側邊。

3. 若你是保護者且你確定訓練者需要幫助，用手扶槓並把槓導引回架上的鉤子（訓練者應該跟你協力完成，不要放開握槓的手）。但除非訓練者真的需要幫助——看第二點——否則**不要碰槓**。這項準則必需嚴格遵守，因為除了訓練者以外，**被任何人碰到的任何一下都不能算是由訓練者完成的**。這表示當一組五下中，最後一下是被「保護」的或是保護者以**任何形式**碰到槓，只能正式算為一組四下。若你是訓練者，這項準則能讓你被計算的每一下都是可信的；若沒有這項準則，你無法知道你被幫助了多少，因而也無法誠實地宣稱你是獨力完成那一下。若你的訓練紀錄中寫下的數字是不可信的，那你完全無法評估你的訓練成果。既然你沒有對你自己的訓練撒謊的必要，以長遠來說把那些被輔助完成的次數也計算在內實在沒有意義。這項準則顯然也適用於所有需要保護者的訓練。若你讓保護者在訓練組幫你，很快地你將會不知道你到底在推什麼，也不會知道你到底有沒有進步。

4. 這句話值得一再重複：**被訓練者以外的任何人碰到的任何一下都不屬於訓練者**。身為一個保護者，你有責任控制你想介入訓練組的渴望。你的工作是在需要時提供幫助，而不是共享工作和榮耀。除非你的幫助是被需要的，否則要跟槓保持距離；若你不這麼做，在我的允許之下，訓練者能賞你一巴掌，因為你干擾了他可能會破個人紀錄的那一下。

對於訓練者和保護者，要收槓時，先確保槓碰到架子的直柱，不要嘗試直接把槓往鉤子上掛。若你（訓練者）將槓用完全打直的手肘移動到接觸臥推架的直柱，然後再將槓往下滑到鉤子上，你就不用擔心槓有沒有收好。只要槓先碰到架子的直柱，槓就永遠都會在鉤子的上方。若你在手肘伸直起槓時，槓不會碰到鉤子，那麼伸直的手肘也能確保收槓時，槓會在鉤子上方（若你的手比較短，你需要使用鉤子高度可以調整的臥推架）。但若你一開始就試著把槓直接放在鉤子的水平面上，當你把槓降下來的時候，槓就不是一路到底碰觸在臥推架的直柱上，這樣你終究會錯過鉤子，且通常

都會發生在其中一邊。相同的建議也適用在蹲舉上，其原因完完全全相同。

某些情況下可能需要兩名保護者，像是健力比賽中的大重量臥推，但一般重訓室的情況，很少會需要超過一名有能力的保護者。使用兩名保護者出現的問題是，兩個人不可能以非常完美的平衡方式去保護一個訓練者，尤其當他們必需快速做出反應時，這是不可改變的事實。而訓練者經歷的不可避免的不均勻負重，會是潛在的受傷來源。就算是對兩個非常仔細且有豐富經驗的人來說，要同時以一樣的力量在槓的兩端把槓往上拉也是不可能的。他們會讓訓練者遭受不均勻的負重，而偏偏此時的負重是重到舉不起來那一下，這種壓力最容易造成傷害，這道理在臥推和蹲舉都一樣。以上這個問題在臥推可以藉由使用單一保護者來解決，當訓練的重量選擇正確時，使用單一保護者對絕大多數人來說是合理的做法。

Chapter

6

爆發上膊
THE POWER CLEAN

爆發上膊（Power clean）無法用慢的速度完成，如此一來對於這個訓練動作的本質就不會混淆。本質上來說，爆發上膊是手握槓鈴進行跳躍，之後將槓翻到肩膀上的動作。爆發上膊因能訓練爆發力而被用來作為運動中的體能訓練，操作正確的話，會是用來把其他訓練動作獲得的力量，轉換成爆發力的最佳訓練動作。另外，像是同樣需要爆發力的垂直跳，以及增強式訓練，因為易於學習，近年來在肌力與體能訓練中都蔚為流行。但上膊和抓舉的獨特能力，在於其能以小重量不斷的逐步加重，使簡單的課程能發展更強大的爆發力。因為大多數的運動項目的本質都是爆發性，包含運動員使物體或是自身體重加速的能力，因此運動表現的關鍵在於加速能力。爆發上膊，是我們在這對抗慣性的戰爭中的最佳工具。

在 Bill Starr 的《The Strongest Shall Survive》一書中，將爆發上膊歸納在他的「三大訓練項目（Big Three）」中，且隨之留下「若你的課程只能允許你做一個訓練動作，這會是最棒的一個」的評語。爆發上膊一直都被舉重者當作上膊（Clean，比爆發上膊更複雜的動作版本）的輔助訓練。在幾十年前的規定下產生「Clean」這個名詞，其代表著把槓從地板往上拉到肩膀的過程中，槓不能接觸到身體。若

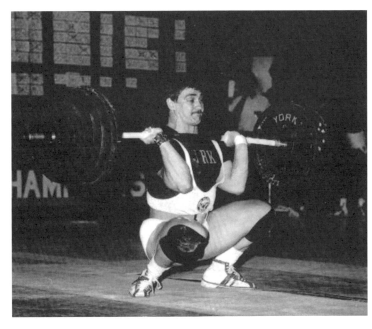

圖 6-1 爆發上膊是蹲舉式上膊的一種變化——蹲舉式上膊通常都被稱為「上膊」——在奧林匹克舉重中使用。Bill Starr 在 1969 年的國家賽中上膊 435 磅。

此過程由一個動作一氣呵成，它就很乾淨（Clean）；若是由兩個動作完成（若槓在上升的過程中停在腰帶或是胸口上），就會被視為「歐式上膊」，原因很顯然是因為在當時的歐洲比賽中，沒有規定不能這樣做。在現代的名詞使用上，Clean 代表全蹲接槓的上膊，但這也不一直都是如此。**分腿上膊**（Split clean）——一種像是奧林匹克舉重中挺舉的風格（前後分腿）——在 1960 年代前都是上膊的標準版本，之後蹲舉式的上膊開始受到歡迎，因為以前蹲為技術根基的方式能舉起更重的重量。

作為放在訓練動作前的修飾詞「爆發」，指的是一個更複雜動作的精簡版本，而沒有「爆發」的版本會較難做，是因為需要額外的技術才能更容易舉起更多的重量。**爆發抓舉**（Power snatch），是沒有藉由蹲舉或分腿接槓以減少把槓拉高的距離的抓舉。**爆發挺舉**（Power jerk）這個版本是挺舉的最後一部分，但在爆發挺舉中不分腿。同樣，**爆發上膊**是沒有前蹲舉或分腿接槓的上膊版本。因此，爆發上膊在沒有鑽到槓下接槓的情況下，必需使用爆發力把槓「拉」得更高。我們很快會看到，爆發這個術語用在這裡是正確的，因為它與此動作的科學原理息息相關。

任何版本的上膊，都需要訓練者藉由髖和腿產生的力量，把槓拉得夠快夠高，然後接在肩膀上。在雙腳發力打破與地板的接觸之後，就無法再對槓鈴施力。這是因為力量是由介於槓鈴和地板間的身體運作產生的。當雙腳離地後，槓會以它最快的速度往上移動。因槓被拉起時獲得了衝量，所以它會持續往上移動。槓上升的速度越快就會飛得越高，因為更快的速度代表槓擁有更多的衝量，但當重量越重，會更難這麼做。所以如果訓練者能更好地使槓加速，他就能賦予槓更多的衝量，也就能上膊更多的重量。

我們可以推論，一位訓練者若提升鑽到槓下的能力，而非把槓拉得更高的能力，訓練者也能上膊更多的重量。而這一目的可藉由蹲舉式和分腿蹲式完成：這兩種方式都能藉由讓訓練者以更低的姿勢跳到槓下方，去縮短槓需要被拉高的距離。然而我們的目的是訓練運動體能——不是拚大重量的上膊，而是盡可能產生往上的加速能力——因此我們將會使用爆發版本的上膊。

少數權威人士認為，蹲舉式上膊是能滿足大部分訓練目的較好的訓練動作，他們認為鑽到槓下方——當前蹲被教導成為上膊的一部分時——能轉換出更多的腳步動作，因此代表更好的運動能力。若基於這個原理，則分腿式上膊會是更好的選項。還有一個說法是蹲舉式上膊對膝的壓力比較小，因為腿後肌和髖內收肌群能幫助吸收接槓時的衝擊，但新手的膝還沒軟到這種程度。值得注意的是，當你

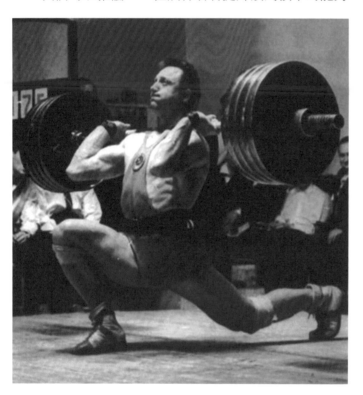

圖 6-2 在 1960 年代前，分腿式上膊被普遍地使用，對於因缺乏柔軟度，而無法利用蹲舉式上膊優勢的訓練者來說，是很有用的競賽上膊方式。奧林匹克和世界冠軍 Rudolf Pflugfelder，使用此種方式。

你同時學習這兩種動作時，前蹲會影響你背蹲的姿勢。使用蹲舉式上膊的新手，將投入非常可觀的時間和精力，去改正由之前被不正確指導，或者根本沒有經過指導所習慣的股四頭肌主導的蹲舉。將前蹲加入上膊中，會使整個過程變得更複雜，卻沒有使其變得更具有爆發力，而爆發力才是我們的訓練目標。

前蹲和背蹲是完全不一樣的訓練動作，奧林匹克舉重選手必需學習和訓練前蹲，但對於一般的肌力與體能來說，背蹲更為重要。即使是被用來當作上膊的一部分，前蹲最好是留給已經經由數個月背蹲訓練，且已經紮穩良好背蹲技術的中階訓練者學習，因此，除了具備較長的動作幅度（ROM）之外，爆發上膊也因為這樣而成為建議給新手做的爆發性動作。

「功率（Power）」這個專有名詞，在力學中有非常明確的定義。**功**是作用於物體上，並使其產生位移的力的大小，單位時間內所做的功稱為**功率**。公式為（FD）／T＝P，其中P是功率，F是力，D是力作用時移動的距離，T是做功的時間。當我們提到一段較長的時間內所做的總功時——例如一組五下——更合適的專有名詞為**平均功率**。當相關的時間框架變得非常短時，像是上膊或抓舉經過的時間，會用**瞬間功率**來描述。物理學家用焦耳／秒或是**瓦特**來測量功率。在我們討論爆發上膊對於爆發力訓練與體育運動的應用時，我們關心的是瞬間功率。瞬間功率可以被理解為能快速用力的能力——也就是能迅速展示力量的能力。

接著我們要學習更多的專有名詞：**速率**是一個物體位置的變化率。若速率有明確的方向，我們就稱之為該物體的**速度**——槓每秒向上移動 2 公尺。**加速度**是速度相對於時間的變化率——速度的增加量（或是減少量，或稱為**減速度**），或者是速度變化的快慢。力（Force）是引起加速度的一種作用；一個物體只有被施加外力才能產生加速度。**力量**（Strength）是身體施力對抗外在阻力的能力。（等長收縮時的力量很難被定義，因為施加的力量沒有使外在的物體產生移動，而是維持在身體的肌肉與骨骼系統中。等長收縮的力量輸出是槓鈴訓練中很重要的一部分，但以定義力量的目的來說，槓的位移是我們主要的量化測量方式。）

因此，在重訓室中，爆發力（Power）是快速發力的能力，另有一個大家更熟悉的詞叫做「快動作」（Quickness），特別是用在描述移動自身體重的動作時。對許多運動來說，僅僅強壯是不夠的。你必需擁有能快速使用力量的能力，才能更好地加速——不論是你的自身體重、對手，或是被拋出的器具。一個強壯的人可能很擅長運用力量移動一個很重的物體，但一個有**爆發力**的人能使該物體移動得更快。

垂直跳是一個用來判斷爆發力很好的測試方法，它能直接測量出運動員快速發力將自身體重離開地面的能力，同時也是評估基因能力的重要方法。垂直跳為美式足球聯盟（NFL）綜合測試中的一部分，用來預測運動員的爆發力表現。研究指出垂直跳的表現，可以用來預測運動表現，而爆發上膊的表現能用來預測垂直跳的表現，且爆發上膊的運動表現還能預測蹲舉的力量。蹲舉的表現能預測蹲跳的表現，而蹲跳的表現能預測爆發上膊的表現。肌力和爆發力是密不可分的能力，爆發上膊能通過訓練運動員快速移動大重量的能力，將肌力訓練與運動表現銜接起來。

想要了解爆發力的概念，可以將爆發上膊和硬舉的表現拿來對照。正如我們已經看到的，硬舉是以直線將槓拉離地面，然後訓練者手握槓站著，槓停留在手臂長度的位置，而爆發上膊是持續將槓往上拉，經由爆發階段後，接在肩膀上。爆發上膊的槓鈴路徑長度是硬舉的兩倍，而使用的重量只有硬舉的 50-75%。由於功是以克服槓鈴重量所施的力，乘以槓鈴的垂直移動距離計算的，且在爆

發上膊中，槓鈴被拉起的速度可能會超過硬舉時的六倍，因為其重量為硬舉的一半，所以在大重量上膊時的功率輸出可能會是硬舉的 5-7 倍。很顯然的，大重量硬舉能被完成，是因動作行程較短，且硬舉這個動作沒有需要使槓加速——只要你能使槓持續往上移動，就算速度很慢，你還是能完成。記住：沒有慢的爆發上膊，因為太慢槓就不會架在肩膀上，但一個可能花 7-10 秒完成的大重量硬舉，仍然是個硬舉。

關於肌力、爆發力、運動專項或是其他任何訓練，最重要的事實之一是：**一個能硬舉 500 磅的人，永遠都比一個硬舉 200 磅的人能做出更大重量的上膊。**力量絕對是爆發力的基礎：當身體沒有產生大力量的能力時，不論快慢，你都無法產生大的力量。然而，對於兩個都能硬舉 500 磅的人來說，能以較快速度移動槓鈴的那個人——也就是在更短時間內發出更大力量的人——更有爆發力。這種能力，就是強壯的人與強壯的**運動員**之間最重要的差異。而爆發上膊就是能以逐步加重的方式發展這種爆發力的方式。

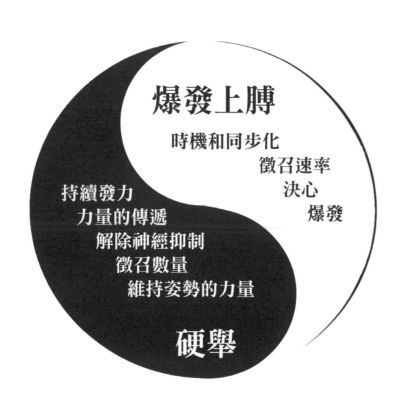

圖 6-3　爆發上膊對硬舉有貢獻，硬舉對爆發上膊也有貢獻。爆發上膊教導運動中複雜多關節動作的同步化和時機點；訓練鑽到槓下的決心，也就是在硬舉時，偶爾會缺少的肌肉全有全無（all-or-none）原理；爆發上膊訓練運動單位徵召率，因此改善神經肌肉效率；爆發上膊也教導爆發——心智上的高效率運動單位徵召指令。

硬舉教導了在大重量上膊時在慢速階段能維持正確姿勢的向心與等長力量，以及在爆發性的伸髖時維持下背剛性的能力，以產生有效率的第二拉；硬舉也可以增加肌肉每次收縮時能徵召的總運動單位數量；教導並賦予「持續發力（Grind）」——歷經長時間努力去維持姿勢所需的耐心；解除神經系統對於較重的重量的抑制，相對照之下，重的上膊感覺起來比重的硬舉輕；最後，硬舉可發展出老派作風的能力去產生力量。

若一個非常強壯的健力者，能硬舉他爆發上膊重量的二至三倍——可能是因為他完全不練上膊。在健力早期，大部分的參賽者都有過舉重經驗，或是曾被有過舉重經驗的人指導過。但現況已經不再是這樣了，一位健力者大概只能爆發上膊他硬舉 40% 的重量。相較之下，一位不練硬舉

的奧林匹克舉重選手大概可以上膊他硬舉 85% 的重量。這些差異是基因和訓練方式的直接後果。在精英層級中，所有的運動都會受惠於某種基因體質。精英健力者是擅長拉起大重量的運動員，精英舉重者則是擅長很快地拉起中等重量。舉重者傾向於用較輕的重量做爆發性訓練，而健力者則專心致力於能使用大重量訓練的慢速動作。當一位舉重者只能硬舉 450 磅和上膊 385 磅時，代表他沒有使用足夠的重量做訓練去增加絕對力量。若他把槓鈴拉離地面的絕對力量發展好，那麼上膊的重量應該也會上升。除非他對他 385 磅的上膊很滿意，不然沒有理由一個硬舉 450 磅和上膊 385 磅的人，無法讓他的硬舉變更強。或者另一情況是一位硬舉 600 磅而上膊 240 磅的健力者，疏忽了對於離地爆發力的訓練。（「Powerlifting」對於這項運動本身來說是一個不好的運動名稱選擇；應該叫「Strengthlifting」，這個專有名詞現在已經被一種包含蹲舉、推舉和硬舉的比賽所使用。）這兩項運動都能藉由更多接觸彼此訓練的方法而互相受益。

這些例子，說明了去思考絕對力量和爆發力之間關係的一種方式：你可以把爆發上膊，想成是以硬舉完成的一部分。換句話說，**爆發式力量是絕對力量的某個百分比的展現**。兩者間的比例取決於訓練和基因，而垂直跳或許可以當作這比例的指標。訓練可以在一定程度上改善這比例，但改善的程度將會被基因限制住。能確定的是，當產生力量的能力增加，能將這力量以爆發力呈現出來的潛力就會隨之提高，這種現象會出現到肌力多高的時候，目前仍不清楚，但對於新手訓練者來說，想要讓上膊變強的最好方法，就是讓硬舉變強，這點是毫無疑問的。

若其可信，為何還要練爆發上膊？對於某些人來說這是一個合理的問題。對於一些手肘、肩膀和手腕老化的老人來說，可能完全不會選擇做這個訓練動作，而一些非常年輕但運動能力差的人、年長的女性或是有骨質疏鬆、慢性膝肌腱炎或其他問題的人，都會讓爆發上膊變得弊多於利。但對其他大部分人和所有運動員來說，爆發上膊是在力量增加的同時，用來保持展現爆發能力的最好方式。

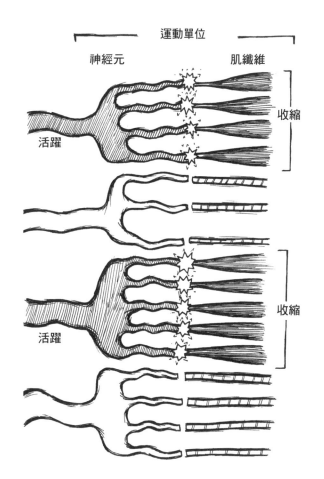

圖 6-4 運動單位徵召是不同數量運動單位的整體活動，每個被徵召的運動單位都會以最大做功能力收縮。被徵召的運動單位會完全收縮，沒有被徵召的運動單位則不產生收縮。

神經肌肉系統

想了解人體是怎麼產生爆發力，就必需先了解神經系統控制肌肉的方式。關於詳盡的肌肉收縮生理學，不在以下討論範圍內，但可在《肌力訓練課程設計實務（Practical Programming for Strength Training, 3rd Edition）》（Aasgaard, 2013）一書以及其

他資料來源中找到。簡短地說：肌肉是由**肌纖維**組成；肌纖維由**運動神經元**控制；整個肌肉系統加上對其控制的神經系統，合稱為**神經肌肉系統**。每個運動神經元都會控制許多肌纖維，而**運動單位**代表一個運動神經元和與其連結的所有肌纖維。神經肌肉系統中運動單位的收縮，或激發，稱為**徵召**。徵召被認為是一種全或無（all - or - none）現象：當神經產生脈衝訊號，該運動單位中的所有肌纖維會用 100% 的能力去收縮。這代表非最大肌肉收縮，是非最大**百分比**的運動單位徵召產生的結果。當一件事情需要的力量越大，更多的運動單位會被徵召產生收縮。

有效率徵召運動單位的能力——如：在需要瞬間產生大力量時，能快速徵召大量的運動單位——**主要**由個人的基因天賦所控制。這項能力取決於肌肉內的運動神經元數量密度、神經細胞的質量、神經與肌纖維連接介面的品質、肌肉內肌纖維的種類與它們之間的比例，以及其他因素。這些因素中，有些能對訓練所施加的壓力產生適應，但大多數不能。垂直跳是能看穿神經肌肉系統質量的透視眼，也是在基因能力方面，運動員爆發能力的指標。

需要身體在負大重量的情況下瞬間爆發，且徵召大量運動單位的訓練方法，可以用來發展神經肌肉系統中那些少數能對訓練壓力產生適應的部分。相較之下，力量則隨時能被訓練。垂直跳較高的運動員，比垂直跳較低的運動員更具爆發性。同樣，垂直跳較低但肯努力發展力量的運動員，會比那些有天賦卻不好好訓練，更有潛力成為更好的運動員。爆發上膊和其他爆發式訓練，能以逐量增加的方式發展這種能力：每一次訓練都能增加更多重量，且增加的重量能根據訓練者的能力做精準的調整。這能確保當力量增加時，以爆發形式展現的力量——爆發力——也跟著增加。但就如同 Ken Leistner 數十年前就已注意到的，爆發型訓練無法讓一個慢的人顯著地變得更有爆發性。

爆發力、力量的產生、速度

理解爆發力，以及爆發力與力量的產生和速度間的關係，有助於理解如何有效訓練這種能力，及為何我們會在課程中使用爆發上膊。圖 6-5 為速度——爆發力曲線圖。虛線代表槓的速度——輕重量時非常快，當接近最大重量時速度會變慢，直到停下來。實線代表爆發力的生成——也就是高速度的力量表現。

爆發力在圖的左側很低（重量很輕時），因為讓輕重量快速移動不需要很大的力量。它們能快速移動是因為重量很輕。爆發力在圖的右側也很低（重量非常重時），因為大的重量很難快速移動。記住：爆發力需要速度。爆發力峰值介於 1RM 的 50-75%，代表仍能用相對快的速度移動中等重量。此爆發力峰值範圍代表不同訓練動作的特質，不論這些動作主要是上肢或下肢動作，以及運動員的技術、力量、經驗和性別。（女性通常能比男性使用更高百分比 1RM 的爆發力）此一範圍（50-75%1RM）也通常是爆發上膊相較於硬舉的百分比。

動態訓練法（Dynamic Effort Method），使用蹲舉、臥推和硬舉的最大肌力的 50-75% 來製造爆發力，並強調在每一下都要全力加速。問題是——不像抓舉、挺舉和上膊——這些動作**本質上**不是爆發性的，例如：就算做很慢也能成功完成。這使得它們的爆發力表現很難被量化，而上膊則是有接到和沒接到兩種清楚結果。

有個合乎邏輯的問題：既然我們是要訓練爆發力，為何還需要用蹲舉和硬舉來訓練低速的力量呢？這兩種訓練都是必需的，且都對運動能力的展現有所貢獻。再次強調，**一個能硬舉 500 磅的人，**

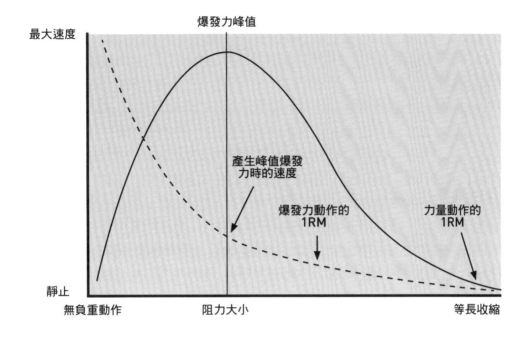

圖 6-5　速度 — 爆發力圖。虛線代表速度，實線代表爆發力輸出。峰值爆發力大約發生在最大等長收縮力量的 30%，和最大動作速度的 30% 時。這大概等同於 50-80% 的 1RM，取決於訓練動作。「力量型」的動作就是被力量限制的動作，如蹲舉、推舉、硬舉或其他相似訓練動作。「爆發力型」的動作就是被爆發力限制的動作，如抓舉、挺舉、上膊或其他相似訓練動作。（出自 **Practical Programming for Strength Training, 3rd Edition**, 2013, The Aasgaard Company）

比一個硬舉 200 磅的人能做出更大重量的上膊，因為兩者的發力能力有著巨大的差異。但對兩個都能硬舉 500 磅的人來說，能使槓更快速移動的人發出了更多的力，因此更為強壯，也因此能硬舉超過 500 磅。用同樣的重量做更快速的訓練，需要更多的力量輸出，因為加速需要力量。當發力的能力提高，就能更快舉起更大的重量。這也是為什麼硬舉能對爆發上膊有所貢獻。

　　對大部分運動員來說，能用來完成大重量爆發上膊的重量，就是能用來提高發力的重量。這個重量要足夠重到訓練者必需很用力拉，且因為此動作的特性，沒有爆發力是不可能完成的。除非槓在動作頂端移動得非常快，否則無法接在肩膀上。爆發上膊唯一的缺點，就是這是一個依賴技術的訓練動作。現在就讓我們開始學習爆發上膊吧。

學習爆發上膊

　　學習爆發上膊最好的方式是由上到下。這表示你首先要學習把槓接或「架」在肩膀上的技術，所以一開始你在腦海中要強調的是架槓姿勢。**當你還在**學習爆發上膊時，要記得速度在動作的頂端會變得很重要，而不是離地時的動作底部重要，當你把技術學會之後，整個動作都會被加速，但當你還正在學習時，先把它想成這樣：爆發上膊的動作底部，從地板到大腿中段位置，是為了在爆發動作和架槓發生前，把槓拉到正確位置，且這部分的動作必需做正確而不是做快，至少一開始是如

此。從中腿以上的動作必需變得更快，但若一開始從地板起槓時就沒有做正確，那動作頂端也無法做正確。藉著先學習爆發上膊的上端動作，之後再煩惱如何下槓到地板，你能分配正確的優先順序給你還不知道的部分。畢竟爆發上膊的第一部分動作基本上就是硬舉，你已經知道怎麼做了。一旦你學會動作的頂端，我們就會逐步往下滑，慢慢進入到硬舉，讓只有一半的爆發上膊轉換成完整的爆發上膊。

對大部分人來說，20kg（45lb）的空槓，將會是可舒適的學習此動作的正確選擇，但較小的孩子或是女性，可能需要輕一點的槓，如15kg的女子比賽槓或是更輕的客製化槓。一開始就在槓上加重是沒有意義的，因為你只是要學習動作。不拿槓學習此動作是沒有道理的，就像學習蹲舉一樣，因為學習上膊，需要槓提供一些能讓手肘繞著旋轉的阻力。掃帚和水管太輕，在轉肘時無法留在原地，而且拿水管學習，是在初期就建立不良的手臂習慣的好方法。

腳的位置就和硬舉相同，且和垂直跳與立定跳遠的站姿類似：雙腳距離8-12吋，腳趾微微朝外。這站姿能允許你對地板施加最大的爆發力，也開始說服你爆發上膊其實真的就是一種跳躍。你將會需要在做每一下前重設你的站姿，因為在跳完著地後，基本上你的站姿會變成蹲舉的站姿。

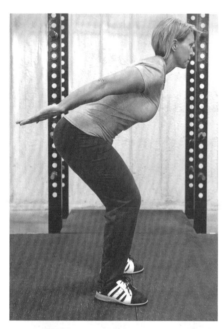
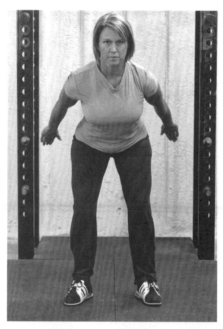

圖 6-6　上膊的基本站姿和垂直跳所使用的相同。

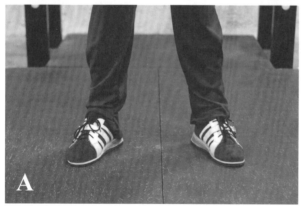
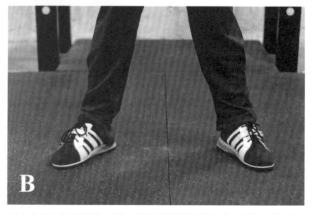

圖 6-7　上膊時站姿的差異，（A）上膊開始前，（B）架槓站姿，基本上就和蹲舉站姿一樣，是雙腳在離開地板後反射性尋找到的穩定位置。

現在，你有了正確的站姿和空槓的重量，你將會依序學習懸垂姿勢、架槓姿勢和起跳姿勢。

學習懸垂、架槓、起跳姿勢

首先，爆發上膊的上半部姿勢，伸肘握槓，槓的位置為手臂長，直膝，抬胸，這就是**懸垂姿勢**（圖6-8）。用正確的握距將**空槓**從地板硬舉起來進入懸垂姿勢。對於大部分人來說，正確的握距會比硬舉的握距在兩側各寬一個手掌。爆發上膊的握距，要足夠寬到讓訓練者的手肘能自由地往上轉進架槓姿勢，簡單地描述，就是會跟肩寬不一樣。之後，我們會學習勾握，但以現在來說，普通的**正手實握**就可以了。你的眼睛看著雙腳前方12-15英尺的地板，就和做硬舉時一樣。

在懸垂姿勢中，你的手臂將會往內旋轉，就和正握時的動作一樣。懸垂姿勢中開始學習保持手肘伸直的這個動作，是學習爆發上膊中最重要也最難的其中一件事情。養成每次要開始上膊前把手肘伸直進入這姿勢的習慣。

下一步，就是把槓弄到肩膀上。現在，從正確握距的懸垂姿勢，用任何你想用的方式把槓弄到肩膀上。槓應該會正好坐在你的前三角肌上（肩膀前方很多肉的地方），遠離胸骨和鎖骨。這個姿勢就是**架槓姿勢**（圖6-10）。

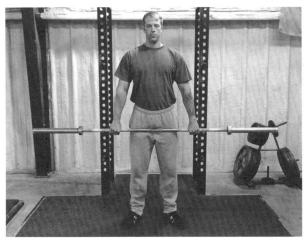
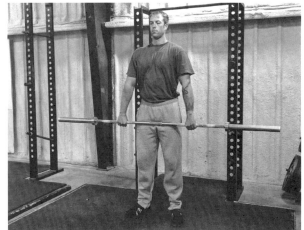

圖6-8　懸垂姿勢。注意手肘伸直且內旋，訓練者的胸口上抬，眼睛輕微往下看，雙腳呈硬舉站姿。

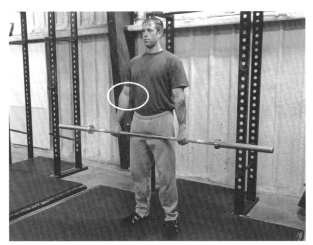
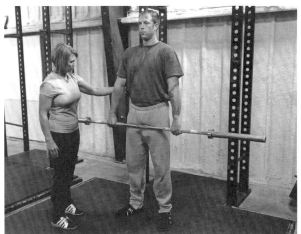

圖6-9　在懸垂姿勢中，你的伸肘提示就是將其往內旋轉。槓懸垂在手中的每一秒，都要確保手肘保持在這個位置。

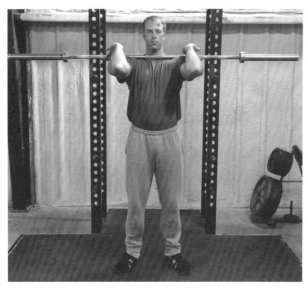 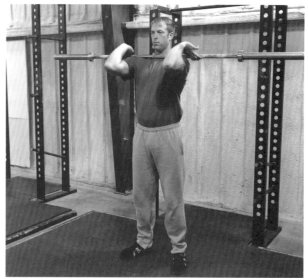

圖 6-10 架槓姿勢，挺胸且手肘朝前。

這個姿勢的關鍵在於手肘：手肘必需抬得非常高，直直指向正前方，且肱骨要盡可能與地板平行。有些人會因為柔軟度問題而很難進入這個姿勢。調整握距通常可以修正這個問題，尤其是當前臂比上臂長時。慢慢增加握距直到更好的姿勢出現。若你的手肘抬得夠高，槓將會避開所有骨頭的部分，舒適地壓在三角肌的肌腹上。**槓不應該壓在手上，手也不會支撐任何重量**。重量停在你的肩膀上，你的手把它困在手臂和肩膀之間，就如同蹲舉時它們所做的事情一樣。這個姿勢是高度安全且無痛的，你這輩子上膊的重量都不可能重到有辦法讓這個姿勢支撐不住。更重要的是，你必需了解這是槓唯一會去的地方，不會再有其他地方了——不是坐在你胸口上，也不會是只用手撐著。你絕不能讓手肘停在指向地板的方向（圖6-11）。

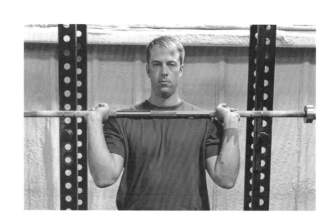

圖 6-11 不正確的手肘位置會把手肘放在槓的正下方，將槓的重量壓在手臂和手腕，而不是肩膀上。

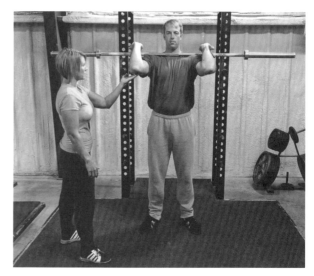

圖 6-12 不正確手肘位置的解決方法。為了解決不正確架槓後的抬肘問題，你可以重複抬高手肘（或讓手肘抬高），直到能在一開始就把槓接在正確位置成為一種反射性動作。

下膊是把槓從胸口往下丟並接在懸垂的位置，這樣的敘述代表你不是做反向直立划船或反向彎舉使槓往下到懸垂的位置——實際上你就是**丟槓然後接住它**。有些人在弄明白這件事之前，的確會讓槓從手中滑走。把槓接在懸垂位置，完全不要想用手臂的力量下槓。這一步驟教導了兩件重要的事情。第一，為了物理效率，上膊中槓的行進路線必需盡可能接近垂直，當你把槓從靠近胸口的架槓姿勢往下丟時，你是在練習槓往下垂直路徑，如同你將會使用的槓往上的垂直路徑。若你用反向彎舉的方式下槓，會把槓推離平衡的垂直線；把槓從靠近胸口的位置往下丟，能使槓保持在腳掌心的正上方。第二，上膊時，不是屈肘把重量舉起來——是跳的力量使槓往上，不是你用手做直立划船（基於幾個原因，直立划船大概是人類發明最不恰當的訓練動作）。若你很快學會不去使用手臂舉起槓或下槓，那你就能在用手臂拉槓這個問題有機會發生前就解決它了。而且當你用這種方式練習上膊，練習槓鈴運動路徑的訓練量會變成兩倍。所以我們從第一個反覆次數就要開始這個過程，丟槓，然後接住它。

回到懸垂姿勢，然後將膝和髖鬆開。屈膝的同時把臀部往後推，就能完成這動作。讓槓從大腿往下滑到大約在大腿中間的位置，我們將會稱這個姿勢為**起跳姿勢**，因為這和你要做垂直跳時下降的姿勢一樣。你的手肘會伸直和內旋，就和懸垂姿勢一樣；你的手臂會呈垂直；你的膝和髖會鬆開。槓不會下放到離大腿太遠；槓會大約在中腿的位置——可能會因為你的手比較短而高一點，或是因為你的手比較長而低一點——然後**槓會和皮膚接觸，其實就是貼著大腿。**

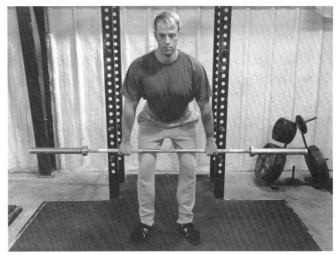

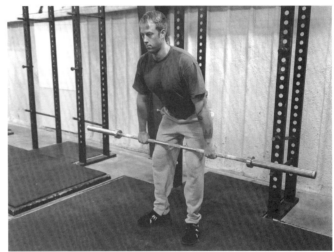

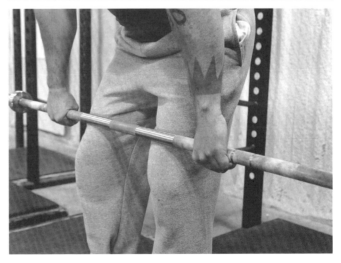

圖 6-13 起跳姿勢。注意槓接觸大腿的位置。在所有版本的上膊中，槓都必需在跳躍發生前，觸碰到大腿上的這個位置。

最後一點非常重要，這樣一來起跳姿勢就可以被看作是膝與髖**都**微屈，**且**槓碰到大腿的姿勢。你能藉由跳躍動作來找到這個姿勢。直到把槓接在肩膀前，這永遠都會是你最後能感覺到槓的位置，**但如果你無法在每一次上膊時都感覺到槓碰觸到大腿，你就做錯了。**

這一點再怎樣強調都不過分：槓與你的大腿保持接觸，代表槓是在腳掌心上方平衡的正確位置，也代表你處於正確的起跳姿勢中，你要讓槓接觸大腿成為每次上膊時的習慣。

現在，槓懸垂在手中，**手肘打直**，往正上方跳到空中。**不要彎曲手肘。**集中精神在你跳起來離開地板的這件事上，盡你所能地跳高，到你需要將膝和髖完全伸展的程度。前面幾次先專注在跳躍上，然後才專注在保持手肘伸直。此時，為了接槓在架槓姿勢，你雙腳會從硬舉的站姿轉移到架槓站姿，這是很正常的。對大多數人來說，**架槓腳步**大概會跟蹲舉腳步一樣，因為架槓姿勢和蹲舉姿勢相似，也因為此屈膝姿勢能用來吸收身體和槓下降時的重量，並將其分散到地板。除非你會將雙腳往兩側移動到寬於蹲舉的站姿，否則現階段還不用擔心站姿。

當槓從大腿往下滑到起跳姿勢時，要努力想著不要屈肘，很多人會試著屈肘而不是讓槓滑下去，你千萬不要是那個人。若你發現你就是會屈肘，就**用三頭肌用力把手肘伸直並完全打直**，然後再跳幾次試試看。

一旦你完全熟悉了手握槓鈴、手肘伸直的起跳動作，就可以跳起並把槓接在肩膀上進入架槓姿勢。把槓接在和之前一樣的位置，手肘抬高。槓應該停靠在肩膀上，而不是手中。當跳達頂點時，將手肘猛力朝前上抬——手肘從伸直的狀態直接進入**朝前**的狀態。用肩膀瞄準槓，並往槓迎上去把槓卡住，甚至不用去想要把手肘抬高，就好像在手肘伸直與架槓姿勢之間沒有多餘的步驟一樣。

跳躍是關鍵，爆發上膊不是上肢動作，一點也不，且若一開始你就記住伸肘跳躍是此動作的核心，就永遠都不會去用手拉槓。跳躍產生槓上升的動作，之後，當你做得更好時，就能體會，跳躍，是因為加速後在動作頂端產生的結果。以現在來說，就是跳起來然後把槓撞在肩膀上。每一次都要確保 1）是從伸肘且槓接觸大腿的起跳姿勢開始，2）你實際上就是在跳，以及 3）將手肘抬高架槓。檢查槓經過你胸口時的位置：槓應該近到會碰到你的衣服。

在這個過程中，你將會發現手變得疲勞，若有需要就讓它們休息。也要檢查你眼睛注視的方向——在你雙腳前方 12-15 英尺的地板，不是往正下方看也不是往上看天花板——因為這些重要的細節很容易在整個過程中忽略。因疲勞影響到專心和好的動作姿勢，會讓成效不彰。花些必要的時間，正確地熬過這個關鍵的過程。

若你能持續的做出好的跳躍和架槓，基本上你就是在做爆發上膊中的「上膊」了。剩下的任務，就是把裝有重量的槓，從地板往上拉到開始跳躍的大腿位置。這一部分動作不外乎就是把硬舉複製過來。當然也可以做得比這更複雜，但這麼做實在是沒什麼幫助。複製硬舉的過程會從上端開始，逐步往下到地板，我們會分成三個部分完成。

讓槓貼著，手肘伸直，手臂內旋，將槓下滑到起跳姿勢後，跳，然後接槓。這是第一步，你已經做過許多次了。從現在開始，你每一次起跳後都要把槓接在肩膀上。

第二步，是把槓往下放，到剛好在膝蓋底部的點。微屈膝，髖後推，將槓下滑到剛好在膝蓋底部的點，也就是膝蓋肌腱中間，脛骨頂端上面。藉由髖後推、肩膀前推，以及保持一點點的屈膝推讓槓往下滑。下滑過程中，槓絕不會離開大腿，所以你或許會需要藉由想著把槓推進去大腿來保持與槓的接觸。重量會在腳掌心上方，肩膀在槓前方，一樣是**手肘伸直**。起跳前，槓從大腿下滑時會

讓人忍不住想要屈肘——或許就像「拉動槍的滑套一樣」？——但要強迫它們保持伸直，必要時使用你的三頭肌。你必需保持挺胸且下背鎖住固定好。

從這個膝蓋下方的位置，**慢慢**把槓往上滑到起跳姿勢，跳，然後用架槓姿勢把槓接住。現在你能認出起跳姿勢，就是槓到達大腿某位置會產生跳躍的姿勢。當槓碰到這個位置，毫不停留地的把慢慢上滑的動作變成往上跳；就好像在槓碰到扳機的瞬間，毫不猶豫地把跳躍轉成爆炸發射出去。在動作過程中，槓由下往上移動時，都要保持在大腿上，接觸腿部肌膚，直到跳起來。槓沿著大腿滑動往上，到跳躍動作的頂點，過程中手肘都必需保持打直；直到跳完之前它們都不會彎曲，也就是直到你跳完下降前都不會彎曲。

第二步是最難的一步，因為這是爆發上膊動作中兩個階段：硬舉階段和上膊階段之間的轉換。這是會產生最大問題的一步，因為上膊只是跳和接，而硬舉就只是手伸直把槓往上拉。這一轉換階段，將會是你在爆發上膊中發生常見問題的地方：在跳之前屈肘，在跳或接槓之前會減速或是停止，搞不好你兩個都會發生。藉由手臂內旋保持手肘伸直，並對自己大叫「手肘伸直！」以及保持上拉的速度，直到你在起跳姿勢才「扣扳機」，記得要**等**到槓到達起跳姿勢才跳。

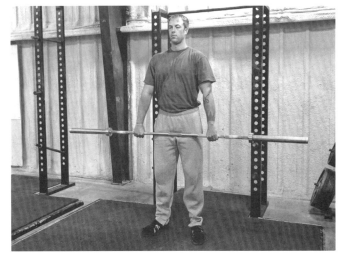

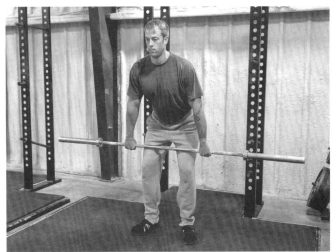

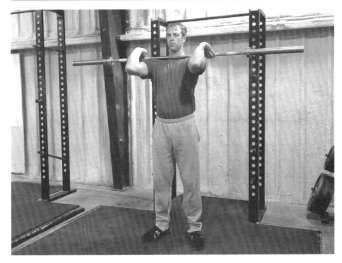

圖 6-14　爆發上膊的三個基本姿勢：懸垂姿勢、起跳姿勢和架槓姿勢。

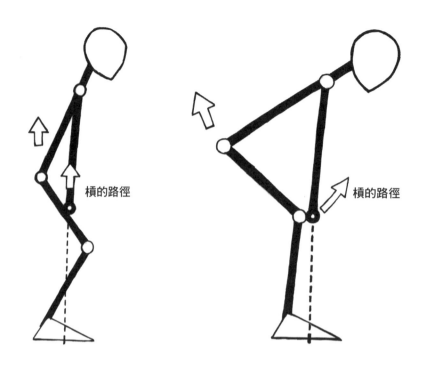

圖 6-15　若你有正確到達起跳姿勢，槓會以有效率地垂直路徑上升。若你沒有耐心
等到槓往上到達起跳姿勢，如：若槓在大腿下方時你就跳，槓就會往前跑。
發生的原因，是背角還不夠垂直到能有效率地讓跳躍的力量往垂直方向。

　　在你做了槓低於膝蓋這個動作幾次之後，我們將介紹此動作的第三步。從懸垂姿勢，將槓下放經過膝蓋到脛骨中間，這也就是槓鈴在地板上時，貼著你腿的位置。用和之前一樣的方式把槓往下滑，髖後推和肩膀前推，槓保持貼著大腿，現在同樣貼著脛骨，一路往下滑。一旦槓過膝，就讓膝蓋微屈曲，使身體下降到硬舉起始姿勢。要確保槓下降得夠低，低到槓鈴放在地上的位置——此時常見的錯誤是槓下放得不夠低。從這裡，慢慢把槓從脛骨往上拉，經過膝蓋到起跳姿勢，接著跳，然後用架槓姿勢接槓。目前先不要嘗試用比慢速硬舉還快的速度把槓從底部拉上來——之後還有很多時間可以做。現在，專注在保持手肘打直和等槓到達起跳姿勢。槓碰到起跳姿勢的瞬間，跳躍才被啟動，而不是在這之前。

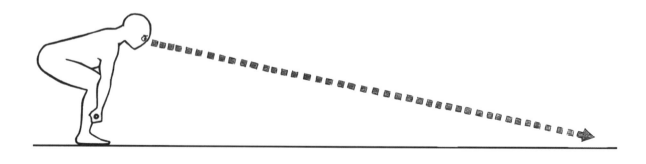

圖 6-16　眼神注視方向必需精準地控制，這可以促進頸椎在動作中的平衡與安全。

爆發上膊的這一階段，是失去耐性這件事情露出醜陋面孔的地方。大部分人都會對上膊感到焦慮不安，以下兩件事情的其中一件將會發生：槓速將會增加到難以控制；或是跳躍太早發生──就是槓在到達起跳姿勢前大腿太下面的位置就跳起來。若是還在學習動作的階段，槓就移動得太快，會出現槓行進路線的問題，很難讓槓保持接觸大腿，因此也就無法讓槓平衡地處在腳掌心上方。現在先讓槓動慢一點，之後你才能正確又快速地移動槓。還有，若是太早起跳，槓將會往前跑而不是往上。這個錯誤會使你在接槓時往前跳進架槓姿勢；你的雙腳會往前移動，而不是保持在同一個水平位置。既然往前跳是沒有效率的，就不要太早上膊。耐心地等槓到達起跳姿勢，再爆發進入上膊。眼睛注視在不正確的方向會造成以上這些問題，所以要反覆確認，在這個深度用空槓多做幾次。

在槓上加重

當從起跳姿勢、膝蓋下方和脛骨中間的動作都正確時，你已經準備好接受下一階段的教學。將槓裝上正規直徑槓片，重量要輕到你可以從頂端操作──不會重到產生問題，但要重到你能感覺到槓加重了。對於在設備齊全的健身房裡的大多數人來說，這將會是槓和 10kg 的包膠槓片；小孩與女性將會需要較輕的塑膠訓練槓片。現在你將從上到下重複學習步驟。硬舉將槓拉到懸垂姿勢，下滑到起跳姿勢後起跳，在架槓姿勢接槓。此時你將明白此訓練動作的完整目的：槓變重了，所以你該怎麼做？**你跳得更用力**。這就是為何我們要上膊。

在你從起跳姿勢上膊後，把槓下放到膝蓋下方，並從該位置上膊。再次重申，槓在慢速下滑以及往上的過程中，永遠不會離開皮膚，只在到達起跳姿勢時才會毫不猶豫地離開，不會提早一分或十分之一秒。在這之後，將槓慢慢下放到地板，槓片碰地後，馬上從脛骨往回拉到起跳姿勢，不要在地板失去肌肉張力。這個上膊將會是你第一個正式且完整的爆發上膊。在這一連串姿勢的每個階段，都不要做太多反覆次數，這樣你就能讓所做的每一下都算數。如果是我在教你，大概會讓你在各個姿勢只做一下的反覆次數。在你完成這些步驟後，將槓鈴放在地板，用上膊握距設定好正確的硬舉，硬舉離開地板然後上膊。然後像這樣從地板重複做個幾次，慢慢地做。若你是穿著鞋跟較高的舉重鞋，記得在開始之前先把重心往後離開腳尖。

到了這個階段，除非有發力時機或是其他的問題，必需去重複其中一個步驟，否則你接下來做的爆發上膊都將從地板開始。由上而下的進階方式，是為了強調此動作的跳躍層面，一旦你理解和掌握這點，就應該使用完整的動作。理解和掌握代表著：

1. 從地板開始的爆發上膊中，槓永遠不會離開你腿上的皮膚。
2. 跳躍結束之前，你的手肘保持打直。
3. 在槓到達起跳姿勢之前，不會有跳躍發生。
4. 槓落在肩膀上且手肘朝前；槓不落在手上。
5. 速度在跳躍時產生，而不是從地板。

當感覺更好時，將會增加從地板拉起的速度，但目前來說，先想著從地板拉起時要**慢和正確**，起跳時才要**快**。再一次，確保你的眼睛往前並些微往下看。不正確的注視方向會讓正確的上膊變得更難做，而這一小小的改變有時候能修復精糕的上膊。

注意在動作頂端，膝關節解鎖微屈後，在槓下放到膝蓋的過程中，膝不會再往前移動了，而從膝蓋下方再往下的過程，膝會往前移動。換句話說，髖將槓下放到膝蓋，膝將槓下放到地板。往回拉就是完全相反的動作——伸膝直到槓鈴過膝，然後伸髖，把槓沿著大腿往上拉到起跳姿勢。

使用勾握

在一些訓練中，當你的動作好到你會去煩惱周邊的問題時，就開始使用勾握（圖6-17）。勾握對於能使用大重量是很關鍵的。它不應該只被當成是一個選項而已。勾握應該在你開始應付更多重量前就要學會。勾握只不過是在你的手包住槓時，把中指放在大拇指上這麼簡單，然後把槓沉在由手指形成的「鉤子」底部。這握法能在上膊中讓槓穩穩地躺在手指彎曲的地方，而不是上方緊繃的拳頭中。大拇指和中指間的摩擦力使其握得更牢固，能讓原本緊緊擠壓槓的前臂肌肉放鬆。這種放鬆能使手肘在接槓時上轉得更快。大多數人在接槓時會鬆開鉤子，原因是手腕缺乏柔軟度。你將需要在每一下之前都重新做好一次勾握。

在能接受勾握且動作的力學都很完好時，從地板拉起的上膊就能變成更有效率且「成熟」的動作。在一開始的模組是，**慢慢拉到起跳姿勢，然後起跳的時候快**。當上膊變得更輕鬆，且正確的動作模式已經寫入到身體時，模式會變成**槓越高就移動得越快**。這樣可以提供做大重量時所需的加速。把槓從腳掌心拉離地板，隨著槓往上，開始越拉越快。目標是當槓碰到大腿時，槓被拉得越快越好。因為槓鈴的速度在跳完之後就會馬上開始下降，在此之前你賦予槓的衝量，將會是槓所能擁有的全部。

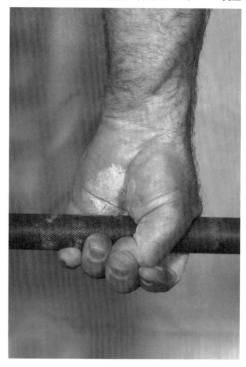

圖 6-17 勾握。注意中指鉤住大拇指。緊貼著大拇指的手指摩擦力，會經由槓上的重量一起對其擠壓而被放大，這能比單獨靠握力握得更牢固。勾握還能允許槓的位置比標準握法還要再往下一點，因此有效地使手增加了一點點長度。

大重量上膊需要爆發，爆發需要專注，而專注從熱身組就要開始。使用小重量時，槓就應該要被猛力拉進架槓姿勢，而你應該想像槓經過胸前時快到形成一片殘影。在上膊的這個階段，你將會開始明白你能成為一個多有爆發力的運動員。專注在加速上能使爆發動作轉移到運動表現上。槓鈴是一個極好的專心集中器，因為沒有其他的干擾因素——沒有對手打你，沒有球要接或打擊，沒有賽場要應付。只有槓，和想要把槓拉得比前一次還要快的專注力，因此你將能上膊更大的重量。

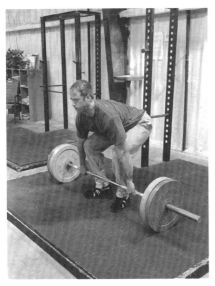
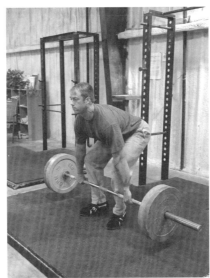
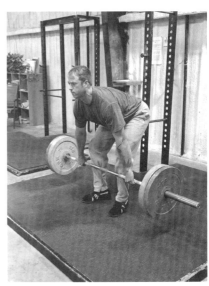
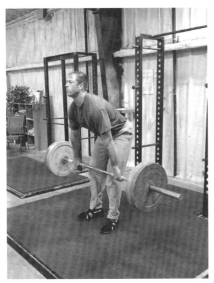
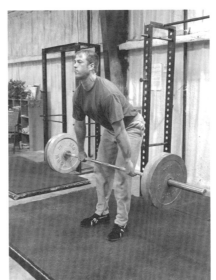
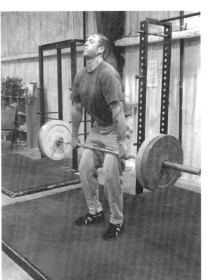
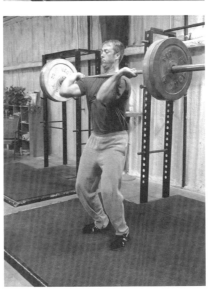
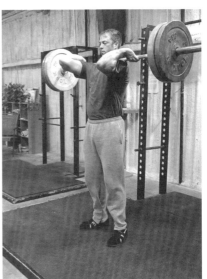

圖 6-18 爆發上膊。

此種教學方法的注意事項

因為一些因素，此教學方法能使通常被視為複雜的技術，以快速且有效的方式學習。很多通常被認為是很必要的、且可以用於舉例和教學的動作細節，本來也可以加入這個教學進程中，但它們都是在更大的動作模式中，以反射性的方式出現。在大多數的爆發上膊教學方法中，通常都會指導要**聳肩**；注意這是本章第一次使用到這個名詞。聳肩是手中的負重因跳躍而產生的反射性動作。為了保護肩膀不受到手上重量的傷害，以免當身體上升時肩胛骨就會被往下拉，斜方肌向心收縮才產生「聳肩」。聳肩在你拿著槓起跳的時候就發生了，卻不需要你留心。之後你可以專注在聳肩上以幫助你上膊起很重的重量，但現在，你不需要去想它，它就已經出現在動作中了。這個方法允許你能專心在發展正確的伸肘姿勢、跳高和讓槓貼身——讓新手學習上膊時更重要的事情。

另一個被視為能有效上膊的重要動作是「二次屈膝」或「第二拉」。圖 6-18 說明了爆發上膊的順序。注意前五張圖的膝位置：在地板的第一拉時，膝會伸直，脛骨變成垂直，把膝蓋往後移到能允許槓以直線路徑上升。在槓經過膝蓋往大腿滑動後，膝會在伸髖時往前些微移動到槓的下方。這「二次屈膝」能使背位於更垂直的角度，以促進懸垂槓在手上的跳躍。接著跳躍發生，膝和髖都爆發性地伸展。所以膝實際上伸展了兩次——一次是離地，另一次是在跳躍動作中的頂端——讓股四頭肌對槓上升的動作有兩次貢獻。奧林匹克舉重教練將此動作指導為「第二拉」，雖然「第二推」（推地板）可能會是更好的描述。此動作將會是你把槓從腳掌心上方以垂直路線拉起進入起跳姿勢、以及大腿貼槓起跳所產生的自然物理現象。當你聽從指示，在起跳姿勢時讓腿貼槓，你就會再次屈膝。所以與其想著有時複雜到連教學都有困難的程序，你僅僅靠大腿貼槓就能完成二次屈膝。在教學方法中，越多不需要意識專注的步驟，越能讓你有更多時間專注在動作的基礎上——跳和接槓。

矯正問題

爆發上膊不過就是一個加速到跳起來的硬舉，然後把槓接在肩膀上。一個好的硬舉有諸多要件，在上膊的地面起槓階段也必須要發生，當槓鈴到達中腿位置時起跳，然後用最好的效率讓槓往上飛到架槓姿勢，過程中槓的路徑要盡可能呈垂直，且正好落在腳掌心上方的平衡點。手肘在上升過程中要保持伸直，然後在下降接槓時，朝正前方發射。且這個訓練動作的目的是製造爆發力，就要如爆炸般地完成這個動作。

站姿和握法

選擇站姿，是為了將施加到地板的力量極大化；選擇握法，是為了將架槓效率極大化（圖 6-19），因此站姿必需與硬舉使用的站姿相同，也因為同樣的原因，你的雙腳掌應該要和垂直跳時的站姿相同。我們將要快速地對地板施力，而這個站姿，腳跟相距 8-12 吋，是要達成目的的最好選擇。腳趾會朝外，原因和在硬舉時相同：為股骨和軀幹爭取空間，以及更多的內收肌群和外旋肌群的參與。一些很高且髖和肩較寬的人，將會需要比這寬的站姿，但不會寬很多。若因較寬的髖，而使得寬站姿有其必要性，試著先增大腳趾外旋的角度，看能否產生所需要的空間。過寬的站姿會減弱跳躍的能力，這點能在不同站姿的垂直跳中輕易顯現出來。

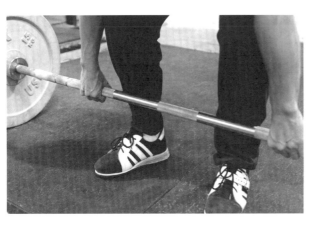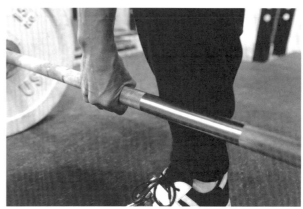

圖 6-19 爆發上膊的站姿和握法。

　　槓將位於腳掌心的正上方，如同硬舉。所有主要的站立式槓鈴訓練動作，都需要這個能平衡和對地板施力的姿勢。若把槓對到前腳掌上方，將會在槓離地後，造成需要去矯正的現象，因為槓會想從腳掌心的位置往上跑。若槓不是從這位置離地，你將會需要耗費一些力氣讓槓回來，否則槓在整個上升過程都會跑到平衡點的前方。若槓在上升時往前跑，你就需要在動作頂端時把槓往後拉到肩膀上。大多數習慣在槓鈴路徑底部往後拉的訓練者，都是因為站得離槓太遠所引起，或是把臀部往下坐，因此把膝、脛骨和槓往前推。如果最有效率的槓鈴路徑是一條垂直線，那麼使用圖 6-16 的起始姿勢，能允許這件事貼近身體發生，便能做出最有效率的爆發上膊。讓槓保持貼近身體，並且不要往下坐。

　　如前所提，當動作變得輕鬆時，建議使用勾握做爆發上膊。當使用時，從熱身組就開始一路使用到訓練組，以讓你的大拇指對壓力麻木。超大重量硬舉——800磅以上——都曾經被用勾握拉起過，所以爆發上膊的重量不會是個問題。當不適感造成分心、或是大量訓練磨破大拇指的皮膚時，運動貼紮膠帶或許可以提供幫助。

　　前臂較長的人可能需要使用較寬的握距，因為在長前臂和短肱骨形成的比例下，想用窄握距把手肘抬高是不可能的。架槓姿勢時槓必需靠在肩膀上，這樣才能使用大重量；如果前臂太長，槓將會靠在手掌上，因為手肘無法抬得夠高，讓槓下降到三角肌上（圖 6-20）。功能上想改變這比例的唯一方法，是加寬握距以產生「較短」的前臂，如同抓舉握法或是相撲站姿，都能縮短相關肢段功能上的長度。有些肢段

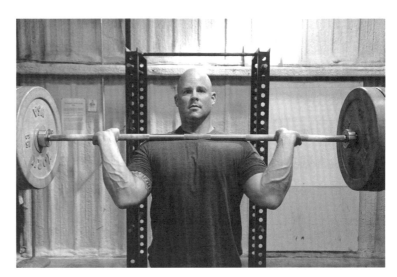

圖 6-20 不使用寬握會讓長前臂的上膊非常難架槓。前臂非常長的人可能無法使用這個訓練動作。

比例特異的人，可能會發現他們無法架槓。若是這種情況，一輩子伸展也不會增加能做上膊的可能性，而這些人可能需要學習爆發抓舉（Power snatch）來替代爆發型訓練動作。

槓鈴離地

在本書的硬舉章節，我們已經非常詳細地討論過爆發上膊的槓鈴離地細節了。其中的內容都適用在爆發上膊，**因為槓離地時的槓鈴與肌肉骨骼系統間的關係，不會因為後續的動作高度而有什麼不同。**大部分和上膊與抓舉相關的奧林匹克舉重文獻，都建議槓要從腳掌心前方拉離地板，且認為槓鈴離地時產生後移或水平的路徑，不但比較有效，也比較符合需要。而這種推論是**現象學**（phenomenology）的一個例子，「這是一種觀察現象，但不注意其重要基礎細節，直接將其結果以數學方式表現的一種理論」（Concise Dictionary of Physics, Oxford： Pergamon Press, 1978, p. 248）。我們並不會真的對於這種可被驗證沒有效率的拉槓離地方式有興趣，只因為有些非常強壯的精英舉重選手曾被觀察到這麼做——這種爭論根據的是描述而不是分析。在展現能力時，相較於較沒天分、且擁有較少犯錯空間的訓練者來說，力學效率的限制對於較強壯的訓練者比較不那麼嚴苛。

實際上在沒有必要把槓鈴路徑拉成曲線的狀況下，上面的敘述更是真實——人體能非常容易對重力與力學的現實適應，把槓往上拉成垂直線。雙腳被整個系統的重量固定在地板上，但膝、髖與肩能水平移動以促成垂直路徑。重量越重，整個爆發上膊的過程就必需更有效率，而槓的路徑就越可能變成垂直。事實上，當槓走垂直線時，除了爆發上膊的動作底部之外，頂端的效率也會增加，就如同我們將看到的。盡可能有效率地使槓鈴離地是很重要的，大部分在動作頂端出現的問題，都可以往回追溯至不正確的起始姿勢導致的糟糕的第一拉。

槓從地板到架槓姿勢在空間中形成的路徑，是用來診斷此動作效率的主要因素，因其描述了槓與訓練者間的交互作用。藉由訓練者側面的視角，看著槓的尾端觀察槓鈴路徑，眼睛直線往下看著槓。想像動作過程中，槓的尾端在空氣中描繪出一條線；這條線就是槓鈴路徑，想像出這條線的能力是非常重要的。觀察其他訓練者做動作，學著在槓從地板移動到架槓姿勢時，將該條想像的線轉移到你自己的知覺上。

有許多進階的動作分析儀器，能記錄與解釋槓鈴路徑資訊，但沒有一個能像經驗豐富的教練能立即觀察並提供有用的訊息。爆發上膊是個複雜的動作，在這個訓練系統的所有動作中，此動作也是本書中最能從經驗豐富的教練那裡獲益的項目。

圖 6-21 中說明了**理想**的槓鈴路徑。如果腳掌心上方的位置與背角能正確的建立，槓在伸直膝時就會呈垂直線從地板上來，而背角至少將會在動作開始幾英寸時保持不變。在到達起跳姿勢之前，槓基本上都是跟隨著垂直線，當訓練者上身後傾並開始轉肘到槓下，槓就會呈輕微弧線移動。在頂端的架槓姿勢時，槓的路徑會形成一個小鉤子，往回往下落到肩膀上。訓練者間的個人肢段長度和寬度可能會有所不同，但在每一個正確的爆發上膊中，都可以觀察到這個普遍的槓鈴路徑。

讓我們仔細審查爆發上膊中涉及的角度，以及其改變時對槓鈴路徑的影響。膝角、髖角和背角，在爆發上膊的離地階段和硬舉時是一模一樣的。

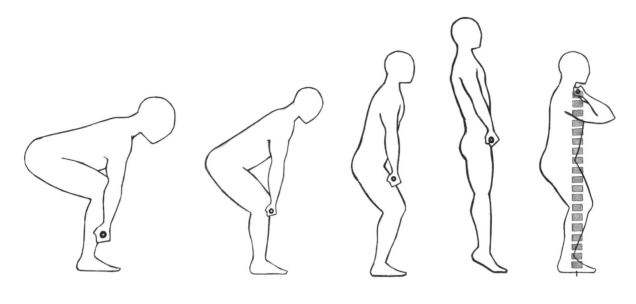

圖 6-21　爆發上膊的槓鈴路徑。若槓是從腳掌心上方開始，槓在到達中腿產生跳躍之前，基本上都會是走垂直路徑。當起始位置在腳掌心前方，這條理想的垂直路徑將會改變。

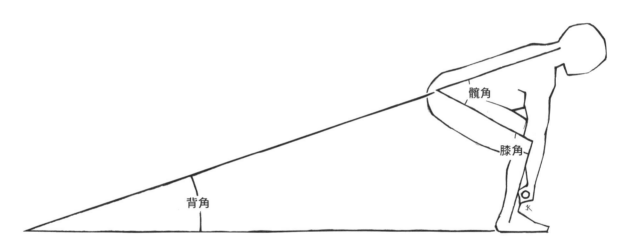

圖 6-22　用來分析爆發上膊的角度，與硬舉或是任何從地板拉起來的動作都相同：髖、膝和背角。

　　正確的起始姿勢能促進動作的效率。例如：當膝角太小，也就是當你的膝蓋太前面時，你的背角會太垂直，肩膀會位於槓後方且臀部太低。槓的下一步行動會有兩種可能性存在，沒有一種能讓槓以直線上來（圖 6-23）。

　　第一，槓會往前並繞著膝蓋。這通常只會發生在輕重量時，將槓這樣往前繞著膝蓋拉，槓會太靠近前面——往前失去平衡——當槓到達起跳姿勢時，訓練者必需要把槓拉回來、或是身體前傾貼槓，或者是在架槓姿勢時往前跳。第二，槓會在離地時往腳掌心移動。這通常發生在大重量的上膊。開始時重量在腳趾上方，往前失去平衡，所以槓被拉回到腳掌心上方的平衡位置。這其實就是被許多——即使不是全部——奧林匹克舉重教練所提倡的起始姿勢和動作技術，或許這對訓練者來說是個舒服和簡單的姿勢，因為腿後肌是鬆的，且這種姿勢不太需要指導。但此槓鈴往內的擺盪，會導致起跳姿勢時槓呈「環狀線」前進，這種主動和被動的反應，會使把槓接在肩膀上變得複雜。較好

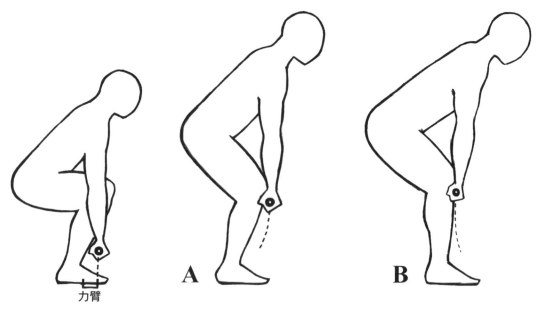

力臂

圖 6-23　膝前推和髖過低的姿勢引起的錯誤槓鈴路徑。（A）槓往前移動繞膝，通常只發生在輕重量。（B）被膝推得太前面，槓會往腳掌心方向回來。沒有一個路徑是垂直離開地板。

的訓練者能在弧線變得太大之前穩住，但如果槓是在腳掌心上方，以平衡且有效率的垂直路徑離開地面，他們就不需要這麼做了。正確的起始姿勢能促進此平衡的垂直路徑。

　　你能藉由抬高臀部且把槓拉回脛骨，同時矯正這兩個錯誤（讓槓往前或往後移動），因此在槓離地之前將其置於正確的線上。你可能需要考慮把重心往後移到腳跟上，尤其當你穿著鞋跟較高的舉重鞋時。鞋子是種重要的個人裝備，但若其在動作開始前就將你置於前傾的姿勢，那鞋子所製造的問題會比解決的還多。記得在開始爆發上膊前，要把重心往後移並讓槓回到腳掌心上方。

　　所以，當膝角太小、背角太垂直、肩在槓後方、且髖太低時，會是一種極端狀況。而另一種極端狀況，就是膝角打開太多、髖角太小且上背幾乎與地平行。這種角度組合（較不常被觀察到，因大部分人都會傾向於髖太低）顯現出了不一樣的問題。

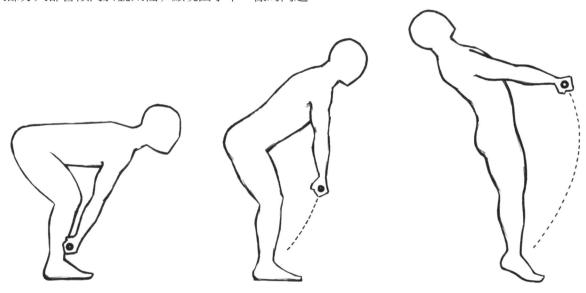

圖 6-24　髖過高的起始姿勢。即使槓在腳掌心上方的正確位置，肩膀也會在槓前方，離槓太遠。相較正常結構，此姿勢造成槓往前擺盪，因為肱骨與闊背肌呈穩定的 90 度，因而把槓留在前方。

　　在此姿勢時，股四頭肌基本上已經從動作中被移除了，因為股四頭肌伸膝的工作在槓離開地板前就已經完成。若在槓移動之前就伸膝，則股四頭肌對第一拉不會有任何貢獻。重申一次，起始姿勢的問題會導致動作頂端的問題。當背幾乎平行於地面時，此姿勢將肩膀往外置於槓的前方。當槓離開地板，槓會往前擺盪，去尋找不在此位置的肩胛穩定性，離開腳掌心往前跑。若動作從此錯誤中被解救回來，那麼當槓到達起跳姿勢時，膝仍然伸得太直且背角太水平導致訓練者無法有效率地跳躍，因為跳躍需要伸膝與伸髖間的平衡，才能產生垂直槓鈴路徑。若是訓練者的背太水平，那麼當髖角打開時，槓會以「環狀線」盪離身體，讓上膊變成擺盪，而不是垂直往上，而這還只是在上膊或抓舉中讓槓走環狀線的一種方式。想接住環狀移動的上膊需要往前跳，這很明顯地抹殺了你的動作效率。你可以藉由調整起始姿勢來輕易矯正此問題：起槓時，髖下沉，擠胸上抬，槓保持貼著脛骨。

　　這裡的重點是，垂直離地的槓鈴路徑，能減少動作頂端槓鈴路徑的變化。使用能每一次都產生垂直離地路徑的起始姿勢，能確保頂端的動作輕易被複製，因為槓每一次都會從腳掌心的平衡位置進入第二拉。正確的起始姿勢能減少錯誤，允許訓練者專心在爆發上，而不是槓鈴路徑與技術的問題，同時也讓動作更有力學效率。

　　這些例子描述了極端的起始錯誤造成的變化，也解釋了在不同人體身材比例、不同技術與天分的人身上觀察到的變化度。大部分的起始錯誤，都會在整個連續動作中的某處顯現出來。光憑感覺去察覺起始位置的微妙變化，對於訓練者本身來說是很困難的。即使是精英舉重者，也會經歷「動

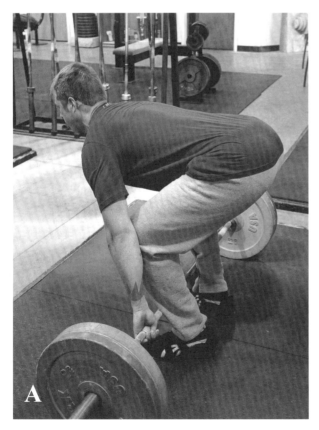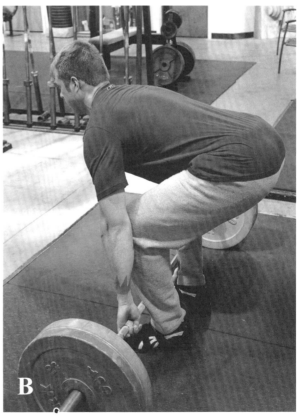

圖 6-25　姿勢過度前傾的簡單矯正方式。（Ａ）把重心移到腳掌心，（Ｂ）重心從前腳掌和腳趾往後移。

作偏離效應」，就是隨著訓練次數增加，好的起始姿勢會逐漸變成不好的。使用攝影機（如果有的話）就可以看到相關的動作角度，或透過經驗豐富的教練的眼睛，對於你掌握上膊技巧也是極有幫助的。

接下來的意見可能會是整個關於槓鈴離地的討論中，所要了解的最重要部分。還記得最後一部分的教學方法中提到，槓從底部往上加速，越高時速度越快。這表示槓從慢速離地開始，隨著上升而速度變快。上膊底部動作的整個目的，硬舉，目的是把槓運送進入起跳姿勢以使槓能被加速。槓鈴離地時，做得**正確**遠比做得**快**重要，尤其是剛開始學習時。記住：槓在底部要拉得**正確**，在中間要加速，在頂端要拉得**快**。將槓慢且正確的拉離地板，頂端時要快且貼身。上述的離地錯誤，通常發生在你太急著要通過起始姿勢，或是沒有耐心，而把槓猛拉離地板。若你猛力拉槓離地，你也把自己推離正確姿勢。若你離開正確姿勢，就無法做對跳躍的動作；所以，把槓「擰」離地板。槓在離地時的速度，永遠都會比在脛骨和過膝時更慢。

如前所述，任何在槓鈴離地時因急躁而引起的姿勢錯誤，都會在上升過程中被放大。且因為動作是如此快，所以也就沒有矯正錯誤的時間。但如果槓鈴慢速離地，你的本體感覺技術——你在空間中感受姿勢的能力——就有時間在速度快到無法矯正之前，做出讓槓回到正確位置所可能需要的微小修正。槓鈴慢速離地時的整個重點，就是控制槓鈴的位置，所以你才能每次都正確的進入到起跳姿勢。

猛力拉槓離地，是沒有使用此教學方法學習爆發上膊的人的常見錯誤。在起始姿勢，許多人會在槓鈴離地時，輕微彎曲手肘，然後用鬆弛的手臂猛力拉槓，嘗試要讓槓快速移動。這種猛拉通常伴隨著被動的伸膝，以及變成水平的背角。這個錯誤必定要在第一次發生時就認出且處裡。仔細聆聽你開始動作時的聲音：若槓片和槓鈴發出嘎嘎聲，你就是在猛拉。幾件事能有效修正此問題。想著把槓「擰」離地板、「手臂伸長」，或是就只想著「慢速離地」。

確保你的眼睛是往前方看而不是往下看，因為眼睛往下看通常與髖抬高有關聯。正確的視線方向——前方 12-15 英尺的地板——使正確的拉槓離地更容易。你對於背角的知覺，會被你注視著的前方地板靜止參照物所帶來的反饋影響。此一地板的注視點提供你即時的「遙測」資訊，能讓平衡更容易。很多糟糕的起始姿勢，都能輕易經由關於眼睛的指令得到矯正。

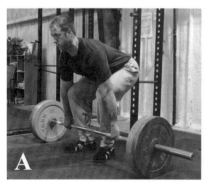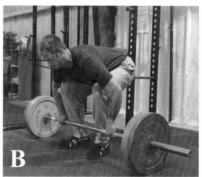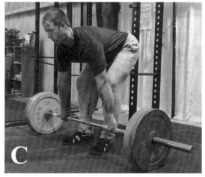

圖 6-26 （A）準備把槓擰離地板相較於（B）準備把槓猛拉離地板。彎曲的手肘和不正確的背角會破壞動作的力學，而在手肘鬆弛狀態下的猛拉會使情況更嚴重（C）。

通過動作的中段

中段，包含了從地板拉起——基本上就是硬舉——之後要轉換進入真正上膊的這一部分，也是潛在引起最多姿勢問題的地方。在地板發生的錯誤會在這個範圍內被放大，而這裡也有足夠的空間去製造新的問題。讓我們來仔細審查力量傳遞的通則，以及它們如何應用在爆發上膊。

這已經被提過好幾次了，可能到了你聽到都會厭煩的程度，就是在跳躍發生前手肘要保持伸直。前面有關內旋手臂保持伸直的提示，就是為了這個原因。你應該知道不能過早屈肘，因為你在硬舉時就學會了，而爆發上膊的底部就是硬舉。所以，另一個提示：手的功能，是把髖和腿產生的爆發力傳遞到槓上。

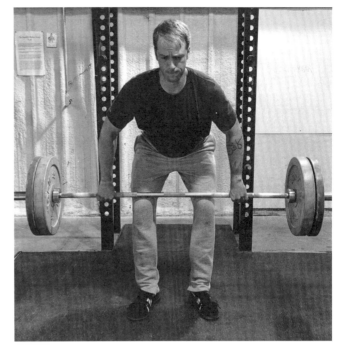

圖 6-27 屈肘實在是很遜。 這是一位訓練者能獲得的最難根除、最難改、且最有害的壞習慣之一。將學習保持完美伸肘列為第一優先。

爆發力最有效率的傳遞方式，是透過非彈性介質，像是鐵鍊，而不是像彈簧一樣會伸展的介質。鐵鍊將爆發力全部從一端傳遞到另一端，而彈簧在伸長時會吸收部分力量。

當槓被彎曲的手臂從地板拉起時，彎曲的手肘基本上是個可變形的部位，一個可以被拉直的東西，因此產生了部分拉力被分散掉的可能性。手肘彎曲的些微差異，會導致傳遞到槓上的力量發生變化，也導致了不可預測的槓鈴路徑。最好的上膊，是可再複製的上膊——每次完全一樣，每一下都是高效率的完美典範。如果每一下上膊的路徑都不同，問題通常都會是在屈肘。一旦手肘彎曲，在動作過程中就無法再伸直；這會需要前臂、二頭肌和肱肌放鬆，而它們會很不情願這麼做，即使你還有時間去這麼想和這麼做。

你的手臂彎曲，可能是因為試著用手臂拿槓彎舉或直立划船。你的手肘能轉得很快——事實上是極度地快——如果前臂的肌肉是放鬆的，就不會對轉肘造成阻力。當你將前臂、二頭肌和三頭肌緊繃起來，試圖用這些肌肉去移動槓的那一剎那，你就把動作變慢了。在你架槓後，這種緊繃度，會使手肘停在這些肌肉收縮狀態下的活動範圍終點，使手肘朝下且槓停在你的胸骨上。（這是另一個使用勾握的好理由，勾握能牢固地握住槓，不需要為了使用手指擠壓槓而讓前臂肌肉收縮。）

同樣的力量傳遞分析也能應用到下背，背是連接到髖、腿引擎的傳動系統，踩地產生的力上傳到背，穿過肩胛骨和前臂到達槓。如果下背沒有堅固地鎖住，並完全伸展，就不會是它能最緊繃的程度。圓背就如同彎曲的手肘一樣是可變形的部位，它會無可避免地造成不可預測的力量傳遞，導致不可預測的槓鈴路徑。如果所發生的姿勢問題沒有固定的模式，這可能代表你的下背還繃得不夠緊。伸肘與堅固的下背姿勢，都是完美上膊在技術上的基本力學要素。

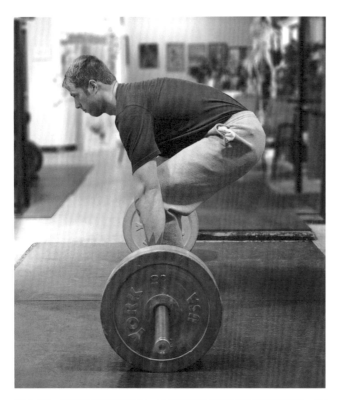

圖 6-28　脊椎在動作過程中，必需呈現完整的胸椎與腰椎伸展。在力量從髖和腿傳遞到肩胛骨，再下傳到槓時，任何在抬胸和拱下背中的軟點，都會降低背傳遞力量的效率。

當槓到達起跳姿勢，動作中最重要的部分就發生了。如果你是正確的拉槓，槓會在沿著脛骨上升時加速，往上滑過你的皮膚或是運動褲。當槓到達中腿，觸動起跳姿勢的扳機時，你就會試著連槓一起跳離地板，這個對地板爆發的反應，產生了施加於槓的衝量。膝、髖與腳踝同時伸展，膝和髖是主要產生力量的貢獻者。但重要的是要了解，槓的加速在跳躍真正發生**前**就開始了，而這個加速度造成了跳躍的速度峰值。

背部的力臂所產生的槓桿作用，可用兩種方式來思考（記得此力臂是沿著負重和髖之間的**水平距離**，而不是背部本身的長度），悲觀主義者會將手上懸垂的負重視為髖要對抗的力矩，認為因更垂直的背角而縮短的力臂，能將「負重」從髖和下背移除，得到更好的結構配置。**有效率的訓練者，會將背部的力臂看作是能有效將**槓鈴加速的工具，並且盡可能保持肩膀在槓前面，以保持此背部的力臂。同樣的道理，投手**使用**前臂長度所提供的力臂投球（沒有人會認為短手臂對投手是個優勢），訓練者將力臂當作工具**使用**，使槓在通過動作中間時加速。上膊的動作底部是拉，動作頂端是**拋**。背部的力量使這一切能發生，這也是為何硬舉對於大重量上膊有助益的原因。

扳手的比喻被用來解釋力矩的概念，槓在肩膀的負重，是用來轉動螺栓的力，背是扳手的手把，髖是螺栓。

力臂

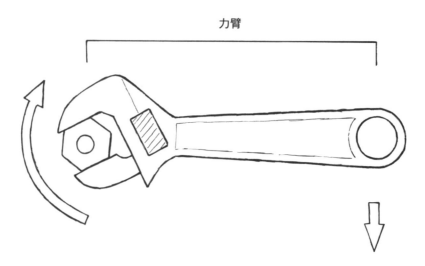

圖 6-29　力臂的重要力學概念，如描繪的扳手和螺栓。

但在這個特殊應用中，力從髖直接傳導到槓，將髖角打開的肌肉，會將力臂當作工具，使槓加速移得更快。當我們在蹲舉時，髖關節和背部的肌肉，被用來**抵抗**在負重下蹲時可能產生的**旋轉**。但當我們快速往上拉時，我們使用髖關節和背部的肌肉，沿著背部，**產生**將槓往上加速所需要的**旋轉**。

記住，人的髖是第一類槓桿，背和骨盆形成了一剛性肢段；髖關節是支點；後側鏈的腿後肌群、臀肌和內收肌群，是在髖後面往下拉的力量；你手中的負重則是在髖前方往下拉的力量（圖6-31）。

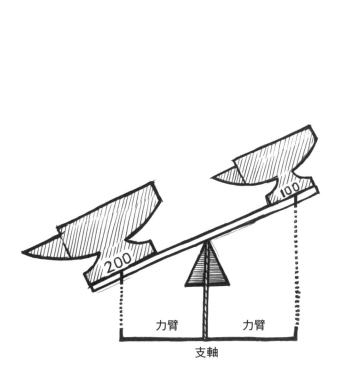

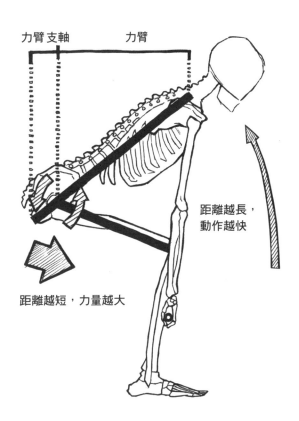

圖 6-30　第一類槓桿。

圖 6-31　人的髖，第一類槓桿。

因為我們的肌肉只能收縮其長度的一小部分，如果我們想有效率地移動任何東西，我們的骨骼槓桿作用必需加乘這段距離。這一肌肉收縮距離的放大，是以更高的力量輸出為代價才完成的。若你夠強壯且後側鏈產生的力量夠強，髖後較短的部分——骨盆的坐骨——能使用槓桿原理讓較長的部分上升，**背部的長度乘上髖旋轉的速度**。較短的一端以足夠的力量移動短距離，能使較長的一端，加速其負重一段長距離。這一加速在上膊的中間開始，當槓到達膝蓋，當背角改變到使槓和髖之間的力臂變得更短，這種角度的變化，在幾分之一秒內讓背部快速移動了大約60度，因而使槓隨之加速。

當背角變得更垂直、更快的時候，角速度——用來描述在背繞著髖關節軸構成的平面中，背角的變化率——就會增加。當這發生時，懸垂在手中的槓的**線性速度**也隨之增加。懸垂在手末端的槓的速度，會隨著背角的**角加速度**增加，就像投球時，當上臂加速內旋時，前臂經由與上臂產生的角度而產生揮動。

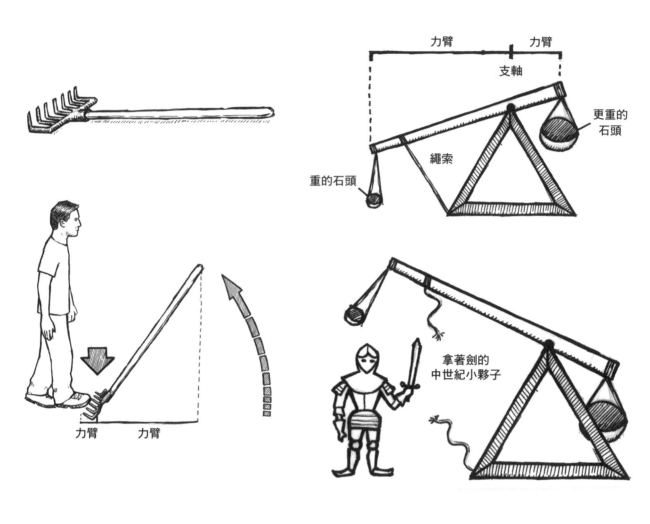

力臂　　　力臂

支軸

更重的石頭

繩索

重的石頭

拿著劍的中世紀小夥子

圖 6-32　上膊中，背部的長力臂用來使懸垂在手中的
　　　　 負重加速，是利用髖能產生「揮動」的優勢。
　　　　 就像投石機，一種使用相同槓桿原理的中世
　　　　 紀圍城機器，我們可以積極利用相對較長的
　　　　 背部可用槓桿系統，而不是在加速發生前，
　　　　 就試著挺身去將其縮短。

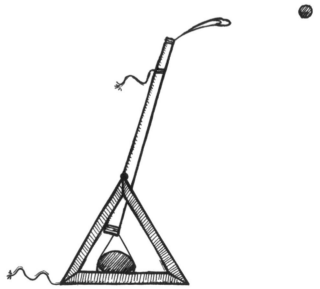

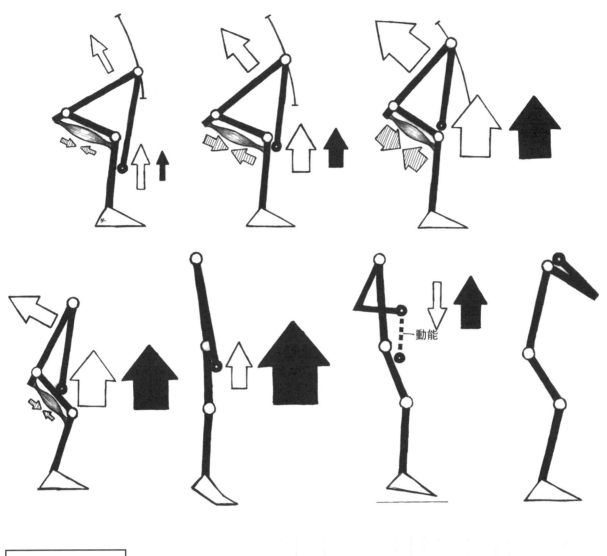

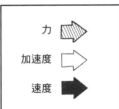

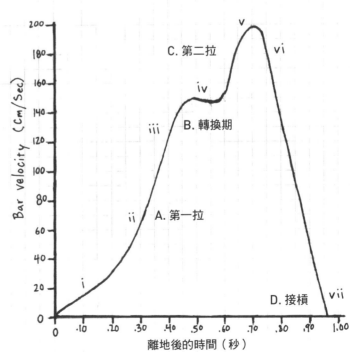

圖 6-33 （上圖）爆發上膊中，力、加速度和
槓速產生的順序。（右圖）爆發上膊
中，槓速隨時間的變化，和槓的相對
應位置也標注於圖表上。

環狀線移動的槓鈴路徑，可能可以更加利用「槓被從身體揮走」的優勢。的確，這是訓練者讓槓呈環狀線移動的原因之一——假如槓被允許去跟隨角度變化的弧線，槓的速度就會增加。有些許環狀線發生是不可避免的，但槓必需保持貼近身體，呈垂直路徑，否則就會產生低效的水平移動。即使在進入跳躍時背會快速移動，改變成較垂直的角度，我們還是能用闊背肌改變手臂的角度以維持垂直路徑，使槓保持貼近身體。如果闊背肌不能做到它該使槓保持貼身的工作，訓練者的上半身就必需往後躺，以對抗槓往前移動的慣性；**拉**是垂直，**擺盪**是水平。

之前為了幫助學習而用的關於起跳的比喻，在這裡會被推翻。上膊動作中間的「揮動」——使用背部的力臂——是負重開始加速的地方，但此加速發生在膝蓋下方時效果最好，而不是垂直跳時的動作頂端。在槓經過後膝蓋後的二次屈膝，允許了膝的第二次伸展，這件事發生在從動作底部開始的加速、以及建立速度的過程中。速度在整個加速階段中建立起來，從地板到爆發上膊動作的頂端，不是只有在頂端才加速。但在這從髖逐漸轉移到膝的過程中，速度的增加一向都會變慢，因此給許多人留下一種印象，就是唯一快的部分只有動作頂端。槓的速度下降，是因為位移發生時，對槓的做功瞬間減少——在這短暫的瞬間，你移動的是身體而不是槓，藉此你獲得更好的姿勢繼續上膊（圖 6-34）。

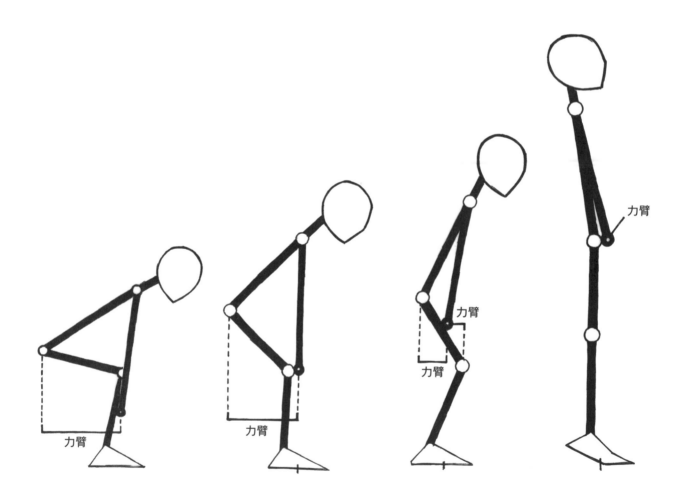

圖 6-34 爆發上膊時，槓和髖及槓和膝之間力臂長度的變化。二次屈膝時，沿著股骨的力臂，變成伸膝肌群發揮功能的一部分。

隨著髖角打開，伸髖肌群沿著背和股骨的力臂會縮短，對重量加速的能力也隨之降低。髖失去它能有效操作「工具」的能力，也就是我們用來使槓加速的能力，為了持續增加槓速，我們必需將槓桿系統重新配置。二次屈膝時，在從膝往身體的方向上，槓貼著腿產生了槓桿作用，此作用由股四頭肌驅動，增加了在上膊的中間能獲得的速度。事實上，沿著股骨的力臂，能同時被伸膝肌群與伸髖肌群操作使用，所謂的「第二拉」就是利用這點。所以從某種意義上來說，這仍然是個跳躍──「跳起來」能使槓不會呈環狀線擺盪。（硬舉不使用這種槓桿系統上的改變，因為大重量硬舉時的速度已經很慢，進一步的減速不可能不造成真正停止，而這最終會導致犯規的「拖（hitch）」槓動作。）

如果二次屈膝過度，將會變成你太快地想呈垂直站起來，這會大大減少你能在上膊中間使用背的角加速度的能力。過度屈膝會使腿後肌遠端鬆弛，會將其在上膊中的收縮潛能移除，也將背後動力鏈從上膊中最關鍵的部分移除。刻意想在加速之前就進入垂直姿勢，以縮短槓和髖之間的力臂，透露了對於上膊中槓桿作用使用方式的誤解。加速對於硬舉來說是非必需的，但對上膊就是絕對重要。背角過早接近垂直，對硬舉來說沒什麼，卻減少了上膊的加速。藉著把肩膀保持在槓的上方，能讓你的背快速往上**揮動**重量。所以上膊中實際開始加速的地方，比我們之前說的起跳姿勢還要早。當背失去水平角度，膝會往前移動進入適當位置，持續使槓加速直到整個動作的頂端。這也是為什麼你從地板拉起的上膊，可以做得比懸垂姿勢的上膊還要重──如果你做得正確的話。

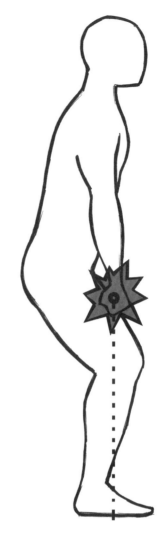

圖 6-35　槓和大腿保持接觸是很重要的。爆發上膊的此時，背角變得很垂直，且膝已經移動到要完成伸展的位置。槓要從此腳掌心上方的位置，盡可能以爆發性且呈垂直線地上升，若槓從大腿往前跑，就不可能在這個關鍵姿勢發展出能直接正確上升的峰值爆發力。

所以在上膊中，實際上有兩個加速階段：第一是在動作中間時，背從較水平的位置揮動到較垂直的位置；第二是在二次屈膝時，使伸膝肌群能增加槓的速度。若第一階段做正確，則第二階段開始時只會損失些微的速度。這使得對於第一拉加速運作的正確了解變得非常必要。

在這個過程，槓必需與你的腿保持接觸，貼著皮膚一路往上，同時維持手肘伸直。槓鈴路徑為垂直，是因為膝和髖以協調一致的方式伸展，導致重量呈直線上升，伴隨著越少的前傾或後傾（參考槓鈴路徑的水平移動）位移越好。在爆發上膊的中間這個部分，槓往前移動通常是因為不正確的起始動作，如前所述。起始錯誤會隨著槓的上升被放大。如果感覺槓往前跑太多──若槓沒有一路貼著大腿上來──再次檢查你的起始姿勢。你的髖可能太低，槓可能太前面，或者你必需要在槓上升時，主動想著用闊背肌把槓往回壓到腿上。

確保上膊的中間部分能每次都正確完成的一個方法，是建立成功執行動作的標記。若你能主動在每一下都試著讓槓碰到大腿相同高度的地方，並發展出能控制與感覺接觸點的能力，你將會對完成爆發上膊獲得大量的意識控制。槓鈴接觸大腿對於正確的連接起跳姿勢是必要的，若你將槓鈴接觸當成一種提示，就更能正確的完成第一拉。將槓鈴接觸當成一種提示還能增加上膊的速度，因為槓會更用力地撞擊大腿，而你也會用更大的伸展爆發力使之發生。你也可將此接觸作為診斷工具——衣服記號——藉由檢視槓碰到大腿留下紅色記號的地方，你能經由參考最有效率接觸記號點，發現上膊中的錯誤。

動作頂端

　　以正確的起始姿勢將槓拉起過膝後，槓在到達起跳姿勢前，基本上應該是呈垂直路徑。在此階段之前，槓必需保持在腳掌心上方，以產生最有效率的爆發力。當你的背完成「揮動」，並且移動到垂直線後方，你的上半身質量往後移動做出反應，並對抗槓鈴的質量——這就是上膊中「拋」的動作。當你跳起時，你的雙腳打破與地板的接觸，因此你可以下降到槓下方接槓，施於槓的力也因此中斷，結果是槓鈴路徑通常會在此時偏離垂直線。這是不可避免的，但只要此偏移不過多，那就不會是個問題。若偏移過多——超過幾英寸——則顯示上升過程中發生了某些事情導致此偏移，通常會是從前傾的姿勢將槓拉起所導致。

　　所有的上膊和抓舉都包含聳肩，這可以從影片分析看得出來。聳肩是在爆發上升過程中，斜方肌為了保護肩膀的骨骼進行的向心收縮，同時也增加上膊動作頂端的拉力。肩胛骨被斜方肌和其他相關肌肉懸掛在脊椎上，它們被上背的肌肉吊著，且唯一的骨骼連結只有手臂和鎖骨。若你在手中有大重量跳起時卻不聳肩，你的肩胛骨會因為跳躍時脊椎的上升力量，被爆發性地往下壓在肋骨上。此斜方肌的收縮是一種非主動的反射：這是你手中有重量時跳起產生的結果，這也是為什麼，在前面的部分會說學習上膊不需要討論聳肩。但以後，在你變得更強壯且使用的重量更重時，聳肩就變成了對抗重量，使上升爆發力更完整的重要提示。

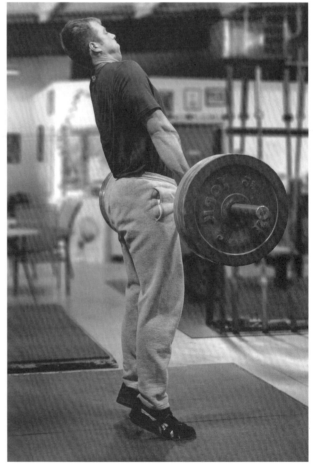

圖 6-36　上膊的完成是來自於髖與膝的完全伸展，伴隨斜方肌聳肩，且其衝量導致的上升造成蹠屈，每個完整的上膊都會在頂端通過這個姿勢。

聳肩發生在你些微向後跳躍時，槓在身體前面的聳肩必需要有點向後，你的身體才不會因此而被往前拉。這麼做能在上膊的最後階段，使整個系統的重心保持在腳掌心上方。因為髖非常用力伸展並把槓稍微推走，也因為要架槓在肩膀上時手肘必需在槓下旋轉，此時槓鈴路徑可能會從垂直往前些微偏移，如前所述。此偏移發生的前一刹那，就是峰值爆發力產生的地方，偏移若發生在跳躍前，那就是個技術問題，會對製造爆發力產生不利的影響。

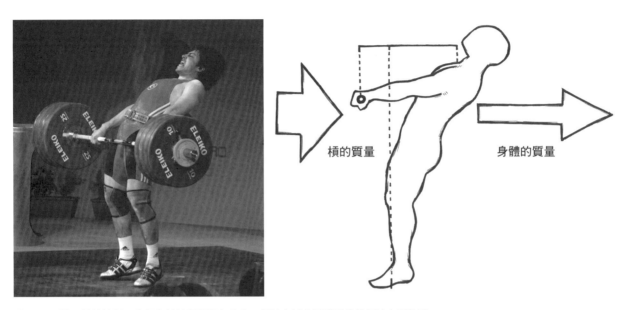

圖 6-37 　誇張的後躺顯示出槓往前離開腳掌心太多，訓練者試著用體重操控槓的水平位置。

當槓上升得夠高，你的手肘也必需彎曲，接著往上轉進架槓姿勢。在手肘完成旋轉並朝向前方時，上膊就完成了。此旋轉過程中，手肘上抬的高度**永遠**都不會超過肩膀——事實上，直到架槓前，手肘甚至永遠都不會接近肩膀的高度。在你停止對槓施力後，也就是跳躍結束時，你的手肘放鬆、屈曲，並上升一小段距離，然後開始**往前**進入架槓。**手肘只在停止對地板施力後才彎曲，當槓停止上升，你開始下降去接槓。**沒有什麼比用手肘上划以及用手臂把槓上舉更能減慢上膊的速度。

有一個知名的健美訓練動作叫**直立划船**，以窄雙手正握將槓往上拉到下巴。大部分人都已經在腦中嵌入一種大腦物質，告訴他們所有的東西都要用手舉起來，尤其是要舉過腰時。且烙印在你腦中的是一位健美者正在做直立划船的畫面。這是一個使用手臂和三角肌的緩慢動作，雖然表面上與上膊相似，但這絕對和我們的爆發上膊一點關係都沒有。在槓離開起跳姿勢後，不應該再給手臂任何指令，完全不要。上膊是手中有槓的跳躍，接著肩膀被往前**擠**去接槓。手肘在此過程中，應該被當作沒有任何活動；槓因為跳躍而上升，然後手肘被往前擠，肩膀也被往前擠進槓裡。

槓在離開起跳姿勢後，必需保持貼近胸口，所以槓不會需要往回跑一大段路才進入架槓姿勢。若槓在跳躍和接槓之間往前離開身體，其軌道上就成了「環狀線」，實際上槓離肩膀的距離必需很近。你將會需要把槓往回拉近肩膀（輕重量時有可能），或者更可能的是，為了接槓往前跳，而這兩者沒有一種是有效率的；任何將槓導引到任何方向，而不是直線往上到肩膀的身體動作，都代表著效率不足。

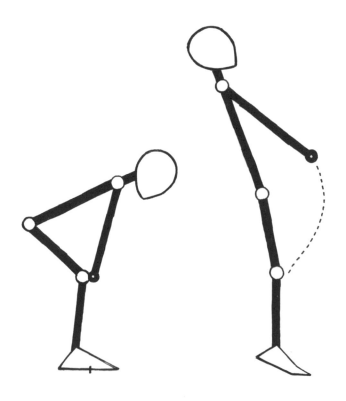

圖 6-38　若跳躍太早發生，例如：槓在大腿下方時起跳，槓就會往前盪走。發生的原因是背角：上膊的完成依賴背部的角速度，背角速度由伸髖產生，因此若是背不夠垂直，跳躍的力量會沿著非垂直方向前進。

你能經由找出槓往前跑的原因來矯正環狀線，若跳躍太早發生，例如：你在槓位於大腿下方或膝蓋時就進入跳躍，槓就會因為背角不夠垂直而往前呈環狀線移動。若槓要走直線，你的背就必需夠垂直，這樣大部分的伸髖在起跳前就已經結束；否則，尚未用完的伸髖力量令將槓以環狀線往前盪出（圖 6-38）。

要找出這錯誤，你要觀察跳躍發生時，槓在大腿上的位置。做完上膊後，馬上把你的運動褲往下拉（別引起太多注意），查看槓接觸大腿皮膚後留下的紅線；線條在接觸後的幾秒內還是可見的。或者你可以在槓上使用止滑粉讓記號更清晰易見（圖 6-39）。如果起跳時槓與大腿位置接觸點一直過低的話，那麼在起跳前你可能就須等待更長的時間，或者讓槓觸碰大腿更高的位置。

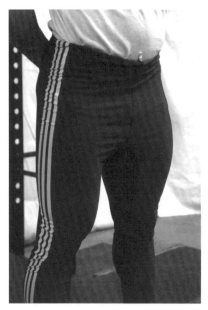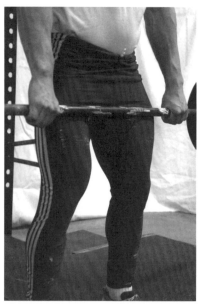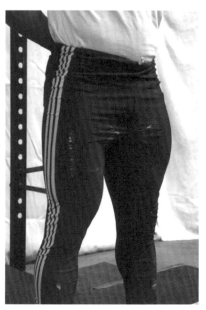

圖 6-39　重訓室中，止滑粉對於許多工作是很有用的。在此情況下，它能讓你測量跳躍時，槓在大腿的接觸位置。

　　若槓走環狀的原因，是你在第一拉時重心往前放在腳趾，你接觸地面的腳跟會變「軟」，且膝會在槓經過的時候往前移動。此種情況下，槓呈環狀線，是因為從地板起來時就往前走了，這樣的路徑可以從影片或教練的眼中觀察到（圖 6-40）。把重心從腳趾移回腳掌心再開始拉，並確保你的腳跟踩地，直到起跳。

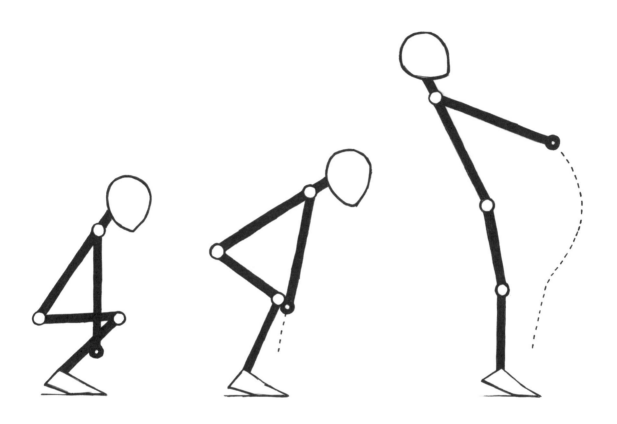

圖 6-40　始於膝蓋下方的錯誤軌道。這種錯誤發生在起始姿勢特別差時，腳跟變「軟」──不是踩穩地面──膝往前移，槓在腳掌心前方。

　　如果你的起跳姿勢正確，但槓就是會呈環狀線移動，你可能就是在把槓「撞」離你的大腿。這個較不常見的問題，是因為沒有往上跳起來造成，也就是沒有使槓沿著身體往上爬。這種錯誤的發生，是因為對動作的誤解所造成：以為上膊是從大腿「擺盪」到肩膀上的。我們的教學方法使這種錯誤幾乎不可能發生，通常都證實是之前被灌輸的指令所造成的壞習慣。強調跳躍和正確的使用手臂，能使槓在上膊動作頂端貼近身體。此時若必要的話，你可以想著要聳肩，或者讓槓在上升時碰到你的衣服。使槓保持足夠貼身，以致你能在槓上升時感覺到槓經過胸口，這麼做你將會自然做出聳肩動作。

　　事實上，若你試著讓槓在上升時碰到衣服，通常都能解決在底部犯下的錯誤。這是一個「矯正轉移」的極佳例子，也就是在一系列連續的動作中，專心在矯正後面的錯誤，能下意識地矯正前面發生的錯誤。若你能在架槓前讓槓碰到衣服，你將會需要回到腳掌心才能這麼做，因為衣服比較往後靠近腳跟而不是往前靠近腳趾。這種矯正轉移技巧在重訓室中，對於所有的運動都很有用。

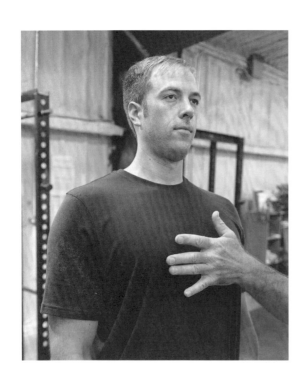

圖 6-41 觸碰衣服能使槓在上升時保持理想的垂直路徑。想著這麼做，能下意識地矯正起始錯誤將導致的問題：當你把槓拉向衣服時，槓就無法向前盪走，若你盡你所能地從開始就讓槓保持貼身，髖和膝也不會進入到把槓盪走的姿勢。這和用手把槓往上拉到衣服的動作是不一樣的——直立划船是世界上最沒有用的訓練動作。

　　對於上膊和抓舉，「完成拉起動作」的姿勢有相同的特徵。髖和膝完全伸展；腳為「蹠屈」（用腳尖站著）；斜方肌將肩膀拉起造成聳肩；頭為正常姿勢（相對於頸），下巴可能些微上抬，但頸部不會過度伸展；手肘還沒放鬆；身體有些微後躺（參考前面的圖 6-36）。若髖和膝的伸展爆發力都被榨出來，就會實現此姿勢。無法完全伸展髖與膝的失敗動作是常見的，在活動範圍結束時，留下活動範圍最後 10% 未被利用的伸展。在世界各地會聽到「完成拉起動作」的提示迴盪在訓練廳，這是教練在激勵他們的運動員，盡可能使完整動作幅度的爆發力發揮出來。

　　儘管事實是訓練者在完全伸展時會站在腳尖上，主動的踝伸展對爆發力並沒有太大的貢獻。小腿的肌肉確實會收縮產生力量，但真正在動作頂端把你往上帶到站在腳尖上的，是髖與膝伸展的衝量。有些教練曾將提踵訓練加入課程中並獲得成功，且這可以有效地使訓練者意識到完成姿勢中小腿的貢獻。像是「踮腳尖！」這類的提示語，或許能有效使你注意到完整的完成姿勢，並完成第二拉。但主動試著進行費勁的足底屈，對大部分訓練者的上膊都不會有太大幫助。

　　如前所述，爆發力的產生，在腳打破與地板的接觸時就停止，且這發生在接槓動作開始之時。當雙腳離開上膊站姿，你就停止推地板了，若你還沒停止推地板，你的腳是不能動的。髖和膝的完全伸展是拉槓動作的最後一部分，在獲得最後姿勢之後，整個過程就結束了。就算大重量能在第二拉後被手臂划動——手是划不動的——其所導致的拉力下降會使槓速下降。現實情況是，槓上升的衝量會很快接近零，槓就開始落下。你必需在這發生前就進入架槓姿勢接槓，所以你最好快一點。你越快從上膊站姿切換到接槓站姿，槓減速的時間就越少。

　　將雙腳從硬舉站姿移動到大約等同蹲舉的站姿是很自然的，其發生自然到你甚至不用去想，就像我們討論過的許多其他事情一樣。這是一種跳躍後，雙腳離開地面又著地產生的人為現象。雙腳往外側移一些，所以膝和髖可以吸收著地的衝擊。此側向移動是反射性且有用的。往前跳則不是，往前跳通常都是由錯誤的槓鈴路徑引起，會浪費時間和精力，而這些時間和精力本來可以更有效率

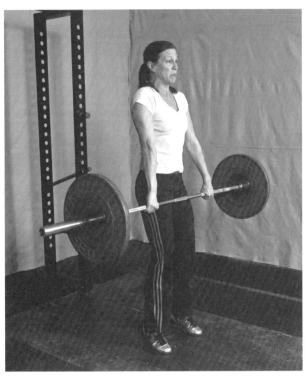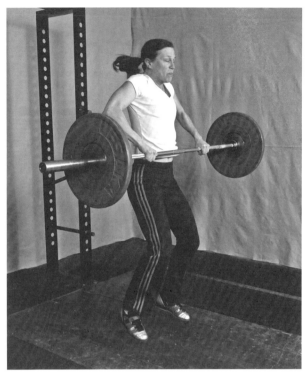

圖 6-42 第二拉和架槓之間的轉換發生得非常快。馬上發生在最後對槓施力加速之後，當進入架槓姿勢，身體的移動方向從往上變成往下。在停止對槓施力，且重力不再被拉力克服的瞬間，重量開始減速，到上升速度為零，接著開始下降，而架槓要在槓落下太多前發生。槓些微地往下移動是不可避免的，但在重力加速度的衝量快到難以控制之前，必需將其最小化。

地用來使槓上升。跳得太寬也是徒然；過寬的站姿需要過多時間處理，這代表可以用來更好地完成上膊的時間，被用來進行過度的側向分腿。

架槓姿勢

在手肘上轉並就定位之後，手肘最終朝向前方，就可謂進入架槓姿勢了。手肘的上轉，使三角肌進入收縮姿勢並將其上抬到高於胸，允許槓能遠離胸骨並舒適地坐著。此時，大部分訓練者的手多少都會稍微放鬆，而有些人會把勾握鬆開。鬆開勾握是可以的，如果能促進更好的架槓姿勢，甚至可以讓最後兩根手指頭放開。完全放開槓是不可以的，雖然這在一些柔軟度非常不好的訓練者身上會發生。架槓姿勢中最重要的因素，就是手肘的位置以及其對三角肌的影響，目的是要製造一個可以放置槓鈴的地方。

這其實就是正確的前蹲時槓所在的位置。正確的架槓姿勢，是能允許三角肌支撐最大重量的姿勢。在正確姿勢中，槓坐在收縮的三角肌肌腹上。三角肌把手肘往上抓著，使重量保持離開胸骨。胸腔被上背肌肉系統的張力支撐住，肩膀被斜方肌提著，而整個軀幹以等長收縮的方式維持剛性，並進一步被伐氏操作（Valsalva maneuver）支撐著。在此姿勢，你可以輕易地支撐住你能上膊的重量。

當你架槓時，前臂相對於上臂最好的姿勢是肱骨呈外旋，這代表著前臂是真的在肱骨旁邊，而不是疊在肱骨上面（圖6-43）。

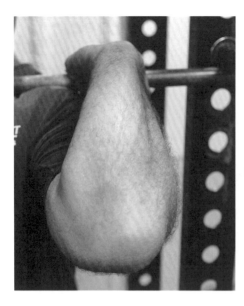
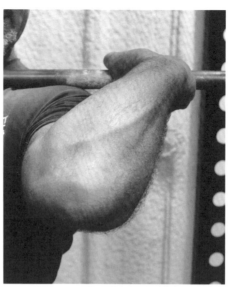

圖 6-43
右邊，架槓姿勢，手臂旋轉使得前臂和上臂彼此相鄰，而不是疊在一起（左）。

　　想著把手肘抬高並**朝向中間**是有幫助的。在此姿勢，槓會躺在更多肌肉上，而且比起前臂和肱骨只僅僅疊在一起，較高的手肘位置能使轉肘更完整。架槓時的外旋，是從手肘內旋的姿勢延續下來的，也就是你學習上膊時用來加強伸肘動作的姿勢。手臂外旋的過程發生在起跳到架槓間的轉換期，為上膊增加了其該呈現的「啪一下的迅速移動（Snap）」動作。

　　許多人會在接槓時手肘朝向地板，這個錯誤是來自對架槓概念的誤解，或是缺乏柔軟度、或是使用了對於前臂長度來說太窄的握距。一個柔軟度足夠的訓練者，使用適合他身材比例的握距，應該都能讓手肘進到正確位置，雖然他有可能因為許多原因而不願意這樣做。若你不正確地架槓幾次，且因為你的手肘朝下，導致三角肌不夠高而感覺到槓撞到胸骨，你會變得有心理陰影，然後試著用手撐住槓，使問題更加惡化。先架槓一次，然後將手肘抬高進入正確位置，高到槓會離開胸骨並往上，這樣一來你就可以感覺手肘應該在的位置。若你無法這麼做，那你就需要伸展了，或是調整到容易進入姿勢的握距寬度。

　　很多時候，缺乏柔軟度的手腕和三頭肌，會阻礙架槓所需的快速完整轉肘。手腕柔軟度是其中較明顯的原因，但過緊的三頭肌也可能阻礙手肘抬高，而無法使三角肌有好的收縮。你可在蹲舉架內使用槓或棍子伸展手腕和三頭肌，以擴大活動範圍（圖 6-44）。

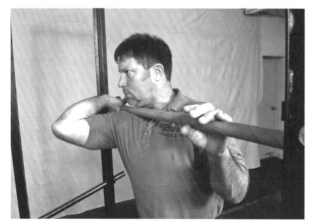
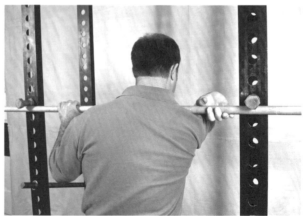

圖 6-44　此蹲舉架內的伸展，能訓練架槓專項柔軟度。

　　若是你的柔軟度不足以讓手肘完整旋轉進入好的架槓姿勢，槓下的手指在動力鏈中是可被省略的部分。在上拉動作結束，手指將力量轉移給槓之後，它們作為力量傳遞的最後一個元素的功能就結束了。此概念有時也是容易造成混淆的來源；手不會撐住槓，且在手肘開始旋轉後，手就不再具有關鍵性。所以在架槓時，手指可以做任何想做的事情。它們可以握緊，或是鬆開到只剩食指、中指和無名指接觸槓鈴的程度。

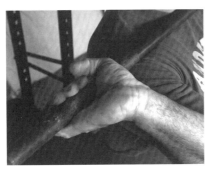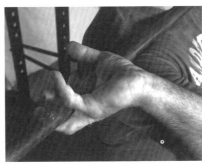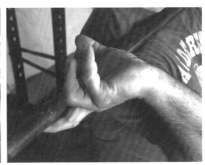

圖 6-45　在理想情況下，架槓時最好的握法是有四根手指在槓下方（左）。柔軟度的限制可能會造成使用較少的手指，但最重要的考量還是手肘位置，務必要使手肘抬高。

　　若你的柔軟度足夠，卻還是無法快速架槓，你可能只是不願意放開槓讓手肘抬高罷了。你需要的是將手稍微放鬆一點，再試著快速轉肘幾次，體會一下做正確的感覺。有幾個心理上的技巧可以幫助架槓速度，你可以想像要把你的手肘撞進教練的手掌。有時候用肩膀瞄準槓也有幫助，或是用肩膀碰槓，就像你試著要打擊一樣，雖然手肘往上跑。此處的核心概念是，槓只有在你的手肘朝前時才是被架好，而手肘在到達此姿勢之前就停下來是不能被接受的。

　　在架槓的同時，腳會重踩地板。既然跳躍時腳必需打破與地板的接觸，跳完之後就必需重新回到地面，而想著重踩地板是使動作能以爆發的方式完成的一種方式——就像上膊動作頂端的所有過程一樣。這種腳部的動作，能使其他事情隨之同時發生，得到更好的同步化。當腳重踩地板與架到槓的時間完全相同時，感覺會更好，你的身體將會把架槓的時機安排在與踩地同時發生。而如果踩地很快，它會把架槓隨之拉快。這兩件事的同時性是相當自動化的，不會有很多人的踩地會比架槓快很多，因為這感覺實在是很詭異。所以踩地實際上使架槓動作的時間變快。一定程度的屈膝，為緩衝接住重量所需，而這會伴隨著重踩地板一起發生。接住重量時腳完全伸直不會是我們想要的，實際上也不常發生，因為這也真的很詭異。重踩地板能讓動作更快，同時也為接槓做緩衝。

　　雙腳會重踩進入幾乎和蹲舉相同的站姿，如前所述。在實際練習中，這應該代表著一邊會寬個幾吋。有些人會將腳往外移到比蹲舉站姿寬的位置，或者更寬。這是為了能更低地鑽到槓下，而不是把槓拉高。在這麼寬的情況下你無法很好地重踩地板，因為該角度不利於重踩，且涉及的範圍太大，以至於所需的時間太長。重踩是快速的；側分腿不是。想矯正此錯誤，你可以不拿槓，重踩正確接槓位置的腳印幾次，然後使用你可以正確架槓的輕重量，專注在此腳掌位置做上膊。較棘手的情況，可能必需重踩硬舉站姿的腳印，甚至更窄，才足以矯正並排除側向分腿。以作為一種習慣來說，側向分腿是很差的選擇：太危險、難以掌控且沒有效率。爆發上膊的目的，是盡可能把槓拉得越快越高。我們不想讓目的變成是要很容易地鑽到槓下；我們想把槓拉高。若是我們想讓鑽到槓下變得更簡單，我們也會使用標準蹲舉，或是分腿版本的上膊，而不是一些壞掉的詭異變種。

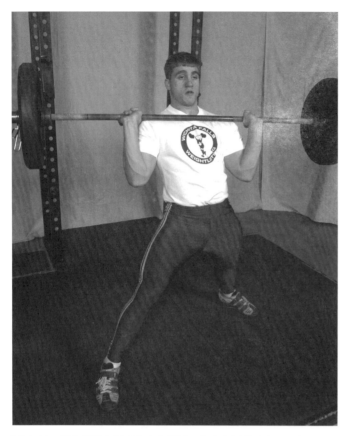

另一個踩地的錯誤是把腳跟拉得非常高，然後往回撞向地板，就好像只是製造噪音一樣。這從側面看起來就像是在屈膝，顯然不會是一個有效率的完整上膊中的一部分。這被稱為是「驢子踢（donkey kick）」，且會在最錯誤的時機點花掉很多時間，可以毀掉上膊的最後 10-20%。任何會影響把槓拉高的東西，都會降低做大重量上膊的能力。驢子踢是在上膊要結束時，對於腳部動作的曲解；如果你是用我們的方法學上膊的話，這件事將不會是個問題，此問題可以由把重量轉移到腳尖來矯正。

在架槓後，手肘保持架槓姿勢，還原到完全直立的站姿。不要養成在你還沒完全還原姿勢，或是在最後姿勢確定對槓的控制力之前，就急著把槓放下的習慣。如果你在架槓後急著把槓往下放，你可能很快就會發現你會急著架槓，且開始用錯誤的方式架槓，緊隨其後的就是災難，你應該正確的去完成每一下上膊。

圖 6-46 側向分腿在新手和未經過矯正的高中運動員中是很常見的。這通常還涉及到其他的架槓技術問題，例如不好的手肘位置及身體後躺。要矯正就要給腳工作做：把腳往回重踩到原先的腳印上，或是稍微寬一些的位置。

爆發上膊不像蹲舉或硬舉，是可以靠著環環相扣的骨頭，和不屈不撓的做功把重量拖起來的動作。即使一個硬舉的姿勢有點跑掉，如果你夠強壯的話，也能只靠蠻力去拉來完成動作，因為動作比較慢，所以有時間在動作結束前去修正微小的姿勢錯誤。做爆發上膊只需要不到一秒，如果做錯了就無法架槓。上膊只有在所有的作用因素都存在時才有辦法架槓：力量、爆發力和技術。因為上膊是一個力學上更複雜的動作，相較於慢速動作，它對於每一個作用因素更加敏感。這個事實能被所有訓練者的共同經驗證明，例如發現 100 公斤能做得很好，但 105 公斤**就是無法架槓**。想完成上膊，就要彙整其所包含的所有因子，並在正確時機讓它們同時出現，以完成架槓。慢速動作仰賴極限之內的**絕對力量**——亦即在正確姿勢產生力的簡單能力，而爆發動作是善用在正確時機及最正確的地方，運用最大爆發力的能力。這是兩種明顯不同的能力，製造出不同的訓練壓力，導致兩種不同的適應。能識別出慢速動作和爆發力動作的這些差異，是你領悟槓鈴訓練的基礎。

架槓之後

在上膊架槓及還原姿勢後，槓必需被安全地放下，且不對你或你的器材產生破壞。此處使用的方法會取決於器材。若能夠取得本來就該有的舉重平台和包膠槓片，槓可以從架槓姿勢以有控制的方式往下丟。要注意去防止槓從落下的地方反彈；你能藉由保持槓的高度做到這點。當槓落下時，

你的手不應該離開槓，直到槓要落地的前一刻。從頂端用手放開並以自由落體方式落下的槓，會比有控制的狀況落下的槓更容易產生不均勻的反彈。自由落體槓也更容易因為不均勻接觸地板的「甩動」，及減速時傳遞到槓軸的剪力而彎曲。即使是很昂貴的槓，也會因此而變形。

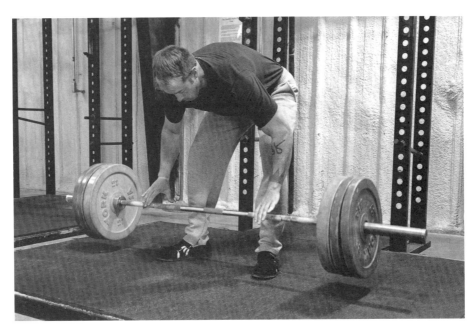

圖 6-47 包膠槓片被設計用來使訓練者做爆發性動作時更安全，對槓和舉重台也比較好；它們能吸收落下的衝擊，槓能被往下丟，而不是像包膠槓片發明之前一樣，要用離心的力量控制。但包膠槓片必需被正確使用，才能使反彈被控制住。有個通則是，在槓接近地板前不要放開手。

　　若沒有包膠槓片可用，情況就會變得比較困難。為避免對槓和地板造成損害，槓必需從架槓姿勢鬆開，並接在懸垂姿勢，接著再下放到地板。事實上這就是在包膠槓片還沒有被廣泛地使用之前，所有上膊和抓舉的下槓方式，所以這是辦得到的，不管你信不信。不過這會有點棘手，畢竟槓落在大腿上真的很痛。你必需鬆開槓，但又要保留足夠的握力，使槓在撞到你的大腿之前減速。槓由斜方肌減速，用的是跳躍中聳肩的相反動作。在下槓到地板之前，槓需要先在此時停止且被控制。若用的是金屬槓片，配合使用橡膠墊保護地板會是較謹慎的做法。但真的，弄些包膠槓片吧，它們重要到已經成為必要。

爆發抓舉

　　雖然擁有極高技術複雜度及難學也難教的名聲，但爆發抓舉並沒有比爆發上膊複雜多少。爆發抓舉同樣是抓著槓鈴跳起來，然後接在架槓姿勢。只不過槓是架在過頭的手上，在肩膀正上方呈平衡狀態，而不是肩膀上。爆發抓舉同樣遵循平衡定律、力量傳遞和槓桿作用。它比爆發上膊有更長的活動範圍，在停止對槓施力之後有更多距離要走，所以必需用更輕的重量與更快的速度（經由跳

躍）完成。但基於一些原因，它通常能被無法在上膊動作中架槓的人完成，且其使用的輕重量，對於一些訓練課程來說是可行的選項。不要害怕爆發抓舉——它真的沒有那麼難學，且它是如此地有助益，所有的訓練者都應該要知道怎麼做。

爆發抓舉最顯著的特徵就是握法——很寬，有時候對於一些高的、手長的人，會寬到槓能允許的最大寬度，成為一種從槓鈴一端的套筒到另一端套筒（sleeve-to-sleeve）的握法。握這麼寬是為了減少槓鈴路徑的距離；就如同上膊，施加到槓的力量在跳躍後停止，既然槓需要用在腳失去接觸之前所被灌注的衝量往上飛，那麼若能減少槓在失去動力的情況下所需要抬升的距離，就會是最好的。此種寬握能節省爆發抓舉 5-6 吋的行程，即使這樣會改變在地板時的起始姿勢。寬握能產生等同於短手臂的功能，使訓練者的背角在起始姿勢時更水平。在此角度你可能需要些替代動作，將腳趾與膝稍微外旋多一些，以提供肚子在兩腿間的空間。

爆發抓舉，從表面檢視，看起來像是由手把槓舉過頭來完成，這或許是因為寬握欺騙了無知的眼睛——不像上膊一樣可以被理解為拉的動作。但我們必需理解，這個動作就是手中抓槓的跳躍，然後接在頭頂上，可經由身體**下降**且伸直手臂的姿勢來做到。槓不是被手臂往上舉，而且也不是以弧線的槓鈴路徑盪到上面。如果是有效率地完成，基本上跳躍會把槓以垂直線往上帶，就如同其他所有站在地板上的槓鈴訓練動作一樣。

爆發抓舉——常見的版本有懸垂的版本，從被我們稱為起跳姿勢的地方完成——是高中後的體能教練最愛的訓練動作，因為這是一個長行程的動作，它需要一些運動能力，而且它是爆發性的。事實上，人體動作中，曾經被記錄的最高爆發力輸出，是在爆發抓舉的第二拉產生。它能由無法上膊架槓的大隻佬完成，它不會比學習爆發上膊難，且若你一旦知道怎麼做，你會在大學的重訓室中，給識貨的人留下深刻印象。但爆發抓舉是以較輕的重量完成，所以其引發適應的潛力不如上膊。爆發抓舉很常被做成環狀線，它需要足夠的肩關節柔軟度，以在肩膀上方的完全打直姿勢完成有效率地聳肩，且較長的槓鈴路徑表示有更多的機會可以搞砸，所以或許比爆發上膊更有技術挑戰性。

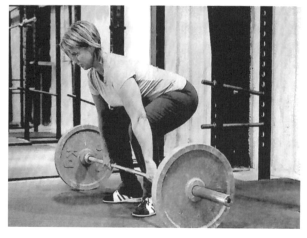 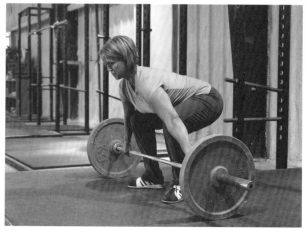

圖 6-48 上膊和抓舉中背角的差異，是因握法寬度導致。

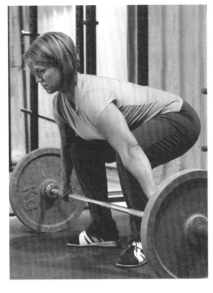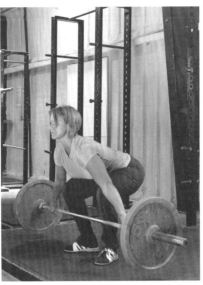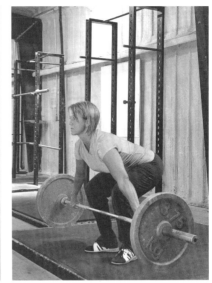
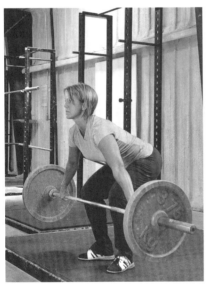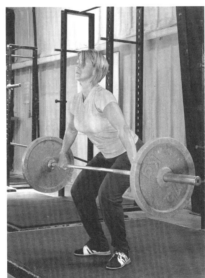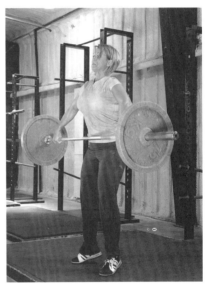
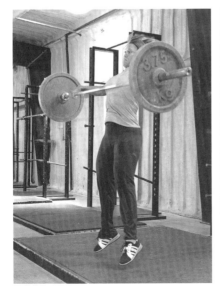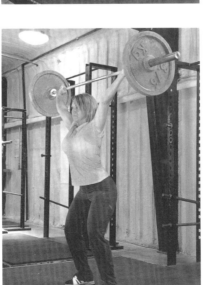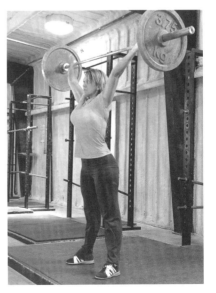

圖 6-49

爆發抓舉使用了基本上與爆發上膊相同的教學方法，也需要差不多的時間去學習。同樣，我們從上到下學習這個動作，使跳躍和接槓姿勢完美，然後再把從地板起槓的硬舉放到動作前面。

　　我們將以一樣的方式開始，在動作的頂端用手握著空槓。這就是**懸垂姿勢**，如同上膊中的起始姿勢。學習動作的時候，在每一次反覆之間，懸垂姿勢將會是預設的姿勢。同樣的，要學抓舉，塑膠水管或是棍子都太輕了，如果你想舉起重量的話，需要有正確的器材。若抓舉在課程中，女性真的應該考慮使用直徑較小的 15 公斤槓；通常她們較小的手掌，在遇到抓舉這種角度的握法時，都會感到十分困難。對於男性來說，任何 20 公斤的槓都可以用來馬上開始訓練。奧林匹克舉重專用的槓鈴的確更適合大重量的抓舉和上膊，但對於新手要學習此動作來說，任何槓都很夠用了。

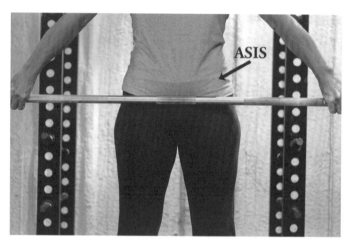

圖 6-50　握距將槓放在恥骨以上，髂前上棘以下。

　　許多作者都曾描述過抓舉的握距，是從一定比例的手臂長度中獲得，再加上測量及在槓上做記號。但實際情況是，每個人都會逐漸調整到符合他們的握距，不論一開始決定的握距有多精準。而這符合的握距，將決定於槓在你跳躍時會與你的身體碰撞的地方。若你握得太窄，你將失去使用寬握的優勢（這還用說），而如果握太寬，你會撞到你的髂脊。所以最理想的握距，對所有人來說，是將槓放在髂前上棘（ASIS）與恥骨之間（圖 6-50）。

　　設定握距最好的方式，就是抓槓站著（很明顯的是正握），然後把手往外滑到接近套筒且槓靠在下腹的地方，就在你的髂前上棘下方與恥骨上方。這個位置，在腹部給你幾吋範圍的調整空間，而雙手則是各有 1 吋的調整空間。當有疑慮時，就再握寬一些，反正重點是要縮短槓的行程。設定好握距後，參考槓上的標記並仔細看你握的位置，如此之後每一次你都可以精準快速地複製出來。

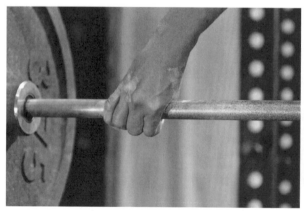
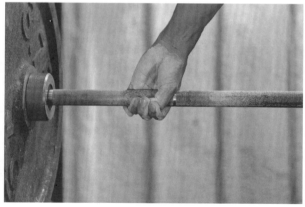

圖 6-51　正確的握距，會使無名指和小指與槓之間的接觸最小化。勾握是抓舉時主要的抓握機制。

　　繼續使用你之前在上膊中學到的勾握，此握距的寬度會導致手與槓間呈現銳角，因此主要是由大拇指、食指和中指握槓，無名指與小指幾乎沒有貢獻。這個角度使抓舉時勾握的使用變得更重要，因為更少的手指必需承擔大部分握槓所做的工作。你已經從上膊學會如何做出勾握，所以現在加入勾握對你來說應該不會有問題。止滑粉也很重要，任何一家讓你做抓舉的健身房，只要有一點明智，都不應該對使用碳酸鎂（$MgCO_3$）有太大的意見。

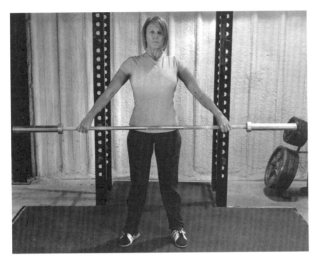 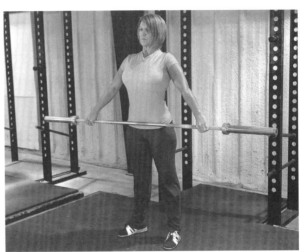

圖 6-52 　懸垂姿勢。

　　一旦握法設定好，注意槓緊貼你腹部的位置。當你站直、挺胸，手肘伸直內旋，膝與髖都伸展，且眼睛同樣看著前方 15 呎的地板時，槓應該和皮膚保持接觸。此時你的站姿，將會和上膊與硬舉的相同：雙腳距離 8-12 吋，腳趾微微朝外，晚點我們會再調整站姿。

　　內旋的手肘很重要。它們是你在抓舉時，保持手臂完美伸直的提示。在設定握法時，你的雙手姿勢就如同你掌心向地站著，然後將大拇指往下朝向地板。之後當你在頂端架槓時，架槓動作包含將手往相反的方向外旋。此旋轉提供了大量的「勁道（Snap）」，這是抓舉架槓的特徵。

　　下個姿勢是**架槓姿勢**，抓舉架槓在過頭位置，就像推舉的姿勢一樣，只是握距較寬。槓在肩膀正上方時為平衡狀態，因為在此點時，重量與旋轉支點之間沒有力臂存在。架槓姿勢與你的頭或頸一點關係都沒有，尤其是考量到在架槓時，槓下方的頭還能做一定幅度的活動。在此姿勢，槓、肩和腳掌心將會排列在一條垂直線上，這點在重量增大之後尤為重要。

　　用任何必要的方式，以抓舉握法把槓弄到頭上方，然後不要放開勾握。你的手臂必需完全伸直。手臂會從懸垂的內旋，進入到過頭的外旋。若你把掌心朝向天花板，就能產生這個姿勢。保持勾握能防止槓往回滾到手指，在槓和手腕間產生長的力臂。產生一些槓桿作用是不可避免的，但勾握能避免其過度。

　　槓在頭上就定位後，確保它是在肩關節上方呈平衡。把槓稍微往後推，感受一下你後側平衡的範圍；接著把槓往前帶，直到你感覺重量快要把槓往前拉。平衡點就在這中間，旋轉肩膀的力為中立的地方。對大部分人來說，這個位置會比他們所想的還要再後面一些，尤其是當他們曾被告知槓要在頭上方。在整個過程中，手肘保持完全伸直。

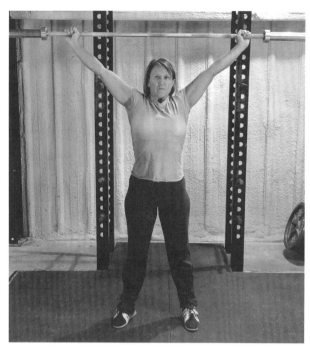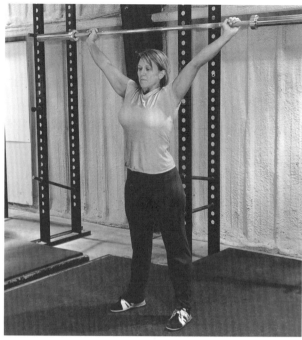

圖 6-53　爆發抓舉的架槓姿勢。槓在過頭的地方由聳肩的斜方肌支撐，斜方肌支撐肩胛骨，因此也支撐了手臂。

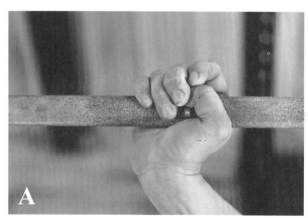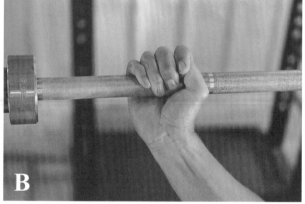

圖 6-54　正確的握法（A）會將勾握維持住，且掌心面向上方。試著用大拇指包住槓（B）會妨礙重量被正確的支撐在手臂上，也讓手肘處於有潛在受傷風險的內旋姿勢。

　　一旦平衡位置被確定好，架槓姿勢的最後一部分就加進來了。將你的肩膀往上聳，好像你要用掌心摸天花板一樣。在架槓姿勢聳肩的動作，確認了斜方肌在解剖學中扮演支撐肩胛骨的主要角色，因此也支撐了槓。想想看，這就好像是三角肌和三頭肌把手臂維持伸直，斜方肌把槓往上支撐著。聳肩能使架槓姿勢連接到堅固的上半身地基，並由其支撐；不只是由手臂把槓撐在上面，你會使用上背最強壯的肌肉去支撐槓。記得你的掌心要朝天花板，手肘完全伸直，眼睛往前並些微往下看。

　　一開始就能正確的從架槓姿勢下槓，是能讓你自己更了解抓舉的槓鈴路徑的重要方法，因此應該要從訓練最初期就開始。就如同我們在上膊中做的一樣，我們將在最初期就練習貼身的垂直路徑，為後來緊接而來的動作提早做準備。槓在腳掌心上方時會呈現平衡狀態，所以當你從架槓姿勢下槓

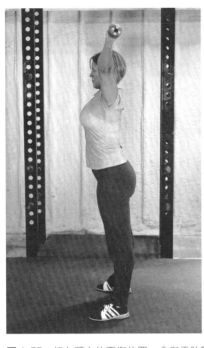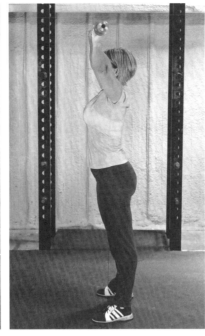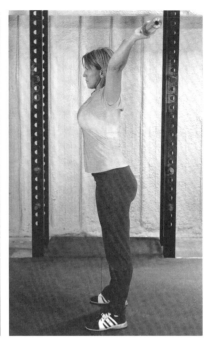

圖 6-55　槓在頭上的平衡位置，會與盂肱關節呈垂直排列。任何往前或往後的距離，都將會產生需要被處理的力臂。

時，要把槓保持在那裡：將手腕放鬆，讓槓經過你的臉和胸垂直往下掉，然後接在懸垂姿勢。手腕在上升過程中是最後伸展的，在槓往下掉回去的時候則是第一個放鬆的東西。當槓直線往下掉（在腳掌心上方），即使只是空槓的輕重量，你已經開始學習到**手臂不驅動抓舉**這件事。同樣的，手臂也不把槓往下放──是槓往下掉，然後你接住它。不要試著用你的划船肌群將槓減速，只要屈曲膝髖來緩衝就好。在一開始的幾次先瞄準鼻子，去學習槓在實際下降時能貼得多近。使槓在往下經過臉之後碰到你的衣服──不是用手臂減速做到，而是讓槓從頂端往下掉時就要貼近。此時有幫助的，是想像在腳掌心正上方的空氣中有一個狹長路徑，你要將槓丟進去。你的勾握一直都在，所以你不會在懸垂姿勢時掉槓，多練習幾次。

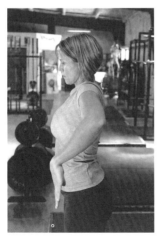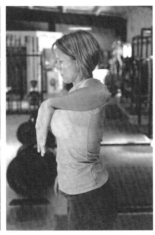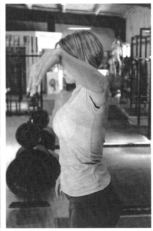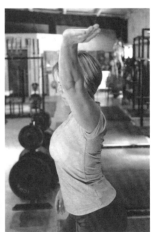

圖 6-56　從懸垂到架槓的姿勢改變，內旋對比外旋。此姿勢改變，使動作頂端的垂直路徑能夠完成。

下個姿勢是**起跳姿勢**，就像上膊一樣，但有個最大的差異。上膊時，槓會在中腿的某個最後接觸點離開大腿，在膝和髖已經微屈的位置，槓會碰到皮膚，且你的手肘是伸直的；起跳姿勢是在膝和屈髖的姿勢以及槓在大腿上時發生。抓舉時，起跳姿勢是在膝和髖剛剛微屈的位置，因為在槓離開身體前，槓會隨著伸直的手肘，往上滑碰到肚子。**抓舉的起跳姿勢是在腹部──如同其懸垂姿勢一樣──不是像在上膊中的大腿。**

將你的膝和髖微屈，就像你要做垂直跳或是立定跳遠一樣。當你這麼做時，將槓往下滑到大腿，永遠不要讓槓離開皮膚。此時大部分動作由屈膝完成是很常見的，但這樣會把肩膀留在槓後面，**髖和膝同時參與起跳是很關鍵的**，因為兩個關節產生的伸展爆發力會比一個多。若兩個關節都微屈，肩膀會直接處在槓的正上方，同時槓在大腿上的位置也會很高。（當槓再往下時，肩膀就會跑到槓前方，進入標準硬舉姿勢。）手肘仍然內旋且伸直，眼睛往前並些微往下看，雙腳為硬舉站姿。

從這個槓接觸大腿的位置，將槓往上滑到腹部，然後跳得越高越好。這應該是一個將槓加速往上滑的順暢動作。槓上升離開身體前，會碰到腹部相同的位置，和懸垂姿勢碰到的位置一樣。當你要離開地板時，確保你的手肘是直的，並且是盡你所能地跳高，高到你必需將膝和髖完全伸展才能做到。好的跳躍會將腳趾朝向地板，這不是因為你把提踵作為爆發動作的一部分，而是因為爆發性的伸展會將你往上帶起站在腳尖上。槓碰到腹部就是此膝與髖的伸展造成的，所以要確保觸碰有發生。在剛開始幾次先別擔心手肘──把手肘打直跳高就好。

當你的伸肘跳躍成功時，跳起並在架槓姿勢接槓。讓槓在上升時保持貼近胸口，並且讓手肘在**跳躍後**彎曲來促使這件事完成。若你在起跳前就屈肘，會緩衝傳遞到手臂和槓的爆發力（還記得用鐵鍊和彈簧拖車的對比嗎？），且繃緊的二頭肌將會使架槓所需的旋轉變慢。若你在起跳**後**還試著保持伸肘，槓就會往前呈環狀線盪走。所以最終你還是必需彎曲手肘以及手腕，**但要在你跳完之後**。若你只想著要在架槓姿勢接槓，你的手肘和手腕將會以正確的順序去完成動作。

當起跳後手肘和手腕開始動作時，手肘從內旋「發勁」迅速變成外旋，然後手肘和手腕在架槓時重新鎖住。此跳躍後的上肢關節動作，使槓往上飛過胸口和臉，保持接近直線並在腳掌心上方。此兩個關節的動作，使手臂能表現得像鐵鍊般，將肩膀和槓連接。跳躍提供的爆發力使槓上升，並以足夠的衝量推動，使槓通過沒有力量驅動的部分，到達架槓的位置。手臂僅僅只是連接槓和背以傳輸此爆發力；手臂不會自己產生爆發力。

抓舉的最後一個部分，就是把手腕和手肘在頂端伸直的**下蹲**。當你起跳並感覺到自己踮腳尖，且槓往上飛過你的胸和臉，就下蹲到槓下方。此下蹲就是再次屈膝和屈髖，或許會回到你起跳時的相同姿勢。此時膝和髖剛放鬆，能允許你以緩衝姿勢伸肘接槓。最後將手肘與手腕伸直的，是因為髖和背下降所造成的下蹲──不是你的肌肉用力把槓往上拉到最後姿勢（順帶一提，這是一種輔助訓練動作，被稱為直腿抓舉（muscle snatch））。

下蹲允許手臂做出最後一次「發勁」的迅速動作，並外旋到架槓姿勢，而抓舉的最後 10% 速度取決於你下蹲直臂接槓的決心。此動作應該快到你架槓時能聽到槓發出聲響──在你下蹲時將槓用力塞進接槓位置。為了使動作快又準，你或許可以在下蹲時想著用手往上「戳」進槓裡。把這練習幾次，然後下槓重新設定握法。

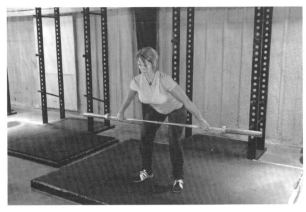
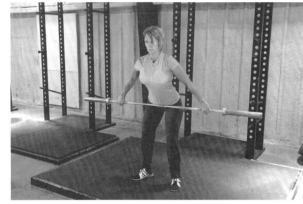

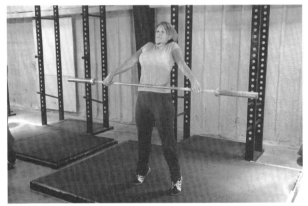
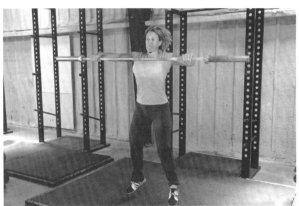

圖 6-57　跳和架槓。

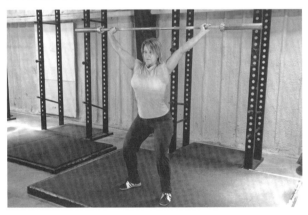

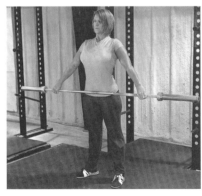
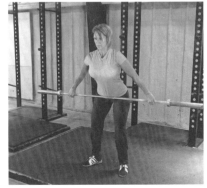
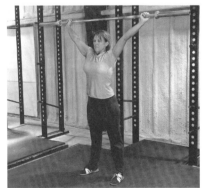

圖 6-58　三種教學姿勢：懸垂、起跳和架槓。

記得下槓前要先將手腕放鬆，然後在槓往下掉過胸口時接住。就像你不是慢慢把槓往上推一樣，下槓過程中同樣不能慢慢放下來。如果你將槓推進架槓姿勢，那麼手腕會比手肘先伸展，將槓送上去的就不是跳躍的力量，下蹲就沒有爆發性的旋轉手臂、以及伸直手肘與手腕，動作會變得非常慢。許多人曾經在手腕已經翻轉的情況下，最後幾时被允許用手把槓舉高，因此他們腦海中的動作畫面是很不正確的。只要是錯的，你做得再快都不重要——若你因為想推槓而提早翻槓，你會失去跳躍爆發力的最後一部分，也就是失去了下蹲的速度。在一開始就學會下槓時先放鬆手腕，能阻止此問題的發生。

　　一旦你能迅速地下蹲、移動手肘與手腕在架槓姿勢接槓，你就完成了抓舉的基本動作。下個部分會再次將槓從地板拉到起跳姿勢，而同樣的，硬舉是把槓從地板拉起最有效率的物理模型。我們將從頂端開始，從懸垂姿勢把槓下滑到起跳姿勢，然後將槓上滑並跳起，並把槓接在架槓姿勢幾次。接著把槓下滑到膝蓋下方，在關節下面，但是不要比脛骨頂端低太多。將槓緩緩上滑到中腿，然後加速跳起，確保起跳的時候槓有碰到腹部且手肘是伸直的。不要停在中腿位置——把它當作是啟動加速的「扳機」，就像你在上膊中做的一樣，所以抓舉中不會有任何暫停的地方。架槓，下槓，然後從此姿勢練習抓舉幾次。若有需要可以在這些步驟間將槓放下休息；抓舉對手來說會很吃力。

　　此時你將會犯的錯誤，就是在膝蓋上方或是中腿讓槓失去與大腿的接觸。若你操之過急失去耐心，常見的後果就是在低於正確高度很多的地方過早起跳。這會不可避免的將你和槓往前帶。又或者你可能會想成槓是在中腿的起跳姿勢離開身體，但這就是對動作的誤解了。把槓貼著身體往上拉，永遠不要離開大腿。槓在呈有效率地垂直路徑離開你的腹部之前，都必需與皮膚保持接觸。慢慢來，記得在一開始，快的動作發生在頂端，而不是底部或中間。

　　下個姿勢將會在脛骨中間，也就是裝上槓片後，槓鈴放在地上的位置。此姿勢將會挑戰你呈現好的、力學正確的硬舉能力——也就是肩膀會在槓前方，且背保持繃緊堅固的能力——因為握槓的寬度造成了挑戰。為了此更水平的背角，要確保你的膝蓋往外推得夠多。**大部分的人在正確的準備**

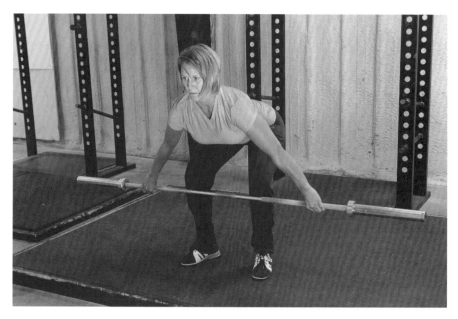

圖 6-59　膝蓋下方的姿勢，在把槓下放到地板的途中。

姿勢時，**膝蓋的外側會碰到手肘內側**，類似硬舉起始姿勢時的接觸。膝蓋往外的姿勢可以使大腿不會擋到腹部，能讓你更容易使用此更水平的背角。從現在開始，要把這件事當作起始姿勢的一部分：在你繃緊身體要拉之前，先把膝蓋往外推並碰到手肘。足夠的腳趾外旋能使膝蓋外推更容易，所以如果光靠你的腳還無法解決姿勢設定的問題，就調整一下站姿吧。從起始姿勢，當膝伸展時，**慢慢**把槓沿著脛骨往上拉，然後經過膝蓋，往上到中腿，整個過程都要保持與皮膚接觸。當槓到達中腿，加速進入跳躍，然後架槓。

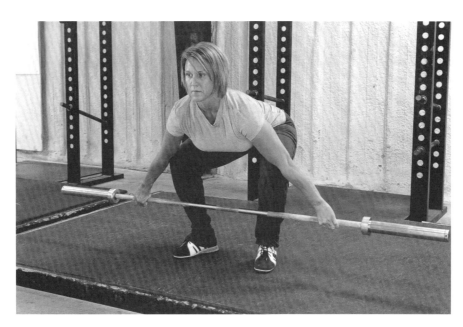

圖 6-60　中脛骨姿勢，也就是槓裝上槓片放在地上的位置。

　　大多數人在抓舉時，都會傾向於快速從地板起槓。即使是在正確的學習過動作之後，還是會有種傾向要急著通過「地板拉」，也就是抓舉的第一拉。你要下定決心把第一拉做得慢而正確，而爆發動作是槓在較高的位置時才開始。

　　到了這個階段，你已經在做完整的爆發抓舉了。休息一下，然後在槓上加些輕的槓片。在一開始，用輕重量練習爆發抓舉是最好的，尤其在你還沒有很強壯之前。「輕」可能意味著比常見的 10 公斤包膠槓片還要輕的槓片。如果真的需要，就必需取得這種槓片。這種槓片通常比較昂貴，而這種槓片的不普遍，對於無法輕易控制 40 公斤負重的訓練者來說，可能會成為能否練習爆發抓舉的決定性因素。若有這種槓片，就使用它們；比起從 20 公斤突然增加到 40 公斤的跳躍來說，用輕槓片能讓學習跳躍的漸進加重過程更無縫接軌。重量一下跳太快，會造成手拉的動作，也可能造成我們討論過的所有進程細節的全面瓦解。慢速往上拉，且說服你自己，抓舉是伸肘跳躍然後以下蹲結束，而不是驚慌失措的退縮，使動作變成一個寬握直立划船。

　　當抓舉來到 40 公斤，且使用的是包膠槓片時，大部分人會直接從頭上把槓往下丟，讓橡膠做它該做的工作。在包膠槓片還沒被發明且廣泛使用之前，抓舉必需使用離心收縮的方式下槓。但這種方式為訓練增添了另一種層面，雖然比較不有趣，但可能是有益的。若你有包膠槓片這種奢侈品，

學著如何正確使用它們。以精準的控制將它們從頭上往下丟，但在槓接近地板前，手不要放開槓。盡可能確保槓片均勻地著地；最好的槓，也會被不均勻的落下著地弄彎。在某些圈子中，很流行把空槓從頭上丟下，或是從頭上放手丟槓。這些圈子的人其實可以去其他地方訓練，因為設備是很昂貴的，且健身房應該被尊重，在這裡你要克制自己不成熟，渴望吸引別人注意力的衝動。

　　爆發抓舉最好的訓練方式為兩下──一組兩下──或是一下。爆發抓舉行程很長，且對疲勞很敏感，一組五下將會使你開始犯下在非疲勞時不會發生的錯誤。高反覆次數的組，會很快讓你練習到馬虎又草率的抓舉。若你的訓練中，錯誤的次數比正確的多，你將會非常熟練於做錯的抓舉。因此，限制自己在一組兩下，然後在好幾組間逐步加重，而不是在一組中做太多下。

有效的輔助訓練
USEFUL ASSISTANCE EXERCISES

　　蹲舉、臥推、硬舉、推舉和上膊是組成一個成功訓練課程的基本訓練項目。但也有其他動作可以輔助上述五個項目，來提升特定方面的運動表現。

　　不誇張，在設備完善的健身房能夠進行的訓練項目有上千種，比爾 · 佩爾（Bill Pearl）的經典著作《Keys to the Inner Universe》中收錄了 1621 種訓練，但並非這些訓練都對肌力訓練有幫助，實際上其中只有很少的訓練項目，對主要的槓鈴訓練表現有幫助。

　　會這麼說是基於某些原因，你訓練的優先順序是取決於你的訓練進展，但無論如何都需要包含力量、爆發力和肌肉生長。不管你訓練了多久，或者你有多麼強壯、多麼有爆發力，或是你體格有多壯碩，你的訓練總是會與你這些基礎動作或其變化動作表現有關聯。基於我們的資源——時間、恢復能力、家人和朋友的耐心等，總是不夠多，這使我們需要將完成目標的效率當作重要考量。最佳的輔助訓練就是可以直接幫助基礎訓練的項目，因為這些基礎訓練可以帶來最大的效益。

　　這並不是在說基礎訓練項目需要很多幫助，基礎訓練本身就已經是完整的訓練，參與的大量肌肉都以人體解剖學上正常的、有功能性的方式，移動多個關節。但是經過一段時間後，通常是在開始認真訓練後的幾個月，只有基礎訓練項目帶給身體的刺激已經不足以讓身體產生進一步的適應了。這樣的改變不是因為基礎訓練項目存在任何缺陷，而是因為訓練者有了能夠成功適應練習所產生的刺激的能力。訓練的自然結果就是在進步到一定程度後，進步的速度就會減緩，而我們訓練的目的就是要進步。在《肌力訓練課程設計實務》第三版中，會以大篇幅來探討這幾個問題。

　　例如，對臥推和推舉來說，反手引體向上是一個絕佳的輔助訓練。反手引體向上替肱三頭肌、前臂和上背部這些臥推時所需要的肌群增加了足夠的訓練量，適合需要額外加強的訓練者。而且這個動作本身也是多關節的功能性訓練項目。反手引體向上是非常有用的訓練項目，所以這個唯一的非槓鈴訓練項目在訓練課程的初期就會出現。達到同樣目的但比較沒有效率的方法是增加肱三頭的獨立訓練，例如肱三頭肌繩索伸展。這是一項以機器為準、動作嚴格要求，排除了對闊背肌、上背部肌肉、前臂肌肉、後三角肌、肱二頭肌和握力的訓練。但既然臥推時會用到上述的所有肌肉，那

為何不用另一項多關節動作來同時訓練這些肌肉呢？反手引體向上作為輔助訓練非常有效，此外使用大眾通常認為「不夠標準」的姿勢來進行大重量仰臥肱三頭肌伸展，其實訓練效益也很大。

在我們正式開始之前，先來討論如何替訓練課程增加輔助項目。當你接觸一個新動作時，第一次訓練使用的重量要保守一些。否則，你最終一定會以痛苦的方式學習到這點，所以你還是現在就記住這點比較好。每次接觸到新的訓練項目時，就會使用從未使用過的動作模式，或是一項從未使用過的器材。即使你只是使用某項熟悉動作的一部分，但是你從沒有單獨練習過那個部分的動作。你之前在完整動作的過程中做過這部分的動作，然而與完整動作相比，單獨進行這部分的動作是一個不同的力學任務——它們的差異之大，以至於你只能選擇某種方式進行訓練。你尚未適應新的訓練動作，所以它會讓你感到痠痛，可能會非常痠痛。痠痛可能只是因為輔助訓練的重複次數與原始動作重複次數的不同。你尚未適應的重複次數同樣也可以讓你產生痠痛感。

但一種全新的動作模式有潛力讓你不只是感覺痠痛，讓不適應的肌肉痠痛是一回事；讓不適應的關節痠痛又是另一回事了。如果沒有直接的結構受損，關節的痠痛通常意味著發炎反應。肌肉痠痛也意味著發炎反應，但是肌腹是有血管的——有很多血管以及毛細血管負責傳送大量血液幫助肌肉能快速癒合——然而關節並不一樣。與肌肉痠痛或甚至與肌肉損傷相比，關節痠痛是更嚴重的問題。關節的問題可以持續數年的時間，而肌腹損傷只要幾天或幾週的時間就會痊癒。很多關節痠痛都是在你用盡可能大的重量或是盡可能多的反覆次數，來嘗試新動作那天開始的。

當然這不是在說你是一名懦夫，這是在說明面對新的訓練項目時你要聰明且謹慎，才不會在無意間成為一名懦夫。這一點對年長的訓練者來說尤其重要。開始一項新的訓練時需要充分熱身，而且只使用與你一般大重量熱身的重量和次數，給下次的訓練留一些進步空間。如此一來，你就可以很快地進行下一次訓練，讓新項目產生進步，而不是去等待身體部位復原。

輔助訓練分為三大類型：1）強化某項動作的某一部分，例如局部硬舉（不管是架上拉或是半程硬舉）；2）基本訓練項目的變化動作，例如直腿硬舉；3）補強練習，使用基本訓練項目不會使用的方式強化參與動作的部分肌肉，例如反手引體向上。所有有價值的輔助項目都可以被歸入這三個類別。

局部動作

硬舉，如前面所提到的，可以是非常難的一項訓練。例如一個非常強壯的訓練者，使用非常大的重量訓練時，硬舉會很難讓人在計劃所設定的時間內恢復完全。一組五次反覆、超過 500 磅的硬舉，可能需要一週或更長時間才能恢復到足以進行下一次的訓練。同時，蹲舉也會因此受到影響。當你的硬舉強到五次反覆的訓練組所產生的刺激，讓你的身體無法如期恢復來繼續執行訓練課程時，以交替兩個輔助訓練取代硬舉就變得很有幫助。半程硬舉（halting deadlifts）是由地面拉起槓鈴至膝蓋頂端，而架上拉（rack pulls）則是由膝蓋下方開始將槓鈴拉至頂部完全打直。這兩個動作結合起來就包含了整個硬舉的動作，而且所需要的恢復時間比進行完整硬舉動作來得短。

半程硬舉

半程硬舉（圖 7-1）雙手正握，站姿與硬舉相同。與硬舉一樣，半程硬舉是從完全靜止的狀態開

始拉起。這裡簡短回顧一下硬舉的力學結構可能會有些幫助，若有需要請參考第四章的內容。伸膝肌群將重量從地面向上移動；同時腿後肌和臀肌維持背角不變。接著臀部伸展；豎脊肌維持脊柱在伸展狀態時的穩定，這樣來自膝和髖關節的力量就可以有效率地傳遞到槓鈴上。斜方肌和菱形肌將這股力量傳遞到懸掛手臂的肩胛骨，同時闊背肌用力將手臂向後拉，所以槓鈴可以從地面到膝蓋頂端再下降的整個過程中，重心都維持在腳掌心正上方。

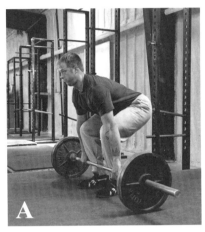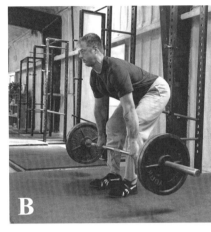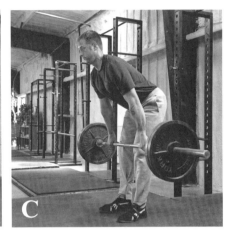

圖 7-1　半程硬舉的A）底部 B）中段 C）頂部姿勢。

採用和一般硬舉相同的站距和雙手正握的握法。挺胸然後完全打直背部使之進入伸展狀態，使用在第四章討論過的一般硬舉的標準準備動作。在硬舉過程中，當槓鈴開始離開地面時背角會越來越垂直。半程硬舉的不同之處在於——在槓鈴向上移動至膝上的完整動作範圍，你要主動嘗試保持背角不變，如此一來可以加強背部在全程硬舉中段的訓練。試著將你的肩膀保持在槓鈴的前方直到槓越過髖骨。背角可能會在槓鈴到達髖骨前產生改變，但是你的工作是盡可能保持槓鈴上方背部的姿勢，將工作量盡可能地交給豎脊肌和闊背肌。這額外的背部訓練是這個訓練的目的之一。這個項目的神奇之處，是當闊背肌盡力讓重量維持在腳掌心上方時，其實得到了大量的訓練。

沿著小腿將槓鈴拉起，直到槓鈴超過髖骨，然後將槓鈴放下。不用去擔心是不是有緩慢地放下槓鈴，因為半程硬舉的訓練主要是針對向心收縮。記住：每次的重複都是從完全靜止的狀態開始。比爾·斯塔爾會告訴你要在動作頂部停一秒鐘再將槓鈴放下，這樣做能夠大幅增加背部肌肉和闊背肌的訓練量。在操作時想著這幾點是很有用的：1）雙腳用力踩地 2）在槓鈴上升時把它往後拉，使它與小腿接觸 3）在你可以做到的範圍內盡可能保持肩膀在槓鈴前方。呼吸方法與硬舉時相同；在拉起重量前深呼吸一大口氣，然後屏住呼吸直到你將槓鈴放下。從135磅開始，以合理的增幅增加到訓練組的重量。

你不會在練硬舉的同一天也練半程硬舉，但是在進行完蹲舉和推舉或是課程中的其他動作後，你的身體應該是暖和的。半程硬舉應該以一般硬舉熱身的相同方式熱身。高次數的訓練方法對半程硬舉似乎比較有效，但是因為它們動作幅度較小的關係，八次反覆的訓練組所使用的重量可以大於一般硬舉五下反覆組的重量，而且可能可以達到單次最大重量85%所使用的重量，而在使用這個重量訓練時，一組的訓練就很足夠了。

呼吸是進行這項訓練時最大的問題，因為屈體的姿勢，訓練者需要在底部呼吸。當你呼吸困難的時候，多次反覆的訓練組的最後幾次反覆就變得不好玩了，而且你也不太可能在起始動作的時候就屏住一大口氣。如前面所提及的，握法採用雙手正握，或是上膊的握法。在比賽時為了舉起最大重量硬舉，而採用一隻手掌後旋的握法是無法避免的，但是以一側肩關節內旋，而另一側肩關節外旋的狀態去完成多次數的訓練組會造成肩膀受力不均，有些人不能承受這種狀態。半程硬舉很適合用來訓練握力，因為你不會用你單次最大重量來訓練，而且雙手正握比正反握困難，所以也可以把半程硬舉當作一項握力訓練。如果你變得更強壯，而你的握力無法應付你所使用的重量時，可以使用助握帶或勾握。如果你的握力已經夠強，也就是使用正反握進行比賽或 1RM 測試時，你通常沒有握槓的問題，那麼使用拉力帶就不是問題。

　　記得注意槓鈴在上升時要保持靠在小腿前側──這是闊背肌要負責的。在動作底部的時候，可以把半程硬舉想成是「用雙腳把槓鈴推離地面」，而槓鈴越過膝蓋到達頂部的部分就像是划船的動作，當然，前提是手肘不彎曲。

架上拉

　　架上拉是此動作的另一部分（圖 7-2）。它們要在蹲舉架內進行，將保護槓調整到膝蓋下方的高度上。保護槓在膝蓋下方多遠，決定了架上拉與半程硬舉兩者相互重疊的程度。剛剛好低於髖骨的位置可能不太夠，然而位置低至小腿中段又破壞了把整個硬舉動作分為兩個動作的目的。低於膝關節線 3、4 英寸的高度是比較合適的，剛剛好在脛骨粗隆下方。半程硬舉重點是訓練硬舉一開始將槓鈴拉離地面的發力動作，大幅依靠了股四頭肌來發力，並用腿後肌來固定背角。而架上拉則應該盡量減少股四頭肌的發力，它的重點要放在髖關節的伸展──訓練腿後肌和臀肌，總而言之，在進行過程中背部保持平直。由於髖關節伸展是這項訓練的主要重點，架上拉當然也是由完全靜止的狀態開始進行。

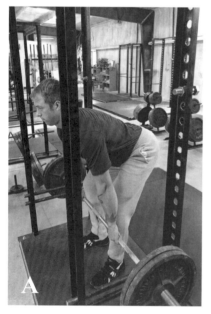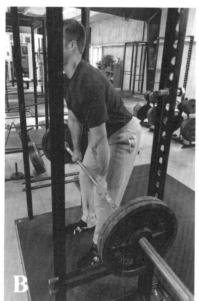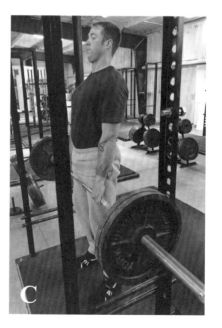

圖 7-2　Ａ）架上拉的開始 Ｂ）中段 Ｃ）結束動作。

你的站姿會保持和硬舉的站距一樣，但比起由地面拉起槓鈴的姿勢，架上拉時脛骨的位置會較接近垂直。槓鈴應該要在剛拉離地面的高度——槓鈴在腳掌心的正上方，並且與小腿前側接觸，剛好在膝蓋下方的位置。你的肩膀應該會在槓鈴前方，而且在槓鈴移動到你的大腿之前，將肩膀保持在這個位置是很重要的。關於這個方面，半程硬舉和架上拉都與硬舉不同，硬舉在槓鈴從地面拉起時允許背角發生自然改變。在腰椎和胸椎伸展時，背部一定要用力鎖緊——挺胸，下背呈弧形，但不是過度伸展——這是人體解剖學中正常的伸展狀態，這個動作在蹲舉和硬舉及所有拉的槓鈴動作部分敘述過。當槓鈴位置高於脛骨時，會比較容易做出這樣的姿勢，因為腿後肌這時候對處於完全打直狀態的骨盆和腰椎施加的拉力較小。與半程硬舉相同，架上拉也是採用雙手正握的握法，通常在大重量的時候會使用拉力帶。

從起始姿勢開始，沿著大腿將槓鈴向上拉，保持槓鈴與皮膚接觸，肩膀維持在槓鈴前方，挺胸，膝蓋沒有前移，維持在正確的位置。當槓鈴到達夠高的位置，即大腿的部分，你無法再將肩膀保持在槓鈴前方，這時候就有力地伸展髖關節——「送髖向前」是這個動作不錯的提示。架上拉的結束動作與硬舉的結束動作相同，肩膀向後、挺胸、膝蓋和髖關節伸直，然後雙眼注視前方 12-15 英尺處的地面。誇張的聳肩動作不必要也沒有幫助；髖關節向前推進入伸展狀態，胸部挺直，這就是完成動作所需要的了。呼吸也和硬舉的呼吸方法一樣，每一下開始前吸一大口氣然後屏住呼吸。使用五下反覆組來做架上拉是比較合適的。因為比較短的動作範圍，架上拉可以使用相當大的重量來訓練，用接近單次最大的重量來做一組五下的架上拉是很常見的。再說一次，做架上拉前需要和硬舉相同的漸進方式來熱身。

這個動作從名稱看起來很簡單，但是非常容易做錯。大部分的人在槓鈴超過膝蓋後就讓膝蓋往前移，使得背角更接近垂直，然後把槓鈴沿著大腿拖上去——用大腿來承受部分重量——而不是保持槓鈴的垂直路徑。這種膝蓋的移動在健力比賽中是違規的，因為槓鈴會稍微下降，而這被稱為「拖槓（hitch）」。你的身體會想要這麼做的原因和上膊中的二次拉的原理相同：若你再次彎曲你的膝關節的話，你有第二次機會用股四頭肌來伸直它們。但與上膊不同的是，架上拉是特別用來強化腿後肌的，而腿後肌必需做到在背部保持平直狀態下拉動髖關節使其伸展。將肩膀維持在槓鈴前方、保持膝蓋向後、槓鈴貼緊大腿，然後在槓鈴移動到大腿的時候才伸展髖關節，這些是很重要的。

槓鈴聳肩

槓鈴聳肩是一種從膝蓋上方，在硬舉頂部大約髖關節開始伸展的點開始的架上拉。槓鈴聳肩可以用非常大的重量來訓練，可以超過硬舉最大重量 100 磅的重量或甚至更多，因為它的動作範圍非常短，加上有很好的槓桿效率。事實上，為了達到效果，**槓鈴聳肩一定要使用很大的重量**。但它是一個高階的動作，而且不是每個人都需要做。槓鈴聳肩使用的重量如此大，一個在骨骼、關節和動作控制方面都尚未適應大重量的初學者，即使做得正確也可能很快就受傷。我身邊就有一位沒有耐心的朋友，因為時機未成熟就進行槓鈴聳肩而折斷了他第 6 頸椎上的棘突。槓鈴聳肩（圖 7-3）最好留給已經訓練多年的競賽型訓練者，而對於不是健力或舉重選手的其他運動員，根本沒有訓練的必要。槓鈴聳肩收錄在這裡是基於訓練的完整性，免得有些人認為這個項目不存在。

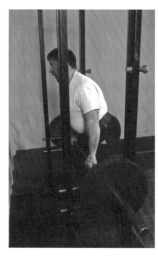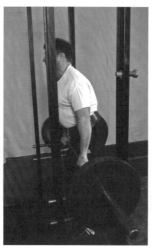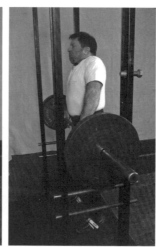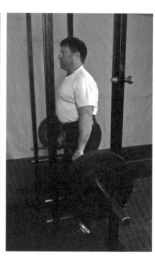

圖 7-3　槓鈴聳肩

　　如果你確定已經準備好了，將保護槓的高度調到大腿中間的位置，然後在蹲舉架內將重量加到 135 磅。聳肩的動作與上膊頂端的動作類似，對於聳肩最好的熱身方式是將 135 磅的重量從較高的位置以懸垂上膊的方式移動至肩膀架槓位置。這樣的熱身替之後較重的訓練組建立了正確的動作模式，並且讓初學者被淘汰掉：如果你無法輕鬆地從架上的靜止狀態上膊 135 磅，就根本不該做大重量的槓鈴聳肩。在做完幾個 135 磅的五次反覆組後，加一個大槓片，然後再試著上膊這個重量五下。如果可以做到，很好；如果做不到，至少已經用這個重量做到槓鈴聳肩。這個動作的力學應該要和上膊的第二拉動作相同，較大的重量會限制你將槓鈴上膊至肩上的能力，但動作的其他部分是沒有影響的。當重量往上加，槓鈴移動的距離會越來越短，直到最後的熱身組以及訓練組，手肘關節已經不能彎曲，只有髖、膝和肩部在移動。

　　這樣大重量的訓練目的是能使斜方肌完成由髖關節和腿部啟動的動作。這個動作的關鍵是要使斜方肌在動作頂部猛烈地出力。槓鈴會從保護槓上緩慢地開始移動，然後你需要抬頭挺胸，下背鎖得非常緊，手肘伸直；接著你爆發地向後聳肩，好像你要讓你的斜方肌頂部碰到你的腦袋後方一樣。這不代表你的頭要向後移動——它的意思是指斜方肌要**向後和向上移動**，並非向前朝耳朵移動。不要試圖停留在頂部，每做一次，都要以硬舉的姿勢結束，然後降低至回到保護槓的位置。不要讓槓鈴直接從聳肩的位置落下至保護槓的高度，這樣會很容易造成背部或髖關節的傷害，也會把槓鈴敲彎到很糟糕的地步。

　　每次反覆的起點和終點都應該在保護槓上，這是區分出一個正確的槓鈴聳肩，和每一次動作都從懸掛姿勢開始並且缺少爆發的錯誤動作的依據。在保護槓上啟動、使用髖關節和腿發力將它往上送，讓它進入斜方肌聳肩的動作，這種方式使我們可以用很大的重量來進行這項訓練，而且使它成為有效的訓練項目。

　　大重量的聳肩使斜方肌成長，這是毫無疑問的。當重量較輕時，像是硬舉的單次最大重量來做槓鈴聳肩，它對上膊會有幫助；而使用較大的重量時，聳肩訓練讓斜方肌為硬舉頂端動作做準備，同時也能讓大腦為極大重量的感受做準備。較重的訓練組通常都會需要使用拉力帶來完成，因為**一定要**在頂端有爆發性的上提。在熱身組後再進行一組的訓練就很足夠了；多組訓練會給身體帶來過

大的壓力，因為要支撐如此大的負重，會給身體骨骼帶來極大負荷——即使每一次反覆次數所需要的時間非常短。同樣的，槓鈴聳肩再訓練課程應該要保守安排，或許可以安排每兩週一次。

框式蹲舉架的注意事項。架上拉和槓鈴聳肩很明顯最適合使用框式蹲舉架進行，而蹲舉架的設計對這個訓練課程中的所有其他訓練都是很重要的。一個好的蹲舉架應該不會太貴，而且一些設計最簡單的實際上是最好的選擇。蹲舉架應該要附有一個底板——它不應該僅僅是放在地上，它應該要被固定在地面上。蹲舉架內應有一塊與架身連接的厚重膠合板，它確保你的自身體重**與**負重的槓鈴能讓蹲舉架更穩定，所以在你將槓鈴放回保護槓時，蹲舉架並不會晃動。蹲舉架的深度決定了訓練者在立柱間的位置（前側、後側立柱間的距離）。

深度較淺的架子使用起來很痛苦，而且如果尺寸有錯誤，架子有可能很難使用。蹲舉架的深度應該要夠，讓訓練者能夠在架內蹲舉。無論你多小心，訓練間身體多多少少會移動，而若立柱靠得太近，導致你稍微挪動就不停撞到立柱，那麼訓練的品質就會降低。如果蹲舉架過深的話，那保護槓會有太多「反彈」，因為前後立柱間的距離越遠就需要越長的保護槓，但同時也會產生更多的彈性。槓鈴在保護槓上到處反彈也會干擾訓練。圖 7-3 中的蹲舉架深度為 22 英寸。

如果蹲舉架不夠寬，加裝槓片就會是一個問題。一個過窄的蹲舉架會發生槓鈴負重不平均的狀況——在加重時都會如此——導致槓鈴傾斜。這一點加上當你蹲舉收槓時，窄的蹲舉架可能會讓你的手有很多負擔，蹲舉架立柱間的距離若為 48-49 英寸是比較理想的。立柱上插孔間的距離應為 3 英寸，或是更近。這樣的間隔足夠讓訓練者精準地調整高度，這對所有會在架中進行的訓練都很有幫助，在架外的蹲舉或推舉也是。（若想了解更多關於蹲舉架的介紹以及自己製作蹲舉架的設計，請參考訓練課程章節的設備部分。）

局部蹲舉和推舉

同樣的原則——使用主項訓練的變化動作，或將動作範圍的一部分作為輔助動作，我們都以「局部」作為總稱——適用於蹲舉和推舉上。然而，蹲舉和推舉因為動作的本質關係，對部分訓練產生的反應也不同。硬舉是由地面開始，不靠牽張反射，因此它與蹲舉的差別不僅僅是槓鈴位置的不同。在蹲舉的最低點，髖與膝的角度就已經比硬舉起始時的角度還小，而這個較大的動作範圍是兩者間非常重要的差異，因為這個增加的動作範圍正是力學上最不利的部分。腿後肌、臀肌和內收肌在底部反彈時產生的牽張反射，是唯一能夠減緩這個困難姿勢的方法。完全靜止狀態開始的蹲舉，去掉了牽張反射的幫忙，是相當有用的訓練，而這些訓練可以從幾種姿勢開始：深度略低於大腿平行於地面的位置、深度低於大腿平行於地面的位置和深度略高於大腿平行於地面的位置。這樣的停頓讓往上移動變得非常非常難；做五次低於平行位置的停頓箱上蹲舉所使用的重量，或許只能使用你單次最大重量的 50%-60%。如果你以靜止姿勢開始強化這幾個蹲舉位置，你必需在底部以不借助反彈的情況下產生爆發力，而將來配合反彈時，會讓你的蹲舉更有力。

暫停蹲舉。有兩種方式可以訓練暫停蹲舉：在箱子上或是在蹲舉架內。箱上蹲舉是很有歷史的訓練方式，是經過好幾代的訓練者證明的有效方法。箱子被設置在舉重台上，在訓練者身後，雙腳位在正常站姿可以安全後退一步的位置。這裡可以使用真正的木質或金屬箱子，也可以使用跳箱或是堆疊起來的包膠槓片。箱子的高度需要可以調整，而箱子也不能夠滑動。站距基本上和蹲舉的站距相同，可能可比蹲舉站距再寬一點，讓內收肌伸展更多，讓它們從靜止姿勢時能夠產生更多力量。

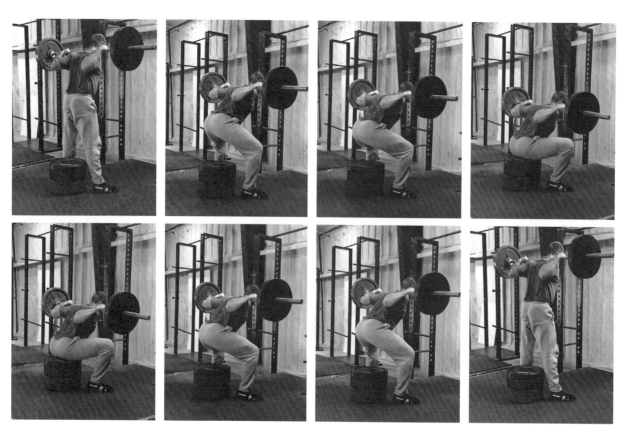

圖 7-4 使用包膠槓片進行箱上蹲舉。使用你現有的器材,只要它堅固就可以。

　　起槓然後小心地退後到你臀部在動作底部時能與箱子緊密接觸的位置,這段距離可能會因為箱子的不同而有所不同,但大致上你的腳後跟會與箱子的前緣平行;若你使用堆疊起來的包膠槓片,因為它的圓弧形狀,你的腳後跟可以在槓片前緣之後一點的位置。這種蹲舉會較一般的蹲舉姿勢誇張一些,要專注在將髖關節往後、膝蓋向外,而且身體前傾保持在這種極端後坐姿勢所需的平衡。這樣在動作上的誇大手法是需要的,因為你將會完全靜止動作,在沒有任何反彈的情形下,從低於平行的暫停位置發力向上移動。為了在沒有反彈的狀態下讓髖關節做出誇張的發力,在動作底部時身體需要保持緊繃,而不同的站距其實也就反映了保持緊繃的需求。

　　當你接近箱子,放慢速度,這樣你的臀部才不會撞到箱子。這樣做的目的是小心地將重量移動到箱上,避免壓迫到你的背部。暫停一或兩秒,然後驅動髖用力地站直。不要在底部換氣。空氣提供了身體支撐,尤其是在箱上蹲舉的底部最需要空氣的支撐。這個訓練可以使用不同次數和組數來進行,依照你所需要的訓練效果而定。箱子的高度可以從低於平行線幾英寸到一、兩英寸的位置,與水平線同高,以及高於水平的位置。如前面所說,蹲得較低時,使用較輕的重量;箱子較高時則可以使用超出單次最大重量的極大負重來完成。(從這點就可以看出低於水平位置的蹲舉的重要性;較淺的蹲舉可以很容易地使用大很多的重量,因為它們的動作範圍不完全,是的,一、兩英寸的不同就可以有這麼大的差別。)

　　另一種叫做「搖動式箱上蹲舉」的版本(60 年代由加州的 Westside Barbell 發明的),訓練者碰觸到箱子時,上半身稍微向後,重量會短暫離開雙腳,然後在你驅動髖關節準備站直前再將重量回

到雙腳上。但記住這點：箱上蹲舉是一個高階的訓練方式，若缺乏經驗或是體能尚未準備好的訓練者，有很大的受傷可能。在箱子和槓鈴間的壓力非常大，而高中的教練**應該**要更加了解這點，不要濫用。如果你還沒有準備好，請不要做這項訓練，這是一個重要的聲明。

蹲舉架內進行的局部蹲舉。這是做局部蹲舉的另一種方式，在蹲舉架內用保護槓調整高度，當槓鈴蹲舉在底部碰觸到保護槓時，這就是你的動作範圍。有兩種方式可以做到這點，較簡易的方式是用保護槓設好理想的深度、將掛鉤設在蹲舉架裡面、出槓、然後蹲下到達保護槓處完全靜止，然後再往上。這樣的方式讓你能保持身體緊繃，並在沒有反彈發生的狀態在下降到底部的過程中儲存了一些彈力，保留了先離心收縮再向心收縮的過程。比較困難的方式是在理想的底部位置加重量，然後由保護槓上這個真正靜止的狀態扛起槓鈴站起來。這個方法真正的挑戰是在深度較低的時候，就算使用很輕的重量也很困難。與箱上蹲舉一樣，當深度高於水平位置時比較簡單，這樣的高度股四頭肌會大量參與，而後側肌肉參與得非常少，這除了造成膝蓋痠痛之外沒有太多好處。

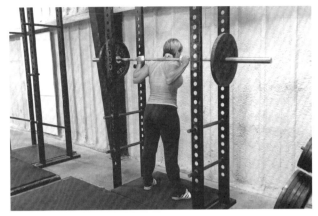

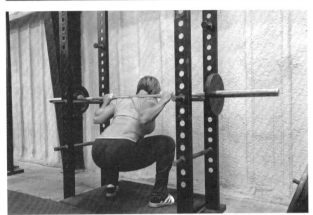

圖 7-5　在蹲舉架內蹲舉的兩種方式。**上圖**，由頂部開始的這個方式，即使沒有牽張反射的過程，離心收縮仍能幫助向心階段，而這種方法可以使用較大的重量訓練。**下圖**，從底部開始，槓鈴架在保護槓上，這種方式需要在最困難的靜止的姿勢開始向心收縮，它大大的增加了動作的難度，並降低了訓練所能使用的重量。

在保護槓上反彈的力量會代替原本應由腿後肌和內收肌產生的反彈，這樣一來就失去了在架中進行這項訓練的目的了。槓鈴應該要下降到保護槓的高度並且完全停止，然後再全力往上。這樣的完全靜止創造出和箱上蹲舉一樣的效果，讓訓練者能夠鍛鍊在底部的起始爆發力，並且沒有任何壓迫脊柱的風險。如果你是從頂端姿勢開始往下蹲，要在底部維持身體緊繃很容易；若你是從底部蜷成一團的姿勢開始，那麼就很難進入該有的有效蹲舉姿勢。兩種方式都各有優缺點，但是當你準備好能夠做部分蹲舉的訓練時，就會知道哪一種對你來說比較有幫助。只要記得：**這種蹲舉不是給初學者做的。**

請記住，這些局部蹲舉的選項中並不包含半蹲，也就是只蹲到與硬舉預備姿勢大致相同的髖和膝角度的蹲姿。半蹲舉開始與結束的位置都是被規定出來的，在人體解剖學中，沒有任何理由要去做這個訓練。全蹲是有效的，因為腿後肌和內收肌在動作底部達到完全伸展，但半蹲舉並沒有產生任何好處。有效的蹲舉輔助訓練動作都非常接近蹲舉的完全動作範圍。從底部往上移動到中段，然後再蹲下的訓練是有幫助的，因為所有由底部暫停開始的變化都沒有移除了反彈效果的幫助。（如

果你蹲舉底部姿勢很強的話，那麼上半部分對你來說一定很簡單，因為那是力學上來說比較容易的部分；相反的，訓練上半部分的動作並不會加強在底部的力量。）但是與硬舉分成兩部分來訓練的方法不同，將蹲舉分成上下段分別訓練的做法不會很有效。上半部不需要特別訓練，半蹲舉會傷害膝蓋，而蹲舉底端的部分是最困難的。反之，因為硬舉中沒有相對簡單的部分，所以可以上下兩段動作分開訓練。

局部推舉和臥推

推舉和硬舉一樣，由完全靜止的狀態開始，至少對於每一組的第一下或是進行單次最大重量時是這樣的。從不同高度的保護槓進行的部分推舉是很有效的輔助訓練。完全靜止開始的爆發訓練可以在架內任何允許的位置進行——從視線高度到推至完全打直的位置，從鎖緊手肘到過頭支撐的姿勢。臥推可以採用與蹲舉相同的方式在蹲舉架內訓練，從完全靜止狀態開始的輔助訓練在回到正常臥推時可與反彈效應相輔相成。

對於推舉來說，將保護槓設在想要的高度，可以是下巴附近的高度（剛好高於肩膀），或甚至可以高到略低於完全打直的位置。使用一般推舉時的標準握法是將槓鈴從保護槓上推起，將槓鈴維持靠近臉部，挺胸並維持手肘的姿勢。在槓離開保護槓前，身體靠近槓鈴並繃緊，在將槓鈴舉起前確定手肘和肩膀都處於緊繃狀態。**請確保你在槓鈴下的軀幹保持正確的姿勢。**保護槓設的位置越高，能使用的重量就越大。重量越大，在頂端越難穩定，就越難防止過度後傾，肩膀和腹肌也會感受到更大的壓力。在這樣的時機使用腰帶是一個很好的主意。

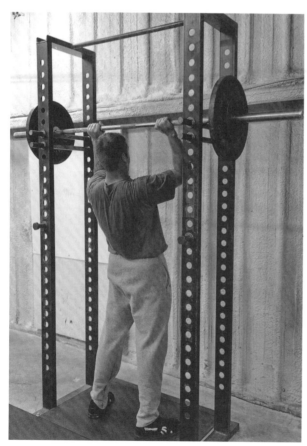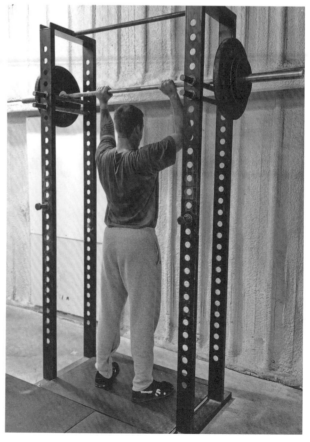

圖 7-6 在蹲舉架中以不同動作範圍開始的推舉。

當你所使用的重量超過你標準推舉能做的重量時，你需要去克制自己想做很多組數的想法，尤其當你是第一次嘗試動作的時候。把保護槓調整到推舉動作中間的位置——這也是大多數人卡住的點，大約是額頭頂端，是開始使用肱三頭肌代替三角肌發力的過渡階段。在這個部分增加訓練很合適。遵照基本原則，任何針對主項動作停滯點的部分訓練都是很有幫助的，而這也是絕大多數的局部訓練設計的原因。次數可以根據組數的不同在 3-10 次反覆之間，但是不要盲目地增加訓練量。靜止姿勢開始的多組訓練會給肩膀很大的壓力，所以就先選一個重量，完成你想要的組數，如果你覺得重量不對，那就在下次訓練重新調整重量。

臥推可以使用同樣的方式訓練，將保護槓設在想要的胸上高度。小心地躺在臥推凳正確的位置上，將頭部靠在臥推凳上，胸和手肘的位置要與你在臥推時將槓鈴推到這個高度時相同。和推舉一樣，在推動槓鈴前，確定手肘和肩膀已經繃緊；這對於進行正確的力學操作很重要。

預防對肱骨肌腱產生過大的衝擊。五次反覆的訓練組很適合推舉和臥推的訓練，但再次強調，大重量時一組訓練組就很足夠。這些局部動作會對身體造成很大的壓力，如果你做了太多大重量的局部訓練，可能會造成肌腱炎。與膝蓋和髖關節相比，肩膀較容易受傷且容易過度訓練。靜止姿勢訓練加上大重量的訓練太過頻繁，或是訓練量過大的話，可能導致肌肉連接處嚴重發炎。但如果你沒有因為動作範圍較短就使用太大重量訓練的話，局部臥推可以讓你的臥推變得非常強。

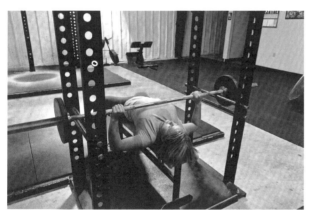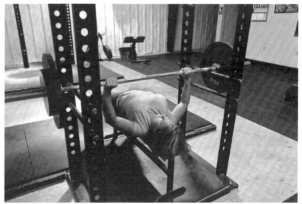

圖 7-7 架上臥推使我們可以在胸上的不同位置使用較大的重量來訓練。訓練者必需注意過度使用這種訓練對身體造成的壓力。

你也可以從頂部完全打直的位置開始訓練，把架內掛鉤設在這個高度，起槓然後將槓鈴下降到插銷的高度，暫停，然後再發力向上推，就像架上蹲舉那樣。與蹲舉的情況一樣，在插銷上反彈就違背了這個訓練的目的；這個訓練的價值就是在靜止狀態開始，訓練停滯點的力量。你必需控制停頓過程，防止槓鈴在插銷上移動。這個版本的臥推比較不常用，但還是可以使用。比較常見的是**木板臥推**，是使用不同厚度的木板直接放在胸上，製造出部分臥推的動作範圍。自臥推衣（能協助將槓鈴推離胸部）在比賽中很常見之後，就發展出這項訓練來強化動作頂端的力量。木板臥推不需要使用框式蹲舉架，但是需要一個保護者來放置和移除木板。

注意，我們圖片中的推舉示範在框式蹲舉架中使用了雙保護槓。在這種保護槓有可能因任何因素而移動，進而傷到自己的訓練項目中，這是很重要的安全措施。在你使用相對較輕，如部分推舉

或臥推所使用的重量時，試圖在蹲舉架內將槓鈴在保護槓上往前方拉動時，保護槓是真的有可能滑落的。第二對的保護槓設在訓練組所需要的保護槓下一格的位置，可以預防嚴重的傷害，對於任何在蹲舉架內進行的局部訓練來說都是很好的保護方式。

這些年來，很多不同的版本被發展出來，而成效也不盡相同。重點是姿勢要正確、了解訓練的功效，然後謹慎選擇重量。

所以對於所有的基礎訓練——無論是有使用牽張反射或是從完全靜止開始的訓練——從靜止狀態啟動的局部動作訓練都是很有效的。對硬舉和推舉來說，靜態啟動的訓練動作藉由從完整動作幅度中選擇不同的起點來作訓練，以模仿完整動作的力學機制。對蹲舉和連續碰胸即推的臥推來說，它們使你在沒有牽張反射的幫助時產生向上的力量。不管怎樣，它們都很有幫助。

但是局部動作不能夠取代原始動作。全動作範圍還是主要的訓練項目，而部分訓練的作用是輔助。如果它們能夠取代原始動作，它們早就是主要訓練動作了。完整動作，從定義上來說它們涉及了局部動作沒有的一些肌肉和神經肌肉活動的細節。因此，從提升運動表現的角度上來看，局部動作還是比不上完整動作。即使是完整的硬舉也是比變化動作還要有用的訓練。完整硬舉的動作和技術都需要練習，只有有經驗的人才需要以半程硬舉或是架上拉來代替動作範圍更大、更難的完整硬舉。所有可以讓訓練者使用更大重量或較困難姿勢的局部動作，重點都在於對特定位置施加比原始動作更大的壓力。只有了解使用方法，並且理解原理的訓練老手，用謹慎的態度且在正確的情況下，才能使用這些動作。

蹲舉變化動作

這裡我們需要討論幾種基本槓鈴蹲舉的變化動作。前蹲舉、高槓蹲舉或是奧林匹克奧林匹克式蹲舉，都是常被使用的輔助訓練。它們不是一般蹲舉的局部動作，它們是主要動作的變化動作，而且如果需要，它們可以用來取代主要動作。有很多不同的看法意見，為了完全披露各種觀點，以下將開始介紹。

奧林匹克式蹲舉

比起本書中所討論的低槓蹲舉，奧林匹克式蹲舉受到更多教練的喜愛。這可能是因為奧林匹克式蹲舉不需要教練教：訓練者會自己選擇將槓鈴放在斜方肌頂部的高槓位置，而到動作底部時，膝蓋前伸的姿勢不需要刻意動員後鏈肌群就能夠發生。如果你跟一個小朋友說「自己去蹲舉架那邊做幾個蹲舉，我要在這裡忙著教更有技術性，而且**可能有更多報酬的抓舉和挺舉動作**」——也就是說，如果你沒有教他如何蹲舉，他就會做出高槓蹲舉。對於要教授很多訓練者的教練來說，他可能傾向於讓他們使用高槓位，這樣就可以省去很多槓鈴位置的問題。

對於肩關節柔軟度不足的人，高槓位比較容易，而很多慢性肩部問題的年長訓練者則別無選擇，因為很顯然的，這比完全不能蹲舉來得好。肩關節活動度的問題有時候能夠改善，但對於年長的訓練者來說有時候完全不會改善，尤其是因為關節囊骨化的原因導致時。我們已經討論過偏向選擇低槓位置的原因，所以這邊會把高槓位置視為一個蹲舉的變化動作，並會提出使用這個變化動作的好理由。

　　高槓位姿勢要求訓練者更專注地保持挺胸，這要依靠上背部的力量。背部角度能越接近垂直，就越能不因為較長的背部而受到影響。要在蹲舉時維持平衡就需要這種較直立的姿勢，因為不管是哪一種蹲舉，只有槓鈴在腳板中央正上方時才能平衡。但只要背部越直立、膝關節角度越小，腿後肌在這個動作的參與就越少，因為髖關節已經伸展，膝關節也更彎曲。**膝蓋向前越多，髖關節的參與就越少**。這些姿勢需求和槓桿作用的劣勢，使得在訓練奧林匹克式蹲舉時需要使用比低槓蹲舉更輕的重量。如果你決定高槓位蹲舉比較有效的話，可以將它當作你的標準蹲舉訓練，然後專注在挺胸的姿勢。髖關節發力會大大減少，所以髖關節發力在這邊就不適合作為提示了。

前蹲

　　前蹲是一個完全不同的訓練（圖7-8），因為幾個非常重要的原因。它與蹲舉有很大的差別，所以還在學習蹲舉的初學者不應該練習這個動作。前蹲使用的動作模式與背蹲不同，在思考如何前蹲時，髖關節並不是重點，膝關節和胸部才是前蹲的關鍵。

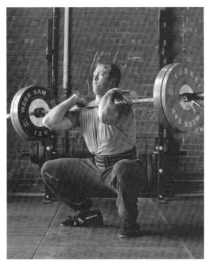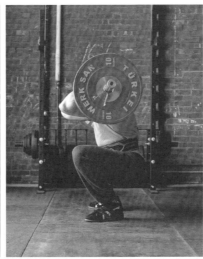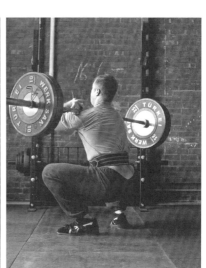

圖7-8　三個不同角度的前蹲。注意很挺直的背和槓鈴的位置在腳掌心正上方。

　　這兩個動作的差異完全是因為槓鈴位置不同而形成的（圖7-9）。任何平衡狀態的蹲舉都會保持槓鈴在腳掌心的正上方位置，不論是在頂端的休息姿勢或是當移動到底端時。因此低槓蹲舉時背部的角度會在30到50之間——確切角度取決於訓練者的身體比例。但是在前蹲舉時，因為槓處於前三角肌上，手肘上抬、雙手將槓鈴固定在正確位置上，所以背部的角度必需要接近垂直，才能夠將槓鈴維持在腳掌心正上方位置，同時防止槓鈴從肩膀滑落。當重量太重無法蹲起，或是因為重量太重背部無法保持挺直，讓槓鈴無法處於正確位置，前蹲舉就會失敗。不論是哪種情況，槓鈴都會往前滑落。

　　因為背需要維持在幾乎垂直的狀態，膝和髖就需要提供協助：在前蹲最開始的階段，膝關節向前（並且向外）移動，髖關節保持在槓鈴正下方。這樣的組合讓脛骨處於比蹲舉時更傾向水平的姿勢，而這種姿勢顯著地影響了膝關節和腳踝，髖關節和下背也是。

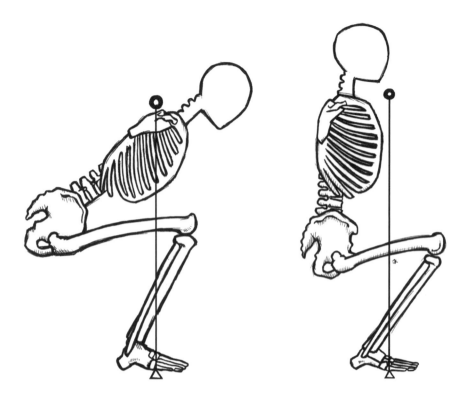

圖 7-9　兩種蹲舉的槓鈴位置，與由此產生的背部、膝關節和髖關節的角度之間的關係。

　　槓鈴的位置決定了從底部發力向上的最佳方式。低槓蹲舉使用了強而有力且刻意的髖關節發力。用意是驅動臀部直線向上地離開底部位置，如此可以更有效地使臀肌、腿後肌和內收肌收縮。這種髖關節發力是可行的，因為槓鈴的位置低到能讓訓練者的背部處於一個允許髖發力的角度。在背著槓鈴將臀部抬起時，需要維持胸部位置不變，並保持背角。

　　髖關節發力並不適用於前蹲舉。當背部處於較水平的角度時，髖關節呈現一個「平面」——臀部頂端、骶骨和下背最下方的部分——教練可以用手碰觸讓訓練者辨別出來。教練可以將手放在這個地方然後請訓練者「向上推」，這個觸覺提示能顯著提升動作肌群的收縮效率。前蹲時，髖關節直接處於槓鈴的正下方，或盡可能接近這個位置——這個姿勢中並沒有可以用來提示的那個「平面」。軀幹的柱狀結構包括胸部、肩膀和手肘，這些是可以被提示的表面。你可以觀察到，在任何大重量的前蹲，當然還有其他大重量蹲舉的變化動作中，一定會有某種程度的初始髖關節驅動，伸展髖關節而不產生任何背角的改變是不可能的事。但是若專注在胸部、肩膀和手肘——驅動它們往上，即使你將槓鈴放下的時候也是一樣——讓我們可以保持垂直的姿勢，而這是能完成大重量前蹲的關鍵。不論是姿勢或是想像中的動作，前蹲舉和背蹲舉在此處都形成強烈對比。它們的差異如此大，根本不應該被搞混，但是它們還是常常被搞混。因為這個原因，前蹲應該要在訓練者完全掌握蹲舉動作模式後再開始練習。

　　因為前蹲是如此不同的動作，你或許會期待它帶來與蹲舉不同的效果。對於背部、髖關節和腿來說是如此。與蹲舉較水平的背角相比，前蹲時垂直的背部狀態看似會替脊椎帶來比蹲舉還要大的壓力，但這種說法只有一部分正確。下背處於接近垂直狀態，但是上背部則有更大的負擔，因為重量在訓練者的前方，離背部更遠的位置。在背蹲舉中，不論是低槓位或是高槓位，槓鈴都是直接落

在支撐它的肌肉上。前蹲時槓鈴與背部間橫跨了胸部的厚度，對一個體型較大的男性來說可能是 12 英寸或更遠的距離。這個距離就形成了一個力臂，而這對保持胸椎伸展姿勢的肌群來說是一個挑戰，（訓練者在剛開始做這項訓練時，經常會感覺肩胛骨之間特別痠痛）。因為槓也處在髖關節前方，這裡也以髖關節為支點產生了一個力臂，即使它沒有像在蹲舉中那麼長，所能承受的重量也較小。所以當下背處於垂直狀態時，胸椎豎脊肌的負擔會很大。所以，前蹲舉真正發生的事情是，由下背部到上背部，壓力會漸漸轉移成力矩，所以事情並不是看起來那樣簡單。在前蹲時，只要上背部豎脊肌能維持姿勢，重量對於腰椎是比較沒有負擔的，因此很多人覺得前蹲舉時下背部比較輕鬆，但是這也代表前蹲舉對背部的訓練比背蹲舉少。

當你進行前蹲舉時，不要去煩惱你的背部，需要擔心的是你的膝關節。為了要幫助訓練者維持背部挺直，膝蓋需要向前移動，這樣髖才能夠維持在槓鈴正下方。這意味著，在底部時脛骨會呈現更接近水平的狀態，膝關節的角度更小，腳踝背屈，沿著脛骨產生的力矩比蹲舉大很多。對大多數人來說，這些因素表示在動作底部時小腿肌肉會碰觸腿後肌，有時候在阿基里斯腱和股四頭肌會產生動態的壓力。對某部分人來說，這種封閉的膝關節角度會對膝蓋後側軟骨產生很大的「推擠」，這可能會導致動作不穩定或是身體出現損傷，而這是在正確的低槓式背蹲舉絕對不會出現的情況。要在更大的動作幅度中伸展膝關節是更困難的，肌肉要對抗更多因為脛骨更加水平所產生的力矩，每個人都是如此。

因為前蹲舉在動作底部膝蓋向前非常多，腿後肌幾乎沒有參與到髖關節的伸展。前蹲舉的過程中，挺直的背部、骨盆位置和極小的脛骨角度讓腿後肌處於起點和止點非常接近的位置，所以肌腹被縮短了。若腿後肌已經收縮的話，它們就沒有辦法再收縮更多，因此沒有辦法提供力量給伸髖。腿後肌在前蹲舉裡的工作就是去維持背角垂直，但是會使它們處在一個收縮的位置而無法進一步收縮。

但是髖關節依然需要伸展，所以臀肌和內收肌最後就在沒有腿後肌的協助下負起全部的責任。

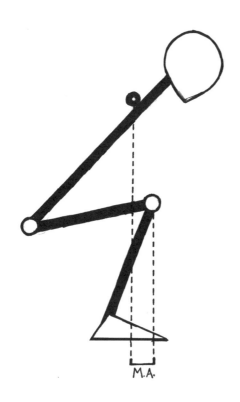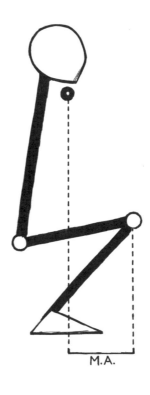

圖 7-10 因為前蹲舉時背部的姿勢，膝蓋位置必需如此，才能沿著脛骨產生力臂，這是在蹲舉中不明顯的現象。（M.A.=力臂）

膝蓋向前、背部垂直的姿勢使股四頭肌需要完成幾乎全部的工作，因為主要的工作是要打開膝關節角度。四條股四頭肌中，有三條肌肉只有跨過膝關節，所以進行任何伸展膝關節的動作時都會引起很大部分的股四頭肌參與。前幾次練習前蹲舉時會非常明顯感受到臀肌痠痛，因為臀肌在離心動作的過程中少了腿後肌的協助。

所以背蹲舉和前蹲舉的主要差異就是參與肌群的參與程度。膝蓋向前的姿勢增加了脛骨的力矩，讓伸膝動作的效率降低。同時，髖關節的參與是因為垂直的背部姿勢被削弱。最終的影響就是你沒有辦法用前蹲舉起你低槓式背蹲舉可以做的重量。而造成這個差異的主要原因是平衡狀態所需要的背角不同──因為在兩種情況中，槓鈴都需要在腳掌心正上方。

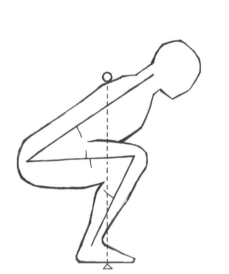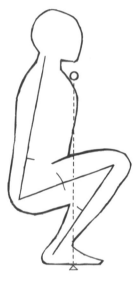

圖 7-11　蹲舉和前蹲舉的差異是決定於槓鈴的位置。它們所產生的角度和對生物力學的影響，決定了這兩個訓練的不同效果。

前蹲舉最好在框式蹲舉架內或是直立式蹲舉架內學習。槓鈴放置在和蹲舉一樣的高度，大概在胸骨中間。與蹲舉相比，前蹲舉的握槓方法尤其重要。握姿一定要讓你的手肘能夠抬高，所以在整個動作過程中你的肩膀可以在背部保持垂直時支撐重量。握距會依照每個人的活動度來決定，它也會隨著訓練者的活動度改變而有所改變，或許因為伸展增加了活動度，或因為受傷而失去了活動度。大致上來說，訓練者的活動度越低，所需的握距就越寬。前臂相對於肱骨較長的人會覺得使用正常的握距時，抬高手肘很困難。依照你的需要調整握距，這樣才能夠將手肘抬高來支撐槓鈴。如果你在進行伸展和充分的肩膀／手肘／手腕熱身之後，依然無法將槓鈴放在三角肌上，並且至少幾根手指頭在槓鈴下，那麼你可能就無法很有效地訓練前蹲舉了。

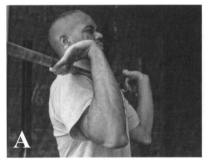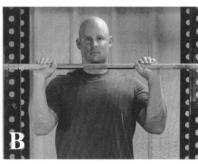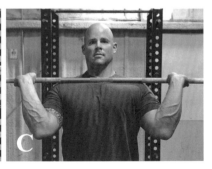

圖 7-12　前臂相對於上臂的長度差異影響了在前蹲舉和上膊時手肘的位置。左圖：前臂比例失調的極端例子。較長的前臂使手肘朝下，而這可以透過加寬握距的方式調整，如中間圖和右圖。

　　出槓之前將重量放在肩膀上、抬高手肘、繃緊肩膀、抬頭挺胸。重量會落在三角肌上，如果在出槓前你的手肘沒有在抬高的位置，它們之後也很難抬高了。你的胸部也需要挺起來，需要在一個可以讓肩膀更穩固的位置。從出槓開始到完成訓練的最後一下都要盡可能維持手肘抬高並挺胸這樣的姿勢，可以想像去碰觸一隻在胸骨上方的手，來當作這個動作的提示。

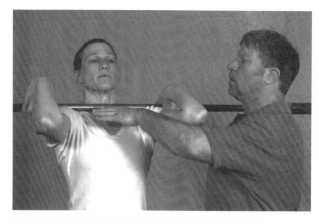

圖 7-13　挺胸的動作提示，手作為胸要去碰觸的目標。

　　出槓後向後走幾步（最好使用包膠槓片來訓練這個動作，這樣試舉失敗的時候只要讓槓鈴向前落下即可，不需要保護者。所以請確定你與蹲舉架間的距離足夠讓槓鈴落下而且不會砸到除了地面以外的東西），站姿基本上與蹲舉時相同，腳跟與肩膀同寬，腳尖朝外約 30 度。在設定好站姿後，手肘和胸部抬高，深吸一口氣，然後開始向下蹲。在下降的過程中，透過將膝關節向前和向外移動，維持挺胸並抬高手肘，甚至可以想著身體稍微向後傾斜，以這樣的方式來保持背部垂直的姿勢，小腿和腿後肌輕微的接觸會讓你清楚地知道已經到達前蹲舉的動作底部。

　　前蹲的底部不需要停頓，上升的過程是由胸部來驅動而非手肘。手肘維持抬高，然後胸部驅動，單靠抬高手肘不會對脊柱上部有影響——這就是為什麼要把「挺胸」當作提示語。隨著胸部驅動向上，髖關節會由其下方垂直向上移動，持續維持挺直的姿勢，讓槓鈴維持在三角肌上，這樣槓鈴才不會向前或向下滾動。手肘抬高的姿勢將槓鈴固定在手指和頸部之間，但是重量還是落在三角

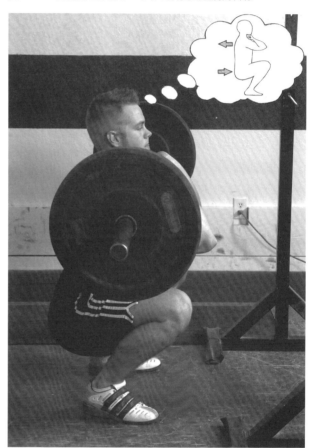

圖 7-14　軀幹挺直對前蹲舉來說是很重要的，這是視覺化的一個方式。

肌上而非在手指上。整個動作過程中背部都不能放鬆，不管是在動作底部或是在頂部。訓練者必需有意識地將脊柱夾緊，讓它保持在垂直的姿勢。這對前蹲來說是一個挑戰，因為槓鈴架在頸部前方的位置，導致作用於背部的力矩增加。

　　前蹲和一般蹲舉因為槓鈴位置和腿後肌參與程度的不同，訓練者需要分別使用不同的動作提示。一般蹲舉依賴髖關節發力，它的提示要下在骶骨，如前面所提過的。前蹲舉時的重點在胸部和手肘，

「大吸一口氣」對胸部姿勢很重要，它能強化豎脊肌上半部，這也是在前幾次訓練時會感到痠痛的部位。在下降時想著身體稍微向後傾，這樣的提示或許能讓你感受到這個正確位置，只要你的平衡感不受影響，大多數人都可以掌握這個概念而不會真的向後倒。

有些人的身體比例會使前蹲變得困難，一個較短軀幹和較長的腿對標準前蹲動作來說是一個不好的身體比例，這一點我們無法改變。在一些極端的例子，如果因為身體比例問題無法保持正確動作的話，避免做這項訓練比較好。（圖7-15）

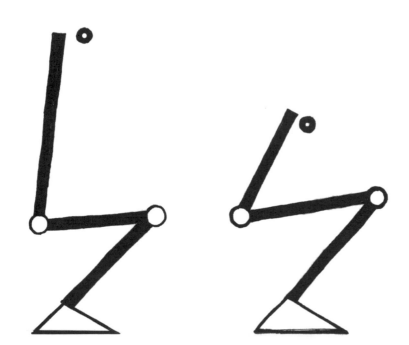

圖 7-15　身體比例會影響訓練者呈現有效前蹲舉姿勢的能力，所有的槓鈴訓練也都是如此。軀幹較短和腿長會使前蹲較困難。

前蹲通常會以三次反覆的訓練組來進行，因為它對動作不標準非常敏感，至於訓練量則應透過多組訓練來累積。

呼吸控制對於前蹲舉來說無比重要，槓鈴與背部之間增加的距離，使得上背需要抵抗更大的力矩，而訓練時就需要應付更多的旋轉力。胸腔內壓提供的支撐通常決定了訓練者在最後一次大重量前蹲中，能夠維持姿勢成功完成動作，或是失敗而讓槓鈴落下。屏住一大口氣能夠讓你整個上半身緊繃，保持挺胸、肩部及手肘抬高。在每蹲一下前都要在頂點重新吸飽一口氣，這或許只是加滿前一次的氣，但這樣一來你就可以將身體保持在緊繃的狀態。

如前面所提過的，前蹲失敗時槓鈴會從肩膀滑落。這是無法避免的，因為如果你有努力訓練，最終一定會經歷失敗，所以你或許需要在熱身組的時候練習一下失敗的動作，以替之後做準備。除非你已經很熟悉如何在槓鈴落下時躲開它——能夠與它保持足夠的距離，所以它在落下時不會傷到你——否則槓鈴可能會落在你的膝蓋或是大腿上。大多數人的自我保護意識都能保護自己避免這種慘痛的錯誤。但是至少練習幾次前蹲舉的失敗動作，這樣還是比較保險的。

槓鈴的位置是另一個前蹲的問題，若槓鈴架在過於接近肩膀上的位置時，就會過度強烈地擠壓

到喉嚨，這可能會導致訓練者暫時性的意識喪失。這是槓鈴的壓力閉塞了頸動脈所導致。若你在意識喪失前沒有做出任何反應而直接摔倒的話，這是很危險的（暫時性的意識喪失本身並不會造成傷害）。如果感覺你的感知開始發生變化——發生的時候你一定會知道的——你應該收槓或是安全地將槓鈴落在舉重台上，然後跪下來，這樣如果你意識逐漸喪失時跌落的距離才不會那麼長。無法控制的意識喪失可能會造成嚴重的頭部傷害，因為在跌落的過程中可能會撞到蹲舉架、槓鈴或是槓片。再說一次，暫時性的意識喪失本身是不會造成傷害的，而且可以透過將槓鈴稍微向前移開喉嚨來修正這個問題。一旦暈眩開始減弱，你就能繼續訓練，只要你修正一下位置就沒有問題。但是如果你刻意讓自己失去意識，會發現你在那次訓練時比較容易再次進入那樣的狀態，所以在修正槓鈴位置的時候要格外小心。

再提一件事，有一種被稱為**加州前蹲**的版本，訓練者的手臂在胸前交叉，右手在左肩上，左手在右肩上。這個版本相對於標準前蹲，它對上半身活動度的要求較低。但是槓鈴在肩膀上的安全性也較低。在重量很大的時候並不安全。而因為我們需要大重量來訓練，所以不採用這個版本的動作。

標準的前蹲動作是來自於上膊，這是在奧林匹克舉重中在前蹲之前的動作。抬起的手肘會將手及槓鈴**向後**推進放置槓鈴的位置。雙手交叉的姿勢完全依賴手肘的姿勢，而且完全喪失手可以提供的穩定性。若採用這種姿勢進行前蹲舉，就好比只是將雙手伸直保持在前方，然後讓槓鈴在三角上保持平衡。而且如果你因為失敗想要棄槓，雙手交叉的姿勢會讓整個過程很難控制。是否能將所有你前蹲舉的重量上膊到肩膀上，一直是存在的爭議，而加州前蹲又增加了這個議題的爭議性。

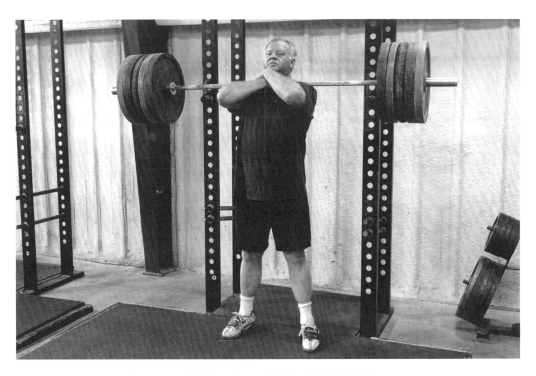

圖 7-16　加州前蹲。我們不建議採用這個版本的動作。

臥推變化動作

臥推是非常受歡迎的項目，所以它有很多變化動作也沒有什麼好驚訝的。可以控制槓鈴移動路徑的臥推機早已是多站式器材的特色，也有新發明的特殊槓鈴，讓重量可以低過胸部，讓手肘到不該去的位置，也還有健身機器讓訓練者可以單獨做一邊的訓練（功能和啞鈴一樣，只是比啞鈴貴得多），另外還有將三頭肌排除在外的夾胸肌。這些變化動作都對訓練技術沒有特別的幫助。臥推是一個很有價值的動作，它有能力承受很大的重量且能夠訓練動作控制。而那些健身器材卻將這些好處都拿掉了。臥推最有價值的變化動作保留了原動作的價值，只是強化了訓練原始動作可能需要額外加強的部分。變化動作分為兩種：不同的握距和臥推過程中肩膀角度的變化。

握距的變化動作

握距上的變化可以比標準臥推寬或窄。距離越窄，前臂在動作底部時就會越向中間傾斜，手肘也會因槓鈴碰觸到胸而較早停止下降，因此，雖然槓鈴的移動距離較長，但肩膀的動作範圍其實是比縮小的。肱骨向下移動時的角度越小，胸肌參與的就越少。手肘的角度越大，肱三頭肌參與的就越多（圖 7-17）。適中的握距——前臂在底部會呈現垂直——手肘的動作範圍最大。非常寬的寬握，槓鈴的路徑及手肘的活動範圍都較短，因為槓鈴在手肘下降到最大範圍前就觸碰到胸了。寬握時，肱三頭肌會在一個較小的角度伸展，而胸肌和三角肌就需要更大的工作量。所以，在手臂完全打直位置呈垂直時，槓鈴的路徑會最長，而當前臂在動作底部呈垂直時，手肘移動路徑最長，這就是為什麼寬握的臥推會被認為是胸部的訓練。動作範圍越短，能夠移動的重量就越大，而且沒有太多肱三頭肌參與，胸肌負責了絕大多數的工作。

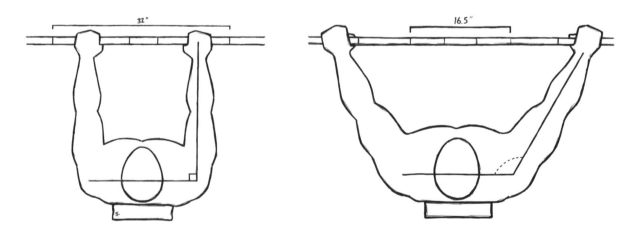

圖 7-17 窄臥推與寬臥推起始姿勢的比較。槓鈴的垂直移動距離，在雙臂完全打直位置為垂直於地面時最大。

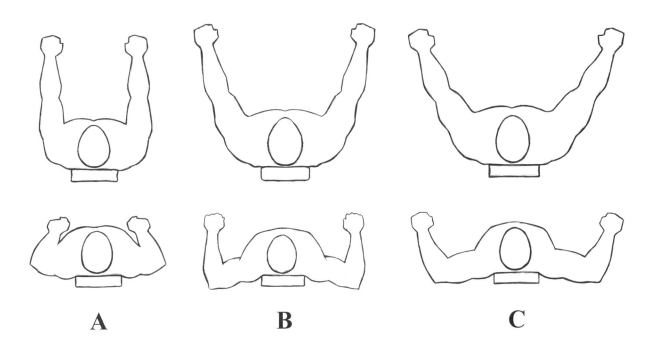

A　　　　　　　**B**　　　　　　　**C**

圖 7-18　由左至右，臥推的窄握，標準握以及寬握的最高點及最低點之比較。最低點的前臂呈垂直的握法，讓肩關節達到最深的動作幅度。任何其他的前臂角度都會讓槓鈴在動作幅度達到全程之前碰胸。

　　窄握的臥推並不只是一個肱三頭肌的訓練，雖然它被這樣認為。肱三頭肌打開了較大的肘關節角度，替肱三頭肌提供了更多的刺激。胸肌和前三角肌有一樣的作用——內收肱骨——但是在不同的動作範圍下，因為窄握時肱骨在完全打直狀態時較接近垂直，但是在底部時卻沒有那麼低。窄握使用的重量通常都比標準握距時輕，因為胸肌和三角肌在底部的參與減少，但也不會差太多。與寬握相比，窄握要舉起大重量比較困難，因為動作範圍和胸肌、三角肌的參與度；而寬握時的動作範圍較短，做功較少，所以可以使用更大的重量。寬握時省去了肱三頭肌的工作，依賴胸肌和三角肌。窄握的版本使用了很多的肱三頭肌，使用較少的胸肌和三角肌，所以它比較難。如果你的目的是舉起最大的重量，就像健力運動員需要做的，那就使用符合比賽規定的最寬握距。如果你的目的是對身體產生最大的肌肉壓力，那適中的握距是最有效的。如果你想要訓練更多的肱三頭肌，窄臥推會比較有幫助。

　　窄臥推的最佳效果來自你能夠忍受的最窄握距，這取決於你的手腕活動度。一支標準的健力槓鈴，它的滾花中間會有 16-17 英寸的空隙，所以滾花的邊緣就是很合適的位置。在臥推訓練完後，使用你臥推單次最大重量的 50%，將食指對齊滾花邊緣，調整好之後起槓。窄臥推和標準臥推的訓練方式一樣，一樣的呼吸、背部姿勢、雙腳及胸部姿勢。完成後收槓，休息一下，把握距往內移一根手指的距離，然後再做一組。依照這個方式，每五次反覆就往內移一根手指的寬度，直到你的手腕在動作底部開始感到不適。這時候你就再重新調整，增加一根手指的寬度。當重量往上加時，你可能需要握寬一些，因為在重量輕時沒有感覺的動作，重量大時可能就會不適。

　　窄臥推經常搭配高反覆次數訓練，但這只是傳統的做法，而且沒有理由一定要這麼做。因為它使用的重量較標準臥推輕，所以可以被安排在臥推訓練後，或是可以安排在其他輕重量訓練日。與傳統握距相比，這時候手腕位置較沒有保護，所以一定要把槓鈴握得很緊，這個動作常常有人在推

起槓鈴時手腕抽筋。窄臥推同樣也以會突然出現力竭的狀況聞名，在前一次動作完成後，在沒有任何徵兆下，下一次推起時就在半程卡住。一般來說，依賴較少肌肉或是較少肌肉群的訓練項目，比較容易在訓練過程中突然因為槓鈴路徑的問題而失敗。

角度的變化動作

改變肱骨接近胸部的角度是另一種有效變化臥推的方式，這是由臥推凳的角度來控制的。背部的角度決定了臥推時胸肌與三角肌參與的程度。從與水平面的關係可分為：下斜臥推，肩膀低於髖關節；上斜臥推，肩膀高於髖關節。

下斜臥推是比較沒有用的一項訓練，因為背角度在下斜的狀態時，縮短了槓鈴移動的距離，動作範圍減少，做功也跟著減少。下斜臥推減少了動作難度，所以訓練時可以使用的重量就變大了——而這也會讓訓練者對自己的能力產生自我膨脹。這就是自我安慰，就好像是 30 度的推蹬機或是在做半蹲一樣。下斜臥推會受歡迎是因為它對「下胸肌」的訓練效果，但其實做雙槓撐體會更有效果，而且同時還能有更多肌肉參與，練到更多平衡性、協調性以及更多神經系統的活動，我們之後會討論這個動作。下斜臥推是有危險性的，因為如果沒有將槓鈴與胸骨的接觸點控制好，那槓鈴就有可能撞到喉嚨。這問題如果再配上大重量和一個差勁的保護者，那就很有可能成為一次非常非常糟糕的「胸部」訓練。

然而上斜臥推是一個很有效的變化動作。如果你同時訓練臥推和推舉，那上斜臥推就沒有發揮的餘地了。因為臥推和推舉就已經訓練到所有肩和胸的部位。「上胸肌」在推舉中已經相當徹底地參與，而臥推也用到了胸肌的整個肌腹，所以沒有必要再去將這部分的胸肌拿來孤立訓練。但是很多人認為應該要專門替這種角度進行阻力訓練，因為很多運動項目都有手臂與軀幹角度大於 90 度的動作需求，而上斜臥推就能做到這點。但是在訓練時身體需要被支撐在這個角度上，而沒有運動項目中有這樣的情形發生（請參考第三章的討論）。

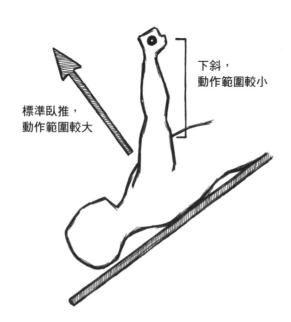

圖 7-19　標準臥推和下斜臥推的動作範圍比較。

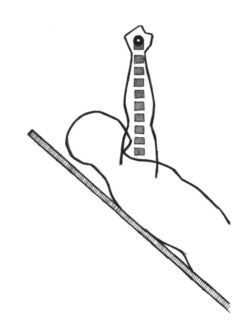

圖 7-20　槓鈴在上斜臥推時的位置，在鎖骨與胸骨交接處的正上方。在下降時槓鈴會非常靠近下巴。

「輔助項目」就是因為它們存在了一些限制，所以才這樣稱呼它們。如果它們很完美，那麼就會是主項目了，而且還會擁有它們專屬的章節。只要練法正確，上斜臥推在一些情況中是很有用的。但是它很容易讓人在訓練時作弊，而作弊的訓練就沒有意義了。最常見的就是訓練者將髖抬高並離開臥推凳，使他的軀幹更接近水平位置。如果你想要做的是水平的臥推，那麼練一般的臥推就好了。這就說明了為什麼就只要練臥推和推舉。在做上斜臥推時，人們常常讓自己對於重量的貪婪戰勝了誠實，他們會試圖去舉高於上斜臥推合適的重量，導致他們需要抬起臀部才能完成最後一下的訓練。上斜臥推是一項輔助訓練——不要使用過重而需要作弊來完成的重量，因為這樣就失去了這個訓練的意義，記得讓你的臀部保持在臥推凳上。

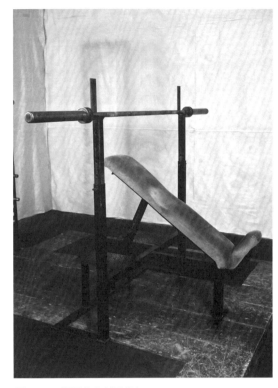

圖 7-21 好用的上斜臥推架。

大多數的上斜臥推架都是可以調整的，所以傾斜的程度可以依照需求調整。就和臥推凳一樣，它們也有支撐槓鈴的架子，而高度也是可以調整的，所以訓練時就可以調整到適合臥推凳角度起槓的高度（一些廠商有生產固定結構的上斜臥推架，角度和立柱都不能夠調整）。上斜臥推架也有設在架內的座椅，所以訓練者可以保持在安全的姿勢而不過度依賴雙腳。其實如果雙腳能參與更多會更好，因為這可以把部分動力鏈延伸至地面，雖然不是全部。你可能會有機會看到像這種很老舊的臥推架，在地面上有一塊與臥推凳垂直的踏板，但這在現今的業界已經不常見了。

當進行訓練時，應選擇與垂直方向夾角 30-45 度的背角。過於平坦的角度會讓上斜臥推與一般的臥推太相似，而過於傾斜的角度又會與推舉太相似，而背角又被限制住，所以會對肩膀造成很大的壓力。說推舉會是一個比較好的選擇，原因是訓練者可藉由調整背部姿勢來承受特別困難的一次反覆所帶來的壓力；然而，上斜臥推會將你的身體釘在固定的位置，可能會超出已經疲勞的肩膀所能承受的壓力。

臥推架的立柱支撐的高度，應該要讓訓練者能夠起槓、完成動作，然後以最小的手肘彎曲來收槓。這表示立柱應該調整得越高越好，所以訓練者的手肘就可以接近伸直。只要手完全伸直，槓鈴就會離開掛鉤幾英寸的距離。如果立柱高度過低，那起槓的時候就要花更多力氣。更重要的是，也需要更多的控制來將槓鈴歸位，但這時通常身體已經沒辦法好好控制槓鈴了。最簡單的架高會因臥推凳而有差異，你需要靠一些嘗試錯誤來找到合適的位置。

上斜臥推和臥推的絕大部分差別都與姿勢有關。兩個訓練的過程基本上是一樣的，挺胸、背部繃緊、朝著天花板的方向發力、腳掌用力踩地，最後「深吸一口氣」來支撐胸部。肩膀和背部靠在臥推凳上的姿勢、手肘位置、眼睛注視的方向、呼吸控制、握法和雙腳的位置，上斜臥推都與臥推相同，不同的地方在於角度。肩膀收緊保持緊繃、背部拱起並在座椅與肩膀的接觸點之間支撐。過

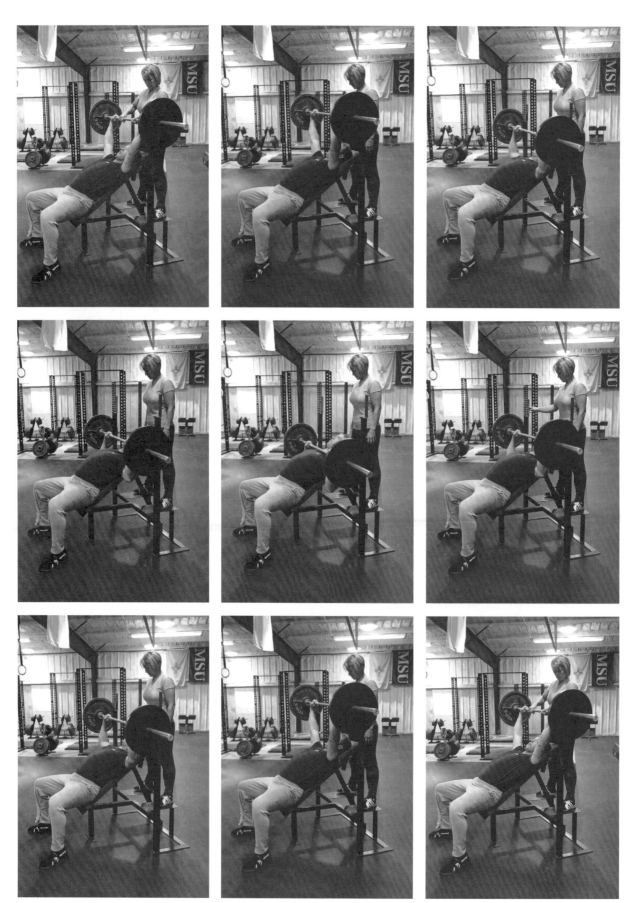

圖 7-22 上斜臥推。請注意垂直的槓鈴路徑和槓鈴在鎖骨上方的位置。

程中手肘維持在槓鈴正下方，它們跟在臥推中一樣，控制槓鈴的路徑。雙眼應專注在天花板上的定點，不要隨著槓鈴一起移動。每一下反覆進行時都要屏住呼吸，並於動作完成後在頂部換氣。握法和臥推時相同，拇指圍繞槓鈴，槓鈴靠在掌心根部。雙腳用力踩地，撐起靠在臥推凳上的姿勢。槓鈴路徑會呈直線，但槓鈴的碰觸點不在胸骨而是下巴下方，剛好略低於胸鎖關節（胸骨與鎖骨交接處）。上斜臥推的動作範圍略大於臥推，呈幾乎完美垂直的路徑。手肘位置在槓鈴的正下方，這樣槓鈴與胸部的觸點就會與肩關節在一直線上。肱骨的角度不會到達90度的外展，不會像臥推一樣可能產生肩夾擠。

起始位置——槓鈴在肩關節正上方處於平衡狀態，並且胸部上方呈現手臂打直的姿勢開始，打直的手臂與地面垂直。但是因為這樣的角度，臥推架和起始位置之間的距離比臥推短了很多，起槓和收槓都比臥推容易很多。因為這個原因，有經驗的人可能會覺得在做上斜臥推時，保護者並不是那麼重要，但這應該不能被解釋成愚蠢行為的許可。

如果訓練上斜臥推時需要被保護，那麼所使用的器材也必需能配合保護者。大部分好的臥推架都會有一個固定在架上的保護者踏板。這樣保護者才能處於充分高於訓練者的位置，如果有意外發生，保護者能就近在一個有良好力矩的位置安全地將槓鈴拉起。在上斜臥推時，不能依靠站在地面上的保護者。若使用大重量時，一定要使用能讓保護者站在正確位置的器材。同樣的，如果你做的重量覺得需要兩位保護者保護才可以的話，你應該使用輕一點的重量，或是做其他的訓練項目。因為兩個保護者在這個動作不能發揮保護作用，而且在上斜臥推嘗試單次最大重量，代表你並不理解輔助訓練的目的。

硬舉的變化動作

在這裡我們會討論四種不同的變化動作：羅馬尼亞硬舉（Romanian Deadlift, 簡稱RDL）、直腿硬舉（Stiff-Legged deadlift, 簡稱SLDL）、箱上硬舉和早安運動（Good morning, 包含平背和圓背兩種）。

羅馬尼亞硬舉

從前從前，傳說中的，不可思議的羅馬尼亞舉重選手 Nicu Vlad 到美國奧林匹克訓練中心參訪。Nicu Vlad 很強壯，大概沒有任何220磅重的人比他還要強壯，謠傳說他曾經完成兩次700磅的前蹲舉。所以當 Nicu Vlad 做了一個從來沒有人看過的訓練動作時，當然就得到了很多沒有他那麼強壯的人的注意。這個動作是這樣的，起槓時用懸垂的方式將槓鈴從架上提起、後退幾步遠離架子、將槓鈴下降到脛骨中段的位置，然後移回至懸垂的位置。這個動作看起來像是硬舉，但它的起點不是在地面而是在頂部，所以自然地它應

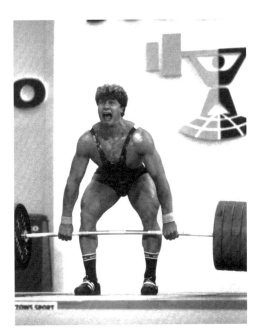

圖 7-23 偉大的 Nicu Vlad，羅馬尼亞硬舉的發明者，真的超級強壯。

該要有個新名稱。所以從那之後它就被稱為「羅馬尼亞硬舉」，雖然用羅馬尼亞語翻譯過來可能不是這個意思（如果他有一個羅馬尼亞名稱的話；這個動作就是那天在美國被創造出來的，而這或許單純只是 Vlad 面對不熟悉器材的使用方式而已）。我們用它的字首大寫稱它為「RDL」。

羅馬尼亞硬舉有兩個重要的特色，讓它能與硬舉產生區別。首先，它使用很少的股四頭肌，因為膝關節在動作開始就幾乎垂直——不完全打直——並且保持那樣的狀態，所以股四頭肌沒有機會主動伸展膝關節。羅馬尼亞硬舉是一個專門用來訓練髖關節伸展的動作，而股四頭肌除了以等長收縮的方式從前側固定膝關節角度之外，不該參與動作。在動作範圍的底部，臀肌和腿後肌負責所有通常會與伸膝肌群和伸髖肌群分擔的工作。下背肌肉負責保持腰椎與骨盆位置。在需要把骨盆底拉近膝關節後側時，作為它們在坐骨結節連接點的腿後肌就發揮作用，在髖關節處產生轉動，讓腿後肌和臀肌可以成為這個動作的主要驅動部位。而且因為羅馬尼亞硬舉是利用腿後肌和臀肌的離心／向心收縮，它會比硬舉產生更多的延遲性痠痛（DOMS）。

但更重要的是這兩個動作本質上的不同。硬舉由透過向心收縮將槓鈴拉離地面開始，而離心收縮的部分並沒有特別強調，因為在到達頂部完全打直後，動作基本上就結束了。而羅馬尼亞硬舉則像蹲舉一樣，從離心收縮開始，「負向階段」在向心收縮之前先發生。槓鈴從伸髖和伸膝的動作開始，隨著槓鈴下降進入彎曲狀態，接著牽張反射啟動膝和髖向心收縮，再次回到伸展狀態。

任何在牽張反射後的向心收縮都會變得更強，因為運動單位能更有效地被動員，以及肌肉和結締組織在離心收縮的過程中因為肌腹拉長而儲存了彈力。跳躍是解釋這個原理的最佳例子，每次跳躍前髖關節與膝關節都會稍微下沉，這使準備要為了跳躍而收縮的肌肉出現牽張反應。要跳躍而不出現下沉，需要非常努力才做得到，下沉是很正常的人類動作模式，很難去除。牽張反射也說明了為什麼在一組五下的硬舉訓練時，大家喜歡在第二下反覆開始使用反彈。絕大多數的重量訓練項目都可以聰明地應用誇張的牽張反射來「作弊」。像我個人就曾經以這種方式「彎舉」了 205 磅。

但是羅馬尼亞硬舉和蹲舉、臥推、

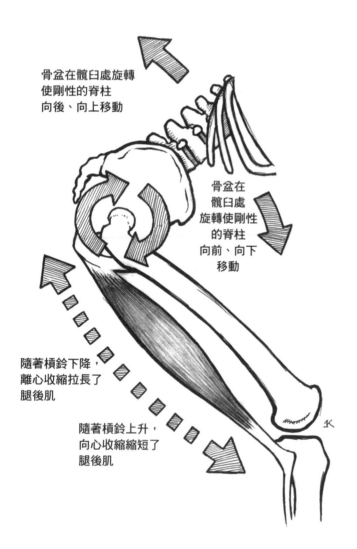

骨盆在髖臼處旋轉使剛性的脊柱向後、向上移動

骨盆在髖臼處旋轉使剛性的脊柱向前、向下移動

隨著槓鈴下降，離心收縮拉長了腿後肌

隨著槓鈴上升，向心收縮縮短了腿後肌

圖 7-24 羅馬尼亞硬舉時腿後肌的功能幾乎都是髖伸展，包含離心和向心階段。

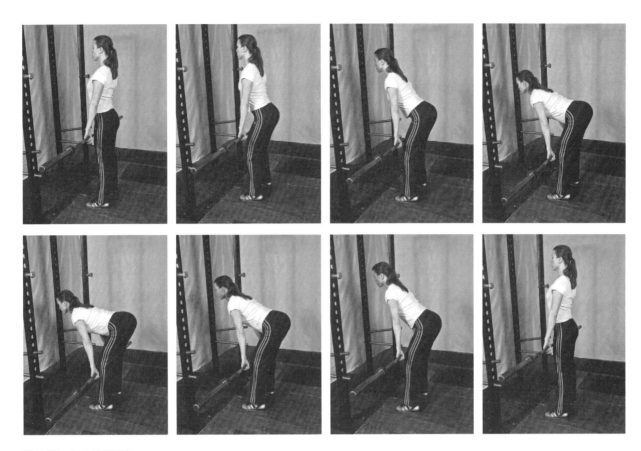

圖 7-25　羅馬尼亞硬舉

或上挺甚至推舉，取決於訓練方式——在這些項目裡牽張反射並不是作弊，它是動作的固有成分。借助羅馬尼亞硬舉底部的反彈讓訓練時可以使用相當大的重量，儘管少了股四頭肌的幫忙。羅馬尼亞硬舉就是應用了伸髖那部分的牽張反射帶來的好處。

　　準備羅馬尼亞硬舉時，將保護槓設在比雙手懸垂低一點的位置。這樣的位置讓訓練者能簡單、安全地收槓，即使在收槓前槓向下滑了一些也沒有問題。使用和上膊一樣的握法，起槓然後後退到離保護槓夠遠的距離。採用和硬舉一樣的站距，腳跟距離 8-12 英寸，腳尖稍微向外，挺胸，雙眼注視前方 10 英尺地面上的定點。

　　羅馬尼亞硬舉的重點是伸髖肌群做功時，背部伸展並且保持完全打直。微屈膝關節，所以股四頭肌能有一些張力，但不會大到會使槓鈴沿大腿下降一、兩英寸的地步。 雖然膝蓋在雙腳上方的位置會改變，但膝角應該只會有一點點改變。這個姿勢會讓你的膝蓋位於腳尖和腳背中間上方的位置。挺胸，讓你的下背繃緊，試著在動作進行中都保持這個姿勢。透過將髖向後推的方式讓槓鈴位置下降，進入屈髖狀態，槓鈴持續與腿部皮膚接觸。同時，將肩膀向前推，使肩膀超過槓鈴的位置，就像你所熟悉的拉起槓鈴的動作。槓鈴接近膝蓋時，將膝關節向後推，小腿進入垂直的位置。將槓鈴下降超過你的膝蓋，保持它與小腿接觸，**在保持背部完全打直的狀態下盡可能地下降高度**。在背部將要開始鬆開前的位置停下來——這個位置你會在操作幾次後找到——接著就將槓鈴拉回。在底部的肌肉伸展應該能幫助你在不停頓的狀況下，改變槓鈴的移動方向。往上移動的過程中，保持槓鈴與你的腿部接觸，並且保持胸部和背部挺直在該在的位置。在頂部呼吸，在每一次動作前吸飽氣。

強調驅動所有部位向後是非常重要的，使用髖關節而非膝關節來主導動作，才能夠充分使用伸髖肌群，同時盡量排除股四頭肌的參與。想著將重量移動到腳跟、膝關節向後移動、槓鈴向後推並保持與雙腿接觸，臀部往後推。事實上，所有的部位都往後移，只有肩膀是向前移動到超出槓鈴。在槓鈴到達膝蓋前，小腿必需要與地面垂直，而且在微屈後膝蓋都不能前移。任何的膝蓋前移都會讓股四頭肌在通過伸膝時參與槓鈴向上的過程，所以我們要達到的伸髖效果就被抵消了。

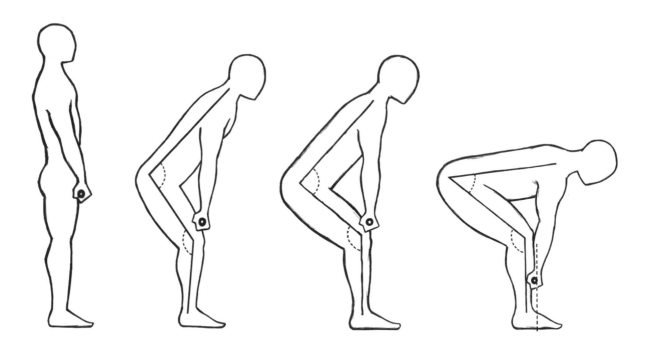

圖 7-26 羅馬尼亞硬舉從頂部到底部的動作進展。請記住，髖關節角度的變化是這個訓練動作範圍改變的原因。

最常出現的錯誤是膝蓋前移的問題，在動作底部你會想要釋放膝蓋上的張力，腿後肌的張力在槓鈴下降時會一直持續，直到肌肉因收縮變短時才會被釋放，這可能是在頂部完成了伸髖的工作，或是你在底部放鬆膝關節讓它們前移才會發生。如果你讓膝蓋前移而使腿後肌縮短的話，膝蓋就會彎曲，導致腿後肌的兩端互相靠近，在底部的時候就沒有張力——需要靠股四頭肌透過伸膝來完成原本應由腿後肌負責的工作。

還記得我們前面在硬舉部分討論過肩膀應該要處於槓鈴前方的問題嗎？這代表手臂懸掛在肩膀上的角度會稍微傾斜，再加上闊背肌把肱骨拉回來，使槓鈴保持在腳掌心的正上方。槓鈴在不屈膝的情況沿著腿部下降越多，手臂的傾斜角度就越大，這樣才能保持槓鈴在腳掌心上方，闊背肌要做的功也越多才能保持姿勢。在小腿部分非常低的位置時，這個角度變得很大，這使得要完成低於膝蓋很多的極標準羅馬尼亞硬舉很困難。事實上，如果你能夠在進行羅馬尼亞硬舉時在底部碰觸到地板，那你使用的應該是很輕的重量。

另一個常見的錯誤是，無法將背部穩固地保持在伸展狀態。羅馬尼亞硬舉的其中一個好處就是在腿後肌伸展髖關節時，豎脊肌會以等長收縮的方式來保持脊柱穩定。背部姿勢相較之下比較難維持，訓練者需要集中精神保持挺胸、下背保持緊繃，同時將髖、膝、槓鈴向後推，腳跟踩地，肩膀

向前。對於慢速訓練來說，羅馬尼亞硬舉在技術上很困難，因為很容易就會做錯。如果圓背或是膝蓋前推，目標訓練肌群的做功就會減少，動作做起來感覺比較簡單。但如果姿勢正確，背部穩定維持在伸展狀態，沒有膝蓋前伸的問題發生，羅馬尼亞硬舉可能是硬舉和上膊最佳的輔助訓練，因為它就是在訓練硬舉最容易失敗的部分。

羅馬尼亞硬舉最好的提示是「挺胸」、「挺起背部」和「膝蓋往後」，還有偶爾提醒保持重量離開腳尖。胸部的提示能讓你保持胸椎伸展，而大部分人都會將挺起背部解讀成給下背的提示。膝蓋的提示讓股四頭肌不參與動作，但它也有可能導致槓鈴離開雙腿，所以你有可能需要想著「把槓鈴推向後方」來提醒闊背肌。

當你在做大重量的羅馬尼亞硬舉時，要使用雙手正握的握法。正反握會導致肩膀受力不平均，對這項訓練來說不理想，而且使用反握的那一側，闊背肌無法有效將槓鈴向後拉近雙腿。羅馬尼亞硬舉使用的重量與硬舉相比不會真的非常重，大多數人應該可以使用硬舉單次最大重量 65-75% 之間的重量，所以使用雙手正握應該不會是個問題。也可以使用勾握，握力不足的話可以使用拉力帶（但這時候的重量應該不只是單次最大重量 65-75% 的重量了），但還是要保持雙手正握。作為一項輔助訓練，羅馬尼亞硬舉每組訓練應該在 5-10 反覆次數之間。

直腿硬舉

直腿硬舉（或稱 SLDL）有可能是絕大部分健身房裡大家最熟悉的動作了，因為大多數人都把硬舉做錯了，導致動作看起來像直腿硬舉。直腿硬舉基本上就是從地板上開始的羅馬尼亞硬舉，比起羅馬尼亞硬舉少了牽張反射、髖關節位置更高、背角更接近水平面、脛骨與地面更接近垂直。因為直腿硬舉動作由地面上開始，它需要比羅馬尼亞硬舉更大的動作範圍。羅馬尼亞硬舉中，因為腿後肌伸展的限制，動作會停在背部還能夠完全打直的臨界點。使用槓鈴加上 17 英寸高的槓片，大部分的人做不到標準的全程直膝硬舉，所以你會需要一些膝關節的彎曲，使你的背部能夠進入正確的起始姿勢。膝關節彎曲的程度很顯然的是依照個人活度而定。這項訓練的重點是直腿——在起始姿勢，膝關節盡可能伸直，髖關節高於蹲舉時的位置，下背保持平坦——盡可能減少屈膝。

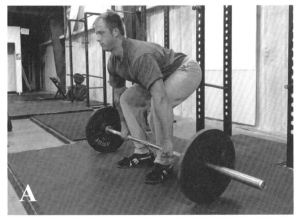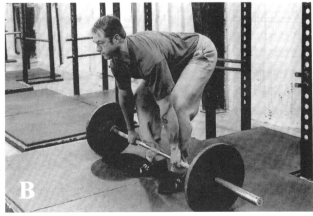

圖 7-27　（A）傳統硬舉的起始姿勢和（B）直腿硬舉的起始姿勢

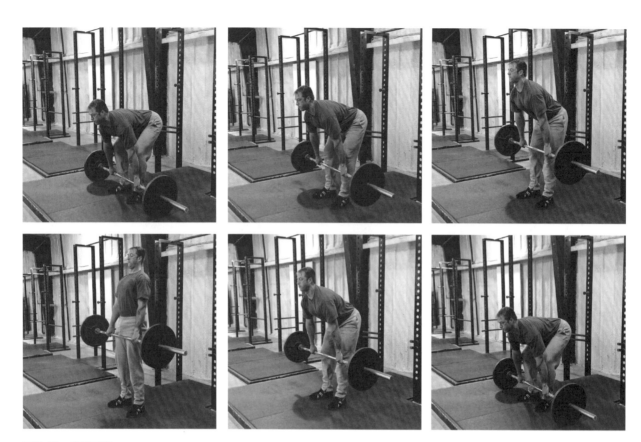

圖 7-28　直腿硬舉

　　採用你一般硬舉時的站姿，槓鈴在腳掌心正上方。使用一般的正握法，理由和羅馬尼亞硬舉提過的原因相同。微屈膝，用力調整到正確姿勢，在你活動度範圍內膝關節越直越好。抬起你的胸，深吸一口氣，拉起槓鈴。直腿硬舉基本上按照前面說明過的硬舉五個步驟來完成，除了第三步，使脛骨向前下降到與槓鈴接觸這一個步驟。這代表槓鈴從腳掌心上方開始被拉起時，仍然在小腿前方的空中。當槓鈴在剛好到達膝蓋上方時，它會與你的腿接觸，這時候的拉與頂端完全站直的姿勢就與硬舉時相同。再說一次，每一次反覆都是從地面上、重新做好預備姿勢、由靜止狀態拉起，這是一種硬舉的動作，不是羅馬尼亞硬舉。**每一次反覆都要從完全靜止開始。**

　　直腿硬舉和羅馬尼亞硬舉都是多功能的訓練項目，可以用不同方式應用在你的訓練上，以追求訓練效果，也可以採用不同的次數範圍。當它們安排在輕量訓練日，作為硬舉的替代動作時，每組五下的訓練組很合適。事實上，直腿硬舉和羅馬尼亞硬舉或硬舉不一樣，可以使用多組訓練，因為它們不會產生和大重量全程動作一樣的壓力。作為硬舉結束後的減量訓練，可以採用 8-10 次反覆的訓練來累積額外的訓練量。把 20 次高反覆次數的羅馬尼亞硬舉加到課程中，也是個有趣的輔助訓練。

　　儘管直腿硬舉和羅馬尼亞硬舉，都能夠在短時間讓腿後肌產生會干擾正常膝關節活動度的極度痠痛，但是兩項訓練都能有效地訓練腿後肌的伸展性，是很好的伸展動作，也常使用輕重量來作為硬舉和蹲舉的熱身動作。

赤字硬舉

另一種硬舉的變化動作是站在板塊上進行訓練。因為增加了板塊的高度而增加了動作範圍，因此增加了做功的量（如果你的槓片夠多，可以使用直徑小於 17 英寸的槓片達到同樣的效果）。板塊同時增加了膝關節伸展的角度，也因此使用更多股四頭肌的力量。因為槓鈴與頂部完全站直的位置相距很遠，訓練者需要更多膝關節和髖關節的彎曲才能調整至在底部的起始姿勢。而屈膝和屈髖角度越劇烈，就需要越好的腿後肌伸展性，這樣訓練者才能以腰椎伸展的姿勢進入準備姿勢。這些需求使得活動度不足的人更難進入標準姿勢，所以不是每一個人都能進行這項訓練。基本上使用抓舉的握槓姿勢做硬舉就可以取得相同的效果，但是因為它們無法使用大重量來操作，所以限制了這項訓練在我們訓練計畫中的實用性。

早安運動

早安運動有時候會被認為是蹲舉的變化動作，因為起槓的方式和蹲舉相同，而且也扛在斜方肌上。但早安運動其實是背部和腿後肌的訓練，所涉及的膝關節伸展沒有多過羅馬尼亞硬舉，而且在過程中有很多拉的力學成分，可以把它看作是硬舉的變化動作。早安運動因為和下級與上級道早安的姿勢有那麼一點的相似而被命名。它是一個老派的重量訓練項目，現在很少人使用了，但是它們有強化拉力的價值。

執行早安運動時，槓鈴處於斜方肌上，就像高槓式蹲舉一樣。基本上，你就是將槓鈴扛在頸部然後俯身至軀幹與地面平行或更低，然後回到直立的姿勢。這個動作與羅馬尼亞硬舉有些相似，因為動作基本上是離心收縮的伸髖——可以把它想成是槓鈴架在頸部的羅馬尼亞硬舉。

在羅馬尼亞硬舉中，槓鈴維持在腳掌心上方，保持垂直的移動路徑。早安運動時，槓鈴在下降時會呈現一個圓弧的路徑。弧鈴產生的原因是槓鈴沿著背到髖的距離通常比髖到膝的距離長，所以當槓鈴下降時，它的路徑會往前（圖 7-29）。這樣的圓弧使槓鈴偏移在腳掌心的平衡位置，在槓鈴與平衡點間產生了一個力矩，這就是這項訓練中的阻力，就像大重量的槓鈴彎舉一樣。當重量變大——訓練者／槓鈴系統重心就更接近槓鈴，槓鈴路徑就會更接近腳掌心。

早安運動有兩種訓練方式，直背和圓背。直背早安運動在動作底部時，雖然槓鈴在腳尖前的位置，髖關節會比羅馬尼亞硬舉時向後方更多（因為槓鈴架在斜方肌上而非懸掛在肩胛骨下方）。圓背的方式可以讓槓鈴和髖都維持在較接近平衡點的位置，差異在於背部實際的長度——彎曲脊柱的實際長度比背部穩固伸展時的長度短——因此兩個動作的差別處在槓鈴和髖所產生的力臂長度。

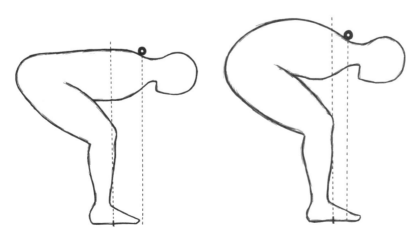

圖 7-29 兩種版本的早安運動

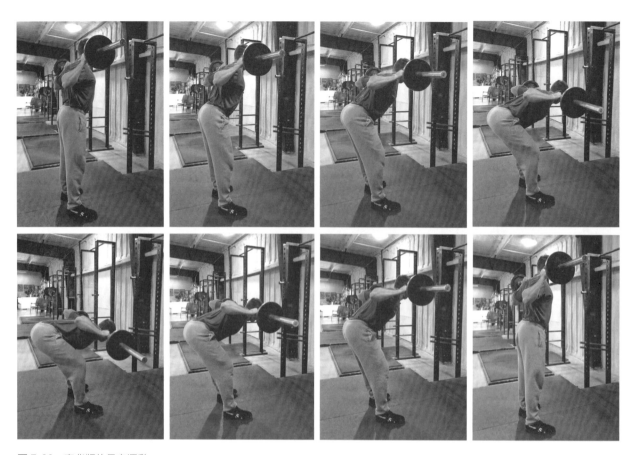

圖 7-30　直背版的早安運動

圓背早安運動是一個完全不同的訓練，我們已多次將安全有效的背部姿勢稱為「正常人體解剖學姿勢」——胸椎和腰椎呈現伸展姿勢。這是讓椎間盤負重最有效的姿勢，也是讓力量沿軀幹傳導最有效率的姿勢。但在其他情況中，可能是在工作或是很多運動項目中，你必需要在非理想的情況下舉起重量，所以對於過了新手期的訓練者來說，這種針對特殊情形的訓練就變得合理了。舉例來說，大力士比賽中的抱石球項目，參賽者不可能以一個脊柱伸展的姿勢將石球抱起，然後站直。將石球從地面移動到髖關節和膝關節完全打直的位置，必需要在背部彎曲的狀態下才可能完成。或是在真實世界可能會發生的情況，例如你需要舉起一個實物——可能是一個身穿 85 磅裝備的戰友——形狀完全不符合正確的運動學概念。

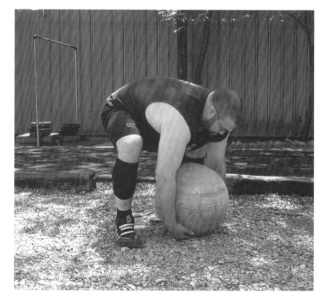

圖 7-31　圓背的背部訓練，目的是練習在完美生物力學無法實行的情形下要如何應對。抱石訓練就是一個很好的例子。

如果必需採用脊柱彎曲的姿勢時，大口吸氣就是保持穩定的重要機制。椎間盤處於它正常休息的幾何形狀時，是承受壓縮性負重能力最佳的位置。但是在將重量從地上拉起時，除了在要讓背部直立的最後階段以外，對脊柱產生的力主要都不是壓縮性的。如果脊柱處於彎曲狀態時仍能保持堅固，那麼在野外所面對到的非最大重量通常都可以安全地舉起，尤其是對已經習慣舉起更大重量的訓練者更是容易。槓鈴訓練中所使用的伐氏操作，可以在健身房以外所使用的不理想脊柱姿勢當中提供脊柱穩定性與保護。

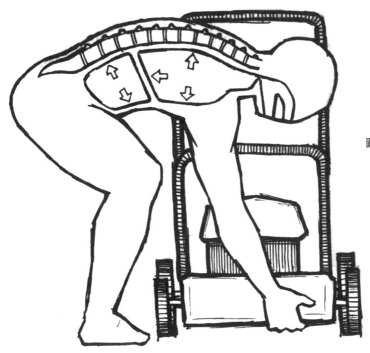

圖 7-32 舉起一個形狀奇怪的物件時，問題通常不是重量，因為你不可能在壞的力學姿勢中舉起大重量。問題會是在奇怪姿勢時脊柱的穩定性。對於力學無法改善的脊柱彎曲姿勢，伐氏操作是脊柱最佳的保護。

一些圓背的重量訓練可以幫你為這種不可避免的情況做準備，而且當我們有計劃、有控制的做訓練，而非因為突發狀況而不得不做時，它對於一般拉力及背部訓練來說是很好的輔助項目。圓背早安運動巧妙地運用了非理想的脊柱力學機制，達到強化背部的功能，以抵抗在不可避免的情況之下會出現的不良力學姿勢，例如力竭的硬舉試舉或是上班工作。使用可控制、能漸進式增重的槓鈴訓練來引入這個動作是比較安全的方式。

圓背早安運動可能比圓背硬舉好，因為訓練時傾向使用較輕、較安全的重量，而且一個本身就很接近錯誤的姿勢，可能發生的誤差很低。但是因為圓背動作是較高階的訓練，經驗不足的訓練者沒有必要採用。圓背硬舉和圓背早安運動所帶來的效益不同，高階的訓練者應該能輕易地分辨。重點是圓背動作不一定就是不良的，因為這是無法避免的，而圓背早安運動可以替運動及生活中這類的情況做準備。

依照直背早安運動的起槓方式，深吸一口氣，髖關節向後推身體下沉。迅速將胸部往下傾，往膝蓋的方向靠近。圓背通常能比平背時身體下沉的幅度更大，因為保持腰椎伸展的腿後肌活動度在圓背版本中不是限制的因素。整個動作過程中保持背部彎曲，使用呼吸法來支撐這個姿勢。起來的

時候將你的背部抬起，髖向前推，挺起胸部回到起始的姿勢。平背早安的動作適合大約 8-10 次反覆的訓練。圓背早安屬於高階且有選擇性的訓練，如果你沒有練這個動作也沒有關係。但如果你選擇要執行這項訓練，就要正確的做，且用輕重量做。

　　早安運動能對伸髖肌群產生更直接的刺激，但你必需記得重量是落在你的頸部上。任何伸髖肌群所做的功必需由脊柱傳遞，而作用在較小的頸椎和胸椎的這個力矩就會變得很大，對使用大重量和產生的高速要特別留意。早安運動是一個輔助訓練項目，不是主要項目，必需著重在它的效益和受傷的風險。世界上聰明且強壯的男性絕不會使用超過 225 磅的重量來做早安運動，而且因為是輔助訓練，他們會使用 8-10 次反覆的多組訓練。正確訓練的話，早安運動可以讓背部更強壯，而錯誤訓練的話，它會使你的背部受傷。決定所使用的重量時請謹慎考慮。沒有理由去使用超過你蹲舉35% 的重量做 8-10 下反覆的多組訓練，而且在你蹲舉重量的 35% 到達 95 磅之前也不需要去練早安運動。

推舉的變化動作

　　我們要介紹的有兩種版本：頸後推舉及爆發上推。

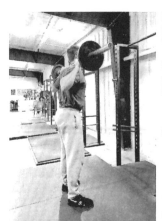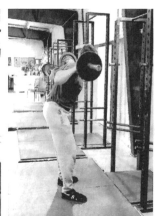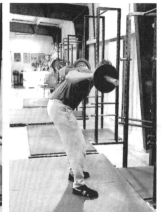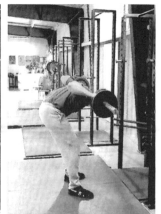

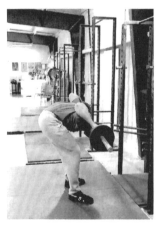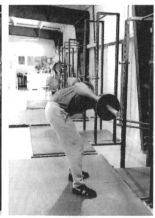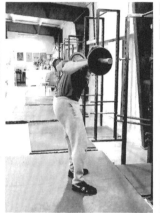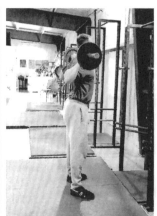

圖 7-33　圓背早安運動

頸後推舉

當提到過頭推舉時，大部分人想到的就是頸後推舉的版本，以及與它們的近親 Bradford 推舉相似，亦即在推舉過程中將槓鈴位置在頭部前面和後面反覆動作。當槓鈴在頸部後側時，肩膀處於一個對大重量沒有優勢的姿勢，這個姿勢正處於肩關節活動範圍的臨界點，並且會對肩關節韌帶帶來很大的壓力。

肩關節（或稱盂肱關節）主要由三塊骨頭組合成：鎖骨、肩胛骨和肱骨。肱骨頭呈球狀，而在肩胛骨上的**肩臼**就是這球窩關節的窩。肩臼很淺，不像髖臼那樣深，而且與髖關節相比，它很依賴韌帶和肌腱的幫助，這種構造的總結果就是在關節活動度臨界點處會較不穩定。頸後推舉剛好就讓肱骨頭處在負重形況下最差的位置。如果要安全地在課程中加入這項訓練，就必需要使用很輕的重量，如果你的目標是增加力量，那這幾乎就是在浪費時間。曾有塊頭很大的壯漢們用很大的重量做過這項訓練，但沒有人是因為進行這項訓練才變得如此強壯的。

爆發上推

爆發上推是較佳的訓練項目，它不僅是借助雙腳的力量來推舉而已，與奧林匹克式舉重動作不同，爆發上推使用了髖和膝產生的動量將槓鈴推起，然後使用肩膀和肱三頭肌完全打直完成動作，

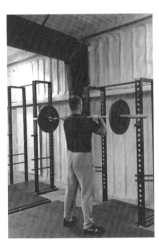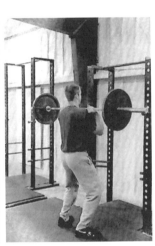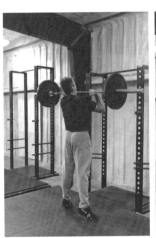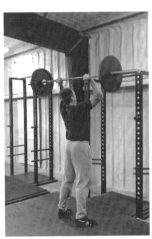
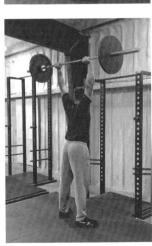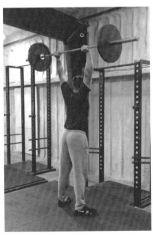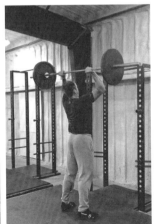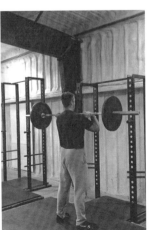

圖 7-34 爆發上推

這部分就像一般的推舉一樣。動作由牽張反射開始，膝關節和髖關節微彎，身體下蹲一點點，然後用力向上衝——伸肌群先稍微拉長，然後立即有力地收縮至打直關節。這樣明顯的伸展提供了讓槓鈴離開肩膀然後向上移動的足夠力量。它不算是真的「推」，它更像是一個反彈，因為膝關節和髖關節並沒有保持鎖緊，這就像是你想要使用髖關節和大腿的力量將槓鈴從肩上彈起來一樣。

要做出彈力動作，必需在力量到達肩膀的時候，槓鈴正處於三角肌肌肉上。如果槓鈴是被握在手中——在手掌或是手指上而非在肩膀上的話——這股反彈力量就會被手肘和手腕吸收，而不會傳遞到槓鈴上。這代表爆發上推的握距應該和上膊的時候一樣，比推舉時寬，因為標準的推舉握距時較長的前臂會讓槓鈴很難落在三角肌上。槓鈴和肩膀的穩固連接使得髖和腿的力量充分發揮，每次反覆前重新吸飽氣，能夠幫助軀幹支撐，穩定上推的動作。

與第三章中討論的推舉技術相比，爆發上推可以使用較大的重量，與不借力的推舉相比更是如此，而因為這個原因，在重量較大的推舉時可能會使用爆發上推的方式來完成最後一、兩下的反覆次數。比較好的方式是盡量將兩個項目分開訓練，謹慎地選擇重量，這樣一組五下的推舉訓練才不會變成一組二下推舉加上三下爆發上推的訓練。完成最後一組的推舉後，你可以試著加上兩組重量更大的爆發上推。或許更好的方式是，你可以在另一個訓練日時把爆發上推視為一個完全獨立的訓練項目來進行，安排在臥推之後或是作為主要的上半身訓練。

除了推舉會遇到的問題之外，爆發上推也有它因為髖關節和膝關節參與所產生的問題。最常出現的錯誤是在下降時會出現向腳尖方向傾倒。這個彈力必需來自整個腳掌，不是腳趾，否則訓練者／槓鈴系統就會向前移。如果下降的過程出現前傾，那麼向下向前的動作就會轉為向上向前，而不是直上直下。槓鈴在上升時若往前移，你就得去把它「追」回來，而這個動作又會減弱肩膀的力量。而如果你會向前下沉，在每一次反覆前抬起你腳趾的大拇趾，是能確保你直線下沉最簡單的方法。你的重量會往後移動到腳跟，一旦你習慣這個感覺，就不需要再靠抬起腳趾頭的提示來完成正確動作了。這是一個很簡單的小提示，特別是你有考慮學習奧林匹克舉重的話；在上挺分腿時出現的下沉動作，基本上就是爆發上推，而如果你現在就把動作矯正好，之後就不會出現問題。

爆發上推可能會對膝關節帶來傷害，信不信由你。在重量較大的爆發上推時，伸膝肌群的肌腱承受了很大的力量，尤其是你向腳尖方向下沉時。讓膝關節承受的重量越少越好，這樣可以將對它們的虐待降到最低。護膝可能有幫助，但正確的姿勢才是最有幫助的。

上膊的輔助訓練屬於奧林匹克舉重的範圍，不是這本書討論的重點，所以並不是它們被遺忘了。對於奧林匹克舉重有興趣的人，應該與有能力的舉重教練聯繫——如果找得到的話——以了解這項運動。訓練爆發力時，沒有比使用槓鈴更好的方式了。

補強訓練

並非所有的輔助訓練都必需是複製主項訓練的部分動作。在五個主要項目中並沒有像反手引體向上一樣的動作，然而它卻是對所有階段的訓練者都非常有幫助的訓練。反手引體向上是多關節的全身訓練，它可以訓練多個肌肉群，而且也需要全動作範圍的訓練以及對動作品質的要求——具有所有主項訓練擁有的特色。相較之下，屈腕訓練很難出錯，而且說真的，就算錯了有誰會在意？好的補強訓練能夠和主項訓練一樣幫助訓練者提高運動的功能性：它們在一個動作範圍內同時訓練多個關節，能夠讓你變得更強壯，提升運動和工作的表現。

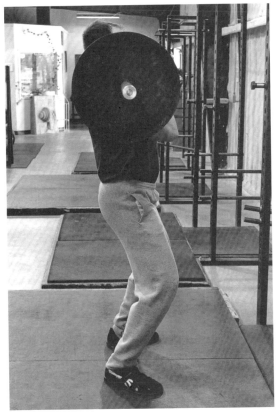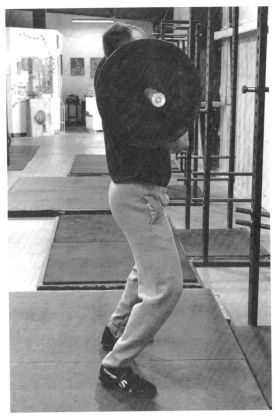

圖 7-35 傾向下沉時踮起腳趾而不是踩平，會在向上的動作中增加一個向前的成分，你可以藉由想著在下沉時將重量放在腳跟來控制這個動作。一個平衡的下沉動作會將刺激平均分散給髖關節和膝關節。

與主要訓練項目相比，補強訓練通常會採用較高的訓練次數來訓練，但這不一定是絕對的。一些補強訓練的動作本身就是很有價值的肌力訓練。而有些補強訓練則是對其他項目會很有幫助：大重量低次數的負重反手引體向上和雙槓撐體就很有幫助，然而使用大重量來進行背部伸展就可能會對膝蓋造成傷害。每一項訓練都有它特定的用途，而且應該以不同方式融入每個訓練者的計劃中。

反手及正手引體向上

引體向上有可能是據我們所知人類最早進行的阻力訓練，樹棲靈長類動物就是靠著這個動作來移動。我們自從開始在地上站立以來，也很難去抵抗試圖抓住頭頂上的樹枝，然後拉起身體將下巴超過它的這股誘惑，你應該足夠強壯可以做到，引體向上不只是一個很好的訓練，它還是上半身力量很好的指標。如果你沒有辦法做很多反手引體向上，那你的推舉和臥推會隨著你的引體向上的表現進步而有成長，這就是為什麼這是新手訓練中唯一的補強訓練。

反手與正手引體向上最出名的就是它們對於闊背肌的幫助，但是它們對於上背其他的肌肉也很重要——菱形肌、大圓肌、前鋸肌、肩旋轉肌群、前臂和手部肌肉。反手引體向上如果從懸掛的姿勢開始的話，也會同時訓練到一些胸肌。如果次數夠多的話，也會使腹肌感到疲勞，因而訓練到腹肌。

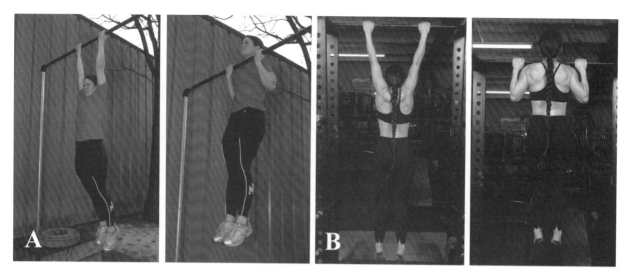

圖 7-36　反手引體向上（左圖組 A）使用反手掌心向後的握法，而正手引體向上（下圖組 B）使用的是正手掌心向前的握法。

　　在這本書中，「引體向上」指的是這個訓練正手握的版本，而「反手引體向上」則是指使用反手握法的版本。這兩項訓練最主要差別在於反手引體向上時有肱二頭肌的參與，而正手引體向上則缺乏肱二頭肌參與。肱二頭肌的加入讓反手引體向上比正手引體向上簡單一些，同時替這項訓練增加了讓手臂美觀的訓練效果。正手引體向上比較難，而它也較強調闊背肌的參與，因為少了肱二頭肌的幫忙，重量必需由其他肌肉來承擔。因為旋前的關係，正手引體向上也可能會造成活動度不足的訓練者手肘的惡化。正手握縮短了手掌和肩膀之間的距離，但如果你沒有注意將身體靠近單槓的話，反手握則會增加這段距離。所以如果有一些人反手引體向上時身體離單槓太遠的話，他們可能會覺得正手引體向上比較簡單。一旦你的力量允許，你可以在訓練正手和反手引體向上時使用負重來增加訓練量。你軀幹動得越多，軀幹肌肉的參與也越多，這也就是腹肌會痠痛的原因。但不管是正手或反手引體向上的哪一種版本，因為全身都有參與到，它都會比這項訓練的機器版本──「滑輪下拉」來得好，因為它只有手臂在移動。

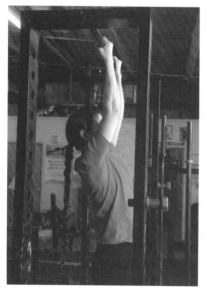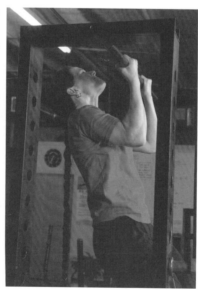

圖 7-37　正確的反手引體向上從手肘打直開始，然後結束在下巴剛好超過單槓的位置，越高越好。不標準的反手引體向上沒有完整的動作範圍，這包括最低點手肘沒有打直（左圖）以及完成時身體位在單槓的下方（右圖）。

反手引體向上比正手引體向上適合作為入門訓練，而整體來說也是比較好的訓練，因為參與的肌肉較多。我們會將單槓設定在雙腳緊貼地面站立，比伸手指尖高度稍高的位置。你吊掛在這個高度時，腳趾應該剛好碰觸到地面。這當然是理想中的高度，而你的器材可能會稍高或是稍低。蹲舉架上的橫桿也很適合拿來訓練，或是將槓鈴掛在較高的位置也可以。如果你有幸能在一間提供反手引體向上單槓的健身房訓練的話，請好好享受，因為這很難得。直徑 1 ¼ 英寸的單槓用起來手最舒適，除非是手特別小。有創新精神的訓練者在大部分的訓練機構裡，都可以找到能夠訓練反手引體向上的地方。

反手引體向上的握法，手掌朝向自己，大約與肩膀同寬。握距可能會因為肘關節活動度而有些許不同。雙手越能旋後，握距就能越寬。較寬的握距能增加旋後的動作，以及肱二頭肌的參與。握距越寬時，肱骨外旋的程度也就越大。握距越窄，肱股內旋就越多，肩胛骨外展也更多，肩胛後縮肌群和後三角肌的參與度就會降低。因為在極端的寬握或窄握時所產生的關節壓力，使得握距不是一個可以實際操作的變化因素。但是因為握距會影響肩膀與負重的作用關係，某些傷害會受到握距的影響。與肩同寬的握距相當符合我們所想要的訓練目標，而且大多數人使用上都不會有問題。止滑粉能加強握力並且減少硬繭的產生，使用止滑粉是很必要的。滾花或較粗糙的槓鈴會使雙手損傷，進而影響後續的訓練。

動作本身顯然是很簡單的：雙手抓好單槓、手肘向「下」拉，雙腳就會離開地面。每一次反覆都由底部完全伸展的狀態開始，手肘打直，肩胛骨向上拉起。而動作在你的下巴超越單槓時完成。另一個更誠實的做法是，讓你的胸部碰觸到單槓，但是只要你的下巴有超越單槓且臉部朝前，頭部不後仰，我們就會將它歸為完整一次，試著盡可能使身體靠近單槓。黃金標準的反手引體向上是由底部完全靜止、稍微暫停、身體完全伸展的懸吊狀態開始。局部反手引體向上是很常見的，它們應該被稱為「前額」或是「鼻子」引體向上，而且通常也搭配了在底部伸展不完的手肘。進行高反覆的訓練組時，你可以動作底部使用牽張反射，但要確定那真的是底部。這種情況下，需要每一次反覆前在最高點快速地呼吸。對於更高次數的力竭訓練來說（可能是 12 次或者更高的反覆次數），你會發現前面三分之二或是四分之三的部分能夠利用反彈持續進行，而最後的幾下因為你需要在動作底部呼吸，所以會從靜止狀態開始。如果你決定要做正手引體向上的話，一樣的原理也可以適用。

在引體向上的底部或頂部減少動作範圍就像減少蹲舉動作範圍一樣糟糕：這個訓練的主要效益就是在動作的起點和終點上。動作在底部時，闊背肌伸展，靠著闊背肌和上背肌群的力量，使被往上拉的肩胛骨往下，完成初步的聳肩，而在頂端時則靠肱二頭肌和肱三頭肌完成動作，一個完整的動作代表你在空間中將你的身體移動了一段固定的、可測量的距離。因此，每一下的動作都是相同的，且你的訓練量是可以量化的，並非只是在空中搖擺。

但是如果你沒有辦法完成一個完整的反手引體向上的話呢？降低單槓的高度（或是增加地面的高度，這或許是比較簡單的方式），然後以跳躍輔助的方式開始動作，直到你有能力完成標準的反手引體向上（圖 7-38）。確實在下降時有控制地放低身體，在反向階段得到最好的效益，並且**只有**在必要的範圍使用跳躍力量來幫助。或者你可以使用阻力帶在蹲舉架中練習引體向上，直到你有能力借助跳躍的方式來訓練。對一些體重較重的新手來說，做一個標準的反手引體向上可能超出了他們的能力範圍。若你無法完成一個標準的反手引體向上，你最好還是等到闊背肌和手臂靠著硬舉和推舉變得更強壯時，或者等你的體脂肪降低到你能夠懸掛在單槓上時再嘗試。

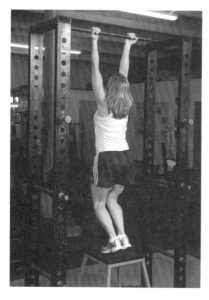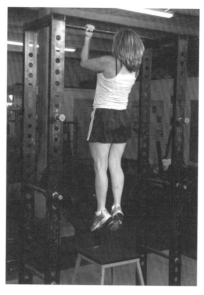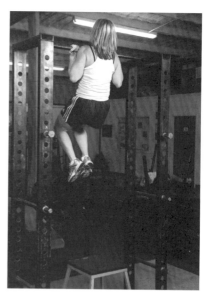

圖 7-38　跳躍輔助反手引體向上，被用來加強訓練者之後能夠做標準反手引體向上的能力。

　　擺盪式的正手和反手引體向上是由體操衍生出來的跳躍版本。擺盪的版本使用了在拉這個動作前身體的小幅度擺動來產生動力，當這個擺盪被轉換成髖關節向上的搖擺時，就能將這股擺盪的力量轉移到向上的動作。擺盪式引體向上將動作分散給更多的肌肉，除了闊背肌和手臂外，還使用到腹肌、伸髖肌群和下背部肌群，因為使用的肌肉量較多，能做的次數也比較多。標準的正手與反手引體向上著重在較少的肌肉群，然後給予它們強度較高的訓練。

　　搖擺式正手及反手引體向上已經被證明對於強化標準引體向上的動作是沒有效的，而且因為沒有力量完成標準的版本，搖擺式也被證明對訓練者的肩關節健康會造成危險。你需要去抵抗那些為了短期滿足感而犧牲長期進步的任何流行。很多人能夠做 15 個搖擺的引體向上，卻無法完成兩個始

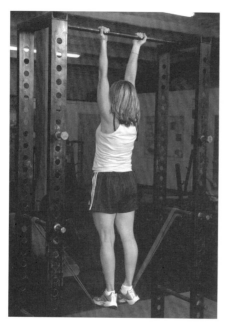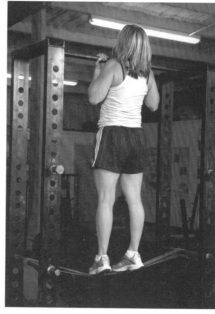

圖 7-39　在便利的框式蹲舉架上，利用了彈力帶輔助引體向上。

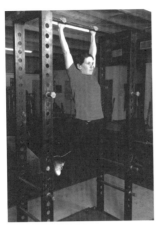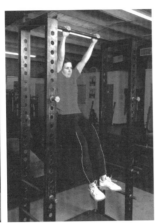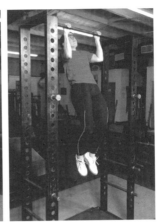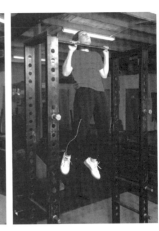

圖 7-40 搖擺式引體向上。

於靜止懸掛狀態的標準引體向上，因為他們一開始就使用擺盪在作弊，所以他們**不會進步**。如果你想在體能訓練時加入搖擺式正手或反手引體向上的話，請先確定你的肩膀和手臂已經強壯到能夠完成 8-10 次反覆的標準引體向上，才不會因為追求無意義的數字而弄傷自己。如果你偷工減料，那你唯一得到的獎勵可能就是肩膀手術了。

　　負重的引體向上是除了上肢推以外很好的大重量上半身訓練。槓片懸掛在腰帶上的鐵鍊，或者如果使用的重量沒有很重，可以用雙腳夾住啞鈴。一個很好的原則是，如果你可以完成 12-15 次反覆自身體重的引體向上，這時候就差不多可以開始加入負重的訓練，還可以交替自身體重高次數訓練和負重的低次數訓練。不論是負重、自身體重或是輔助的引體向上，使用多組式的訓練來進行都是比較合適的。很多人靠著像臥推和推舉一樣的微負荷方式來訓練反手引體向上，在每次三組五次反覆的訓練增加 1-5-2 磅的重量，並因此產生了穩定的線性進步。這些方法都可以試試看，然後找出對你最有效的方式。

雙槓撐體

　　雙槓撐體是從體操借來的動作，用手臂將身體支撐在平行雙槓上，將身體下降，然後驅動向上移動。如果因為某些原因不能臥推的話，雙槓撐體是很好的替代動作，而且也遠比下斜臥推好，其實根本沒有理由去做下斜臥推。如果「下胸部」和肱三頭肌是你想訓練的重點，就應該要做雙槓撐體。它比下斜臥推好，因為就像其他好的訓練一樣，雙槓撐體除了下胸肌與肱三頭肌以外，還需要很多肌肉的參與。在這方面它就和伏地挺身一樣，需要你全身的參與。雙槓撐體又比伏地挺身好，因為它可以負重——逐漸增重，而且可以獨自完成。然而，伏地挺身即使有兩個人幫忙，也沒有辦法便利地增加負重。

　　當更多的肌肉、關節和更多負責控制的中樞神經系統參與時，一個訓練項目的品質就會提高。參與訓練的身體部位越多，這項訓練就越符合這些條件。當全身都在移動時，就越接近理想的狀態。大量的肌肉參與和神經控制各個關節，還有中樞神經系統追蹤各個身體部位正在進行的工作，確定正常運作。依照這個邏輯，伏地挺身優於臥推，因為伏地挺身涉及了全身的動作和控制。但是它很難加重，特別是獨自訓練的時候，因為要在這個姿勢增加負重很困難。要是真的有的話，我們今天就會使用能為伏地挺身加重的裝置了。

大家認為臥推已經解決了這個問題，事實上並沒有。在臥推中唯一移動的只有手臂，所以以這個角度來看，如果伏地挺身對應的是臥推的話，那引體向上對應的就是滑輪下拉。但是臥推能夠在這種類似的動作中增加負重，而且也讓很多人不需要透過高次數的伏地挺身訓練，也能提高他們伏地挺身的最高次數。在沒有增加負重的情況下，一個身體強壯的人會發現不使用高次數很難訓練身體前方推的動作，但這很少會是合適的訓練目標。雙槓撐體解決了這兩個問題，它允許使用重量，同時在這個上肢訓練項目進行時，全身都參與了運動。

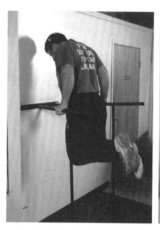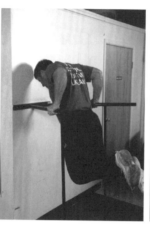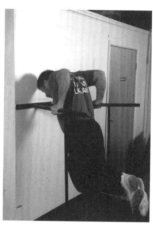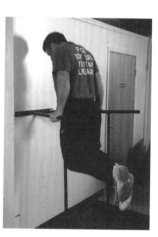

圖 7-41 在有角度的雙槓上進行的雙槓撐體。請注意，在動作底部的肩膀高度要低於手肘。

沒有負重的雙槓撐體比伏地挺身難度高，因為整個身體都在移動，不單只是沒有雙腳支撐的身體部分。對於較高階的訓練者來說，雙槓撐體要增加負重很容易，可以使用腰帶懸掛槓片或是其他物件，或用雙腳夾住啞鈴（這只適合輕負重時使用）。動作的前側方面由稍微傾斜的軀幹構成，而前臂自然而然會在整個動作進行中與地面保持垂直。如果相對於在單槓上雙手的位置，體重是均勻分布在單槓上的話──例如，一半的體重處於雙手之前，一半處於雙手之後──那麼在動作過程中身體就會需要保持傾斜的姿勢。這個角度足夠讓胸肌大量參與，主要使用下半部的肌腹。因為相對於上半身，手臂是在向下出力，闊背肌也會參與肱骨的內收，增加更多參與這項訓練的肌群。

這個訓練可以使用大重量，當某些傷會因為臥推而惡化，但雙槓撐體並不會造成問題時，很多健力選手在一些受傷恢復期會使用它來維持臥推的力量。雙槓撐體可以採用高反覆次數的自身體重訓練，或是像臥推的訓練方式，漸進式地增加負重，訓練的全身效應會在重量增加時感覺到更多。

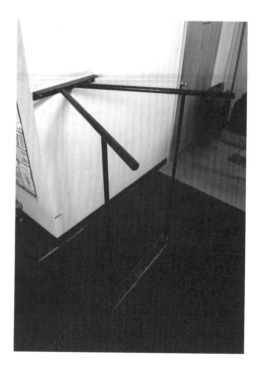

圖 7-42 雙槓撐體架，在前面的圖中展示，可以使用不同的握距來進行訓練。

雙槓撐體最好在專門為這個目的設計的雙槓上進行，體操工作室或是過去的健身房都可以找到的平行槓，大部分新的健身房都沒有。雙槓撐體架大約寬 24-26 英寸，最舒適的版本是使用 1 ¼ 或 1 ½ 英寸粗的管子或槓來製作，高度大約 48-54 英寸高，有足夠高度讓訓練者的雙腳在動作底部可以保持完全離地。雙槓一定要非常、非常穩，不管是固定在牆面上，或是製作一個堅固的底座放在地面上，都要能夠避免任何晃動導致的槓鈴傾斜。一組非平行、兩槓之間成 30 度角的雙槓可以讓訓練者使用不同寬度的槓，可模擬推舉、臥推或是挺舉時的握距，而不影響雙手中立的方向。在沒有器材使用的時候，兩張夠穩固的椅子背對背就可以代替雙槓。

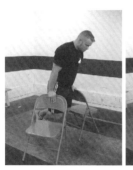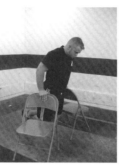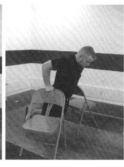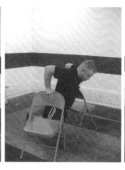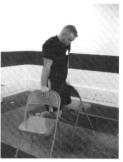

圖 7-43　在沒有可用器材或者在旅行時，可以使用兩張椅子來訓練雙槓撐體。

在練習雙槓撐體時，選好握距然後跳起來進入起始位置，手肘完全打直、挺胸。深吸一口氣，彎曲手肘，身體前傾開始往下沉，然後持續到肩膀低於手肘的位置。這個位置很容易由旁人觀察辨識出來，接近肩關節的肱骨會低於與地面水平的位置。這樣的標準能確保完整的動作範圍，加上還能讓胸肌伸展。這還為訓練者提供一個判斷動作完整性的方法——能夠量化訓練並比較訓練者運動表現，有類似蹲舉低於大腿水平高度的規範作用。在底部伸展的姿勢驅動身體向上，直到手肘完全打直，挺胸並回到位於雙手正上方的位置。完成動作後在頂部吐氣，當你需要換氣的時候要記得只能在頂部手臂打直時候進行。不要在動作過程中吐氣。因為氣壓能夠支撐胸腔，而這對於是否能在運動時有效地控制身體是很重要的。

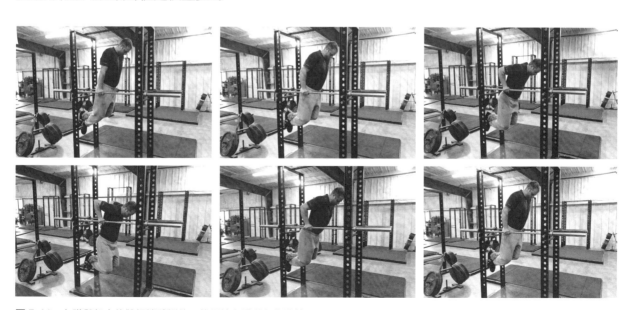

圖 7-44　在蹲舉架中的雙槓撐體訓練，使用健身房現有的器材。

雙槓撐體最常出現的兩種錯誤都與動作的完整性有關，大多數人在沒有人提醒的時候容易會在肱骨高於水平面的位置就停止下降。因為與全動作範圍相比，只做局部範圍的雙槓撐體比較簡單，就像做局部動作範圍的蹲舉比全動作範圍簡單是一樣的道理，不同之處是局部雙槓撐體並不會有像局部蹲舉可能產生的受傷風險。但是動作範圍不完整的雙槓撐體就和不完整的蹲舉一樣：訓練到的肌肉較少，因此局部動作範圍的雙槓撐體也沒有全範圍的訓練來得有價值。如果在腰帶上增加了重量，但又使用作弊的方式減少動作的深度，這樣只是在浪費訓練的時間，然後欺騙自己而已，這和在其他訓練作弊是一樣的。如果需要，可以使用較輕的負重，但是一定要維持全動作範圍，這樣才不會失去訓練的效益。

無法在頂端完全打直肘關節是另一個問題，這不像削減動作範圍那樣不可饒恕，因為通常這是沒有意識的。疲勞的肱三頭肌並不總是知道它們沒有完全收縮，在結束時的挺胸姿勢可以幫助提醒手肘完全打直，因為挺胸能將軀幹上半部的質量拉到雙手後，使得肱三頭肌能在對抗分布較平均的重量時伸展手肘。

還有一點要提醒男士們，當你在使用腰帶和鐵鍊進行負重雙槓撐體時，某個重要的身體器官很不幸地會非常靠近鐵鍊和槓片，所以請確定將鐵鍊和槓片的位置調整好，盡量減少因為動作失控或槓片搖晃時造成傷害的機率。

吊環撐體最好留給體操選手或是其他不以力量為目標、體重較輕的訓練者來進行。吊環撐體對肩膀來說是危險的動作，而且負重吊環撐體對任何人來說都是很愚蠢的行為。只要一點橫向移動的距離就能讓肩膀處於一個不穩定且不能控制的姿勢。在進行撐體動作的時候，肩膀能輕易地受到擠壓，因為重量會使肱骨和肩鎖關節靠近，而作用於這個結構上的額外橫向力矩導致了很多原本可以避免的肩轉肌群修復手術（參考圖 3-7，第 80 頁）。想照顧你的肩膀，就好好地在雙槓上做撐體吧。

槓鈴划船

首先，**槓鈴划船不是上膊的替代動作**。如果你把它拿來代替上膊，那就是拿了一個比較簡單、而且沒有提供絕大多數相同效益的補強訓練，來取代一項重要的主要訓練。我會這麼說是因為自從本書的第二版出版以來，這個情況變得更加普遍。上膊是這個訓練課程的主要項目之一，而槓鈴划船並不是，雖然它們對中階的訓練者可能有些幫助。

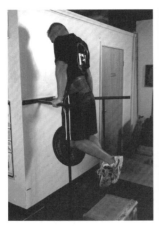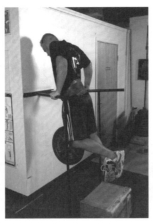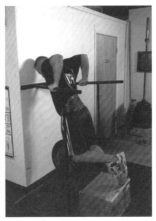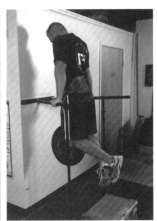

圖 7-45 負重雙槓撐體，使用腰帶和槓片來完成。

我們再來釐清另一件事。大多數人都把划船想成將訓練者固定在一個位置完成動作的器械式訓練，纜繩划船或是機器版本的 T 型划船是最常見的。但是最有價值的划船訓練是需要你採用某個固定姿勢，並且在動作進行過程都維持這個姿勢。如此一來，你會同時得到划船動作時移動槓鈴的訓練，以及將背部固定在正確姿勢的穩定性訓練。與所有有效的槓鈴訓練相同，在訓練中你所需要的工作量越大，這項訓練就越好。所以現在讓我們來學習如何正確地做槓鈴划船。

槓鈴划船由地面上開始，也結束於地面上，每一次的動作都是一樣。在每次反覆之間，槓鈴並不是懸掛在手中。每一次反覆之間都需要一個呼吸和重新調整下半部姿勢。由地面上開始可以讓腿後肌和臀肌幫忙移動槓鈴，所以闊背肌和肩胛縮肌就可以比手臂懸掛姿勢時拉起更大的重量。這樣的訓練方式，不只訓練到與划船相關的闊背肌、上背肌和上臂，還有下背部和髖關節伸肌也可以得到訓練。

當你由地面開始進行划船，技術方面最重要的因素是下背的姿勢。腰椎必需要呈伸展狀態，與硬舉時的姿勢相同，原因也相同。槓鈴划船時背角在槓鈴離地時開始改變，膝關節已經處於伸展狀態且沒有參與很多，所以髖關節伸肌能藉由鎖緊的背部抬高胸部，將力量傳遞至槓鈴，在一開始由地面拉起槓鈴的部分產生貢獻，而這是硬舉和槓鈴划船最大的不同。動作結束在手肘彎曲、槓鈴被猛拉進下胸廓的位置。槓鈴會由肩胛骨下方的位置開始離地，和硬舉相同。但在槓鈴划船時，背角永遠不會像硬舉一樣移動到垂直的狀態，而且不會超過水平面 15-20 度。

以硬舉的姿勢使用槓鈴，或許不必靠那麼近，熱身時可以用彎曲的槓鈴路徑將輕重量拉到腹部。但隨著重量增加，拉的力學機制就會成為主導，槓鈴會沿著腳掌心上方直線運動，就像所有的大重量拉的訓練。隨著重量加大，槓鈴會自動調整到腳上方正確的位置，不論你想不想要。握距方面可能會有很大的不同，但從臥推的握距開始可能會最合適。使用比較大的重量時，你可以使用勾握或是拉力帶。雙眼注視前方幾英尺的地面，不要向下看，但也不要直視前方，因為這樣會讓背部過度伸展。

吸飽氣，用打直的手臂將槓鈴拉離地面，接著手肘彎曲繼續將槓鈴拉高，最後猛力將槓鈴拉到上腹。這個動作由手肘帶領，你應該想著要將手肘猛力衝向天花板。槓鈴划船最重要的技巧是背部姿勢：在整個動作過程中，脊柱必需保持在伸展狀態，挺胸然後下背挺直。當槓鈴碰觸到你的腹部之後，將槓鈴下降至地面，吐氣然後再深呼吸一口氣，在每一次反覆前，再重新調整好背部姿勢。不要嘗試在頂部將槓鈴保持在頂住腹部的位置，或是緩慢地下降。槓鈴划船就像硬舉，主要目的是向心收縮。因為較大的重量一定會被摔到地面，你應該要使用包膠槓片來做槓鈴划船，或在標準鐵槓片下使用橡膠墊。

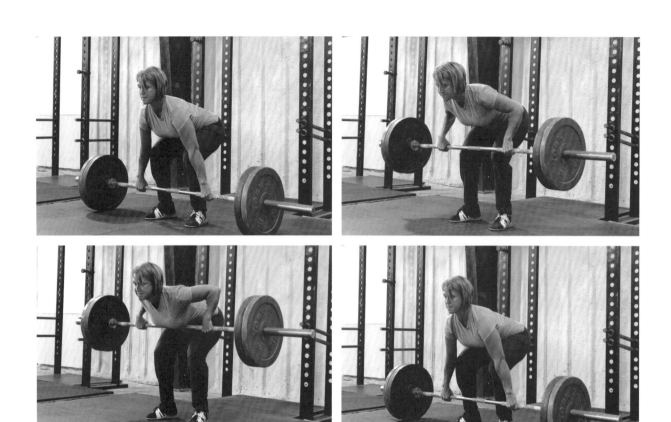

圖 7-46　槓鈴划船。每一次反覆的開始與結束都在地面上。

　　槓鈴划船需要靠伸髖將槓鈴拉離地面，而不是伸膝。重量輕的時候只要用手臂就可以完成槓鈴划船，但當你進入到訓練組的重量時，伸髖就變得更加重要。你的膝關節會幾乎伸直，只有微微的彎曲，臀部比硬舉槓鈴上升前的位置高——與直腿硬舉相同的開始位置，所以股四頭肌不太可能被使用到。動作開始時你的雙手打直，胸部挺起，當槓鈴離開地面時將你的背部稍微抬高——這個動作是靠腿後肌和臀肌完成，豎脊肌則進行等長收縮來保持背部堅固穩定。伸髖讓重量開始向上移動，手肘接收到這個動量，然後加上肩關節伸展和肩胛後收將槓鈴向上移動。闊背肌、肱三頭肌、肱二頭肌、前臂肌肉、後三角肌和圍繞肩胛骨的小肌肉是主要的發力肌群。穩定脊椎的軀幹肌肉，讓軀幹能成為一個倚靠它產生力量的堅固平台。腿後肌和臀肌在將槓鈴拉離地面後，由上半身負責的最後划船動作中，腿後肌和臀肌負責穩定骨盆和下背部。在複雜的人體動作中，經常出現肌肉的作用在運動過程中發生改變，開始時執行一個功能，然後以另一項功能結束，伸髖肌群就是個很好的例子。

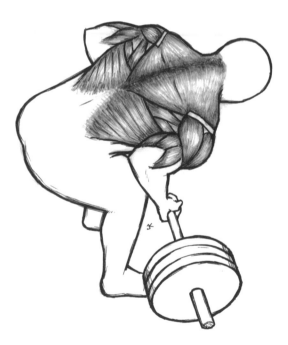

圖 7-47　俯視圖。在反握槓鈴划船動作中，闊背肌跨越整個背部發力，肌腹的肌纖維幾乎與槓鈴平行。

2
7
4

在重量過大而無法維持標準姿勢時，划船並不是很有用。槓鈴碰觸腹部的結束位置姿勢是被一些和上膊相同的限制因素所控制，所以一個能夠正確划船的重量或許只比完全無法做划船的重量輕15磅。一次不完整的划船動作就不會產生這項訓練獨特的動作範圍，因此可能應該將它稱為「局部直腿硬舉」。因為這個原因，它適合五次反覆或是更多反覆次數的訓練，因為只能做三次反覆划船的重量應該也無法正確的完成。而作為補強訓練，比起因為使用過大的負重而失去訓練的效益，選擇較輕的重量但是動作標準地完成 5、8、10 次反覆的等重訓練組會好得多。

每組訓練的前幾次反覆只會使用或許小於 10 度的伸髖，但隨著訓練進行，上半身開始疲勞，就會需要使用更多伸髖來完成動作。請確定你做的是划船而不是硬舉，你的背部應該不會高於水平面太多，而如果你的胸部在最後幾次反覆時抬高太多，槓鈴就不會與身體接觸，而目標肌肉訓練的動作範圍也縮短，這就代表所使用的重量太重了。

當重量變大，讓胸部下沉去靠近槓鈴的傾向就會出現，動作轉變成由上往下而非由下往上。當胸部過度下沉時，就代表重量太大了。「過度」在這裡是一個很主觀的概念，有些人可能不允許任何的胸部下沉，那樣就不能在訓練中使用大重量。或者有些人認為只要槓鈴能碰觸到胸部，就算完成了一次反覆。這種程度的可變性就是補強訓練和主要訓練的差別：如果一項訓練的表現方式充滿變化性，那就無法去有效地評估、客觀地量化這項訓練。也因為這個原因，槓鈴划船是一個非常好的補強訓練，而不足以成為競賽項目。

標準槓鈴划船的一種變化動作是使用反手的握法，因此會增加更多肱二頭肌的參與。這種反握槓鈴划船會使手肘活動度不佳的訓練者很難受，這種較極端的肱骨外旋，加上完全的反握，在前臂肌肉用力對抗大重量時會刺激前臂肌肉在手肘的起點，即使這種旋轉產生的壓力在進行反手引體向上時通常大家是可以承受的。反握槓鈴划船可以快速導致訓練者產生網球肘或高爾夫球肘，所以如果你決定要嘗試這版本的動作的話，從輕重量開始，然後謹慎地增加負重，同時要使用比正握時窄的握距來將問題減輕到最小。

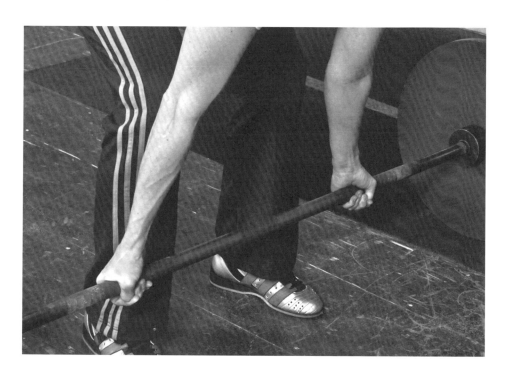

圖 7-48
槓鈴划船有時候會使用反握，這個訓練者同時也使用了勾握。

背部伸展和俯臥挺身

有幾種輔助訓練是需要特殊器材的，但是它們相當有用，所以值得擁有。羅馬椅是一個很有歷史的健身器材，在大多數的訓練設施中都可以找到。它是 19 世紀後期的運動文化學家「匈奴王」Louis Attila Durlacher 由著名的「羅馬柱」這項設備發展出來的。羅馬椅是非常基本的長椅（這種長椅在訓練時不會移動，但是機器會），在上方支撐訓練者的小腿或雙腳，在下方支撐著大腿，因此讓訓練者可以以

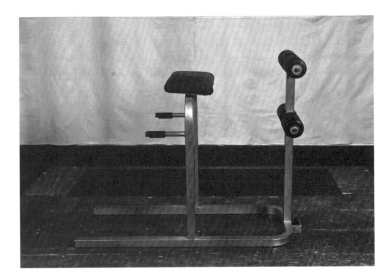

圖 7-49　簡易版的羅馬椅

雙腿支撐呈現一個水平的姿勢。當臉部朝上時，你可以使用羅馬椅訓練腹肌，而臉部朝下時，你可以使用羅馬椅訓練背部。

在羅馬椅上進行的腹部訓練，因為所使用的器材而被命名為**羅馬椅仰臥起坐**。多年以來，羅馬椅上的背部訓練都被稱為「背部超伸展」，雖然這個名稱所指的是一個大多數關節不適合處於的位置，因此它更適合稱作「背部伸展」。你或許偶爾還是會聽到「背部超伸展」，但是隨著越來越多人了解生物力學的術語，這樣的名稱已經越來越少人使用了。

背部伸展透過向心收縮和離心收縮很有效地直接鍛鍊豎脊肌，軀幹肌肉的一般功能是維持脊柱穩定，以等長收縮的方式讓脊椎骨之間只能產生極小的移動，或是完全不移動。但是軀幹的肌肉是可以在這項訓練中，透過脊柱的主動運動來強化的，這項訓練像是反向的仰臥起坐，豎脊肌在很大的動作範圍內伸展彎曲的脊柱。脊柱被伸展到與地面平行的狀態，這刺激了髖關節伸展，讓臀肌（臀大肌、臀中肌、臀小肌）、腿後肌與內收肌合作完成脊柱伸展動作。

由在羅馬椅上面部朝下的姿勢開始背部伸展的訓練，大腿中部倚靠前面的支撐墊，腿後側（小腿以下、腳跟以上，在阿基里斯腱的位置）卡在腳的支撐墊或滾筒墊上，身體保持與地面平行。膝蓋不完全打直，但是不彎曲，借助腿後肌的微微張力防止膝關節過度伸展。這是一個離心收縮的伸展動作，胸部朝著羅馬椅支柱的方向下沉，直到軀幹垂直於地面。接著是向心收縮階段，抬起胸部，緊接著透過髖關節伸展帶入腿後肌和臀肌來完成動作，讓軀幹回到與地面平行的位置。用胸部來引導軀幹是很重要的，讓背部進入伸展狀態——在動作頂部呈現完全挺直。它能訓練豎脊肌、臀肌和腿後肌上部。

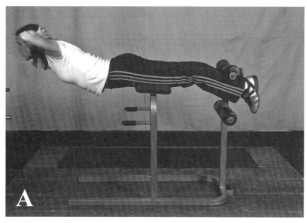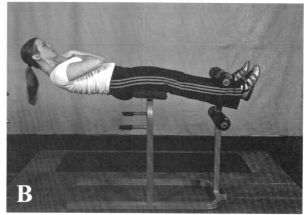

圖 7-50　（A）背部伸展和（B）羅馬椅仰臥起坐

　　俯臥挺身椅是改良版的羅馬椅，這種設計在背部伸展的動作上加入了自身體重的「腿彎舉」，而產生了被稱為**俯臥挺身**的訓練。在越來越多人發現俯臥挺身的用處之後，俯臥挺身椅也流行起來。在俯臥挺身的結束姿勢，你的軀幹是垂直於地面的。因此，這個訓練除了包含背部伸展的所有元素外，還**大大增加**了腿後肌的參與度。在雙腳滾筒墊後方焊接的踏板允許了這個額外動作的產生（圖7-51）。這個踏板為雙腳提供了推蹬的位置，讓訓練者可以彎曲膝關節，進而帶起軀幹和大腿使其進入垂直姿勢。因為腓腸肌的幫助，腿後肌可以在雙腳蹬住踏板的情況下完成這個動作，而這只有在腓腸肌的遠端被踏板限制住時才能在近端產生作用，否則無法替屈膝產生貢獻。

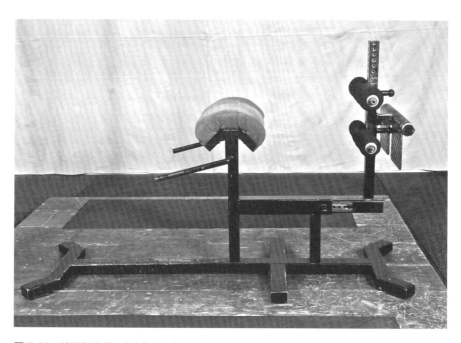

圖 7-51　俯臥挺身椅，改良版的可調整式羅馬椅，包含腳踏板，能讓訓練者進行全範圍的動作。

跨越兩關節的肌肉可以影響兩關節的動作。**近端功能**是由靠近身體中心的關節來完成的，而**遠端功能**則是由骨頭另一端最遠處的關節來完成。人體中絕大部分的關節都是由同時跨越另一個關節的肌肉來控制。腿後肌應該是其中最經典的例子，因為它們既能夠伸展髖關節，也能使膝關節彎曲——而俯臥挺身讓它們可以一起做到這兩種動作。而腓腸肌是這類肌肉的另一個例子，它由阿基里斯腱連接跟骨，然後分為左右兩個頭於膝關節後側連接內外的股骨上髁。腓腸肌可以伸展腳踝（在這種情況稱為「蹠屈」），也能夠彎曲膝關節。另一條重要的小腿肌肉是比目魚肌，它與腓腸肌共用阿基里斯腱，但其近端與脛骨連接，因此並沒有跨越膝關節。

俯臥挺身椅配合了我們身體結構的特點，提供了雙腳一個可以施力的表面。在前側支撐板前方的體重將腳跟扣在滾筒上，提供了槓桿使身體能夠被抬起，同時小腿產生的張力讓雙腳能緊貼踏板。踏板能夠限制踝關節的伸展，所以腓腸肌收縮的力量可以傳遞至股骨的起點，使膝關節彎曲。俯臥挺身在軀幹與地面平行之前基本上就是一個背部伸展的動作，髖關節處於伸展的狀態，脊柱也是（圖7-52）。雙腳推蹬踏板，然後藉由膝關節彎曲加強背部伸展所產生的向上的動量，將軀幹抬起至垂直位置，膝關節彎曲呈 90 度彎曲，背部與髖關節伸展，然後抬起胸部。

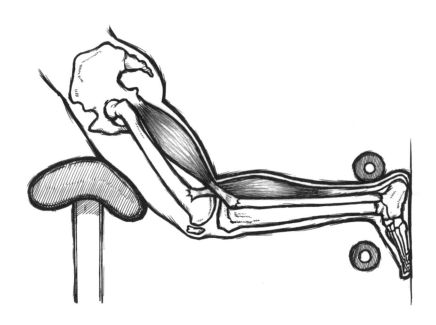

圖 7-52　俯臥挺身基本上就是背部伸展的動作，然後緊接著做自身體重的腿彎舉。因為踏板的阻擋使得雙腳得以發力，就能藉助小腿肌肉在近端的幫助完成膝關節彎曲。如果沒有踏板，就無法完全彎曲膝關節，讓軀幹達到直立的姿勢，如圖 7-53。

與背部伸展相比，臀肌在俯臥挺身參與更多。它們能在進行背部伸展和膝關節彎曲的轉換時，幫助產生動量。依照訓練者的個別狀況，訓練者可能不會清楚地察覺到臀肌在這項訓練中使用的狀況。訓練者也可能不會明顯感覺到臀肌的作用，因為腿後肌負責了更大的動作範圍，而且又因為臀肌的起點與止點位置較接近的關係，它能夠在較短的範圍內進行有效率地收縮。訓練者的體能越差，尤其是蹲舉的能力越弱，他越能夠感受到臀肌在這項訓練中的參與。訓練者的體能越差，他能完整地完成 10 次反覆，甚至是一次完整動作的可能性就越低。俯臥挺身在一開始做的時候會很困難，但動作模式以及神經肌肉效率提高後，它馬上就會變得比較簡單。

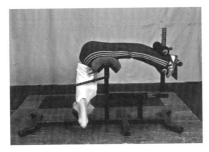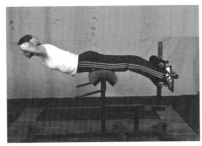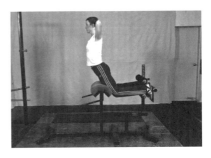

圖 7-53 俯臥挺身動作。

這個動在脊柱到達完全挺起之前，基本上與背部伸展都相同，而動作進行需要有良好的協調，否則發力的時機會有錯誤。接著加入膝關節的幫忙來將胸部抬起至垂直狀態。這邊最好是針對胸來做提示：想著要將胸部快速用力地把胸部抬起，而腿後肌、小腿肌和臀肌就會在正確的時機完成工作。訓練者可以選擇較簡單的方式，雙手於胸前保持交叉，或是比較難的方式讓雙手手指互扣在頭部後方，這樣的姿勢能讓更多的體重遠離髖關節。俯臥挺身適合採用高反覆次數的方式訓練，三至五組、每組 10-15 下的效果最好。

在執行這項訓練時，你是要使用支撐板後方的肌肉，來抬起支撐板前方的身體部位，因此，支撐板前面的體重越多，訓練的難度就越高。大部分俯臥挺身椅都能夠調整前後支撐板間的距離，可以依照需求調整訓練難度。將前方支撐板調整至夠遠的距離，以避開胯部，接著就是讓訓練難度提高，以得到足夠的訓練。但要小心，不要將後方的支撐板調整到過於靠前的位置，因為這樣前側支撐板就會離你的膝蓋太近。這樣的動作確實能夠增加動作的難度，但也同時對膝關節增加了很大的剪力，而膝蓋也只是靠十字韌帶、關節囊韌帶和肌肉力量來控制的。若有需要的話，較高階的訓練者可以在頸後或胸前增加負重的方式來增加訓練量。**以這個訓練動作來說，增加負重來提高負荷的方式會比增加力矩的方式好得多。**

若你的大腿在支撐板上發生滑動，這是因為你在背部挺直之前，先讓膝關節彎曲了。請記得：不論何時，只要膝關節彎曲，腿後肌就會縮短。若你在完成背部伸展動作之前就讓這個情況發生，則 1）你在腿後肌在尚未做任何事前就收縮了，它們都還沒有出力抬起軀幹。2）你讓它們處於局部收縮的狀態，這樣的狀態使它們無法在使背部伸展階段結束後完全收縮來發力。**不要在胸部挺直和髖關節伸展前讓你的膝蓋從支撐板下滑。**這是最常見的錯誤，而這會毀了訓練的效果。同樣的道理，不要在以滾筒作為前支撐物的俯臥挺身器材上進行俯臥挺身。

一開始做俯臥挺身的時候，你可能會覺得這個動作很難。通常一個沒有訓練經驗的人根本無法做完一次將軀幹抬起至垂直位置的完整動作。但沒有關係，儘管經過幾組的訓練後，身體抬高的幅度會越來越小，但你只要在每組練習中盡力抬高即可。就像前面說過的，這個動作變容易的速度很快，主要是因為你能很快地掌握如何有更效率的進行這個動作。經過六至七個訓練日之後，大多數的人都能至少完成一次完整的動作。當你能夠以完整動作完成多組訓練的時候，就能夠在熱身組後以將槓片抱在胸前或將槓鈴置於頸後的方式開始負重訓練了。

定義「功能性運動」的一種不錯的說法是——能夠在可測量、可增加負荷下完成的人體正常動作。根據這個定義，任何背部伸展或仰臥起坐都不能算是功能性運動。有部分的人在執行這些訓練時會有困難，因為有慢性的背部疼痛或是反覆發生的輕微背部傷害的關係。圍繞脊柱的所有肌肉一

般的功用是維持脊柱的穩定，而蹲舉、推舉和所有拉的訓練，除了主要發力肌群之外，也都在挑戰這些肌肉的功能。若你是一位較年長的訓練者，並且因為年齡增長而脊柱功能出現一定程度的退化的話，你或許會認為離心和向心的背部訓練以及脊柱屈曲為基礎的腹部訓練對你來說，產生的問題還比能改善的問題還來得多。如果你持續有下背傷害的困擾，試著停止幾週所有涉及脊柱屈伸的練習，再看看對受傷頻率的影響。你的腹部和背部肌肉透過主要的槓鈴訓練就可以保持強壯，而你不會再因為受傷的關係干擾訓練。

彎舉

因為你一定會做這項訓練，所以我們還是需要討論一下彎舉的正確方式。透過彎舉來訓練的肱二頭肌，是一塊有太多人過度重視的肌肉。但這是天性，而我們又有什麼資格去質疑這個問題呢。要能有效的進行彎舉，需要訓練者先去了解肱二頭基的解剖學結構，也要有背離傳統技術觀念的意願。二頭肌是人體中諸多跨越兩個關節的肌肉之一。（技術上來說，這塊肌肉是**肱二頭肌**，或是臂二頭肌，這樣才能與腿後肌中的**股二頭肌**產生區別。）就像它的搭檔肱三頭肌，肱二頭肌跨越了肘關節和肩關節，使得動作圍繞這兩個關節。反手引體向上結合了肘關節彎曲和肩關節伸展。正手引體向上也是如此，差別在於正手與反手的握法。正手引體向上時的肘關節彎曲沒有太多的肱二頭肌參與，然而在反手引體向上中它們的參與度很高。

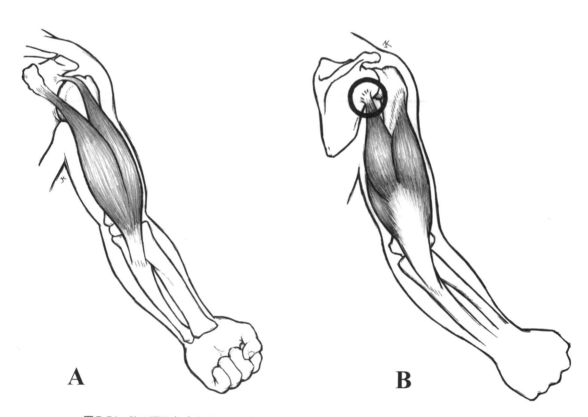

A **B**

圖 7-54　肱二頭肌（Ａ）與肱三頭肌（Ｂ）跨越肘與肩關節，所以能產生圍繞兩個關節的動作。

　　兩者之間的差別在於手肘的解剖結構，肱二頭肌的遠端連接在橈骨——兩根前臂骨骼中較短的一根——上面被稱為橈骨粗隆位置上。當前臂旋前時（手掌朝後），橈骨粗隆位於橈骨的後側及內側。而「旋後」是指雙手朝向前方旋轉，手掌朝上的姿勢，這也稱為反手。肱二頭肌在橈骨上的接點在肱二頭肌縮短時就向內、向上旋轉，前臂就會旋後。事實上，如果肱二頭肌在完全收縮的狀態時，手呈現的就是反手的姿勢。若使用正手來做引體向上，肱二頭肌參與得很少，相對的就會使用更多闊背肌和肱三頭肌——而反手引體向上就用了很多的肱二頭肌。正手引體向上中手肘屈曲的部分是靠其他屈肘肌群完成：肱肌、肱橈肌和一個較小的前臂肌肉。

　　肱二頭肌其實也能完成所謂的肩關節屈曲。解剖學動作的描述有時可能會比較武斷，肩關節屈曲被定義為肱骨向前和向上的動作。肱二頭肌會參與動作的原因是由於肱二頭肌的兩個近端連接點（是的，有兩個，因此才會被稱為肱二頭肌）位在肩胛骨的前側，也就是肩關節的主要骨骼上的關係。因為肌腱的連接點跨過了這個關節，然後肌肉移動關節，所以肱二頭肌才有肩關節屈曲的功能。

　　肘關節屈曲伴隨著肩關節伸展，這是在不論我們要抓住任何東西，並將它拉近身體的時候都會用到的動作。這也是為什麼反手和正手引體向上是如此有功能性的訓練：它們在負重的情況下複製了這種很常使用的動作（圖 7-55）。事實上，通常肘關節屈曲時會伴隨肩關節伸展，因為手臂的設計就是要被這樣使用的。而這也是為什麼肩關節活動度不足，想要完成肘關節屈曲需要借助特殊器材：傳教士彎舉架就是為了能夠單獨訓練肱二頭肌這個目的而發明的。將單一肌肉群孤立出來進行的單關節動作，很少能對其他有此肌肉群參與的動作產生顯著的幫助。請記得我們對「功能性運動」的定義是要在可測量、可增加負荷下完成的人體正常動作。依照這個定義，任何需要使用器材或是特殊設備進行的動作能不能歸為功能性運動（我們沒有將槓鈴或蹲舉架歸類在「特殊設備」之中，因為我們不能將訓練限制到只能使用樹枝和石頭來進行的地步）。如果一塊肌肉在一項訓練中被孤立了，肌腱連接也連帶被孤立，會產生潛在的受傷風險。

　　反手肩關節屈曲的例子比較難找，因為把物體舉過頭的動作通常伴隨正手和推舉動作來完成，主要依賴的是三角肌和肱三頭肌。以前臂旋後來完成肩關節屈曲動作的情況幾乎只有發生在訓練時。但因為肱二頭肌確實有這個功能，所以這個動作應該要加入肱二頭肌的訓練中，才能夠訓練到它的這項功能——彎舉本來就應該要有肩關節屈曲的參與，**因為它們可以**。槓鈴彎舉可以使得肘關節和肩關節能夠產生彎曲，同時還使用了手臂的正常功能，而且也不需要使用特殊設備（再說一次，槓鈴不屬於特殊設備）。所以依照嚴格的定義，槓鈴彎舉是可以被視為一項功能性訓練的。

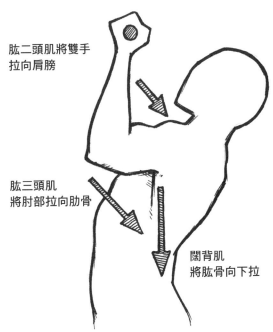

肱二頭肌將雙手拉向肩膀

肱三頭肌將肘部拉向肋骨

闊背肌將肱骨向下拉

圖 7-55　反手引體向上是肘關節屈曲（遠端肱二頭肌和前臂肌肉的功能）和肩關節伸展（闊背肌和近端肱三頭肌的功能）的訓練。

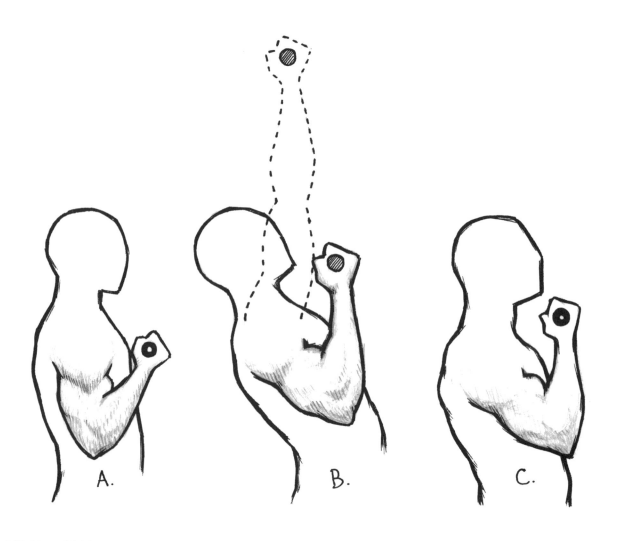

圖 7-56　三種訓練肱二頭肌的方式（Ａ）肘關節屈曲的孤立訓練：嚴格的彎舉；（Ｂ）肩關節伸展加上肘關節屈曲：反手引體向上；（Ｃ）肘關節屈曲加上肩關節屈曲：本書所描述的槓鈴肱二頭彎舉。

　　有多少位健美訓練的作者就會有多少種的彎舉方式。如果你想要花時間去做所有的變化動作的話，那你就沒有領悟到本書的重點。就先假設你沒有這樣做吧，而你希望在最少的時間內以最好的方式給肱二頭肌最有效的訓練。使用標準奧林匹克槓鈴來進行的槓鈴彎舉就是最好的方法。動作是以站立的方式進行（因為沒有辦法以坐姿完成），而且最好在蹲舉架外將高度設在與推舉相同的位置來進行。

　　使用反手握，而握距的範圍在略窄於肩寬到寬於肩膀幾英寸之間。握距越寬，握槓所需的旋後程度也就越高；旋後程度越高，在完全屈曲時肱二頭的收縮也就越多。依照每個人柔軟度的不同，略寬於肩膀的握距能帶來最佳的訓練效果（這與反手引體向上採用的握距大致相同，原理也相同）。

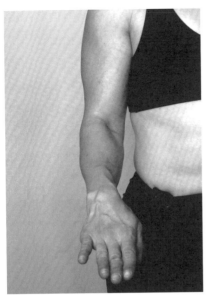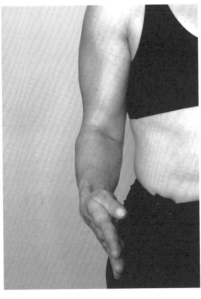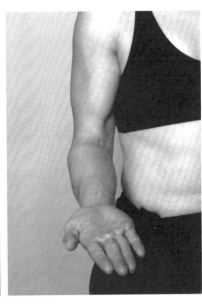

圖 7-57 前臂旋後對肱二頭肌收縮的影響。肱二頭肌是前臂的主要旋後肌,除非前臂完全旋後,否則肱二頭肌不會處於完全收縮的狀態。

　　這種槓鈴彎舉的方式,動作由頂端開始,肘關節完全屈曲,與常見的從底部以肘關節伸展開始的版本相反。當槓鈴下降到完全伸展的狀態時,底部不停頓,將槓鈴舉起回到肘關節屈曲的位置,牽張反射能幫助肱二頭肌使其能更有力地收縮,也因此能使用更大的重量。呼吸只有在動作頂部進行,不讓任何支持性的壓力在底部流失。將手肘與肋骨保持緊貼,然後由手肘處於槓鈴前方的位置開始。

　　就像早安運動一樣,槓鈴彎舉刻意地使用了偏離腳掌心平衡點的槓鈴路徑,以離心收縮將槓鈴遠離身體以弧形路徑下降。這樣一來,就在槓鈴與手肘間、槓鈴與肩膀間以及槓鈴與腳掌心間產生了力臂。所以你就能有意識地操縱力學系統來產生阻力。將手肘靠近肋骨,保持在將身體區分成前後部分的軸線前方。當肘關節在動作底部接近完全伸直時,它們會向後滑動至這條線後方的位置。動作進行時,肘關節會接近伸直但絕不會完全伸直,因為這樣做會失去肱二頭肌的張力。要啟動向心的動作會需要一些張力,而這就是構成這項動作的要點,將肘關節完全伸直會使動作變得很難而且很沒有效率。

　　進行彎舉向上移動的階段時要將手肘向前滑動,並沿著與下降過程相同弧形路徑移動。整個移動的過程中保持手肘緊靠肋骨,藉由保持前臂旋後來維持雙手旋後。對於這個姿勢不錯的一個提示是想像

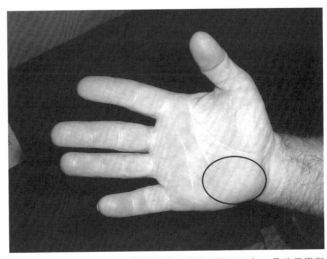

圖 7-58 手掌內側部分—「小魚際」(參考圖 3-10),是確保彎舉中手掌處於最大旋後程度的關鍵。將槓鈴向上推時想像使用這個部分的手掌。

將手掌底內側（位在手腕上方與小拇指那一側的部分）推向槓鈴，想像好像這是唯一能與槓鈴接觸的部位。你需要將手腕保持在中立的位置，不能彎曲也不能伸展，要讓它們處於與掌骨和前臂呈直線的位置。開始發力將槓鈴回到起始位置，保持手掌旋後以及手肘靠近肋骨的位置。在這個向上的階段，手肘會向前回到槓鈴前方的位置，使肩關節屈曲以及肘關節屈曲。很常見的情況是手肘離開肋骨，兩肘間距與握槓的雙手握距相同，甚至採取比雙手間距更大的距離——肱骨內旋的動作，這種錯誤會讓三角肌也參與動作，減少肱二頭肌的參與。當你外旋時將手肘保持靠近肋骨，並且在上升階段讓它們向前滑動。

　　進行彎舉時，只要有使用重量就會很難保持身體直立的姿勢。訓練者和槓鈴系統一定要在腳掌心正上方保持平衡，這就是說，當槓鈴依照弧形路線向前移動時，身體一定會需要向後傾斜來平衡。重量越重，傾斜的程度就越大。在進行大重量彎舉的時候想試著保持直立的姿勢是不需要、不應該也不可能發生的。如果訓練的目的是力量，那你勢必一定要使用大重量，那麼你就會發現在物理系統中當大重量的槓鈴在前方時，身體向後傾是一定會發生的。不要去彎曲或伸展膝關節，也不要在動作底部過度使用髖關節來借力。「過度」是很主觀的判斷——再次強調，我們要了解為什麼有些訓練被稱為「補強」訓練。依照你對想要的訓練成果而定，借力彎舉也可以是合理的訓練。若是在大重量彎舉啟動時借助髖關節發力，然後幾乎全部依靠肘關節及肩關節屈曲來完成動作的話，那這樣的借力彎舉就是合理的。但你若在起動時同時借助髖關節與膝關節伸展的力量，然後讓身體下沉至槓鈴下方，以肘關節完全彎曲的方式來承接槓鈴的話，你做的是反握上膊，這就違背了此項訓練的目的，增加了訓練受傷的風險，還會招來那些老手以及正規訓練者的批評。

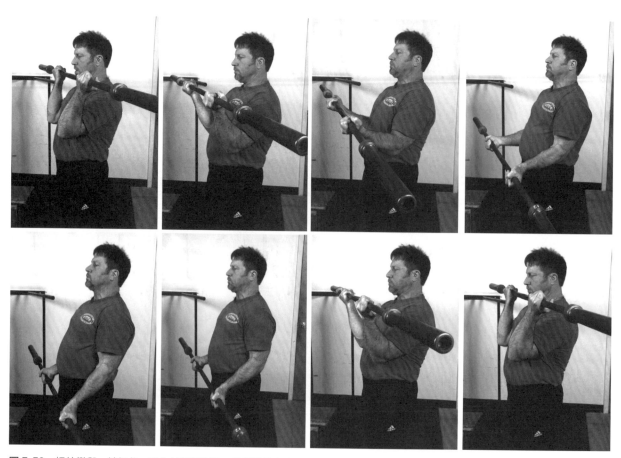

圖 7-59 槓鈴彎舉。請記住，動作於頂部開始，且肘關節處於屈曲狀態。

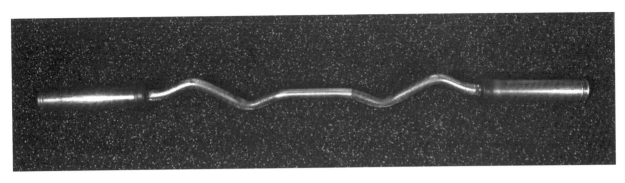

圖 7-60 仰臥臂屈伸使用的 EZ 槓。

肱三頭肌訓練

　　健身房中絕大部分的肱三頭肌訓練都是使用纜繩設備完成的。大部分時候大家都會選擇「肱三頭肌下壓」這項訓練，這也是我們在雜誌和訓練書籍中最常見的動作，而當對著鏡子邊做邊看時，這也是最簡單的動作。但是單純的下壓訓練只訓練到肱三頭肌遠端伸展肘關節的功能，而忽略了肱三頭肌是跨越肩關節和肘關節的事實，以及它在近端部分的功能。肩關節伸展是肱三頭肌的近端功能，最有效的肱三頭肌訓練應該兼具兩項功能。纜繩下壓可以具有這樣的效果，但是它存在著一個有趣的限制：當你變得更強壯時，最終會使用足以將你的雙腳拉離地面的重量來進行這項訓練。

　　有一種更好的肱三頭肌訓練，它能夠有效地加強臥推完全打直階段的力量，Larry Pacifico 將它稱為「第四健力項目」，也就是**仰臥臂屈伸**（lying triceps extension，簡稱 LTE），仰臥臂屈伸是讓訓練者在水平臥推凳上以正手握使用大重量進行訓練，如果操作正確，這項訓練是很安全的，它非常困難，但對於增加上肢整體力量非常有效，尤其是肱三頭肌的訓練。如果你採用很多蠢蛋所使用的「頭骨破碎式（skullcrusher）」動作來訓練，就會大大降低訓練本身的效益和安全性。

　　適合來進行仰臥臂屈伸訓練的器材是 EZ 槓（圖 7-60），一種中間部分彎曲、原本為了彎舉設計來替代直槓的槓鈴。EZ 槓是於 70 年代由一些可憐蟲發明出來的，他們大概沒有因此賺到什麼錢。顯然地，最後是由某個剛好也販賣器材的器材雜誌出版公司開始將這個器材作為自家產品推銷販賣，這是很典型的例子。

　　問題在於，EZ 槓在彎舉時對於動員二頭肌的收縮效果不如直槓那樣好。如同前面所提過的，前臂和手的旋後程度會對肱二頭的收縮造成直接的影響。EZ 槓確實移除了手腕和肘關節旋後的壓力，但肱二頭肌收縮成為了代價。槓鈴的彎曲是針對降低前臂旋後程度而設計的，而任何旋後不完全的動作都會使肱二頭肌的收縮不完全。

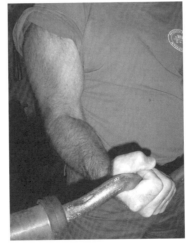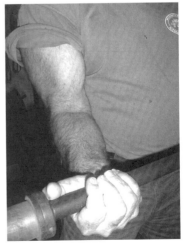

圖 7-61 旋後對肱二頭肌的影響，以及 EZ 槓適合用來訓練三頭肌的理由。

但是 EZ 槓拿來做仰臥臂屈伸卻非常合適。肱三頭肌是由三束肌肉組成，它們始於肱骨與肩胛骨，並在肘突處共享一個起點（肱三頭肌的外側頭和內側頭始於肱骨；長頭始於肩胛骨）。雙手在槓鈴上的角度對肱三頭肌的收縮不會造成影響。EZ 槓能提供的角度越適合正握，動作做起來就越舒服，而且不會降低訓練效果。

　　能將仰臥臂屈伸與其他訓練肱三頭肌動作區別出來的地方就是它可以訓練肱三頭肌的近端功能。這個動作設計能利用肌肉的長頭來產生肩關節伸展，**以及肘關節的伸展**。它同時也需要闊背肌、部分胸肌、腹肌和前臂的參與。這項訓練大幅增加了參與動作的肌肉數量。當你想要在訓練中加入肱三頭肌的輔助訓練時，它就是你的首選。

　　進行大重量的仰臥臂屈伸和進行臥推時一樣，需要一位保護者。在臥推凳上調整好位置，頭頂剛好超過椅墊的邊緣，然後從保護者手中接過槓鈴。保護者使用硬舉動作來將槓鈴拉到正確位置，將槓鈴交給訓練者後向後退，以免影響訓練路徑。EZ 槓的中段有三種彎曲角度，以正握方式（手掌朝上）握槓，雙手握在最靠內側、角度最大的位置，同時槓鈴中段彎曲的部分要朝下。手肘以外旋狀態指向臥推凳的另一端，與臥推時一樣，槓鈴會被推到肩關節正上方。胸部應該挺起，臀部保持與椅面接觸，雙腳踩穩地面，動作進行過程雙眼注視天花板（參考圖 7-62）。

　　保持上臂與地面垂直的同時鬆開肘關節，讓槓鈴在頭部後方沿著弧線向地面移動。當肘關節彎曲至大約 90 度時，肩膀向後旋轉，讓槓鈴下降到於剛好在頭頂的高度，碰到你的頭髮，最後下降到大致與臥推凳相同的高度。這個動作能伸展你的肱三頭肌、三角肌以及闊背肌，然後在槓鈴到達剛剛好略低於你頭部後方的位置時，讓伸展帶來的回彈力量開始將槓鈴向上歸位。用手肘將槓鈴向上拉起，當手肘接近動作頂部位置時，伸展肘關節將槓鈴完全打直在起始位置。

　　當將肌肉伸展使槓鈴向下移動至接近臥推凳時，將槓鈴盡可能靠近頭頂，接著借用牽張反射帶起向上移動的部分。這就好像你要用手肘啟動一個將槓鈴丟向天花板的動作一樣。牽張反射大幅增加了動作範圍，而如果你採用爆發式的動作的話，它也增加了爆發力。這使得仰臥臂屈伸比起標準

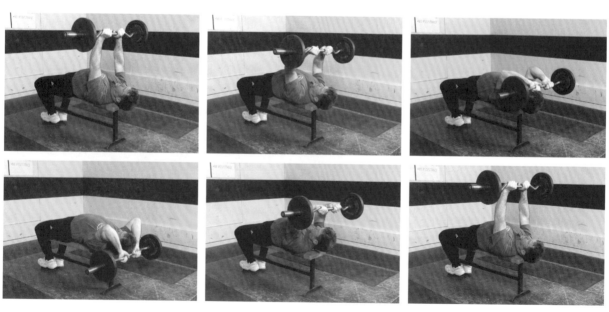

圖 7-62　仰臥臂屈伸

「頭骨破碎式」的訓練有用許多。如果你將手肘過度伸直，而使槓鈴在頂部過於遠離頭頂的話，你就喪失了一些肘關節周圍的動作範圍。在頂部深吸一口氣能使胸部提起，並使在底部的牽張反射更有效率。當你以這樣的方式進行仰臥臂屈伸的訓練時，肩關節和肘關節的伸展都會使用到，而且能以更大的動作範圍訓練更多肱三頭肌。以 10-15 次反覆的多組訓練來進行是最合適的。

槓鈴訓練：它是無可取代的

有很多沒用的輔助訓練，它們不僅不會幫助我們提高在主項或運動項目的表現，而且可能會造成比單純的浪費時間更嚴重的影響。只使用單關節，並且經常需要使用機器來完成的訓練屬於非功能性的，因為它們沒有遵守人體正常的運動模式。這些機器也常常容易使關節因為過度訓練而受傷，而健身房裡的傷害大多數都是這些訓練造成的。這個事實並不單純是因為在一個絕大多數人都使用機器來訓練的世界裡，多數的傷害都會是因為使用機器。肌肉的孤立訓練會導致肌腱炎，因為關節並不是一個設計來當作單獨承受所有的衝擊、力矩、張力和壓力的部位。除了在現在的健身俱樂部裡面之外，沒有任何一種動作是只有股四頭肌的參與。要孤立股四頭肌的唯一方式，就是在為此目的而設計的機器上運動才能達到，而這種功能是脊椎動物數億年演化過程中都沒有預料到的。膝關節是數個肌肉的連接點，這些肌肉在同時運作的時候都會得到發展。任何偏離某關節原有功能的訓練，對關節功能的貢獻都很小，而且還有造成問題的可能。

訓練機器使很多人致富，這並沒有什麼錯，但它們已經與更有效的訓練方式分歧。世事就像單擺，槓鈴訓練又再一次被視為最好的訓練模式，很高興我們能夠幫助大家。

課程設計

PROGRAMMIMG

　　今天是五月十五日，你下定決心今年要擁有黝黑的膚色——那種美麗的、充滿熱帶風情的棕色。因此你計劃趁著午餐時間去後院曬曬日光浴（避開鄰居和路人）。正面曬 15 分鐘，翻個身再曬 15 分鐘。時間一到，你起身回到室內吃午餐，繼續開始工作。當天晚上你發現曬完太陽的皮膚紅紅的，所以決定休息一天。雖然休息了一天，身為一個有紀律和決心的人，接下來的每一天你當然都確實執行正面和背面各 15 分鐘的日曬計劃。一週過去了，你發現膚色開始漸漸轉為好看的古銅色，這樣的結果振奮了你，因此決定接下來的一個月要持續進行這個日光浴計劃。這時候問題來了：你認為這個月底，你會曬出怎麼樣的膚色？

　　如果你問 100 個人這個問題，大概 95 個人會跟你說你的膚色一定會變得非常非常深。但事實上，一個月後你的膚色大概就和你第一週曬出來的顏色一樣。膚色會變黑的唯一原因是皮膚為了適應陽光給它的刺激，會藉由加深膚色來保護我們再度曬傷。你的皮膚不知道你想要它顏色變深，它只知道在進行曬日光浴的那 15 分鐘，陽光給了它什麼刺激。膚色變黑是為了適應那 15 分鐘的刺激，我們每天或多或少會上下車或是進出室內與室外，如果只要一接觸陽光就會變黑，那我們早就全都變成黑人了，更不要說在那些陽光充足地區生活的人。皮膚會適應時間**最長**——最劇烈的曝曬，而非總共累積的曝曬量。如果想要曬得更黑就必需延長日光浴的時間，讓皮膚得到比目前適應更多的**刺激**。大眾普遍對此重要觀念有錯誤理解，這也就是為什麼很少人真正理解訓練課程。

　　訓練和曬黑遵守一樣的原則。你不會異想天開地認為在太陽下躺兩分鐘就會曬成古銅色，因為兩分鐘得到的刺激不足以產生適應。同樣的只有無知的人才會在第一天開始日光浴就讓身體正反面分別曬一個小時，因為這樣的刺激破壞力過強，使得身體無法正常恢復。非常多人每個星期一和五都練臥推，都推 225 磅，持續了很多年，但是從沒有試著改變重量、次數、速度，或是組間休息時間。有些人或許真的不在意訓練成果，但有一部分的人卻困惑為什麼他們的臥推重量都沒有往上成長，即使他從沒試著進步。另外一些人，每三或四個禮拜練一次臥推，採用奇怪的訓練次數，例如自身體重來個 10 次反覆，再來 9 次、8 次、7 次，最後來到 1 次反覆。同樣的，他們也在疑惑為什麼

身體已經這麼痠痛了，重量卻都沒有進步。

你的臥推重量不會因為你去了多少健身房或是你有多想要它變強而改變。它只會去適應槓鈴和槓片所給予的**特定**刺激，因此它適應的重量和你施加的壓力相同。如果你練一組 20 次反覆，你就會擅長做 20 次反覆的重量。如果你做大重量低次反覆次數的訓練，你就會擅長做單次大重量。但你要知道，單次最大重量和一組 20 次反覆的訓練是完全不同的。訓練時運作的肌肉和神經系統不同，所需要的生理能力也不同，身體也因此會產生完全不同的適應。身體適應發生在反應外在刺激時產生，而且**特別針對**那個刺激，因為適應是靠刺激產生的。這也就是為什麼繭會長在槓鈴和手掌摩擦的地方，而不是長在你的臉上或布滿你全身，事情很明顯就是這樣。

除此之外，給予的刺激必需要在可以恢復的範圍內，並且適合接受刺激的訓練者。不同於進行日光浴第一天就曬兩小時，和每個月練一組 55 次反覆的臥推，這種刺激必需能讓訓練者接受。如果刺激強烈到你無法即時恢復，導致你不能在課程內的時間再增加刺激，讓自己再累積適應的話，這樣的刺激不但不是有效益的工具，反而是沒有用處的。

理解應用在身體活動中的生理學核心組織原則，對課程設計來說是很重要的。**運動和訓練是兩件完全不同的事情**，**運動**的目的就是完成某項身體活動，為了眼前的效果，無論在運動中或運動剛結束時的效果。**訓練**則是有著長期目標的身體活動，是針對特定目標而設計的訓練課程。如果一個課程沒有設計足夠讓身體產生適應的刺激，讓你變得更強壯、速度更快、或是體能更好，那它不能稱為訓練，只能說是在運動而已。對於大多數人來說有運動就已經不錯了，因為絕對比老是坐著好。

但對運動員來說，力量的增強對提高運動表現有著最顯著的影響，對尚未非常強壯的運動員來說尤其是。力量是運動能力的根本，如果你是一名優秀的運動員，代表你比技術水準相同的其他運動員強壯。如果你想要成為更優秀的運動員，就要變得更強壯。如果你已經非常強壯，則需將大部分的心力花在其他增加運動表現的要素上。可是已經太強壯這個狀況發生的機率非常小，因為絕大部分的人都不夠強壯。你或許覺得自己非常強壯，但其實你也知道還可以變得更強壯，不是嗎？你絕對知道的。你也許可以說服所有的人你已經夠強壯了，甚至可能說服了你自己。你的教練或許也是這樣告訴你的。但是這樣自欺欺人是沒有用的，因為只要你還可以變得更有力量，你就應該要繼續強壯。而力量的缺乏可能就是你運動表現沒有達到自己期望的原因。如果你進步停滯了一段時間，努力提升力量，看看會有什麼改變。一個真正有效的肌力訓練課程，必需要讓你能做到一些只有你變得更強壯才能完成的事情。而這些需求必需是課程中的固有成分。

經驗不足的運動員要安排較簡單的訓練課程，而越進階的運動員就需要越複雜的訓練課程。我們要善加利用一個我稱為「初學者效應」的現象。初學者效應簡單來說，就是當一個從未接受過訓練的人剛開始訓練時，會成長得飛快。但當他變得越來越強的時候，進步的速度就會越來越緩慢。這就像常見的報酬遞減法則一樣，也可以應用在適應生理學上。初學者還沒有強壯到能進行超出自身恢復能力的訓練，因為他們完全沒有適應刺激。他們在運動潛能發掘的道路上還沒有任何進展。幾乎他們所做的任何事情，只要不是過分的傷害，都會產生適應。

當一個沒有訓練過的人開始執行訓練課程，不管他使用什麼樣的課程，他一定會變強壯。他會變強，因為不管他練什麼都超過原先沒有訓練時身體所適應的刺激，如果他有恢復休息就會產生適應。而這些刺激一定會增加力量，因為這是要身體產生更大力量時，身體對刺激最基本的適應反應。對一個初學者來說，騎腳踏車就會讓他的臥推重量往上。但這不表示腳踏車訓練等於好的臥推訓練，

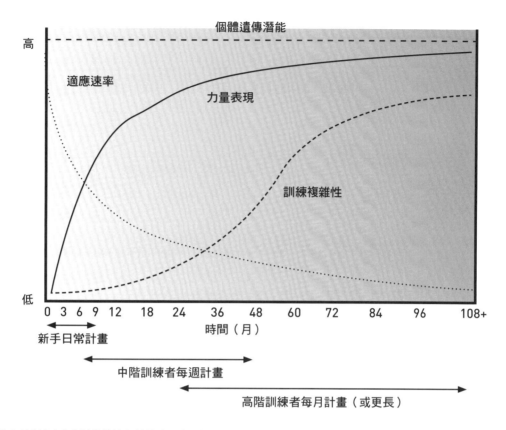

圖 8-1　運動表現的進步與訓練複雜性相對於時間的關係。請注意，在訓練生涯中，適應訓練的速度會逐漸減緩。

這只代表對一個完全沒有接受過任何刺激的人來說，騎腳踏車有給予他刺激。問題是，騎車對臥推的成長很快就會喪失作用，也就是說它並不是一個有效的**系統性**力量生成刺激，無法使進步持續產生，因為它並沒有產生**針對**臥推訓練的力量生成刺激。

　　要區別好的訓練課程和欠佳的訓練課程，就要看它是不是有持續刺激身體去改變適應的能力。就定義來說，一個有定期增加刺激強度的課程對初學者來說就是有效的，而沒有做到這點的就比較沒有效果。對於初學者來說，有訓練課程比沒有訓練課程來得好，所以不管是什麼課程，多多少少都會產生效果。這也是為什麼大家都覺得**他們的**訓練課程有效，還有為什麼你總是會在電視或網路上看到各種訓練課程的誠實見證。只要所增加負重還能使身體持續產生適應，那麼繼續每次適當增加負重就是最好的訓練方式，因為這種方式是特別為了同時產生刺激和身體適應而設計的。

　　既然對初學者來說，增進運動能力的最好方法就是提升力量，對一個想要在最短時間內提升運動表現的初學者來說，以增加全身力量為目標的線性力量訓練課程是最好的選擇。很明顯的，對初學者來說只有一種有效的槓鈴訓練安排方式，那就在使用基礎全身訓練的同時，使力量刺激保持線性增長。若訓練者能在計劃時間內充分由刺激中恢復，這個方法就能**持續**帶來力量的線性增加，因為它利用了所有生物學基礎的規則：如果對生物體產生的刺激足夠適應，且刺激沒有超出生物體可以承受的限度，那麼生物體就會去適應所處的環境。

　　初學者每次訓練的時候都能以接近他們能力極限的強度來訓練，這正因為他們現有的能力比遺傳潛力低太多了。這種相對困難的訓練會讓初學者非常快地變強。（初學者能從相對較困難訓練中恢復，因為他們比較弱，所以這種訓練以他們的絕對能力來看並不算是真的困難。）**與已經很強**

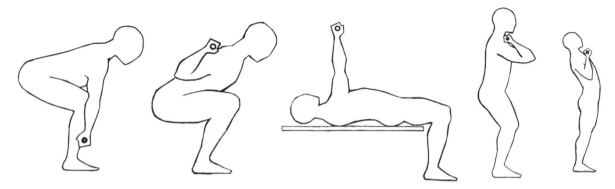

圖 8-2　由右到左的順序，由最強至最弱，這是在典型的訓練生涯早期，訓練者在基礎槓鈴訓練項目的潛在力量增長排序。硬舉、蹲舉、臥推和推舉，所參與的肌肉由多至少。上膊受到其他因素影響，雖然有大量肌肉參與動作，但這個項目的技術要求使它的力量及成長潛能被排在臥推和推舉之間的位置。

壯的人相比，很顯然的，較弱的人進步速度較快。但是這種情形很快就會發生改變，隨著訓練生涯不斷進步，訓練課程會變得越來越複雜，這是適應反應不斷在改變的結果。中階訓練者的程度已經進階到某個程度，此時身體改變所需的刺激已非常高，當這樣的刺激被運用在訓練上時，訓練者會無法在連續訓練日之間恢復。因為中階訓練者能夠進行非常困難的訓練，所以也必需要在課程裡加入一些動態恢復，不過這階段的訓練者只要經常挑戰最大強度訓練的話，他們進步得還是很快。高階運動員的訓練水準已經接近他們的遺傳潛能，他們應該更注重訓練強度和訓練量的變化，這樣才不會出現過度訓練的問題。圖 8-1 描述了這些原則，在《肌力訓練課程設計實務（Practical Programming for Strength Training）》第三版中（The Aasgaard Company, 2013）也有詳細的討論。

　　所以，一般的原則是，你需要試著在每次訓練時把訓練組的重量往上加，直到沒有辦法再增加重量為止，這就是「漸進式阻力訓練」的原則，而以這種方式設定的課程就是訓練與運動的不同。只要有可能，你每次訓練都要多舉起一些重量。每個人都能以這種方式持續一段時間，某些人可以持續進步得更久一點，這取決於個別的基因潛能、飲食和休息。如果碰到挑戰，你就會適應；如果沒有遇到困難，你就不會改變。訓練讓挑戰成為一種計劃中的事項而非一時興起的偶然事件，當然挑戰也不會隨機出現在訓練課程中。

　　在踏進重訓室前，你應該已經清楚自己要做的每一件事情，包括訓練的順序、所使用的重量，以及如何以今天的訓練為基礎來決定下次的訓練安排。不該有人在不清楚自己要做什麼的情況下去訓練。在健身房裡閒晃、看看有什麼好玩的就去做、直到覺得不有趣了再去找其他有趣的東西做，這樣不能稱為訓練。每次訓練都必需有一個明確且可達成的目標，通常是比上一次的訓練舉起更大重量，或是以自己的訓練歷史為基準設定一個明確的目標。

　　力量在每個訓練項目的進步速度是不同的，因為在進行不同項目時所參與的肌肉數量也不同，每個項目對技術問題的敏感度也不同。一項訓練中參與的肌肉量越大，它變強的速度就越快，變強壯的潛能也越大。以硬舉為例，對大多數人來說都進步得很快，而且進步的速度也比其他項目快，這是因為硬舉時髖關節和膝關節動作範圍有限，以及大量肌肉的參與。相較之下，推舉進步得很慢，因為參與的肌肉較小，而臥推則因為動力鏈較短的關係，所以進步的速度比推舉快。

　　對一名經過訓練的運動員來說，硬舉的重量會大於蹲舉的重量，蹲舉的重量又會大於臥推的重

量，臥推和上膊的重量會很接近（臥推通常會稍微強一點），而推舉的重量會比其他的項目都輕。這樣的分布適用於絕大多數的運動員，並且能夠預測應該會發生的狀況。舉例來說，如果你的臥推比硬舉強，那一定是哪裡有問題。可能是握力的問題、受傷或缺乏動力，例如你非常討厭硬舉。不論是哪一種情況，這樣的問題都應該去改善，以免因為力量失衡導致其他訓練項目出現問題。在重訓室裡，必需要從各種方面去考量不同訓練項目的效用。

學習動作

蹲舉要第一個學會，因為蹲舉是課程中最重要的項目，而且其技巧對於所有其他項目有著關鍵性的影響。開始執行課程時，若有人曾以不正確的方式教導過你，很遺憾的你需要把它忘掉（這是最糟的情況）。如果從來沒有人向你示範過這個動作，這樣的情況反而比較簡單處理，因為不需要去修正錯誤的動作模式（這是最理想的情況）。修正已經深植腦海的錯誤動作模式比學習新的動作困難很多，任何運動項目的教練都可以幫忙作證。在重訓室裡，正確的技巧是一切的根本，而先前不正確的指導所導致的頑固動作問題，會讓訓練者付出浪費時間以及進步緩慢的代價。

假設第一天的訓練你有足夠的時間能學習一個以上的動作（你應該要把事情安排好，這樣才有足夠的時間），接著要學習的就是推舉。蹲舉使下半身疲勞，剛好可以讓訓練者在學習推舉的同時讓下半身休息。推舉通常比較容易學習，因為它少了那些來自於肌肉雜誌介紹或是從一些樂於助人的兄弟那裡得來的觀念。因為推舉對於大多數人來說都比較陌生，拿來當作第一天訓練的上半身訓練項目很合適，能吸引你的注意力，讓你知道這次在重訓室中的確在做一些不同的事情。

硬舉會是第一天學習的最後一個動作。你會藉由硬舉來學習如何收好下背，在第一天蹲舉結束後的訓練結尾階段學習，會加強你身體和大腦對背部姿勢概念的理解。將槓鈴正確的拉離地面這個力學機制對於上膊來說非常重要，而以硬舉作為動作的介紹剛好能夠說明將槓鈴拉離地面並不那麼複雜。如果第一天的蹲舉訓練對你來說很困難，或已經花了很長的時間，又或者你的年紀比較大，又或是你的體能狀態很差，那麼第一次的硬舉訓練可能就使用輕重量去認識動作，不需要做大重量的訓練組。使用輕重量可以防止在第一次訓練後過度痠痛，進而影響到第二次的訓練。下一次的硬舉訓練可以使用較大的重量，在你由第一次的蹲舉訓練恢復之後，就能更簡單、準確地確定目標重量。

如果你沒有遇到太大的問題的話，可以在下一次的訓練學習其他兩個項目。第二次訓練由蹲舉開始，然後學習臥推。你的肩膀和手臂或許會因為推舉而疲勞，但是它對臥推應該沒有太大影響，畢竟臥推是比較強的項目。與推舉相同，臥推會在兩項訓練之間提供下半身休息的時間。你會需要這段休息時間，因為接下來要學習上膊。

爆發上膊是技術上最困難的項目，所以會在最後才介紹，而且必需要在你硬舉時能正確的將槓鈴拉離地面後才能學習爆發上膊。如果在第一次訓練時就能正確的完成硬舉，那就可以在第二次訓練時學習爆發上膊。若你需要更多時間修正硬舉的動作，那就接受這個事實。過早地開始進行爆發上膊會產生問題，因為它的底部姿勢需要訓練者有能自動化進行硬舉的能力。

訓練順序

對初學者來說，事實上對於最高階的訓練者也是如此，他們應該使用非常簡單的訓練方法。有效的訓練不需要很冗長或複雜。許多人認為在重訓室裡要進步就代表要學習更多彎舉的方式，只懂得一、兩種基本的方法並不足夠。但是進步代表的是擁有更大的**力量**，而非更多的訓練種類。我們要操控的變量應該是負重，而不是訓練的種類。你不需要靠做很多不同訓練項目來變強——你需要讓少數幾個非常重要的項目變強，這些動作將全身視為一個系統來訓練，而不是將各個部位分開訓練後的總和。所有國家級訓練機構提倡的訓練課程出現的問題在於，他們沒有了解這項基本的原則：人體對施加於完整有機體的刺激能產生最佳的適應，對身體一次產生**越大的刺激**，適應的效率和效益就越大。

對於初學者來說，最簡單的訓練是有順序的。最初幾次的訓練可以採用這個簡短的課程：

A
- 蹲舉／推舉／硬舉

B
- 蹲舉／臥推／硬舉

在開始的前幾週，可以在星期一、星期三、星期五的訓練中交替使用這兩個訓練，直到硬舉的新鮮感稍微消失，並且最初的快速成長會使硬舉的重量遠超過蹲舉的重量。這時候就可以開始加入爆發上膊。

A
- 蹲舉／推舉／硬舉

B
- 蹲舉／臥推／爆發上膊

在訓練剛開始的幾週後，你每次的訓練都需要練習蹲舉，並交替訓練臥推和推舉、硬舉和上膊。這是每週訓練三天的課程，這樣可以在每週結束時休息兩天。這代表一週你訓練推舉和硬舉兩次，而下一週訓練臥推和上膊兩次。依照表上的順序訓練，首先是蹲舉，第二個是上半身的動作，第三是拉的訓練。這樣的順序讓蹲舉替之後的訓練完成熱身（蹲舉能有效地做到這點），接著上半身的訓練讓雙腿和背部休息和恢復，為最後拉的動作訓練進行準備。

對絕大多數的人來說，這樣的課程能有效地進行相當長的一段時間。在二或三週之後，你可以開始在計劃中加入反手引體向上，這是此階段唯一有用的輔助訓練。你可能會決定在爆發上膊訓練後加入三組的反手引體向上，然後按照這個課程盡可能訓練幾個月的時間。或者，加入背部伸展或是俯臥挺身的訓練來代替拉的動作，將硬舉的訓練頻率降到每五次訓練中出現一次，並且和爆發上膊交替訓練。如果恢復出現問題的話，這樣的調整是必要的，可能對於年長的訓練者、女性訓練者，或者不想吃飽和睡飽的訓練者來說也是必要的。修改後的訓練課程會像這樣：

A	**B**
• 蹲舉	• 蹲舉
• 推舉	• 臥推
• 硬舉／爆發上膊	• 背部伸展
	• 反手／正手引體向上

而接下來兩週的課程會像這樣：

第一週

- 週一：蹲舉　臥推　背部伸展　反手引體向上
- 週三：蹲舉　推舉　硬舉
- 週五：蹲舉　臥推　背部伸展　反手引體向上

第二週

- 週一：蹲舉　推舉　爆發上膊
- 週三：蹲舉　臥推　背部伸展　反手引體向上
- 週五：蹲舉　推舉　硬舉

任何反手引體向上以外的輔助訓練都需要**非常謹慎地**選擇，不能影響到五項主要訓練的進步。請記得：如果主要訓練項目正在進步，那麼你就是正在變得更強壯，並且正在完成目標。如果你有懷疑，那就放下你的懷疑，哈哈。

當你進步到超越初學者的階段，還是可以採用這個課程，只是需要進行少許的補充。訓練者已經認識課程中的各項訓練，主要是對負重進行變化，當主要項目的力量水準提高時，就代表達到目的。在課程中加入的任何輔助訓練，它們的存在是為了讓你的主要項目變強，而不是追求輔助訓練項目的進步。以推舉和臥推為例，它們無論如何都會比單純的手臂訓練還要重要。若彎舉以及肱三頭肌的訓練影響到你推舉或是臥推訓練的恢復，那它們並沒有幫助你主要項目的力量增加，反而被誤用了。

大部分的奧林匹克舉重教練會將速度較快的動作安排在速度較慢的動作前面，所以需要爆發力的抓舉、挺舉和它們的變化動作會被安排在蹲舉和推舉等肌力訓練之前。如果競賽項目是課程的訓練重點，這樣的順序是合理的，儘管在一些奧林匹克舉重最具競爭力的國家並非總是以這種做法操作。我們的課程將爆發上膊視為爆發力的動作，而這個初學者的課程中沒有把任何一個項目當作競賽項目，因此將爆發上膊安排在訓練課程的最後對力量發展比較有效，因為這樣就能把訓練重點放在蹲舉上。先訓練蹲舉可以為之後的所有訓練項目做好熱身。而且蹲舉是訓練課程中最重要的項目，你應該在精神最好的時候給予它應得的注意力。

熱身組

熱身有兩個很重要的目的，首先，熱身動作讓軟組織——肌肉和肌腱以及關節周圍的韌帶——

變得更暖和。一般的熱身訓練不但會讓軟組織溫度上升，還能增加關節中的滑液分泌。這些熱身運動包括快走、慢跑或是騎飛輪（是一種比較好的方法，因為進行時膝關節活動範圍較大，能更好地使膝關節為蹲舉做好準備），也可以使用划船機來熱身（是最好的方式，因為動作範圍以及背部、手臂和下肢的參與）。特定的熱身動作，如使用空槓來進行某項槓鈴訓練作為熱身組，同樣也可以達到熱身、動員和伸展特定訓練項目中涉及的特定組織。這個程序對於運動傷害的預防很重要，畢竟與尚未準備好的身體相比，暖和的身體比較不容易受傷。

提高身體組織的溫度是很重要的，而且有幾個變因需要注意。訓練場所的溫度也是熱身時需要一併考量的因素，一個較低溫的環境會干擾熱身效率，而一個暖和的環境有助於熱身。對於大多數的選手來說，冬季月分和夏季月分的熱身也有不同需求，運動員在八月和一月時訓練的感覺也是不同的（在北半球地區）。恢復中的受傷部位也需要給予組織額外的熱身。此外，年齡也會影響訓練時對熱身的需求，年輕人和成年人相比較不易感受到缺乏熱身對訓練的影響；而年紀越大在訓練前的準備與時間就要越充分。

熱身的第二個作用對於槓鈴訓練尤其重要，它讓你在重量變大前先練習動作。輕重量的熱身組，由空槓開始漸漸加重直到訓練組的重量。這樣的過程讓身體準備好動作模式，當重量變重時你才可以專注於施力而非擔心應該如何舉槓鈴。**運動傳導通路**——是神經系統對複雜運動模式的適應——每一次使用時都必需做好準備，不論你是投棒球或是蹲舉。對動作模式越熟悉，熱身訓練這方面的關鍵性就越低。但對於初學者來說，熱身無論如何都是很重要的。熱身組在準備好運動傳導路徑的同時，也讓身體組織為即將進行的更大重量的訓練做好準備。當你開始進行最初幾組熱身訓練時，可以修正一些錯誤姿勢，如此一來，在進行訓練組的時候就可以更專注在移動重量，而不是將注意力放在保持正確動作上。

忽略熱身是很不明智的，很多政府學校試圖在課程中加入肌力訓練，卻缺乏足夠時間去進行完整的訓練，遺漏了訓練中很重要的熱身部分。若有上述情形，那負責的教練就是**失職的**。請注意下面有力的陳述：如果你的時間安排無法讓你在訓練時進行適當的熱身訓練，那就**根本不應該進行訓練**。比起因為缺乏熱身而造成可以避免的運動傷害，還不如不要進行肌力訓練。是的，熱身就是那麼重要。

熱身動作會隨著訓練項目的不同而有變化，如果場地溫度較低，一開始可以使用划船機或是飛輪來提高身體的溫度。在溫暖的場地這或許就不是那麼重要。因為蹲舉本來就是一個全身性的動作而且又是第一個進行的訓練項目，將它作為熱身動作也是很好的。你需要小心地、徹底地先由幾組空槓蹲舉來準備，然後在空槓和訓練組之間進行大約五組的熱身組。這對之後的上肢訓練動作也有幫助，在沒有受傷的狀況下只要三或四組就可以充分熱身完成。只要臥推沒有花太久時間，身體會因為前面先完成蹲舉而還是暖和的。爆發上膊屬於比較複雜的動作，為了動作技術的考量，需要比較多的熱身組。輔助訓練會安排在訓練的最後，這時候肌肉和關節已經充分活動，只需要一至二組的熱身組。

任何受傷的部位都需要額外的熱身，若受傷的部位在進行二至三組空槓熱身之後沒有感覺比較好，那麼你就要決定是要繼續用輕重量訓練，或是等傷好一點之後再開始訓練。

再更進一步討論之前，我要先說明一些專業術語。**訓練組**就是訓練中使用重量最大的組，讓身體產生適應的刺激是由它們提供的。**熱身組**是訓練組前進行的輕重量組。「等重訓練組」是以相同

重量完成多個訓練組。訓練組能夠讓身體產生適應反應，讓訓練者的力量提升，因為它們使用的重量是最重的——對初學者來說，也就是從未做過的重量。設計熱身組的時候請記得這個原則：熱身組的用意是替訓練組做準備，而不該**干擾**到主要的訓練。最後一個熱身組的重量絕不該重到足以干擾訓練組表現，但是它需要有足夠的重量，使你的身體在開始訓練組前真實地感受到一些重量。儘管訓練組會包含五次或更多的反覆，但最後的熱身組可能只是一下或兩下。舉例來說，如果訓練組是 225 磅 ×5×3（三組 225 磅，每組五次反覆），那麼以 215×5（215 磅，五次反覆）作為最後一組熱身就不是一個很有效率的選擇。依照你的喜好、技巧或經驗，205 磅 ×2 或是 195 磅 ×1 會是比較好的選擇。

訓練重視的是完成所有訓練組中的所有次數，規劃熱身組時需要保留體力給更大重量的訓練組，但同時要給予足夠的重量，這樣你在做第一個訓練組時才不會受到驚嚇。

為了解說正確熱身的重要性，我們來檢視一下不好的熱身組所能造成的最壞影響。有一種「金字塔」的舊式訓練法，到現在還在全世界的健身房或重訓室中被大家使用。拿臥推的課程來看，訓練流程大概會是像這樣：135 磅 ×10, 155 磅 ×8, 175 磅 ×6, 185 磅 ×5,195 磅 ×4, 205 磅 ×3, 215 磅 ×2, 最後 225 磅 ×1。當你做完最後一組的時候，可能會覺得你完成了一次很不錯的訓練。但問題在於，你在完成最後一組 225 磅的訓練之前已經推了 6390 磅的重量，那麼你提升最後一次重量的機會就很小。在你來到應該是訓練組的組數時，你的體力已經用盡了。這種情況下熱身組並沒有讓你為將要提高的訓練組做好準備，所以你永遠沒有辦法突破這次訓練最後一組的重量，你就在那裡卡關了。如果熱身組就讓你感到疲勞，而不是讓你準備開始進行訓練組，那麼它們就不能說是熱身，而你的力量也不會成長。

一般來說，最好由空槓開始（45 磅／20 公斤），在決定訓練組的重量和組數之後在 45 磅和訓練組重量之間均勻劃分。表 8-1 提供了一些例子。取決於訓練組的重量，大部分的人會需要選擇三到五組熱身組。極大重量時訓練者要進行更多增量來熱身，這樣兩組之間的重量差異才不會一次跳太多。如果需要進行額外的熱身（室溫較低、訓練者年齡較大或是受過傷），可以使用空槓和第一個負重組的重量多做幾組熱身。這個方

深蹲	重量	次數	組數
	45	5	2
	95	5	1
	135	3	1
	185	2	1
訓練組	225	5	3

臥推	重量	次數	組數
	45	5	2
	85	5	1
	125	3	1
	155	2	1
訓練組	175	5	3

硬舉	重量	次數	組數
	135	5	2
	185	5	1
	225	3	1
	275	2	1
訓練組	315	5	1

推舉	重量	次數	組數
	45	5	2
	75	5	1
	95	3	1
	115	2	1
訓練組	135	5	3

爆發上膊	重量	次數	組數
	45	5	2
	75	5	1
	95	3	1
	115	2	1
訓練組	135	5	5

表 8-1 熱身組和訓練組的安排範例。

法可以達到熱身效果，但又不至於讓訓練者在還沒有進行主要訓練前就因為做了太多大重量而使身體疲勞。

　　隨著熱身由空槓進行到較大重量的同時，組間休息的時間也需要稍微增加。一般來說，組間休息的時間要足夠讓你從前一組的訓練恢復，所以前一組產生的疲勞才不會影響到即將進行的那一組訓練。使用的重量越大，組間休息時間就應該要越長。這種類型的訓練是需要完成訓練組中的全部次數的，因為課程是以在每次訓練時舉起更大重量為基礎設計的，而非希望用更快的速度完成每個項目或每次訓練。肌力訓練課程是以讓你變得更強壯為目的，也就是說，讓你能夠產生更多力量來舉起更大的重量。一些健美訓練所使用的訓練課程是藉著短暫組間休息產生的累積疲勞，而這樣的訓練是特別針對肌耐力的訓練。雖說肌耐力也會跟著力量增長一起提升，但它不是我們對初學者規劃訓練時的重點。**比起試著縮短組間休息時間，使得身體疲勞而限制了你產生最大力量的能力，舉起更大的重量配合足夠的組間休息時間這樣的方式可以帶來更大的訓練效益。**

　　依照運動員的訓練水準，組間休息時間也會在以下幾個方面出現差異。初學者普遍來說不夠強壯，相對的訓練無法給身體帶來較大的疲勞，他們可以較快完成訓練，組間休息只需要一分鐘或兩分鐘即可，畢竟他們舉起的重量並不重。在一開始的第二至三組訓練，可以在重量上好後就馬上進行，特別是如果有兩個人或多人一起訓練時。較高階的訓練者則需要較長的時間，在最後一組熱身組和訓練組中間的休息或許要五分鐘。如果他們要進行等重訓練組的訓練，非常強壯的訓練者在每組之間可能會需要十分鐘或更長的休息時間。

訓練組

　　在熱身組完成後的訓練組數量會因訓練項目和個人差異而有不同。蹲舉可以靠多組訓練達到效果（初學者需進行三組），臥推和推舉也一樣。硬舉難度已經夠高，而且通常都是在完成很多的蹲舉後進行，所以一個大重量組一般就很足夠，再多通常都會使人過度訓練。爆發上膊可以進行多組訓練，因為重量通常較蹲舉和硬舉輕，它的限制因素為技巧和爆發力，而不是絕對力量。

　　多組的訓練組讓身體可以適應更大的重量，這樣的適應對於針對以運動表現為目的訓練是很合適的。一種學派的說法認為只要使用夠高的強度，那麼一組的訓練組就足以刺激肌肉生長。對於初學者來說，使用這個方式很快就會產生幾個問題。首先，經驗不足的訓練者不知道如何在槓鈴下產生最大強度的力量，而且他們在短時間之內也不會知道。第二，如果他們不知道要怎麼在高強度下進行訓練，就需要一組以上的訓練來累積足夠的刺激，讓身體能夠產生適應反應，因為一組的訓練無法提供足夠的刺激。第三，這也是最重要的一點，一組高強度的訓練組會讓身體適應如何努力完成一組高強度組，就如我們所知，適應是根據所接受的刺激而來的。沒錯，力量確實是最普遍的運動適應，而你可以產出的力量越多越好。但是對於一個初學者來說，力量產生的情境也是相當重要的，也是我們不會去用 1RM 的方式來訓練初學者的原因，我們也不會用 2-5RM 來訓練（這個接下來馬上就會討論到）。除了相撲和其他少數幾項運動以外，運動項目一般不會需要這種單一的、時間相對上很短的高強度發力，通常需要的都是反覆用力的動作。如果你沒有在一組低次數訓練組產生足夠力量的經驗的話，僅僅一組的極高強度訓練並非是增進力量的最佳方式。多組訓練更貼切地模擬了運動項目中常涉及的力量產生方式，而且更能有效地讓訓練者學會如何努力訓練，進而產生

更多有效的身體適應。

　　事實上，對中階訓練者最有效的策略就是以五組五次反覆的多組訓練來練蹲舉、臥推和推舉。每週訓練三天中的一天要做這個訓練，每週以非常小的可控增幅增加。

　　最容易在訓練過程中阻礙你進步的方式，就是你無法完成設定訓練組中所有的次數。而最容易導致這種情況的原因就是訓練組間沒有充足的休息時間，沒有在開始下一組訓練前先消除前一組訓練產生的疲勞。如果疲勞隨著訓練進行持續累積，那麼可以預期的結果是原本 5-5-5 次反覆的訓練會變成 5-4-3 次反覆。但如果在組間等待的時間夠長的情況下，5-5-5 事實上是有可能完成的。這是初學者最常犯的錯誤：把肌力訓練和體能訓練搞混。這個訓練課程需要你在還可以完成訓練的情況下每次增加負重，如果你無法完成所有的設定組數，那麼下次的訓練就不可以繼續加重。要確保有給自己足夠的時間完成訓練中所有的次數。如果重量真的太重——因為你重量一次往上增加太多，或是你還沒有從先前的訓練恢復，那麼你的訓練課程就要調整。但是讓耐心不足使得進步停滯是很爛的原因。

　　一個訓練組應該包含多少重複次數？這取決於你想要的適應過程。對大部分的訓練目的來說，五次反覆相當合適，但是了解這些數字背後的原因也是很重要的，這樣你才不會因為其他訓練設計的想法而分心。

　　當你試著了解任何一組變量的本質時，通常從極端的情況開始探討通常會很有幫助，它們的限制可以透露出一些兩個極端之間的情況。我們就拿單次最大重量 1RM 的蹲舉和 20RM 蹲舉來比較，看看兩者之間生理需求的差異（圖 8-3）。相關的解釋來自於 Glenn Pendlay 的一段談話，而從那段談話發展出可能是至今最有用的訓練適應模型。

　　影響單次大重量成功試舉的最重要因素是參與肌群的發力能力。重量越重，移動重量需要的力量就越大，這應該是很明顯的。單次反覆組不會花多久的時間，所以肌耐力不會是影響因素，同理，心肺功能也不是。就算是一次接近極限的試舉也不會超過幾秒鐘的時間。肌肉必需要做的就是產生足夠的力量，在一個完整動作進行中去克服槓鈴上重量產生的阻力。因此，身體對於單次最大重量訓練反應就是去適應，在每次進行一次反覆的情形下使身體能在最大重量下產生大量的力量。藉由調整身體系統中的相關組成來達到神經系統、神經肌肉系統和肌肉本身的適應，特別是有真正參與收縮的肌群。

　　訓練中還包含了主要身體適應之外的其他次要適應，但它們也都參與協助身體完成短暫且高強度的力量產生過程。心理適應讓訓練者能克服對大重量的恐懼。心臟產生適應，因此能在背負大重量時運作得更好。血管也產生適應，有能力反應峰值血壓時的需求。肌腱增加厚度能更好地傳遞力量，而韌帶變厚變緊使得關節在負重情況下更穩定。接觸槓鈴的皮膚會變厚，眼球也會習慣性突出，同時還學會很多新的詞彙來表達伴隨著新的蹲舉紀錄成功或失敗的情緒。但是，最重要的身體適應，還是更大的力量產生。

　　反之，很重的 20 次反覆訓練是另一種完全不同的經驗，這是體能訓練中最吃力的一種。如果做好那種不是變強就是死去的自殺式心理準備，你通常能用只能完成 10 次反覆的重量完成一組 20 次反覆的蹲舉。完成 20RM 蹲舉的要求和身體產生的適應是完全不同的。20 次反覆的重量大約只能使用單次最大重量的 80% 來進行，由蹲舉這個重量所需的力量來說，就算是最後一次反覆也不算是非常大的重量。20 次蹲舉訓練困難處在於完成最後五下的時候，會進入類似來到地獄般的噩夢狀態：

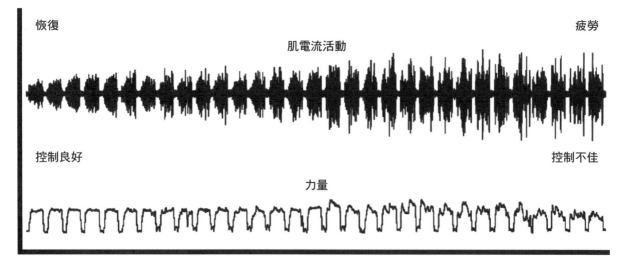

圖 8-3　對於槓鈴訓練的學習來說，一組五次反覆的訓練是最理想的。從肌電圖（electromyography，簡稱 EMG，記錄神經肌肉電流的活動，上半部分）和測力板數據（測量產生的肌肉力量，下半部分）中，我們可以看出隨著反覆次數的增加，訓練者的運動協調能力也跟著明顯地下降。在 1-5 範圍內，肌肉以協調的方式發力，肌動電流波緊密均勻，力量的產生也很一致。在 10-14 次反覆的範圍內，部分運動協調性喪失，肌動電流波和力量產生變得不穩定。來到 25-29 次反覆的範圍內，肌動電流變得非常沒有規則，力量也開始出現退化。在學習新動作的階段使用超過五次反覆的方式訓練通常會使正確的動作和技術更難以被複製與精通。請注意，第一次反覆和最後一次反覆時力量的極大值是相同的，但對重量的控制程度是下降的。一組 20 次反覆並不是真的很「重」，但毫無疑問，過程非常漫長且困難。

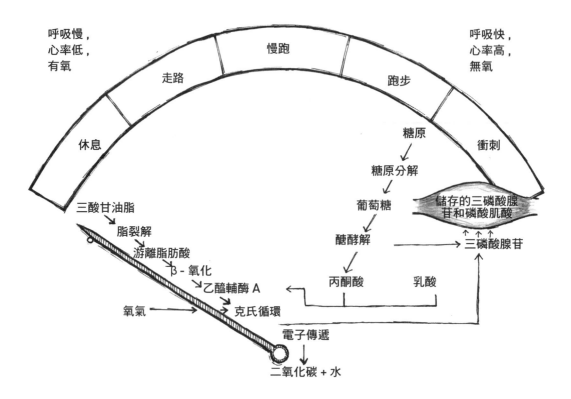

圖 8-4　代謝速率測量計。訓練的強度和時間會直接影響身體主要供應能量的代謝途徑。圖中列出了所有體能活動程度，從休息狀態到竭盡全力的最高強度運動。所有身體活動所需的能量都是由肌肉中的 ATP 來提供，而所有生物能量系統都是用來補充這些儲備能量。低強度訓練依靠的是心肺的運輸和肌肉細胞攝氧的能力，還有身體使用脂肪酸在有氧系統中當作燃料來提供能量的能力。這些有氧系統的運作發生在肌肉細胞中的粒線體。隨著活動強度提高，對能量的需求增加，對 ATP 的需求會超過有氧代謝能夠負荷的能力。重量訓練和其他高強度訓練出現在圖中靠近無氧的這一端，使用不需要氧氣的物質作為燃料。上圖說明了在不同類型運動中能量來源與所使用能量系統的關係。除了短時間的極高強度活動，沒有一種活動只會用到一種能量系統，所以上圖描述的是在活動強度持續增加時的代謝狀態。

肌肉的 pH 值持續降低、上氣不接下氣、心臟跳得像要炸開，伴隨這些痛苦逼自己再一下又一下地蹲舉。20RM 的訓練需求是訓練者需要在缺氧狀態以及代謝耗損的情況下持續收縮肌肉。

對於這種類型的刺激，身體會增進對高代謝需求的反應。絕大部分的系統適應都與心血管有關的，因為這種刺激是在訓練過程中及訓練後管理血液流動和氧氣參與的。心臟變得更善於在負重情況下輸送血液，血管擴張同時數量增加，肺替血液充氧的能力提高，儘管與跑者的肺部運作方式還是不同。主要的肌肉適應發生在那些施力過程中支持局部代謝的肌肉上，醣酵解的能力獲得提升。在時間較長的訓練組下，參與收縮的肌肉組織變得更善於在這種酸性的環境中工作。心理層面上，20RM 訓練非常難，因為會非常的痛。擅長做這種訓練的訓練者，發展出讓自己在過程中能心理與現狀分離的能力，或說他們就是變得非常強悍。

能了解單次最大重量 1RM 對身體施加的壓力，與 20RM 施加壓力不同的這一點是非常重要的，而冗長的 20 次反覆也不會去使用單次最大重量所使用的大重量。它們都很困難，但是難在不同的地方。因為它們的差異，它們也以完全不同的方式讓身體產生適應。這些極端的狀況代表的是一串連續的變化：一組大重量三次重複組，在適應方面更加接近單次最大重量訓練，而 10 次反覆組在適應過程方面則與 20 次反覆組較為相似。5 次反覆組對初學者來說是非常有效的，甚至對於那些對力量比對肌肉耐力更感興趣的進階訓練者來說，這樣的安排也是很有效的。它們讓你訓練能使用足夠的重量來增進力量產生的能力，但是重量又沒有大到讓心肺功能在訓練中完全沒有被訓練。對於整個訓練生涯而言，在你所有會運用到的次數範圍中，5 次反覆組可以說最有幫助的。只要你還有在訓練，5 次反覆的訓練就會很重要。

進步

沒有受過訓練的人在訓練初期變強的速度非常快，有效的初學者訓練期就是利用這一點。但是這種效應會隨著訓練時間而逐漸衰減，直到訓練者到達高階的程度，而高階的訓練者因為已經很強壯了，只能靠小心地操控所有訓練變項來提升力量。初學者可以，也應該在每次訓練時提高訓練組的重量，直到沒有辦法再持續下去。實際上，初學者會依照訓練課程安排的速度變強壯，而且上次訓練有難度部分對今天來說可能不再困難。他們可以以很快的速度適應，因此我們很難去決定他們的「最高強度」到底到是多少。如果一個年輕人變強的速度和他訓練組增加的速度一樣，那麼 10 磅的重量增加幅度對他的力量增長來說根本不算重，要能保持這樣進步度的關鍵，就是慎選每次訓練要增加的重量。

訓練組的重量會因為訓練項目、年齡、性別和經驗及你對課程的執行力而有所不同。對於絕大多數男性訓練者來說，若有良好的動作技術，假設每週訓練三次並持續 2-3 週的時間，每次蹲舉訓練可以增加 10 磅的重量。在你無法完成最後一組訓練組的最後 1、2 次反覆時，這表示能夠簡單得到力量增長的階段開始衰退了。這時候你可以改為以 5 磅為增加幅度再繼續訓練幾個月；你要先降低 5 磅之後再開始以 5 磅增幅訓練。對於年紀非常小的孩子，年紀較長的訓練者和大部分的女性來說，一開始以 5 磅作為增幅來訓練就很足夠了，之後可能需要使用更小的增幅，而這時候使用更輕的槓片（比標準 2 ½ 磅槓片還要輕）就能做到這點。

如果對於女性和小孩來說進步是一件很重要的事（而且怎麼會不重要呢？），那很重要的就是要用合適的訓練器材來正確地訓練他們。你可能需要使用 2 英寸的墊圈當槓片，或是去購買為了這

個訓練目的而生產的更小的槓片，這非常重要，所以去把它搞定吧。擁有小槓片對每個人在訓練到達某階段時都會很有幫助，因為重量訓練項目的進步到某個點都會開始變緩慢，因此就算對於很強的男性來說小槓片還是很有用的。不要去擔心重量增加的幅度很小，你**真正**需要害怕的是停止進步。

一些很有天分、體重較重的男性，他們可以在一開始的兩週使用 15-20 磅的增幅。但即便是最有天分的運動員，高於這重量的增幅通常都是超量的，因為在現實情況下，每週蹲舉重量提高 60 磅是很難長時間持續下去的。不要在訓練初期就急著去找你的停滯點。以較小的增幅訓練然後持續得到進步總是比使用較大的增幅然後提早卡關的好。只要是無法完成設定的訓練組中任何一次的反覆就是進步停滯，因為設定的次數沒有完成，下次的訓練就沒有辦法增加重量。進步不要停滯比停滯的時候去突破來得容易。

臥推中參與的肌肉較小，因此重量增加的幅度也會比較小。若在第一次的訓練就能夠確定自己的力量水準在哪，大多數男性都能使用 5 磅的幅度持續訓練一段時間，如果他們將臥推和推舉交替訓練的話，應該能這樣持續 3-4 週。一些有天分的、體型較大的男性能夠以 10 磅為增幅進行幾次的訓練，但是這樣的人不是很多。較年長的男性、小孩子和女性則需要以較小的增幅來訓練，而對這些訓練者來說若臥推要持續進步，特製的小槓片就特別重要。不要擔心緩慢地以很小的幅度增加臥推的重量，記住，即使只是每週 2 磅的進步，一年也有 104 磅的成長，對於臥推來說不是一個丟臉的數字。

推舉和臥推會有一些相似處，因為參與槓鈴移動的肌肉比起蹲舉和硬舉時使用到的肌肉還要小。推舉時會使用到很多肌肉，這是事實，但上半身小肌肉的力量和力學效率是推舉的限制因素。如俗話說的，一條鐵鍊不會強過它最弱的扣環。臥推所使用的增幅通常也可以使用在推舉上，雖然推舉會由臥推的 50%-70% 重量開始訓練。因為你是將這兩個項目交換訓練，隨著重量的增加，它們會保持相同的重量差距。

硬舉會比其他任何一個項目都成長得快，因為硬舉起始的位置基本上就是一個半蹲或是比半蹲高的姿勢，在力學上很有效率，同時也是因為幾乎身體的每一條肌肉都參與了這個動作。大多數男性可以以 15 磅為每次訓練的增幅持續幾週的訓練。而對於小孩、女性和年長的男性來說，會採用比較保守的方式來訓練，硬舉可以以 5 磅的增幅持續訓練幾個月。因此，硬舉的起始重量會高於其他所有的項目，而且應該要能很快地提升力量，同時也會保持比其他項目都還要強（除非你成為了高階健力運動員），一個臥推比硬舉還要強的訓練者應該要停止逃避硬舉的訓練。但是因為硬舉與其他項目相比，參與的肌肉較多，使用的重量較大，所以硬舉也較容易發生過度訓練的情況。對於一個初學者來說，**硬舉不應該以等重訓練組的方式來訓練**。做大量的大重量硬舉很容易讓身體無法負荷，一組強度正確的訓練組就很足夠讓你持續進步了。

很有趣的是，爆發上膊在力量發展上與臥推較相似，與蹲舉或是硬舉較不相似。這個原因牽涉了動作本身的生物力學和限制進步的因素。爆發上膊是爆發力和技術性的動作，它需要的不單是絕對力量。訓練的限制是在動作的上半部，意即訓練者是否有將槓鈴移動到肩膀上的能力。重量越重，爆發上膊就會越依賴訓練者產生動量的能力來將槓移動到夠高的接槓位置。這個動量是由訓練者產生爆發的能力來控制——徵召大量的運動單位瞬間收縮——而這個身體素質很大程度上是由遺傳決定的，與力量相比，它對訓練的敏感度較低。大多數男性每次爆發上膊的訓練可能只會增加 5 磅的重量。如果加入爆發抓舉的訓練的話，它也會因為一樣的原因而進步緩慢，即便它使用的重量比爆

發上膊更輕。女性、小孩、年長者和體重較輕的訓練者，在訓練初期會需要使用小槓片作為增幅來訓練。

輔助訓練項目本身屬於效率較低的獨立肌肉訓練，因此進步會非常緩慢。任何宣稱他的肱三頭肌伸展或是槓鈴彎舉進步神速的人，一定是沒有使用標準的動作，他們的愚笨應該受到批判。

當這些小小的增幅沒有辦法持續時，就可以被稱為一位進階的訓練者了了，也就可以開始以更複雜的方式操縱各種訓練變量的樂趣。調整訓練項目、訓練量和訓練強度來達到持續進步的目的方法被稱為**週期化訓練**。對於初學者來說是不必要的，因為他們變強的速度跟得上每次訓練增加的重量，而對於高階的訓練者，若要持續進步，週期化訓練就是不可缺少的。中階訓練者，如其名，就是介於兩者之間，需要某程度的訓練參數控制來保持持續但緩慢的進步。新手階段之後的訓練課程不在本書的討論範圍，在《肌力訓練課程設計實務》第三版中我們有詳細的解說。

所有的指導方針只適用於堅持訓練並從不缺席的訓練者。無法按照課程訓練就是無法遵循課程，如果訓練課程沒有被執行，便無法預測進步。如果你因為嚴重的身體不適需要錯過幾次訓練，或是因為家人、配偶或是心愛的狗過世，這些原因是情有可原的。重新開始訓練時，應該把最後一次的訓練重新做一遍。但如果你持續錯過訓練，那就不是在訓練，而且很顯然你應該把寶貴的時間投資在其他更有生產力的地方。

同樣的，試圖以比訓練課程所設定更快的速度去增加負重，以常理來推斷，這也是沒有依照課程訓練。若你堅持要以不切實際的增幅來訓練，無法進步時就是你自己的錯了。野心是有幫助的，但貪婪沒有幫助。人類歷史和經濟學都證明了，想要擁有比自己目前擁有的更多，這樣的慾望促使我們進步，對於個人及社會來說都是。但是貪婪是醜陋的，當它不受理智控制時，會導致你的訓練停止進步。為了要進步，在訓練時一定要增加重量，這是事實。但若你讓自己屈服於誘惑，以 10 磅作為臥推的增幅，或是 50 磅來當作蹲舉的增幅，而且單純只是因為較重的槓片比較方便（或是說正確的槓片不夠方便使用），那你的進步就會停滯。在訓練時使用過大的重量就像不持續增加負重一樣不好，就像錯過訓練一樣。請投入足夠的時間，並專注在以正確的重量、次數和方式來訓練。

渴望自己的訓練課程能有成果是可以理解的。如果你忽略了這本書的其他內容，請你了解這一點：槓鈴上更大的重量並不一定代表更強壯。一定要去抵抗那種犧牲正確動作技巧換來加重的誘惑——當你為了重量犧牲了正確的姿勢時，並沒有帶來任何好處。進步停滯、壞習慣開始養成、傷害累積，長遠看來不會有什麼好處。

Novice
Example   Young Angus McSnort

Mon   Wed   Fri   Mon   Wed   Fri
8/2/04   8/4/04   8/6   8/9   8/11   8/13
                                                                 (Be careful)
Squat   Squat   Squat   Squat   Squat   Squat
45×5×3   45×5×2   45×5×2   45×5×2   45×5×2   45×5×2
65×5   65×5   75×5   75×5   75×5   75×5
85×5   85×5   95×5   95×5   105×5   105×5
105×5×3   105×5   115×5   115×2   125×2   135×2
             120×5×3   125×5×3   135×5×3   145×5×3   155×5×3

Press   Bench   Press   Bench   Press   Bench
45×5×2   45×5×2   45×5×2   45×5×2   45×5×2   45×5
55×5×3   65×5   55×5   65×5   55×5   65×5
                          60×5×3   85×2   65×5×3   85×2
Deadlift   85×5   95×1   105×5×3
88×5×3   95×5×3   Deadlift   100×5×3   Power
                          88×5   Clean   Deadlift
             Deadlift   110×5   Deadlift   Bar×3   88×5
Age: 17   88×5×2   132×5   88×5   ×many   110×5
             110×5   154×2   110×5   reps   132×5
Bodyweight: 132×5   165×5   132×2   55×3×2   154×1
     158   154×5×2   back   154×1   65×3   176×5
                          rounding   165×5×2   75×3
                                       better   88×3×3

Y.A.McS.

Mon 8/16	Wed 8/18	Fri 8/20	Mon 8/23	Wed 8/25	Fri 8/27
Squat	Squat	Squat	Squat	Squat	Squat
45×5×2	45×5×2	45×5×2	45×5×2	45×5×2	45×5×2
75×5	85×5	85×5	95×5	95×5	95×5
105×2	115×3	125×5	135×5	135×5	135×5
135×1	145×2	155×2	165×2	175×2	185×2
165×5×3	175×5×3	185×5×3	195×5×3	205×5×3	215×5×3

Mon 8/16	Wed 8/18	Fri 8/20	Mon 8/23	Wed 8/25	Fri 8/27
Press	Bench	Press	Bench	Press	Bench
45×5×2	45×5×2	45×5×2	45×5×2	45×5×2	45×5×2
55×5	75×5	55×5	75×5	60×5	75×5
65×2	95×3	65×5	95×5.	70×2	105×2
70×5×3	110×5×3	70×2	110×2	80×5×3	125×5×3
	115×5	75×1	120×5×3		
	120×5	78.5×5×3			

Mon 8/16	Wed 8/18	Fri 8/20	Mon 8/23	Wed 8/25	Fri 8/27
Power Clean	Back Ext.	Deadlift	Back Ext.	Power Clean	Back Ext.
55×3×3	BW×10×3	88×5	BW×10×3	55×3×2	BW×10×3
75×3×2		132×5		75×3	
88×3 (40k)	Chins	154×2	Chins	40k×3	Chins
42.5k × 3×3	BW×6	176×1	BW×7	45×3×5	BW×7
	BW×5	198×5	BW×5×2		BW×6
	BW×3				BW×5

Bodyweight: 165

Bodyweight: 169

營養和體重

想要得到得不到的東西是很正常的，但是你一定要記得，事情的因果關係不會因為你的願望或慾望而改變，或是被避開。任何曾經是小孩的人，或者有養育過小孩的人，都會對所謂的「成長期」現象很熟悉，它自然地出現在所有正常的發展階段。成長在我們發育和成熟時發生，在嬰兒／幼童／青少年的連續過程中，它並不是平靜緩和地發生。但是在成長期會出現一段平穩的線性成長。在訓練上，若給予身體足夠的刺激，加上足以讓身體恢復的營養，我們可以使用人為的方式創造出一段成長期，驚人的進步就會產生。這就是為什麼年齡越接近自然生長期，人體就能夠更有效率地對刺激做出反應：因為自然生長的機制還在運作，而人體系統也尚未固定成形。訓練者年齡越大，就離自然成長期越遠。但是刺激／反應這個關係是不變的原則，在你可以反應的能力範圍內，你付出多少就得到多少。透過最有效的方式來訓練、飲食和休息，你可以將這個能力最大化。

訓練課程有助於讓一位運動員產生最正確的體重，也就是說，如果你體型需要變大，就會成長；如果你需要減脂，那一樣也會發生。瘦瘦的孩子們使用正確槓鈴訓練課程，並配合良好的飲食，在一開始的兩週增加 10-15 磅的體重是有可能的，而且是非常有可能的。「良好的」意思是指一天大約四餐，以肉類和蛋為主要的蛋白質來源，配上大量水果、蔬菜及牛奶。大量的。在大重量訓練的社群裡，大多數的資訊都同意，在開始訓練時以每天每磅體重攝取 1 公克蛋白質較合適，依照訓練需求和身體組成，再搭配其他食物，每天攝取大約 3500-6000 卡路里的熱量。雖然這些數字會讓專業營養師們感到訝異並提出警告，但他們並不知道，你不會一輩子都這樣做。事實是，這樣的做法對絕大多數做重量的人都很有效，而且是數十年以來都很有效。

其中一個能夠攝取這些營養的最好方法，就是每天飲用一加侖的牛奶，尤其是以增重為主要目標時。每天在正常飲食之外，間歇性地加入一加侖的全脂牛奶，可以幫助任何瘦小的小子增重，這是真的。問題在於如何讓他們做到。大約從 1990 年開始，開始出現一種對於腹肌的渴望，男孩們都想要「六塊腹肌」，儘管他們根本沒有強壯的體格。在這個歷史現象背後的心理學還是留給別人去探究和解釋比較好。把美學標準擺一邊，若一個人想要變得更強壯，最終還是會需要較重的體重。而且一旦他們發現體重增加讓他們變得更好看（很令人驚訝吧），他們就不會再那麼抗拒增重這件事了。

喝牛奶會奏效是因為它很容易執行，容易取得，不需要準備，還具有所有哺乳類動物成長所需的營養成分——而不用多說，初學者當然也是哺乳類動物。牛奶似乎也有它奇妙的地方，即使有一樣的熱量、蛋白質、脂肪和碳水化合物，其他食物對於刺激身體成長的效果也比不上牛奶。這可能是因為牛奶有含量很高的**類胰島素生長因子（IGF-1）**，是一種與促進哺乳類動物加速生長有關的肽類激素。但那個研究還沒有定論，我們能說的就是從經驗中我們得知，在初學階段喝了很多牛奶的人的確比沒有喝的人變得更大隻、更強壯。這個歷經時間證明的方法對能夠消化牛奶的人都是有效的，不過對於真正乳糖不耐症的人來說，如果沒有額外補充乳糖酵素——一種分解乳糖所需的酵素，可能就沒有辦法達到效果。對大多數人來說，若一開始每天喝 ¼ 加侖的牛奶，接著在兩週內逐漸增加牛奶攝取量至一加侖，每天攝取一加侖的牛奶是沒有問題的。

體重增加與力量增加的方式相同，開始時很快，隨著訓練的持續，速度會慢慢減緩。對於基因有優勢的人，例如一個肩膀較寬大、態度積極、5 英尺 10 英寸高、140 磅重的人來說，有良好穩定

的訓練、好的飲食和牛奶攝取，一年內體重可以增加 60 磅。這樣的結果對於這種類型的訓練者來說其實並不稀奇，雖然當這樣的結果發生時，大家總是會說他們是用了類固醇，因為這是人類的天性——任何比你強壯的人都在用類固醇。比較難的是要找到有天賦的運動員，願意認真執行全部訓練課程。在四個月內體重增加 20 磅的人很常見，可能有很少數幾位特別認真的訓練者會表現得更好。但是大多數人只要比過去吃得好一點點，也能在最初幾週增加幾磅的重量。

　　肥胖的男性（這裡沒有鄙視的意思），結果則是完全不同，他們的體重在前幾個月不會有太大改變。他們會察覺到的是褲子的腰部變鬆了；腿和臀並沒有什麼改變；襯衫在胸部、手臂和脖子處變緊了。與較瘦小的人相比，他們的力量進步的速度會比較快。雖然他們的體重維持不變，但是身體組成會發生改變，這是肌肉量增加和體脂肪降低的結果。

　　如果你能夠執行設定好的訓練課程，而且你是一位年齡在 18-35 歲之間、最初體重在 160-175 磅之間的男性初學者，在最初的五或六次蹲舉訓練，每次訓練組的重量都可以往上加 10 磅。如果你的第一天訓練是 115×5×3 的等重訓練組，那麼你第六次訓練就會是 165×5×3。屬於這類別的初學者，只要健康、正確的飲食搭配休息，都可以有這樣的成長。正確的飲食可能表示一天攝取 6000 卡路里，包括一加侖的全脂牛奶，或代表一天攝取 3500 卡路里，可能進行原始人飲食法、低碳水化合物或不攝取乳製品，要選擇哪種飲食是依照你身體組成而定。如果這種進步或是類似的結果沒有發生，那就是你沒有確實執行課程。在這段時間內，如果你體重過輕，那麼增加 5-10 磅的體重是很正常的；若你是屬於需要降低體脂肪的族群，那麼體重大概會保持不變。在這一個族群裡，若你體脂肪率高於 20%，你就是太胖了，如果體脂肪率低於 10%，就是體重過輕。低於**大約** 10% 的體脂肪率通常不是運動表現型運動員應該有的，因為肌肉量增加的同時也會造成體脂肪的增加。而高於 20% 的體脂肪率代表你正朝著不正確的方向前進——體脂肪高於合成代謝環境所需，對於移動槓鈴或是抵抗對手都是多餘的。

　　根據體脂肪來判定體重是過輕或是過重可能太過草率，但這通常很有效，在缺少能夠同時考量身高／體重／體脂肪的表格時，這已經是最好的方式。很多想要或是需要增重的人，也很在意自己可見的腹肌，而且如果他們的體脂肪率低於 10%，他們也不會想聽從增加體脂肪這樣的建議。事實是，保持體脂肪率在 **10% 左右**需要的飲食習慣對於**大多數人**來說，都低於維持初學者肌肉增長的合成代謝環境。而且 10% 的體脂肪率——而且 10% 的體脂肪率——如果你不是天生體脂肪就很低（你自己知道你是不是），其實是不健康的。製造和維持這種體脂率的條件，與高強度的力量與爆發力運動表現是無法同時存在的，然而這些運動表現是增加肌肉與力量所必需。或是這麼說，是透過變得更有力量才能夠變壯碩。

　　這可能就是在說你，你要下定決心，如果你已經很瘦了，那至少在最初一、兩年內不要去擔心自己的體脂肪率，因為與變得強壯相比，要達到體脂肪率低的狀態反而比較簡單。近年來被過度強調的瘦，使得一些訓練者會以其他所有事情為代價，來追求低的體脂肪率，而這都是 Joe Weider 的功勞。你經常會看到巨大的健美選手在比賽時展現的 6％體脂率，所以你覺得那是正常的、吸引人的而且是可能的。但別忘了，這其中還有藥物的參與，以及其他怪異的飲食習慣，Weider 先生應該為忘記提到這些事情而受到指責。你應該要能更實際地看待這些事，別讓健身雜誌和營養品產業把你耍得團團轉。

　　另一方面，如果你的肚子有點鬆軟的話，那很顯然的你已經具備力量成長所需的條件。你通

常會在一開始的階段比瘦弱的男性強，因為你的身體沒有像他們一樣有成長方面的問題。如果你吃得正確，力量的增加對你來說會更加容易。你一樣需要吃很多，但是不需要喝牛奶，如果體脂肪率在起初幾週沒下降跡象的話，你需要降低碳水化合物的攝取。你會先發現的是褲腰開始變鬆了。

所以，如果你在第一次訓練時正確的選擇訓練組重量，而你的蹲舉沒有在第一次至第六次訓練間提升 40-50 磅，那你可能不屬於那個特定族群（年齡介於 18-35 歲，初始體重介於 160-175 磅之間的男性初學者），或是你沒有確實執行課程。若你是屬於那一些，認為自己的力量有很大的進步，因為你的蹲舉重量在三個月內增加了 30 磅的人，你並沒有確實執行課程。若你覺得訓練課程很困難，因為 5 尺 8 英寸的你的體重從 148 磅降到 146 磅，並在第三次訓練時就停滯無法進步，而你的蹲舉重量只增加了 15 磅，這也是沒有確實執行課程。如果你比較胖，決定在剛開始訓練的階段同時實行阿金飲食法，身體總是感到痠痛，蹲舉在增加了 30 磅的重量後就停滯，這也是沒有確實執行課程。

在開始訓練幾週，難以繼續在每週訓練增加 10 磅負重時，5 磅的增幅就是這時的新規則。這樣的增幅讓力量能呈現持久且穩定的線性成長，或許能夠持續幾個月的時間。這同等於每週蹲舉重量上升 15 磅，雖說只是一開始兩週成長量的一半，但依舊有每個月大約 60 磅的顯著成長。男性初學者依照這樣的方式持續六或七週的訓練，**並且搭配正確的飲食**，他們的蹲舉可以進步到 205-225×5×3 的程度。正確的飲食也是這個訓練課程的一部分。如果開始訓練時的體重為 165 磅，現在應該要到達 185 磅，如果身高較高有可能會更重。如果你經過六週的訓練，而蹲舉的重量只增加 30 磅，這就是沒有確實執行課程。如果你 5 尺 9 英寸，最初體重是 155 磅，而訓練六週後你還是只有 160 磅，那你也是沒有確實執行課程。如果你 5 尺 9 英寸最初體重 235 磅，訓練六週後蹲舉的重量只進步了 50 磅，體重還是維持 235 磅，這也是沒有確實執行課程。

實際上，蹲舉重量增加在這個階段後會降到**平均**每週 10 磅的上升速度，因為大多數人偶爾會生病，或因為學業、工作、家庭而錯過一、兩次訓練，諸如此類的狀況。或是受了點小傷需要處裡。理想的狀態中，這些干擾是不存在的。但你會發現在大多數情況中都存在這樣的干擾，而且訓練者在最初六到八週階段所經歷的極大幅度的力量與肌肉增長是無法維持的。但是課程並沒有改變，因為每次 5 磅的增幅在整個初學者階段都是可能的。這些障礙需要一項一項個別處理，只要進步依然如預期的發生，飲食就要繼續維持。這意味著，在執行這個訓練課程 10-12 週後，你的蹲舉增重量會再增加 40 磅，一般男性的蹲舉重量可以來到 245-265×5×3。在這個階段，如果你屬於瘦小的男性，你的體重應該還會持續增加；或者如果你是屬於比較胖的，體重應該會減輕。瘦小的男性此時應該已增加 40 磅的體重；而肥胖男性在經歷初期的減重階段後應該會開始真正地增加體重了，這會依照他們一開始的肥胖程度而定。

所以，如果你已經訓練三個月，而你的蹲舉重量只增加了 50 磅，這代表你沒有確實執行課程。如果你開始訓練時的體脂肪率為 10%，經過三個月的訓練，你的體重只增加 6 磅，這代表你沒有確實執行課程。如果你開始訓練時的體脂肪率為 30%，經過三個月後你的腰圍沒有變小 4 吋、你的蹲舉沒有增加至少 150 磅，這代表你沒有確實執行課程。再說一遍，這個訓練課程需要靠飲食促進你進步，為了達到肌肉量更大的目的，不是每個人都適合同一個飲食方式，因為我們不希望讓體脂肪的成長失控。而失控性的體脂肪增加與適當的、必要的、健康的體重增加是兩回事。

在執行訓練課程經過三、四個月之後，一開始很瘦小的男性勢必會出現一些改變。如果你正確的執行課程，會增加不少體重，大約 60% 的重量會是去脂體重（LBM）——肌肉、肌腱和骨骼。這

代表你的體脂肪率可能由低於 10% 增加至 18-19%。這沒有問題，這對去脂體重的增加是必要的。但，現在該是調整飲食的時候，以因應身體逐漸逼近去脂體重快速增加極限的狀況。所有的進步速率都開始變慢了，進步顯然沒有辦法永遠持續下去，但進步必需先產生才能達到我們的目標。現在，我們必需把牛奶的攝取量減半到每天半加侖的攝取量，這樣持續一段時間，接著或許還可以再減少。同時，將每日攝取的熱量降至約 4000 卡，這要透過減少碳水化合物的攝取以及注重飲食的品質，而非一開始所重視的攝取總量。這樣的調整會讓你的體脂率降回應有的範圍，大約 15%-17%，對於男性運動員來說是正常的範圍。較肥胖的男性，現在的體脂肪率應該會接近 20%，因為他們的飲食方式與一開始大概相同，但是他們的體重應該會從現在開始重新開始上升，因為減脂速度減緩，而去脂體重的增加量開始超過脂肪量的減少。以這樣的方式，兩個極端族群的飲食攝取量變成一樣，唯曾經瘦小的男性需要維持稍微高一點的熱量攝取，因為他們天身就偏瘦。

隨著這些改變，你蹲舉的重量再增加了 30-40 磅。訓練課程並沒有什麼明顯的變化，但是因為生活變得複雜和不斷累積的身體適應，影響了你的動力。如果你繼續堅持執行課程，而且沒有把漸漸減緩的訓練成果當作藉口，「轉而」開始做一些慢動作訓練法、高強度訓練或是使用今年奧林匹克預選賽的訓練課程，你還是會持續累積進步。這代表你的蹲舉可能會增加 200 磅。

所以訓練課程開始八個月之後，你還是堅持每天喝一加侖的牛奶，這代表你沒有在執行課程。不論你開始訓練的時候是瘦或是胖，如果到現在你只增加了 8 磅，這代表你沒有在執行課程。如果你的蹲舉重量只增加了 50 磅，這代表你沒有在執行課程。

訓練使你獲得力量，力量的增加使你的體重增加，而體重的增加也促進力量的提升。它們是密切相關的，而且它們接近極限並不會帶來什麼問題。你的年紀越輕，增長曲線就會越陡峭。你需要攝取超量的熱量和蛋白質，這會使你增加一些體脂肪，但這個問題之後再處理就可以。每次訓練時，你需要在可以承受的範圍內持續增加強度。可以改變的是負重而不是訓練項目的數量、組數或是次數。承受快速增加的負重和快速適應訓練的能力會在幾個月後開始減緩。但是在這段期間，不要浪費你快速成長的寶貴機會。而在這之後，訓練課程和飲食都需要調整來因應進步減緩的狀況。

訓練設備

從 1970 年開始，很多人在重訓室和健身房浪費了非常多錢。商業健身器材一般來說都很貴，而且一項器材只能進行一種訓練，浪費了昂貴的訓練空間。家用健身設備通常是多功能的，使用多種有彈性的工具來調整阻力，以便進行一些愚蠢的訓練。相對的，槓鈴不貴。它們可以用來完成多種不同的訓練。立柱式臥推凳是用來訓練臥推的單一功能設備，不是絕對需要的項目，因為我們也可以用一般的臥推凳和蹲舉架來代替它完成這項訓練。這個訓練課程裡所有的訓練項目都可以使用最基本的設備來完成，因此能更有效地運用資源。與花費數十萬美元的循環式訓練器材套組相比，只要三分之一的價錢就可以打造出世上最好的槓鈴訓練室，有包膠槓片、好的槓鈴、舉重台，還能同時容納多位訓練者。在家裡，你可以在自家車庫裡用三年的健身房會費打造出一個設備全新的自由重量健身房。讀到這裡，你可能動了自己建一個健身房念頭，接下來的指南可以應用在你自己的車庫或是任何一家你考慮要加入的健身房中。

框式蹲舉架和舉重台

　　訓練設備的規劃應該要以蹲舉架為中心。蹲舉架應該要有一個底板和一個緊密附著在上面的舉重台。8 英尺 ×8 英尺的舉重台就很夠用了，能為各種訓練提供足夠的空間。蹲舉架和舉重台會占據大約 96 平方英尺的空間，此訓練課程裡的所有訓練項目都可以在這個空間內完成。臥推凳和槓鈴的配件會使用大約 36 平方英尺的空間，如果它們被拆開來使用的話。在這個主要器材周圍的空間安排應該要留有足夠的空間來加裝槓片以及讓保護者協助。

　　框式蹲舉架是這個空間裡最重要的器材，僅次於史上最有用的健身房器材──槓鈴。只要有一個設計正確的蹲舉架、槓鈴和臥推凳，五項最主要的訓練項目都可以順利進行。直立架的寬度要足夠，才能夠安全地容納槓鈴，又不會在架子與套筒之間空出多餘的空間（大約48 英寸）。在安全範圍內，架子的寬度越寬，高大的訓練者就越能安全地使用，當然這樣的蹲舉架也會適合每一個人使用。一個 7 ½-8 呎高的蹲舉架能讓訓練者使用頂部的橫槓進行正手和反手的引體向上訓練。蹲舉架的深度需要足夠在裡面進行蹲舉訓練。對大多數人來說，22 吋的深度就很足夠，而且還可以讓他們在架中練習雙槓撐體。底板的深度應該要深一些（大約 36 英寸），可以加強穩定度。最理想的設置方式是將蹲舉架的四角用螺絲固定在地上，這樣訓練者在做引體向上而產生擺動時，蹲舉架就不會傾倒。

　　蹲舉架應該架設在一塊厚重的合板上，使用焊接的方式加強固定。底板會向蹲舉架的前後範圍延伸，這樣它就可以與舉重台接齊，保持一個連續的平面。蹲舉架上應該還要有一個

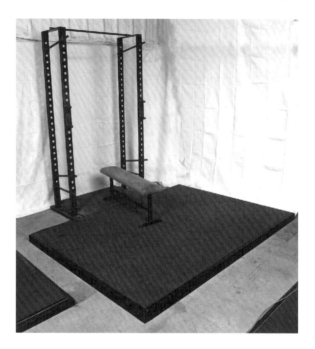

圖 8-6　一個簡單且有功能性的舉重台／蹲舉架／臥推凳訓練站。所有主要的槓鈴訓練都可以藉這些器材完成。

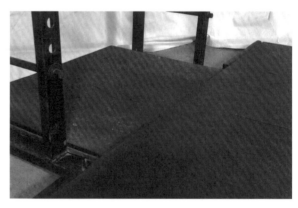

圖 8-7　蹲舉架應該要架設在一塊與舉重台齊平的合板上，這樣當訓練者在架外蹲舉時，起槓和收槓的過程就能夠更安全。

讓槓鈴可以懸掛在架外的槓鈴掛鉤。我的掛鉤配件是兩個非常大的軸肩螺絲，在螺絲大約中間的部位、無螺紋處的邊緣焊有擋板。會有四支保護槓縱向跨越蹲舉架，最好在前後側露出 4 英寸或是更長的一段。訓練者可使用這些掛鉤和保護槓在架身立柱上的鑽孔來調整高度。鑽孔間的距離越小，就越能夠調整來符合不同身高的訓練者。3 英寸的間距是很好使用的；4 英寸的間距使用上就不是很方便。鑽孔應該要從頂部一路持續到底部。架身應該要正確的焊接在一起，沒有鬆動的螺絲。

　　合板是舉重台最常見的材質。它相對便宜而且很堅固，六塊合板就能拼出一個完美的 8 英尺 ×8 英尺舉重台。層與層間是交替的，所以裂縫不會穿透整個舉重台，而且層與層間使用黏著劑和螺絲釘固定，所以強度很高。確定你買的合板夾層之間沒有任何空隙，因為如果你將負重的槓鈴落在空隙上方時，板子是會垮掉的。這代表你需要買一個 B 等級，或 B 等級以上的合板，這樣才能確定合板中所有木板的節孔都會是填好的。

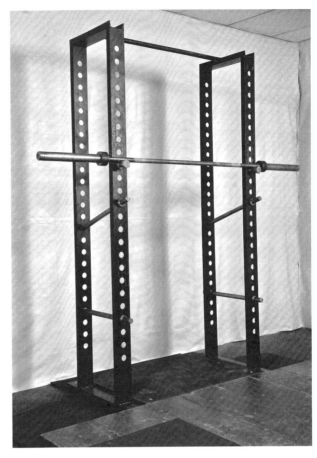

圖 8-8 好的框式蹲舉架都是很重的。這是一個焊接而成的架子，有著 4 英寸寬的立柱，間距為 3 英寸的鑽孔，以及直徑 1 ¼ 英寸的保護槓和可訓練引體向上的頂部橫槓，立柱與底部厚重的膠合板固定，還有螺栓製作而成的掛鉤。蹲舉架的詳細設計請參考下一頁。

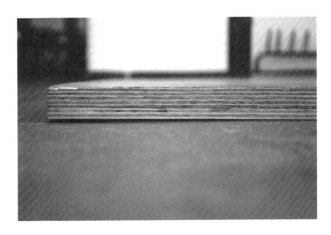

圖 8-9 一塊不貴但很耐用的合板舉重台剖面圖。

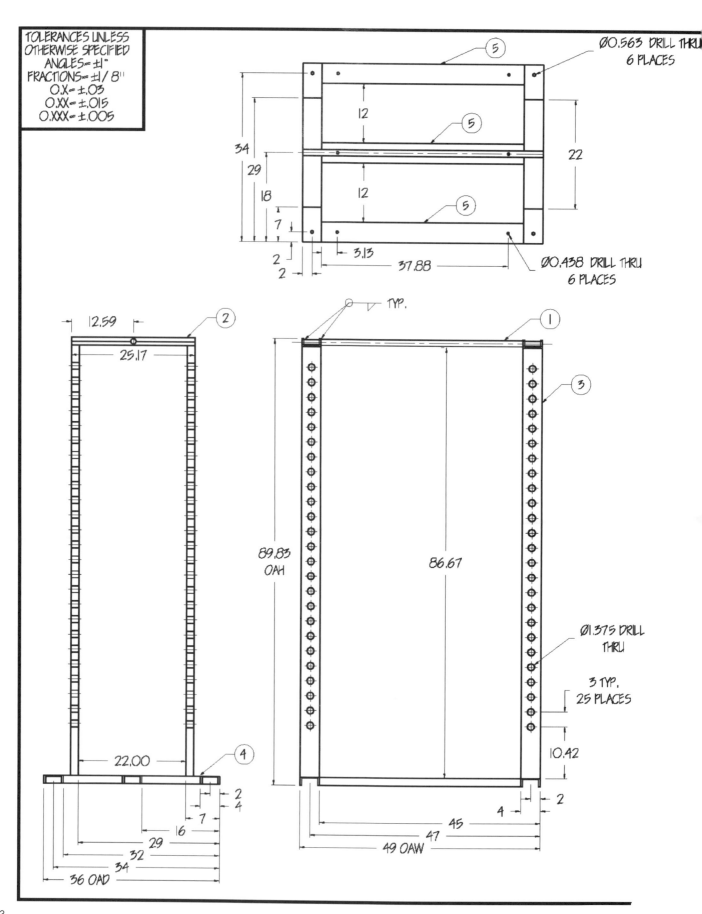

TOLERANCES UNLESS
OTHERWISE SPECIFIED
ANGLES=±1°
FRACTIONS=±1/8"
O.X=±.03
O.XX=±.015
O.XXX=±.005

Ø0.563 DRILL THRU
6 PLACES

Ø0.438 DRILL THRU
6 PLACES

TYP.

Ø1.375 DRILL
THRU

3 TYP.
25 PLACES

89.83
OAH

86.67

49 OAW

36 OAD

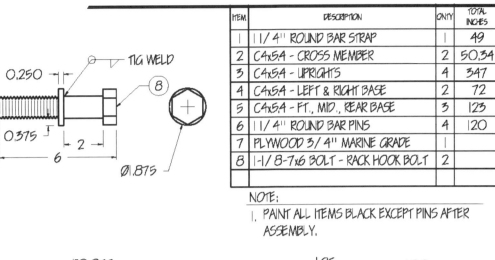

ITEM	DESCRIPTION	QNTY	TOTAL INCHES
1	1 1/4" ROUND BAR STRAP	1	49
2	C4x5.4 - CROSS MEMBER	2	50.34
3	C4x5.4 - UPRIGHTS	4	347
4	C4x5.4 - LEFT & RIGHT BASE	2	72
5	C4x5.4 - FT., MID., REAR BASE	3	123
6	1 1/4" ROUND BAR PINS	4	120
7	PLYWOOD 3/4" MARINE GRADE	1	
8	1-1/8-7x6 BOLT - RACK HOOK BOLT	2	

NOTE:
1. PAINT ALL ITEMS BLACK EXCEPT PINS AFTER ASSEMBLY.

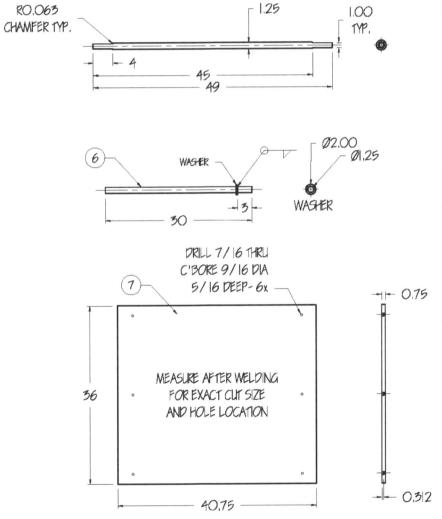

Precision CAD of Wichita Falls, Texas

TITLE: POWER RACK

DESIGNED BY: M. RIPPETOE
DRAWN BY: T. YOUNG
DRAWING NUMBER: AC 08132011-1
SCALE: NTS
DATE: 01/11/2011

Precision CAD

圖 8-10 框式蹲舉架製作圖。

刨花板可以做出很好、很平整且堅固的平面，而且沒有空隙在其中。但是它也有缺點。一塊刨花板的大小是 49 英寸 ×97 英寸，所以三層板面交錯時它無法完美地重疊在一起，兩層間的邊緣會多出大約 1 英寸。雖然它的材質很平滑又堅固（¾ 英寸的板子就好像水泥板），卻對濕度非常敏感，只要一小處有漏洞，整個舉重台就毀了。但是如果你能夠保持空間內乾燥，而且不介意舉重台的邊緣會出現破損，刨花板可以做出很棒的舉重台。它甚至比合板還要便宜一些，因為 A 或 B 級的合板最近價格很高。

拿馬拖車所使用的橡膠地墊來做舉重台的表面處理很合適，這會讓表面非常堅固。你可以在農務用品店裡買到厚度 ½-¾ 英寸的橡膠地墊。這些地墊可以保護你的舉重台和槓片，因為不管你是有意或無意，重量都會落到舉重台上。假設合板厚 ¾ 英寸，舉重台總共的厚度是 3 英寸。（參考圖 4-48 的例子）蹲舉架底板和舉重台的表面需要齊平，這樣能夠減少被絆倒的風險，而無法避免的，蹲舉架的底板或舉重台表面的其中一個會需要被填平，因為蹲舉架底板和舉重台的高度通常不會一致。可以用橡膠地墊、合板或其他平坦且密度高的材質來墊高架子下方的地面高度，或是將額外的橡膠地墊加在舉重台表面或蹲舉架底板的表面。有幾個管道可以買到訂製的舉重台，它們通常是為奧林匹克舉重設計的，很貴但也會很好看。它們不是必要的，但是如果預算允許，也是一個選擇。

立柱式臥推凳

臥推使用的立柱式臥推凳非常堅固，全由焊接而成，沒有使用螺絲或任何可調節的掛鉤。如果掛鉤是固定的，那它應該位於臥推凳上方 19 英寸的位置。這項設備通常都會有較寬的立柱，間距大約 48 英寸，這樣的設計可以將槓鈴負重時的不平衡和收槓時雙手發生意外的風險降至最低。當臥推凳椅墊處於壓縮狀態時，臥推凳會有 17 英寸高、12 英寸寬、48 英寸長。臥推凳的椅腳不應該干擾訓練者雙腳的位置。例如，臥推凳的椅腳不應該寬到會與訓練者雙腳接觸的程度。臥推凳的結構設計應該讓訓練者在收槓時，架身不會向後傾倒。而當保護者站在訓練者的頭部中心上方時，不會有物件妨礙他工作。部分的臥推凳在頂端掛鉤下方會配有安全掛鉤。當訓練者獨自訓練時，安全掛鉤能協助訓練者在不需要將槓鈴摔到地上，或是等待救援的情況下，將槓鈴擺脫胸部位置。如果有加裝安全掛鉤，位置應該要在剛好高於胸部，高於椅面大約 9-10 英寸的位置。

大多數的商業健身房都有專門臥推訓練的臥推凳，這樣就可以把框式蹲舉架空出來，進行其他的訓練（假設那家健身房有框式蹲舉架，而且知道它也可以拿來訓練臥推）。但是我必需再說一次，它們並不是必要的設備，因為只要有框式蹲舉架和平的臥推凳就可以進行臥推訓練。你的車庫健身房只需要平的臥推凳就足夠了，它和立柱式臥推凳尺寸相同，只是沒有立柱罷了。太厚的椅墊會影響臥推的

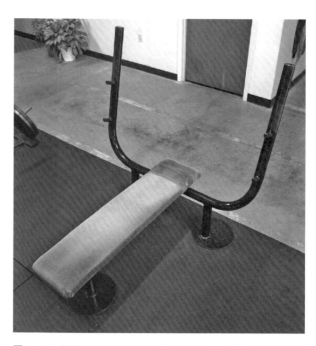

圖 8-11　標準立柱式的臥推凳，注意立柱上有一組較低的安全掛鉤。

3
1
4

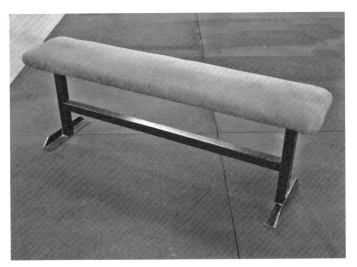

高度，這對身材較嬌小的訓練者來說不太合適。對於有使用過正確器材的高大訓練者，或是任何一個想踩緊地面的訓練者來說都是很惱人的。過寬的臥推凳也會讓訓練時在動作底部發生問題，當槓鈴碰觸胸部時，臥推凳會阻礙訓練者肩膀及手臂的動作。

大多數的臥推凳都會使用乙烯材質的軟墊來製作，因為它比較好清潔。這種材質很容易擦拭乾淨，但是纖維布料更加的**持久耐用**，尤其是汽車所用的纖維布料。纖維布料的表面也能在臥推時提供訓練者更多的摩擦力。可使用刷子或是吸塵器來清潔，汙漬可以用礦油精和抹布來去除。

圖 8-12　平板凳可以配合框式蹲舉架來當作臥推訓練站，如圖 8-6。平板凳應該要和立柱式臥推凳一樣堅固。

槓鈴、槓片和卡扣

如果你有預算，應該把錢花在槓鈴上。如果你沒有，就只好籌一些錢，因為廉價的槓鈴除了有著潛在的危險，也不好使用，是一項糟糕的投資。廉價的槓鈴會彎曲，雖然貴的槓鈴在錯誤使用的情況也會出現彎曲，例如槓鈴在負重情況下落在臥推凳上時，但廉價的槓即使在正常使用的情況下也會彎曲。製造廉價槓鈴的廠商和選購它們的健身房都應該為此感到羞愧，但是不知怎麼回事，他們卻都不會這樣認為。你能夠做比他們更好的選擇，而且你應該要做得更好。

標準的「奧林匹克」槓鈴，是對有著 2 英寸套筒並且適用於孔徑 2 英寸槓片的槓鈴的統稱，重量應為 20 公斤或是 44 磅，並且只會有幾磅的誤差。在美國的慣例是將槓鈴的重量以 45 磅計算，因為這邊習慣以磅為單位生產槓片（儘管那些槓鈴為了符合國際槓鈴協會的標準，實際重量是 20 公斤）。例如槓鈴上的重量會被歸為 135 磅，儘管實際上的重量是 134 磅。而廉價的槓鈴有時候會低於規定的重量，所以，再提醒一次，小心廉價的槓鈴。

一支好的槓鈴應該會有適當的滾花和標記，應該要由滾針或卡環來固定成形，而非螺栓。而且除了偶爾擦拭和每六個月在接合處和軸承上油之外，應該不需要太多維護工作。它應該要符合國際比賽的標準，不是因為你會需要去參加國際比賽（儘管你可能會去參加），而是因為它的套筒應該要適合所有舉重室可能會用到的各廠牌槓片。最重要的是，一支好的槓鈴是使用頂級的鋼棒材質來製作，正常使用的狀況下不會變形。買一支好的槓鈴可能會需要 250 美元或是更高的價錢。市面上有很多售價低於 150 美元的廉價進口槓鈴。它們是垃圾，千萬不要買。而且如果一支好的槓鈴在正常使用下彎曲，請不要猶豫，把它退回去，因為這不是應該發生的情況。信譽良好的公司會願意讓你更換不及格的槓鈴，因為生產廠商會替他們負責。如果他們不讓你退換，那就把這件事告訴你所有的朋友。

一個真正好的重訓室都會有孔徑 2 英寸的標準槓片。我們把孔徑 1 英寸的小槓片稱為「運動槓

片」，而且不實用，因為沒有專門為它們設計的優良商用槓鈴。標準槓片的規格為 2.5 磅、5 磅、10 磅、25 磅、35 磅和 45 磅。當然，除了 35 磅以外其他的重量都是必需的。任何需要 35 磅重量的時候，你都可以用一個 25 磅和一個 10 磅的槓片代替，這樣可以在槓片架上省下更多空間給其他更有用的槓片。應該要替女性、兒童和任何想要在臥推及推舉上維持線性成長的訓練者提供輕於 2.5 磅的槓片。輕的槓片可以使用幾個 2 英寸的墊圈，用膠或是膠帶固定來完成。公制的槓片規格有 1.25 公斤、2.5 公斤、5 公斤、10 公斤、15 公斤、20 公斤、25 公斤和偶爾有 45 公斤的槓片。也會有較輕的槓片，像在舉重比賽時會用到的 0.5 公斤槓片。

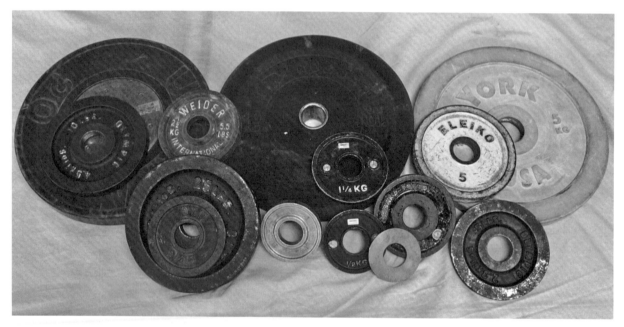

圖 8-13 標準奧林匹克槓片是最好的選擇，它們有各種規格和外型。¼ 磅的金屬槓片很實用，而 25 公斤（55 磅）的包膠槓片讓我們只要用很少的槓片就能在槓鈴上增加很大的負重。

好的槓片會被磨製到很接近槓片上設定的重量，而且它們的誤差應該會在半磅或是 0.25 公斤以內。公制的包膠槓片最重的可達 25 公斤，另外也有以磅為單位的包膠槓片，可以從某些管道取得。包膠槓片適合爆發上膊時使用，而且大量減少了槓鈴和舉重台的耗損。所有大於 25 磅的槓片的直徑都是 17.5 吋（45 公分），所有包膠槓片也是（如果直徑太小無法碰地，就無法發揮避震的效果）過大的內部孔徑限制了它實用程度。因為在進行蹲舉、臥推和推舉時，這樣的槓片就是被鬆鬆地掛在槓鈴上。使用劣質的槓片來硬舉是很傷的，因為槓片在槓鈴與套筒間的空隙會讓槓片不斷向外滑動，在沒有使用卡扣的情況下，槓片會一直從槓鈴上「逃走」。

槓片架主要有兩種設計，樹狀 A 型架和托盤架。如果選用 A 型架，架子的兩側會有放置槓片的槓子，這樣 45 磅或其他完整尺寸的槓片就可被放置在底部，而較小的槓片可以放置於上半部。這樣的槓片架可以容納總重超過 650 磅的標準槓片。槓子應該由至少 8 英寸的、直徑 1 英寸的金屬棒製作，這樣一來孔徑 2 英寸的槓片就可以套在槓子上，而且還留有 1 英寸的空隙。這對是否能輕鬆將槓片歸位來說很重要，如果架上的槓子是用 2 英寸的材料做的，你每次都會需要用兩隻手將槓片歸位，

這會造成很多困擾。托盤架很容易使用，因為沒有架子上沒有中心槓，但問題是它通常沒有辦法像 A 型架一樣容納很多槓片，而且它的設計並不是很堅固。

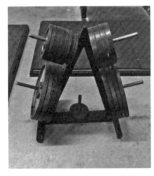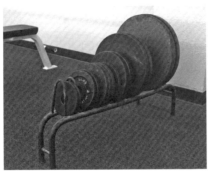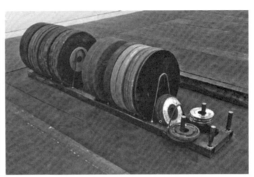

圖 8-14　槓片架對於重訓室的設計來說很重要，市面上可以找到 A 型架和兩種的托盤架，若是很聰明而且很有這方面天分人也可以自己設計製作。

　　卡扣通常被認為是重訓室裡必要的安全設備，雖然卡扣通常很重要，但是去學習在移動槓鈴時如何保持水平狀態是更有幫助的，這樣槓片才不會隨意滑落。槓片滑動是蹲舉時常出現的問題，因為你扛著槓走出蹲舉架時，無可避免地會造成一些左右晃動。卡扣對於蹲舉來說很重要，但對臥推和推舉來說比較沒有那麼大的差別，因為理論上在它們動作進行的過程中槓鈴會保持水平狀態，而且在起槓時只需要離開架子一步。當肘關節伸展動作發生不平衡的現象時，卡扣是很方便的。如果你很明顯有肘關節伸展不平衡的問題時，為了慎重，還是應該使用卡扣，當然，如果可以改善這個根本問題的話會更好。在硬舉時卡扣也很有幫助，因為卡扣能防止鬆鬆的槓片在舉起和放下的循環中向兩側「滑落」。上膊也是一樣的道理，雖然包膠槓片因為孔徑部分的厚度比較大，且槓片和槓鈴接觸的面積也比較大，問題不會像使用標準槓片時那樣嚴重。

　　卡扣的設計有很多種，從平價的彈簧卡扣（很好用而且很可靠，除非是被磨壞或是裂開），昂貴堅固的塑膠卡扣、螺紋套筒卡扣、到比賽專用的調整式卡扣。健力和舉重比賽使用的卡扣重 2.5 公斤，而其他的卡扣重量就沒有統一重量。彈簧卡扣適合絕大多數的訓練目的。如果安全性是一個問題，可以於每側使用兩個卡扣。如果重量的精準性很重要的話，就需要將卡扣的重量也一起計算。

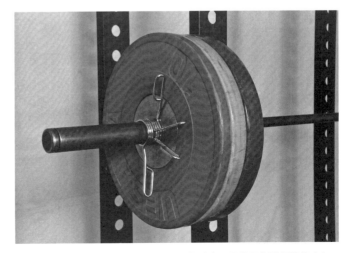

圖 8-15　在大多數運動用品店都可以找到的，最常見的平價彈簧卡扣。可以在每側使用兩個以增加訓練時的安全性。

止滑粉、服裝、訓練紀錄和健身包

在重訓室訓練時應該要有止滑粉，可以是由健身房提供或是你自己準備。使用止滑粉能增加槓鈴和手之間的摩擦力，減少與握槓相關的意外。止滑粉也能減少厚繭的形成，因為手掌和手指與槓接觸部分的皮膚在訓練過程中會產生摩擦，為了去適應這個刺激，厚繭會開始形成。止滑粉應該放在盒子裡保存，並放在重訓室裡重要的位置。如果重訓室因為被誤導而沒有提供止滑粉，那你應該自己攜帶，把止滑粉用塑膠袋或是罐子裝好，再放在健身包內。在幾乎所有運動用品店都買得到止滑粉，也可以上網訂購。如果健身房願意提供止滑粉的話，請你要愛惜地使用。不要把手泡在止滑粉裡、把止滑粉弄到地上、把止滑粉撒到空中，或是用其他方式來浪費它。健身房願意提供止滑粉代表他們認為訓練品質比清潔問題來得重要，你應該為此心存感激。

每個訓練者都應該要備有適當的服裝，例如：棉質 T 恤、彈性的運動長褲，或短褲和一雙適合蹲舉和硬舉的鞋子。有些訓練機構會提供腰帶，但這種情況很少見，而且你應該也會想要一條自己的腰帶。肌力訓練其中一個美妙的地方就是它必要的訓練裝備其實很少，特別是與其他運動項目相較之下。花費在訓練鞋上的錢大概是訓練者唯一需要的較大筆支出，腰帶比較便宜，而且還能夠與夥伴共用。

每一位訓練者都需要的一個東西，就是訓練紀錄——一本記錄每次訓練的訓練日記。沒有人可以記得這個訓練課程裡的全部數字。你或許能夠記得幾週的訓練內容，但是完整的訓練歷史是非常寶貴的數據，應該要記錄下來供將來使用。你在每次訓練和整個訓練生涯都能夠使用這些資訊，可以用來確定訓練上碰到的問題，以及分析各個訓練階段的效率。訓練紀錄應該用你和教練都能簡單理解的格式來記錄，因為你會經常與教練討論訓練內容。使用一般的筆記本就很合適，而且價格也很合理。活頁筆記本在健身包中很容易破損。最好的訓練紀錄本應該是裝訂式的分類帳簿，有足夠的頁數來記錄好幾年的訓練日記。**只要是認真看待訓練的人都會把訓練內容記錄下來。**

另外，還有健身包。你可以買一個包，將所有東西放進去，然後帶著它。這樣一來你就會隨時都有訓練鞋、腰帶、止滑粉、訓練紀錄本、OK 繃、膠布、爽身粉、備用鞋帶、備用上衣、毛巾、護膝、助握帶和幸運符。不需要考慮這個包包是不是很流行。就準備好一個包，然後每次訓練都帶著，這樣我就不需要借你毛巾了。

肌肉痠痛和傷害

這邊還有兩件事是每個從事重量訓練的人都會遇到的：痠痛和運動傷害。它們是無法避免的，當有進步的時候就會有它們相伴。如果你為了進步非常努力，那你就會努力到足以痠痛的程度，而最終你會努力到足以受傷的程度。確保使用正確的技巧、適當的進步速度和在健身房內的安全訓練操作，是你個人的責任。你還是會受傷，但並不是那麼容易受傷。當使用很大的重量時，就有受傷的風險。這是訓練的一部分，所以我們必需要在這種情況發生時知道如何適當處理。

痠痛是大家都理解和廣泛被研究的現象，儘管人類從創世時期就有經歷過肌肉痠痛，但是對造成痠痛的原因還是了解不足。痠痛被認為是肌纖維中基本收縮單位的發炎症狀的結果，也因為痠痛對抗發炎療法的反應很好而讓這個說法得到支持。長期以來有太多人感受過肌肉痠痛，因此也開始

發展出很多錯誤的認知。有件事情是確定的，乳酸（肌肉收縮時所產生的暫時性副產品）與肌肉痠痛沒有關係。

痠痛的產生通常是因為身體進行了它還沒有適應的事情，例如你的第一次訓練。另一個例子是，若你在休息很長一段時間後，沒有適當安排重新開始的第一次訓練，就會讓你體驗從未經歷過的劇烈痠痛。只要當你改變訓練課程，無論是增加訓練量、改變強度或訓練項目，通常就會產生痠痛感。因此痠痛有時是必需的，但並不是訓練的目標。

人們通常開始感到痠痛的時間都會有大約 12-48 小時的延遲，依照訓練者的年齡、體能狀況、訓練內容、訓練量和訓練強度而定。因此，在運動文獻上把它稱為**延遲性肌肉痠痛**（DOMS）。很多人都會察覺到某些肌肉群容易更快、更明顯地感受到痠痛，或是某些特定的訓練項目特別容易產生痠痛，而有些項目即使在強度很高的狀況下也只會產生些微的痠痛。

訓練進行中造成痠痛的部分是離心收縮的部分，或稱作收縮的「負向」階段，肌肉在負重的情況下不會縮短，反而被拉長。離心收縮大概是產生絕大部分痠痛的原因，因為肌纖維在負重時被延展且受到刺激。而這也解釋了為什麼某些項目會較其他項目產生較多的痠痛感。沒有明顯離心收縮部分的項目，例如上膊，重量是自由落下而非主動被放下，所以不會產生與蹲舉類似的痠痛感。蹲舉、臥推、推舉和硬舉，還有其他很多輔助和補充訓練項目都包含了離心階段和向心階段的部分，肌肉會在負重條件下被拉長和縮短。有些運動項目，例如自行車，完全是向心收縮，因為踩踏板的動作只會使需要參與的肌肉群縮短。自行車和例如推、拉雪橇這樣的訓練可以因此以很高的強度去訓練而不會產生（若有產生的話）很大的痠痛感。因為痠痛是一個發炎反應，所以一名運動員的身體越能夠在訓練強度很高的狀況下不產生發炎反應，就會恢復得越好。產生很高強度痠痛為特色的訓練方式——因為隨機挑選的訓練項目而妨礙了身體對刺激的適應——可能會導致長期的系統性發炎，這會破壞訓練者的健康而不會帶來體能和力量。痠痛是訓練中無法避免的一部分，但是你不能把它當作追求的主要目標。

偶爾強烈的痠痛感，除非非常嚴重，不然其實不會對訓練造成影響。事實上，很多的紀錄都是身體痠痛的運動員打造出來的。如果你沒有盡力訓練到偶爾會有痠痛感產生的程度，或是因為身體痠痛就暫停訓練，那你並沒有真的很認真訓練過。等到痠痛褪去後再進行下一次訓練是能確保每一次訓練都會產生痠痛感的妙招，因為你會永遠沒有辦法適應足以讓你停止痠痛的訓練頻率。至於會影響到身體活動度的極痠痛狀況則需要個別處理，而你會需要決定在充分的熱身後是否要帶著痠痛感訓練。但一般來說，如果熱身使身體回到正常的活動度，就可以繼續這次訓練。如果你確定痠痛是因為前幾次訓練後累積下來的不完全恢復所致，那麼你可能需要一些課程上的調整，或是恢復的對策。

不同於在正常訓練後幾小時所產生的痛，**傷害**可以被定義為非正確訓練下，身體所產生的疼痛。急性傷害是動作停止後依然持續且能立即察覺的明顯疼痛或不適。這種傷害可能是肌腹、肌腱或韌帶拉傷，或較少見的椎間盤、膝蓋半月板或關節軟骨的受損。大部分與訓練有關的損傷都會影響軟組織，骨折在重訓室裡很少見。如果在訓練中身體對某個動作產生反應且立即產生疼痛感，那它應該被認定為傷害，且應依照應有的方法處理。**慢性傷害**通常是因為不良的動作技巧，或是過度訓練導致關節或結締組織過度使用時產生的發炎反應，一般的診斷結果會是肌腱炎和滑囊炎，通常都是組織在重複受到無法適應的刺激下所產生的結果。發展出能夠區辨傷害的疼痛和一般痠痛的能力是

很重要的，因為你的健康和長期的進步就靠它了。

當你停止訓練一陣子後重返訓練時，必需要考量自己退步的狀況。根據停訓時間的長度，你需要採用不同的方法來處理。如果你只是錯過少數幾次訓練（少於五次或六次），你就重複停訓前做的最後一次訓練即可，你應該可以做得到，雖然可能會有點困難。這種方法能夠讓你損失較少的進步，而接下來的訓練通常也可以依照停訓前所安排的順序繼續完成。

如果停訓的時間較長，可能長達幾個月或者更長的時間，那就要謹慎地安排再次開始時的第一次訓練。如果你已經重量訓練長達足夠的時間，且已經變得非常強壯，應該不只有肌肉產生適應。神經肌肉系統——神經系統與肌肉的交接處——因為適應了訓練而能夠更有效地動員運動單位，而且與受其支配的肌肉相比，它退步的速度比較慢。它記得如何舉起大重量，就算肌力有退步。當你很強健的時候，這種肌肉神經效率是很有幫助的，而當你處於退步的狀態時，它能夠幫你舉起比你體能現狀所允許更大的重量，並且不會造成負面反應。前面提過的劇烈痠痛一定會伴隨發生，除非你有控制訓練量和強度。當一個人在停止訓練一年後，卻在重新開始訓練的那天試圖重現之前個人紀錄的話，這顯現的是他的狂妄自大，而不是英雄氣概。如果你接下來幾天什麼事情都不用做的話，當然可以這樣訓練。但還是請你在重返健身房進行第一次訓練的時候作出明智的選擇。

兒童的槓鈴訓練

太多人都有著重量訓練對年輕運動員有害的錯誤印象，特別是進入青春期前的族群。小兒科醫師是一群很奇妙的人，而且通常他們對不同運動項目的受傷風險數據並不了解。可能他們也不太願意去運用基本的邏輯分析那些數據。

表 8-2 列出了不同運動項目的受傷機率。請注意，有系統的舉重活動受傷機率為每 100 個參與小時，只會有 0.0012 起受傷事件發生，這比起大家最熱愛的兒童運動項目——足球，它的受傷機率為每 100 個參與小時會發生 6.2 起受傷事件，舉重比它安全了 5100 倍。體育課的受傷機率是 0.18，比有人監督的舉重訓練還要危險。然而，醫學專家反對兒童進行重量訓練的狀況還是很普遍。他們大概就只是粗略地瀏覽實際的數據，這樣才能解釋為什麼會提出這樣愚蠢的建議。

所以為什麼這種錯誤的迷思還會存在，它又是如何開始的？最常被提出的主要顧慮是會有骨骺破裂的可能，會因此破壞生長板，導致相關身體部位不對稱成長。全部的運動醫學文獻中只有六件兒童因為重量訓練而發生生長板破損的報

運動項目或活動	受傷率
足球	6.2
美式足球	1.92
籃球	1.03
美式田徑	0.57
越野賽跑	0.37
英式田徑	0.26
體育課	0.18
美式足球	0.1
壁球	0.1
網球	0.07
羽毛球	0.05
體操	0.044
重量訓練	0.0012
健力（競賽）	0.0008
舉重（競賽）	0.0006

受傷率 = 每參與 100 小時的受傷次數

表 8-2　不同運動項目中每參與 100 小時的受傷機率。數據來自《肌力與體能研究期刊》（Journal of Strength and Conditioning Research），1994 年第 8 卷第 1 期，53-57 頁的《舉重和重量訓練的相對安全性》（Relative Safety of Weightlifting and Weight Training），作者漢米爾（Hamill）。

告，這些報告中也沒有任何一份明確地確認是使用槓鈴訓練時受傷的（或者說也不知道現場到底是不是有槓鈴的存在），發生的原因可能是錯誤的動作技術，或是不適當的教學導致跌倒，或是不經考慮地增加負重才導致的。而且，在這六個案例中，沒有兒童因為這些損傷而有**任何**長期影響，這可以說明生長板受損就像其他身體損傷一樣是會痊癒的。你自己也很明白，因為與關節有關的損傷在兒童身上是很常見的，而世界上的人並沒有因此手腳不對稱，然後到處爬行想為他們的不幸尋仇。

最可笑的論點是重量訓練會阻礙兒童的正常生長，**但是搬運乾草堆卻不會**。這樣荒謬的理論根本無須去回應。在年紀輕的時候進行重量訓練不但不會傷害發育中的骨骼和關節，反而能夠製造出更粗、更耐用的關節軟骨表面，而這些部位的強化會一直持續到成年，很有可能對關節的健康有長期的影響。全動作範圍的槓鈴訓練所產生的力學和生物學狀態對成年人和兒童的骨骼組成有著正面的影響。Dennis R. Carter 和 Gary S. Beaupré 的《骨骼的功能和形成》，劍橋大學出版社出版，2001。

在這裡來總整理一下，重量訓練可以根據訓練者的年齡和能力去做精確的調整，而足球做不到這點。我們有 11 磅重的槓鈴或甚至掃帚柄，可以讓小孩開始學習舉重；但是與另一個 80 磅的小孩在球場上全速撞擊是一個不可能調整的情況。這個邏輯一樣可以應用在任何被認為是「特別族群」的人身上，身體虛弱的老年人、患有骨骼與肌肉疾病的人、久坐不動的族群、病態肥胖的人、田徑選手和懶惰的人。請注意，女性並沒有被列入一個特殊的群體，因為她們組成了地球上**一半**的人口。任何聲稱女性對於訓練會產生不同的生理反應，所以基礎槓鈴訓練的理論不適用在她們身上的人，那樣的想法要不就是不理性，要不就是以商業角度在思考。事實上，重量訓練適應正是這些特殊族群需要的，而有氧類型的慢速長距離運動只不過比下棋對身體的幫助稍微多一點點而已。

盲目地去聽從一位應該要懂得更多，而且明顯地擁有錯誤觀點的專家，這表示你正在錯失機會，並且浪費自己的時間和金錢。對稍有天分的孩子來說，重量訓練對他的意義，是他能夠得到獎學金或是要靠自己支付一大筆高等教育經費之間的差別。很多人本來可以藉由增加力量、爆發力、骨質密度、平衡感、協調性、柔軟度和自信而獲益，但是他們卻聽從了錯誤的建議，以至於什麼好處都沒得到。並不是所有花錢得來的意見都有那個價值。

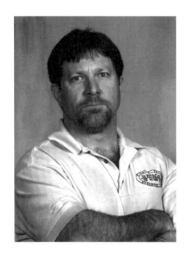

馬克・銳普托 Mark Rippetoe

馬克・銳普托（顯然是）本書和《力量訓練課程設計實務》、《Practical Programming for Strength Training》、《Strong Enough?》、《Mean Ol' Mr. Gravity》以及大量期刊、雜誌以及網路文章的作者，他從 1978 年就在健身產業工作，自 1984 年擔任維奇塔・福爾健身中心的老闆至今。1983 年他畢業於美國中西州立大學（Midwestern State University），取得學士學位，主修地質學，輔修人類學。他是美國國家肌力及體能訓練協會（NSCA）於 1985 年第一批授證的肌力及體能訓練專家（CSCS），而在 2009 年他也成為第一位自動退回認證者。銳普托曾是健力選手長達十年，並且擔任過許多選手和成千上萬想要提升力量和運動表現的人的教練，他也巡迴地在美國各地開設槓鈴訓練的研習課。

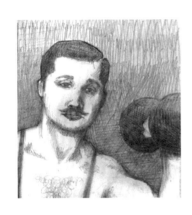

傑森 · 凱利 Jason Kelly

　　傑森 · 凱利是紐約市的一位插畫家及私人教練，他於 2007 年畢業於沙瓦那藝術與設計學院，取得美術學士學位，他有超過 15 年以上的訓練經歷。

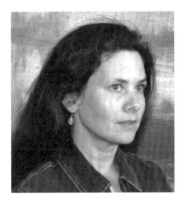

史黛芙 · 布萊德 Stef Bradford, PhD

　　史黛芙 · 布萊德福爾德是 Aasgaard 公司的營運經理，以及 www.startingstrength.com 的社群組織者，她於 2004 年自杜克大學獲得藥學博士學位，此後幾乎一輩子都在從事重量訓練，也曾經是奧林匹克式舉重選手達數年之久。她在全美各地巡迴教學槓鈴訓練。

Starting Strength, 3rd edition
Mark Rippetoe (Author), Jason Kelly (Illustrator)
© 2011 by The Aasgaard Company
All rights reserved.
Chinese complex translation texe copyright © Maple House Cultural Publishing, 2019
Published by arrangement with The Aasgaard Company
through LEE's Literary Agency

肌力訓練聖經

出　　　版／楓書坊文化出版社
地　　　址／新北市板橋區信義路163巷3號10樓
郵 政 劃 撥／19907596　楓書坊文化出版社
網　　　址／www.maplebook.com.tw
電　　　話／02-2957-6096
傳　　　真／02-2957-6435
作　　　者／馬克・銳普托
審　　　定／何立安
翻　　　譯／何宜勳、楊斯涵、張鈺苓、林靖倫
企 劃 編 輯／陳依萱
校　　　對／黃薇霓、謝惠鈴
港 澳 經 銷／泛華發行代理有限公司
定　　　價／980元
二 版 日 期／2020年1月

國家圖書館出版品預行編目資料

肌力訓練聖經 / 馬克・銳普托作；何宜勳等譯
. -- 初版 . -- 新北市：楓書坊文化，2019.05
面；　公分

譯自：Starting strength

ISBN　978-986-377-447-1（平裝）

1. 健身運動　2. 體能訓練

411.71　　　　　　　　　107020827